高等中医药院校创新教材

中医形态学

主　审　王永炎
主　编　张启明
副主编　王义国　欧阳厚淦　于国东

供中医学、中西医临床医学、针灸推拿学等专业用

人民卫生出版社
·北京·

版权所有,侵权必究!

图书在版编目(CIP)数据

中医形态学 / 张启明主编. —北京:人民卫生出版社,2021.10

ISBN 978-7-117-32169-3

Ⅰ.①中… Ⅱ.①张… Ⅲ.①中医学-人体形态学-医学院校-教材 Ⅳ.①R229

中国版本图书馆 CIP 数据核字(2021)第 194221 号

| 人卫智网 | www.ipmph.com | 医学教育、学术、考试、健康,购书智慧智能综合服务平台 |
| 人卫官网 | www.pmph.com | 人卫官方资讯发布平台 |

中医形态学
Zhongyi Xingtaixue

主　　编:张启明
出版发行:人民卫生出版社(中继线 010-59780011)
地　　址:北京市朝阳区潘家园南里 19 号
邮　　编:100021
E - mail:pmph @ pmph.com
购书热线:010-59787592　010-59787584　010-65264830
印　　刷:三河市潮河印业有限公司
经　　销:新华书店
开　　本:787×1092　1/16　印张:20　插页:1
字　　数:487 千字
版　　次:2021 年 10 月第 1 版
印　　次:2021 年 10 月第 1 次印刷
标准书号:ISBN 978-7-117-32169-3
定　　价:58.00 元

打击盗版举报电话:010-59787491　E-mail:WQ @ pmph.com
质量问题联系电话:010-59787234　E-mail:zhiliang @ pmph.com

编　委（按姓氏笔画排序）

丁　然（贵州中医药大学）
丁志伟（中国人民解放军陆军第八十集团军医院）
于志峰（天津中医药大学）
于国东（顺德职业技术学院）
王　平（山西中医药大学）
王义国（中国中医科学院）
王红艳（山东第一医科大学）
王朝晖（江西中医药大学）
朱　燕（甘肃中医药大学第四附属医院）
仲凤行（中国中医科学院）
刘　斌（河南省洛阳正骨医院）
孙　冰（济宁医学院）
孙喜灵（滨州医学院）
李玉娟（中国中医科学院）
李顺保（甘肃中医药大学）
李静莉（中国食品药品检定研究院）
杨　静（中国中医科学院）
杨炳忻（中国科学院大学）
余　瑾（广州中医药大学）
张成岗（北京中医药大学）
张启明（中国中医科学院）
张健雄（首都医科大学附属北京友谊医院）
欧阳厚淦（江西中医药大学）
赵学纲（山东中医药大学）
徐　杨（中国中医科学院）
郭春霞（上海中医药大学）
第五永长（陕西中医药大学）
盖　聪（北京中医药大学）
董瑞华（首都医科大学附属北京友谊医院）
韩学艳（山东中医药大学）

王永炎序

《中华人民共和国中医药法》的颁行，意味着国家政策由"团结中西医"向"中西医并重"转变，为中医药学科事业产业带来前所未有的发展机遇。21世纪，知识界提出了信息守恒定律，从历史的视角看待人类科技文明的进化，重始源，正在克服近百年"摆脱传统、追逐西化、淡化国学、悬置象思维主体本体"的弊病。所谓没有形态学的中医学"背离科学、不符合理性至上"的数理实验，对于大科学、高概念、数字化的新纪元将是具有重大影响的挑战。中医学起源于优秀的中华传统的科技文明，象、数、易、气、神五位一体，感性、理性、悟性、和合、疏分与归纳互用。道与术融汇形上学之理与形下学之具，从不反对具象与逻辑思维的结合；而意象思维是唯物史观、唯心史观体现原始创造的思维模式。意象概念和意象思维是中医学乃至中国传统文化的特征，一方面促进了中医学的百家争鸣，另一方面推动了中医学与自然科学的对接。

中医学与生命科学的研究对象都是人体，中医学与生命科学的研究目的都是维护人的健康，中医学与西医学都较全面地认识了人体的结构和功能。基于此，中医形态学以整体性和动态性混沌一体的理念为指导，以中华文化的标志符号——阴阳五行为理论框架，将生命活动过程分解为15种功能，并以这些功能的实现为线索，系统地梳理了整体医学关于人体结构的认识，给出了15种功能的执行结构。从而使抽象的中医意象概念有了对应的客观存在，并从动物进化和胚胎发育的角度，给出了这些执行结构的时序规律和空间特征，从而架设起了中医学与生命科学沟通的桥梁，使引入中医的工程技术有了客观的作用对象。

借用时间药理学与时间治疗学的研究成果，中医形态学给出了五藏功能节律性变化的执行结构和关系结构，有望在生命节律的研究方面开辟一个全新的领域。这是一种"医者易也、理也"的积极求索。通过分析针灸、推拿等中医物理疗法的体表感觉与治疗效应之间的联系，发现躯体-内脏反射是中医物理疗法的机制之一，从而对古老的经络学说做了较好的生物学诠释。回顾历史，体表医疗方法曾在文艺复兴时期兴盛，在18世纪被西方淡化，但中国与东亚诸国仍在坚持应用并有望再次在全球复兴。

感谢启明之邀，他在传承创新过程中不畏艰辛、持之以恒的工作作风令人感动。书稿以竣，即将付梓，庆贺之余，乐观厥成。

中央文史研究馆馆员
中国工程院院士 王永炎
2021年6月1日于天津

樊代明序

有人问我："你是西医院士，为何力挺中医？"我回答："中医不用挺，她自己已经挺了几千年，我们需要学习。"

中医与西医，由于发源地不同，经历的历史演变又有差异，还受不同地域社会、经济、军事、文化等的影响，所以在理论思维和经验实践等方面都存在巨大差异。一直以来，不少人从中医西医两个不同的极端去思考、分析、比较，甚至于用一方去否定另一方，引发了诸多争议。

中医与西医的初衷和目标都是为了人类健康服务，既然都是为了认识人体，服务健康，那其中肯定就有诸多相似或相同，同一或统一的地方。如果我们携手尽力地探寻这些领域，而不是站在对立面去力分黑白，很可能会获得意想不到的结果。整合医学倡导的正是这种做法，正想获得这样的结果。

张启明先生费了几十年心血，耕耘在这个领域，做了不懈研究，获得了大量的数据和认识，我认为十分难能可贵。对于本书的意义和价值，我还有很多话想说，欲言又止，提笔又停。书读百遍，其理自见，还是留给读者读完书后大家一起讨论吧。

是为序。

中国工程院院士
美国医学科学院外籍院士
法国医学科学院外籍院士

2021 年 4 月 1 日于西安

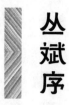

丛斌序

简、效、廉、验的中医学曾为中华民族的繁衍做出过重要贡献，突出表现在传染病的防控和慢性非传染性疾病的调理方面，但近代以来中医学的科学性却遭到质疑。事实上，脱胎于中华文化的古老中医学确实没有按照现代自然科学的思维模式构建其理论体系，特别是精、气、神等意象概念和比类取象式的思维模式，与自然科学的定量实证和逻辑推理格格不入。

基于中医学与西医学都全面地认识了人体的结构与功能，张启明团队以中医学的整体观念和辨证论治为指导思想，将人的生命活动概括为15种功能。并以这些功能的平稳运行为目标导向，梳理了西医学关于人体结构的研究成果，给出了人体功能的执行结构、调控结构和关系结构，写成了本书。

这是在中医学和西医学之间架设的重要桥梁，可以让生物学家和西医专家更好地理解中医的学术思想，可以让中医学与工程技术有机结合，应是中医实现现代化的重要步骤。相信中医形态学将在中医学的基础学科建设中发挥重要作用，还可为高等医学院校的师生带来启发。

中国工程院院士 丛 斌

2021年4月20日于北京

前言

中医形态学是研究五藏（音 zàng）功能性质的固定结构、功能实现的流变结构、功能协同的调控结构、功能节律的执行结构和关系结构的一门基础性学科。编写目的是实现中医基本概念和基本原理的"形与神俱"，结构与功能统一，使传统中医学能与生物医学对话，使中医理论能与工程技术结合。

本教材的第一章讨论了中医形态学的哲学基础，第二章回顾了传统中医学认识的人体结构与功能，第三章介绍了传统中医理论体系的短板和人体结构的五藏归属，第四章讨论了五藏功能性质的固定结构，第五章讨论了五藏功能实现的流变结构，第六章讨论了五藏功能协同的调控结构，第七章讨论了五藏功能节律的关系结构，第八章讨论了五藏功能态势异常远程治疗的体表敏感区。另附计算机实验，以展示人体结构的分形特征和生命活动的动力学特征。

中医形态学不同于系统解剖学：①中医形态学沿用了系统解剖学制定的标准，如解剖学姿势、方位术语、人体的轴与面，但以五藏的15种功能为理论框架梳理人体的各种组成部分；②中医形态学的研究对象包括但不限于系统解剖学的研究对象，既包括具有固定毗邻关系的固定结构，又包括没有固定毗邻关系的流变结构；③中医形态学的研究内容包括但不限于系统解剖学的研究内容，既包括固定结构的形态、结构、位置、毗邻、结构与功能的关系，又包括流变结构的来源、分布、功能和生物学基础，还包括功能协同的调控结构、功能节律的执行结构和关系结构。

中医形态学不同于传统的中医解剖知识。传统的中医解剖知识主要记载了人体的体表结构、骨度分寸、五体、官窍、精气血津液和经络循行，记载了脏腑的毗邻关系、形态结构（如重量、形态、颜色、粗细、长度）和内容物，没有建立起结构与功能的统一关系。但中医形态学借用生物医学的研究成果，实现了"形与神俱"，结构与功能统一。

中医形态学不同于中医基础理论。中医形态学继承了中医基础理论的优势特色，注重人体各组成部分之间及人体与环境之间的协同关系和生命活动的动态变化，但遵循了自然科学的实证分析和逻辑规则，以系统解剖学、局部解剖学、组织学与胚胎学、生理学、细胞生物学、生物化学与分子生物学、医学免疫学、时间药理学和时间治疗学等生物医学知识为基础，一方面明确了五藏功能性质的固定结构，可用局部、静态的方法来证实；另一方面论述了五藏功能实现的流变结构、功能协同的调控结构、功能节律的执行结构和关系结构，可用整体、动态的方法来检验。前者强调人体各组成部分的独立性和空间性，后者强调人体各组成部分之间及人体与环境之间的关系性和时序性。

本教材的编委是来自全国20余所高等中医药院校、高等医学院校、科研院所和医院的30位专家教授。在编写过程中他们以认真负责的态度,查阅了大量国内外文献,精益求精地推敲每一个概念和学术观点,力求使其成为中医基础学科的精品教材。但是,由于水平有限,疏漏之处在所难免,敬请业界同行及读者不吝赐教、批评指正,以不断修改完善。

本教材既可作为高等院校医学等相关专业的教师和学生用书,也可作为医学科研和临床工作者的参考书。

本教材得到了国家重点研发计划项目(2019YFC1711700)的资助。

编者

2021年3月8日

目录

绪论 ··· 1

第一章 中医形态学的哲学基础 ··· 3
一、中医形态学的世界观 ··· 3
二、中医形态学的方法论 ··· 3

第二章 传统中医学认识的人体结构与功能 ··· 8
一、脏腑的结构与功能 ·· 8
二、五体的结构与功能 ··· 12
三、官窍的结构与功能 ··· 12
四、经络的结构与功能 ··· 14
五、精气血津液的结构与功能 ·· 16

第三章 人体结构的五藏归属 ·· 17
一、功能性五藏的起源 ··· 17
二、人体功能知多少 ··· 18
三、人体的结构和功能 ··· 20
四、人体固定结构的五藏归属 ·· 21
五、人体流变结构的五藏归属 ·· 22

第四章 五藏功能性质的固定结构 ·· 26
第一节 五藏功能固定结构的确认原则 ·· 27
一、立论依据 ·· 27
二、基本原则 ·· 27
三、基本方法 ·· 28
第二节 脾藏功能性质的固定结构 ·· 29
一、脾藏运化（消化吸收）功能的固定结构 ·· 29
二、脾藏散精（转载）功能的固定结构 ·· 39

三、脾藏统血(凝血抗凝血)功能的固定结构……………………………………………44
　　四、脾藏主肌肉(躯体运动)功能的固定结构……………………………………………45
第三节　肺藏功能性质的固定结构……………………………………………………………53
　　一、肺藏主气(呼吸)功能的固定结构……………………………………………………53
　　二、肺藏卫外(防御)功能的固定结构……………………………………………………59
第四节　肾藏功能性质的固定结构……………………………………………………………64
　　一、肾藏主水(泌尿)功能的固定结构……………………………………………………64
　　二、肾藏生育(生殖)功能的固定结构……………………………………………………67
　　三、肾藏全形(成体)功能的固定结构……………………………………………………72
　　四、肾藏气化(同化异化)功能的固定结构………………………………………………76
　　五、肾藏藏精(体液调节)功能的固定结构………………………………………………80
第五节　肝藏功能性质的固定结构……………………………………………………………85
　　一、肝藏疏泄(支配内脏运动)功能的固定结构…………………………………………85
　　二、肝藏藏血(支配躯体运动)功能的固定结构…………………………………………92
第六节　心藏功能性质的固定结构……………………………………………………………101
　　一、心藏藏神(产生精神活动)功能的固定结构…………………………………………101
　　二、心藏主血脉(循环)功能的固定结构…………………………………………………108
第七节　五藏功能固定结构的内在联系………………………………………………………113
　　一、五藏固定结构反映动物进化历程……………………………………………………113
　　二、五藏固定结构的三胚层分布规律……………………………………………………116

第五章　五藏功能实现的流变结构……………………………………………………………123
第一节　精……………………………………………………………………………………124
　　一、生殖之精………………………………………………………………………………124
　　二、水谷之精………………………………………………………………………………125
　　三、成形之精………………………………………………………………………………130
　　四、化气之精………………………………………………………………………………132
　　五、调节之精………………………………………………………………………………132
第二节　气……………………………………………………………………………………147
　　一、推动之气………………………………………………………………………………147
　　二、温煦之气………………………………………………………………………………149
第三节　血……………………………………………………………………………………149
　　一、载气之血………………………………………………………………………………149
　　二、免疫之血………………………………………………………………………………150
　　三、摄血之血………………………………………………………………………………155
第四节　津液…………………………………………………………………………………159
　　一、承载津液………………………………………………………………………………159
　　二、润滑津液………………………………………………………………………………165
第五节　精、气、血、津液的相互关系………………………………………………………166

第六章　五藏功能协同的调控结构······168
第一节　脾藏功能协同的调控结构······169
一、脾藏运化(消化吸收)功能协同的调控结构······169
二、脾藏主肌肉(躯体运动)功能协同的调控结构······172
第二节　肺藏功能协同的调控结构······175
一、肺藏主气(呼吸)功能协同的调控结构······175
二、肺藏卫外(防御)功能协同的调控结构······178
第三节　肾藏功能协同的调控结构······178
一、肾藏主水(泌尿)功能协同的调控结构······178
二、肾藏生育(生殖)功能协同的调控结构······180
三、肾藏全形(成体)功能协同的调控结构······181
四、肾藏气化(同化异化)功能协同的调控结构······181
五、肾藏藏精(体液调节)功能协同的调控结构······182
第四节　心藏功能协同的调控结构······183
心藏主血脉(循环)功能协同的调控结构······183

第七章　五藏功能节律的关系结构······187
第一节　五藏功能节律的授时因子······189
第二节　五藏功能节律的执行结构······194
一、授时因子同步信号的产生结构······194
二、五藏功能节律的启动结构······195
三、五藏功能节律的反相结构······196
四、五藏功能节律的协动结构······197
第三节　五藏功能的节律变量······200
一、节律变量峰谷值相位的确认方法······200
二、五藏功能的日节律变量······201
三、五藏功能的年节律变量······203
第四节　阴阳关系结构······205
一、阴阳的内涵······206
二、太阳光照节律的阴阳关系结构······209
三、阴平阳秘的形成机制······212
四、阴精阳气的内涵······217
五、能量代谢节律的阴阳关系结构······218
第五节　五行关系结构······222
一、五行的内涵······222
二、五藏功能节律的五行关系结构······225

第八章　五藏功能态势异常远程治疗的体表敏感区······241
第一节　预备知识······241

一、神经系统的进化 241
二、颜面部的发生和演变 244
三、感受器 246
四、躯体感觉纤维 247
五、躯体运动纤维 248
六、内脏感觉纤维 249
七、内脏运动纤维 249
八、人体的节段性神经分布 253

第二节 中医物理疗法的形态学基础 260
一、神经反射 260
二、牵涉痛的发生机制 264
三、中医物理疗法引发的体表感觉 265
四、中医物理疗法的神经机制 266
五、体表敏感区的确认步骤 269

第三节 体内病灶远程治疗的体表敏感区 270
一、脾藏体内病灶的体表敏感区 271
二、肺藏体内病灶的体表敏感区 274
三、肾藏体内病灶的体表敏感区 275
四、肝藏体内病灶的体表敏感区 281
五、心藏体内病灶的体表敏感区 282

第四节 体表病灶远程治疗的体表敏感区 284
一、脾藏运化(消化吸收)功能体表病灶的体表敏感区 285
二、脾藏主肌肉(躯体运动)功能体表病灶的体表敏感区 286
三、肺藏主气(呼吸)功能体表病灶的体表敏感区 286
四、肺藏卫外(防御)功能体表病灶的体表敏感区 288
五、肾藏气化(同化异化)功能体表病灶的体表敏感区 289
六、肝藏疏泄(支配内脏运动)功能体表病灶的体表敏感区 290
七、肝藏藏血(支配躯体运动)功能体表病灶的体表敏感区 290
八、心藏藏神(产生精神活动)功能体表病灶的体表敏感区 291

附录 人体结构和生命活动特征的计算机实验 293
"天人相应"原理 293

主要参考文献 308

绪 论

　　传统中医学有两大优势,一是其强调整体(关系)和动态(时序)的先进理念,二是其简效廉验的治疗方法。但近代以来曾为中华民族的繁衍做出重要贡献的传统中医学却遭到许多人的质疑,首要原因应该在中医理论体系本身。

　　1. 传统中医学没有建立自然科学意义下的理论体系　脱胎于中国传统文化的古老中医学(以两千多年前《黄帝内经》的成书为标志)没有也不可能按照现代自然科学的模式构建其理论体系,具体表现在以下4个方面:

　　(1) 传统中医学的意象概念常内涵不明确:如《素问·阴阳应象大论》称"阴阳者,天地之道也,万物之纲纪,变化之父母,生杀之本始,神明之府也",《素问·阴阳离合论》称"阴阳者,数之可十,推之可百,数之可千,推之可万,万之大不可胜数,然其要一也",《素问·阴阳别论》称"所谓阴阳者,去者为阴,至者为阳,静者为阴,动者为阳;迟者为阴,数者为阳",《灵枢·阴阳系日月》称"阴阳者,有名而无形",这些关于阴阳的描述只能让学者永远走在感悟的路上,而不能直接获知什么是阴阳。但是,自然科学要求在应用某一名词术语之前先对其内涵进行界定。

　　(2) 传统中医学的意象思维只能让人感悟到或然性结果:如《素问·阴阳应象大论》称"天有四时五行,以生长收藏,以生寒暑燥湿风。人有五藏,化五气,以生喜怒悲忧恐",是以自然界的气候特征比喻人的情绪变化;《素问·灵兰秘典论》称"心者,君主之官也,神明出焉;肺者,相傅之官,治节出焉",是以统治机构的职能比喻心、肺的性能,这种"比类取象"的思维模式或表达方法,只能让学者感悟到或然性结果而不是准确的结论。但是,自然科学要求其推理过程遵循严谨的逻辑规则。

　　(3) 传统中医学的论证依据常不客观、不直接:如基于古典医籍的记载、著名医家的看法所做的引经据典式的论证过程是"以人为据";在某种思想指导下应用某种中医治疗方法获得的满意疗效只是证明该思想正确与否的间接证据而非直接证据。但是,自然科学要求论据具有客观性和直接性。

　　(4) 传统的中医理论体系是难成共识的解释性假说:传统中医学的研究对象是动态变化的生命活动,具有多重属性,由于研究者的学识、经验和观察角度不同,常获得不同的解释性假说。正因为缺乏攻玉的他山之石,所以传统的中医理论体系长期以来各家学说并存。但是,自然科学的学术观点必统一于客观实证。

2. 传统中医学的属性　由于研究方法或认识角度不同,传统中医学至少有5种属性:

(1) 宗教属性:即借用礼仪、讲道、祭祀等方法沟通人与神(超自然)的关系,以影响人的行为方式或生命进程。如道教倡导的宇宙和谐、天下太平是中医"天人相应"原理的思想渊源,通过修道积德以安乐幸福、长生久视是中医养生的指导原则。

(2) 哲学属性:即借用研究整个世界的本源和共性的演绎、归纳和顿悟式思辨方法研究生命的本源和共性。如精(无形之物)、气(能量)、形(有形之体)、神(功能)是人体的基本组成和生命的共有属性。

(3) 文化属性:即以国家或民族的历史地理、风土人情、文学艺术、思维方式为背景研究生命的组织架构。如阴阳、五行是中国传统文化的标志符号,也是传统中医学的理论框架。

(4) 社会属性:即以固定人群的传统习俗、行为规范、价值观念为背景研究影响生命的心理因素。如《素问·上古天真论》称:"美其食,任其服,乐其俗,高下不相慕,其民故曰朴。是以嗜欲不能劳其目,淫邪不能惑其心,愚智贤不肖不惧于物,故合于道。"

(5) 自然科学属性:即借用研究物质的结构、性质和运动规律的定量实证方法研究人体的组成和功能机制。如《灵枢·骨度》称:"头之大骨围二尺六寸,胸围四尺五寸,腰围四尺二寸。"《素问·宝命全形论》称:"人以天地之气生,四时之法成。"

在重道(属性、关系和规律)轻器(物质实体和形态结构)的中国文化氛围内,传统中医学更注重其宗教属性、哲学属性、文化属性和社会属性,而轻视其自然科学属性。中医形态学就是将传统中医学中运用宗教、哲学、文化和社会学方法研究人体获得的基本概念和基本原理自然科学化,使之具有可证明或证伪的客观实在性,但不否认运用宗教、哲学、文化和社会学方法研究中医。

第一章
中医形态学的哲学基础

在人类历史上影响最大的两大文明是以华夏文化为源头的东方文明和以古希腊文化为主流的西方文明,这两大文明在数千年的漫长岁月中走着不同的发展道路,形成了各具风采的思维模式。认真分析和比较两种思维模式的差异,对于学习和理解传统中医学、生物医学和中医形态学的不同特点具有重要意义。

一、中医形态学的世界观

世界观是人们对整个世界及人与世界关系的总的看法和根本观点。世界观的实质是从什么样的角度去理解世界的本质,回答的是"世界是什么"的问题。

在古希腊时期,人们推崇德谟克利特(Democritus)的原子论,认为世界由原子组成,原子不可分割、永恒存在、本质相同、形态各异,运动是其基本属性。道尔顿(John Dalton)和阿伏伽德罗(Amedeo Avogadro)建立原子-分子学说,使古原子论取得了精确和定量的形式。原子论一方面强调个体的间断性,习惯于从间断的个体出发推而广之,论及宏观世界的万事万物;另一方面强调事物的内部结构,认为任何事物都有其内在的结构要素和构成途径,并从解剖事物的内部结构入手认识其本质。

在中国的传统思维中,元气论占据主导地位。春秋战国时期,老子有"通天下一气耳"的论断。齐国稷下学派则把气看作是一种"流于天地之间"的连续的物质形态。东汉时期,无神论者王充更明确地指出气聚则物生,气散则物亡;气不生不死,永恒存在。元气论一方面强调气的连续性,"其大无外,其小无内",没有形体,不可计量,无从说明其内部结构和构成途径;另一方面从事物在自然条件下的动态变化中把握其性能和变化规律。

生物医学以原子论为指导思想,认为人体由可以分割的不同部分组成,以结构为线索认识人体的功能。传统中医学则以元气论为指导思想,认为人体的各组成部分之间、人体与外界环境之间是相互联系的有机整体,以功能为线索认识人体的结构。中医形态学继承了传统中医学的理论框架,但借用了生物医学关于人体结构的研究成果。

二、中医形态学的方法论

方法论是关于人们认识世界、改造世界的方法的理论。方法论是关于如何证明世界观的学说,解决的是"为什么"的问题。

(一) 机械分析与天人合一

古希腊地处希腊半岛、爱琴海诸岛及小亚细亚半岛西部海岸。这里丘岭纵横,土地贫瘠,恶劣的自然环境使人对大自然产生了恐惧心理,形成了人与自然的尖锐矛盾。表现为人与神、物质与精神的对立,迫使人们更加主动地认识和改造自然。欧洲文艺复兴之后发展起来的机械分析法最具代表性,如牛顿(Isaac Newton)的《自然哲学之数学原理》、拉普拉斯(Pierre-Simon marquis de Laplace)的《天体力学》、拉·梅特里(Julien Offroy de La Mettrie)的《人是机器》。他们认为整体是其组成部分的代数和,是机械相加的整体,运动的原因是事物外部条件的改变。因而,一方面侧重分析事物的各个细节,把统一的自然界划分为不同的领域,把一个研究对象离析为不同的部分,进而加以观察、实验,以对其做出精确地描述;另一方面,将高层次的运动规律分解为较低层次的运动规律,用简单的运动形式解释复杂的运动形式,强调在整体层次下研究较小领域内的要素,从微观结构解释宏观现象。

机械分析法使近代科学和技术得到了极为成功的发展。它对于弄清事物各组成部分的性质来说是一种有效的方法。它强调的精确性、明晰度是科学研究中所必不可少的。但由于过分强调"分析",不能科学地对待整体与部分的关系,"把自然界的事物和过程孤立起来,撇开广泛的、总的联系去进行考察,因此就不是把它们看作运动的东西,而是看作静止的东西;不是看作本质上变化着的东西,而是看作永恒不变的东西;不是看作活的东西,而是看作死的东西(恩格斯)"。

中国先秦文化是在以黄河、长江两大水系为中心的广大领域里孕育发展的。优越的地理环境加之封建思想的束缚,使人们逐渐养成了乐于耕种、随遇而安的心理习惯。在与土地打交道的过程中,人们从原始古老的太阳崇拜、图腾崇拜转到了将自身与土地相混然的方面上来,天人相依,精神与物质相融,逐步直觉地认为宇宙是一个整体,即"天人合一"整体思想。如儒家孔子的"唯天是大",孟子的"尽其心者,知其性也。知其性,则知天矣。存其心,养其性,所以事天也",道家的"人法地,地法天,天法道,道法自然""天地与我并生,万物与我为一""泛爱万物,天地一体也",等等。

"天人合一"整体思想将事物的变化发展归之于内因(阴阳),把宇宙万物的演变过程看作是春生、夏长、秋收、冬藏的自然生化过程。四时生化万物,时间统摄空间。由于这种顺时演变永无休止,从不反顾,而自然条件不断变化,永不重复,于是面对万物的自然演变过程,人们只能辅赞,不可代行;只能顺随,不可逆反;只能融入,不可强对。

"天人合一"整体观虽力图探索天人的协调、和谐与一致,并把这种观点贯彻到世界观、认识论、社会历史、政治伦理等领域,但由于缺乏必要的知识结构,不能对客体展开分析,因而不得不把思维重点落脚于客体的外部特征及与它物的关系上。

生物医学借助机械分析方法将人体分解为系统、器官、组织、细胞、细胞器和分子,将生命活动分解为运动、消化、呼吸、泌尿、生殖、调节等不同的功能。传统中医学将人体置于本来的自然和社会环境中,从时序的角度认识脾、肺、肾、肝、心五藏的特征,从人体与环境的物质(精、血、津液)和能量(气)交换中认识生命运动规律。中医形态学吸收了生物医学的研究成果,如人体的组成结构及由其决定的功能性质,但从关系和时序的角度观察自然状态下生命活动的规律和态势。

（二）单相概念与意象概念

西方人倾向于把对象事物分解为简单要素、属性及单一关系来研究，因而作为思维工具的"概念"常常是对对象事物的直接抽象和概括，意蕴大都是单一的、固定的。实体概念（如空气、水）、属性概念（如液态、高温）和关系概念（如对立、统一）均具有明确的内涵和清晰的外延，并且一经确定，常处于相对稳定状态，不容许有丝毫的游移与伸缩。

中国传统文化习惯于把世界当作一个整体予以考察，而整体显然蕴涵多重属性和关系，于是中国古人采用了以意象概念作为对象世界的象征以认识对象世界的方法。这种意象概念对于对象事物仅仅起着指示作用，内涵极不确定，外延也无明确界限，同一意象概念常具有多重内涵，表征不同的事物和对象的不同意义。这种处理虽给语言表达带来了方便，却常使中国传统文化中的一些重要概念含义模糊，难以把握。在这种情况下，不仅很难构建一个以概念为基础的、严谨的科学体系，且常因它给人一种似是而非的满足，而消融人们探求真理的努力。

造成单相概念与意象概念不同的原因，可能与中西方的语言文字有关。西方印欧语言是表音语言，是一维的、时间性的，通过时间的延续来说明外部事物。其文字的形、声、义是统一的，见一字形即可读出其声，由其声即可认识其义，故常是信息的直接载体，用此种文字形成的概念多直接蕴涵着对象的意义。中国汉族语言是表意语言，是多维的、空间性的。从展开的空间序列中模拟或把握对象世界，可使人们根据文字的结构做出举一反三、触类旁通的联想。于是同一个象意文字，便往往生出几种"意"来。由象意文字组成的意象概念自然常带有多重含义。

生物医学的概念大都是单相概念，一经确认，内涵相对稳定。传统中医学的概念大都是意象概念，一方面常具有多重内涵，如阴阳既可代表水火、天地等相对客体，又可代表寒温、升降等事物的相对属性，还可代表相对属性之间的对立统一关系；另一方面在不同应用场合常具有不同含义，如"气"既可指致病之邪气，又可指御邪之正气，既可以是元气、宗气、营气、卫气等人体的组成部分，又可以是脾气、肺气、肾气、心气等人体的功能，"几乎随物可加（严复）"。中医形态学借用了传统中医学的意象概念，但对这些意象概念的内涵或外延进行了梳理，并用生物医学的单相概念进行定义，使其内涵不仅具有原有的属性或特征，还具有客观实在性。

（三）定量实验与直觉体悟

古希腊时代的哲学家大都是自然科学家。如米利都（Miletus）学派的创始人泰勒斯（Thales）是希腊第一个天文学家、几何学家和物理学家，与米利都学派对立的毕达哥拉斯学派也都是从事数学、谐音学、天文学、医学的自然科学家，德谟克利特是"经验的自然科学家和希腊人中第一个百科全书式的学者"。这一特质使他们在探索世界的过程中更加注重定量实验与实证分析。著名数学家欧几里得（Euclid）在《几何原本》中创立的数学史上第一个公理化系统，包括大量定义、公理、公设、命题、面积变换以及对圆、多边形、相似形等的讨论，比例论、数论、简单立体几何等，都是建立在广泛的实证与定量分析基础上的。英国思想家、新时代实验科学的先驱罗吉尔·培根（Roger Bacon）认为"离开数学，自然就不可能被人认识"，"除非有实验方法的印证，单凭推理得到的结论未必可靠"。在定量实验与实证分析中，人们从偶然的、具体的、繁杂的、零散的现象中抽取事物本质和共性的过程称为抽象思维。

近代科学以实验为基础，把所研究的对象从复杂的环境中取出，置于有条件的典型的环境之中,使事物简化,因而能更加深刻地揭示其某个侧面、某个层次的性质及运动规律。但因这一方法改变了客体的本来面目,常使所得结论带有片面性和应用范围的局限性。

在中国先秦的诸子中,除了墨子、荀子、管子、惠施等少数几人在算学上间有心得外,几乎没有一位是当时重要的数学家。相比之下,他们更注重事物的"象"。所谓"象",是在彻底开放而不破坏事物所呈现象之自然整体性的前提下,从事物的现象中获得的关于事物的属性、相互关系和运动规律的综合概括。

中国古代贤达对"象"的把握是靠直觉体悟来完成的。所谓直觉体悟,就是人脑基于有限的资料和事实,调动一切已有的知识经验,对客体的本质属性及其规律性联系进行迅速地识别、敏锐地洞察、直接地理解和整体地判断的思维过程,又称意象思维。但由于直觉体悟常在证据不充分的情况下进行,且不经过明确而严密的逻辑推理,所得结论常带有一定程度的猜测性、预见性;直觉体悟是在已有的知识经验基础上进行,由于人们在知识经验方面的差异,对同一事物或现象就可能存在不同的认知结果,出现通常所说的"见仁见智"现象;直觉体悟常迅速自动进行,以至于主体对该过程所包含的各种心理活动没有清晰的意识,自然也就无法向他人说明思维的行程和结论形成的原因,故读者常有"知其然而不知其所以然"的感觉。

借用定量实验的手段,生物医学深刻揭示了生命运动的机制;借助直觉体悟的方法,传统中医学准确把握了生命运动的态势。中医形态学认同了传统中医学通过直觉体悟获得的经验、观点和思想,如脾藏运化水谷、肾藏藏(音 cáng)精调节生长发育、肝藏疏泄调畅情志,但对这些经验、观点和思想的内涵和关系进行了生物医学解释,并借用定量实验的方法予以证实。

(四) 逻辑推理与比类取象

所谓逻辑推理,就是指遵循严密的逻辑规则,通过逐步推理获得符合逻辑的正确答案或结论的思维方式。它进行的模式是阶梯式的,一次只前进一步,步骤明确,包含有一系列严密、连续的归纳或演绎过程。在其进行过程中,主体能充分地意识到过程所包含的知识与运算,并能用语言将该过程和得出结论的原因清楚地表达出来。

古希腊时代,自然科学家和哲学家都把抽象的逻辑理性作为认识和把握事物真理的基本手段,并把逻辑学视为一切科学的工具。这固然与他们探索世界本原的研究目的有关,更与哲学家们大都是自然科学家有关。因为数学、物理学、建筑学等都离不开高度抽象的逻辑思维方法,而这也就使自然科学家和哲学家在思考世界本原时,不能不习惯于这种抽象的逻辑理性。被称为西方传统逻辑学奠基人的亚里士多德(Aristotle)提出的逻辑思维三大基本定律(同一律、矛盾律和排中律),确定的判断、定义及分类,三段论推理的主要形式与规律,以及阐释演绎法与归纳法的关系,等等,直到今日仍是欧洲人值得骄傲的成就。

但在中国,为了表述事物的"象",古人常用另一种与之跨度很大的事物的"象"作比喻(后一种"象"常是人们比较熟悉的),要说明的"象"与比喻的"象"(感性或理性上的)的共性正是人们对要说明的"象"想表述的内容,即比类取象。比类取象可使人们通过体会两种事物"象"的共性,使对比喻的"象"的理解,巧妙地转移到对要说明的"象"上来。这种方式的好处在于,可以在不说出被说明的"象"是什么的情况下,也能理解和把握其内涵。如《神灭论》"神之于质,犹利之于刃;形之于用,犹刃之于利。利之名非刃也,刃之名非利也,然而舍利无刃,舍刃无利,未闻刃没而利存,岂容形亡而神在?"以刃利喻形神,即使不说出后者是什么关系,也不影响人们对它的理解与把握。

《易经》《老子》《黄帝内经》等名著在中国历史上之所以被奉为经典,原因之一就在于其中明显的或隐含的比类取象达到了相当精辟的程度,足以彰显中国传统文化的博大精深。但正由于比类取象法不能直叙"象"的内涵,故自古以降,经、传、注、笺、义疏、正义、疏证、集注、训诂不绝于文案。历代哲人遵循"注不破经,疏不破注"的规俗,案牍劳形,皓首穷经,日夜揣摩经典中的微言大义和精蕴奥旨,趋于求同而怯于立异,常发展成为文化专制主义。

遵循逻辑规则,生物医学建立了可证明证伪的共识性理论体系;借助比类取象,传统中医学形成了各家学说并存的被动的解释性理论体系。中医形态学接受了传统中医学通过比类取象方式表达的概念、原理和思想,但遵循逻辑规则,构建了可证明证伪、可推理预测的共识性理论体系。

第二章
传统中医学认识的人体结构与功能

传统中医学认为人体由五脏(六脏)、六腑、奇恒之腑、五体、官窍、经络和精气血津液组成。以"中医""解剖"为关键词检索CNKI(中国知网)数据库,获得关于中医解剖知识的研究论文。以论文的参考文献为线索,以明朝晚期(1569年)比利时主教加内罗(D.Melchior Carneiro)在澳门设立医院作为生物医学引进中国的标志,查到之前存世的《黄帝内经》《难经》《脉书》《备急千金要方》《存真图》《十四经发挥》《格致余论》《针灸聚英》《医学入门》《濒湖脉学》等记载中医解剖知识的著作,借以梳理传统中医学的解剖知识。全国高等中医药院校规划教材《中医基础理论》权威性地描述了五脏(六脏)、六腑、奇恒之腑、五体、官窍、经络和精气血津液的功能,借以梳理传统中医学关于人体功能的认识。

一、脏腑的结构与功能

在传统中医理论体系中,脏腑有两类,一类是藏象学说中的脏腑,包括五脏、六腑和奇恒之腑,另一类是经络学说中的脏腑,即六脏和六腑,又称十二官。

(一)五脏、六腑和奇恒之腑的结构

五脏是指脾、肺、肾、肝、心。六腑是指胆、胃、大肠、小肠、三焦、膀胱。奇恒之腑是指脑、髓、骨、脉、胆、女子胞。胆既属六腑,又属奇恒之腑。骨、脉既属奇恒之腑,又属五体。

中医解剖知识主要记载了脏腑的以下内容:①毗邻关系。包括脏腑的空间位置和与其他脏腑的邻接关系。②形态结构。包括重量、形态、颜色、粗细和长度。③内容物。包括内容物的种类和容量。故以脏腑的毗邻关系、形态结构和内容物为线索,将中医解剖知识与生物医学的认识作对比(表2-1、表2-2)。

表2-1 传统中医学与生物医学具有相似毗邻关系的内脏

脏腑	传统中医学	生物医学
脾	①"脾与胃以膜相连"(《黄帝内经》);②"脾居中脘一寸二分,上去心三寸六分,下去肾三寸六分"(《医学入门》);③"脾则有在心之左"(《存真图》)	①脾脏与胃之间有胃脾韧带;②脾脏位于左上腹,心脏下方,左肾上方;③脾脏位于心脏的左下方

续表

脏腑	传统中医学	生物医学
肺	①"肺系喉管"（《医学入门》）；②"肺在膈上"（《难经》）；③"肺之下，则有心、肝、胆、脾"（《存真图》）	①肺脏上连气管；②肺脏居横膈之上；③心脏、肝脏、胆、脾脏都位于肺脏之下
肾	①"肾……当胃下两旁，入脊膂附脊之第十四椎"（《十四经发挥》），"腰者肾之府"（《黄帝内经》）；②"肾则有一在肝之右微下，一在脾之左微上"（《存真图》）	①肾脏位于腹后壁，脊柱两侧，第11胸椎至第3腰椎间，左肾前上部与胃底后面相邻；②右肾前上部与肝脏相邻，左肾左上方与脾脏相邻
肝	①"肝……在右胁右肾之前，并胃着脊之第九椎"（《十四经发挥》）；②"胆在肝之短叶间"（《难经》）	①肝脏大部分位于右季肋区，右叶后部邻接右肾，左叶下面与胃前壁相邻；②胆囊位于肝脏右叶之下
心	"心……居肺下膈上，附着于脊之第五椎"（《十四经发挥》）；"有血肉之心，居肺下肝上是也"（《医学入门》）	心脏左上方邻左肺叶，下方邻横膈，右下方邻肝脏，后方平第5~8胸椎
胃、小肠、大肠	①"胃在膈膜下"（《针灸聚英》）；②"胃……上透咽门食管"（《医学入门》）；③"胃之下有小肠，小肠下有大肠"（《存真图》）；④"大肠、小肠会为阑门，下极为魄门"（《难经》）	①胃在横膈之下；②胃上连咽和食管；③胃下连小肠，小肠下连大肠；④小肠与大肠的交汇点称回盲口，大肠终于肛门
胆	"胆在肝之短叶间"（《难经》）	胆囊位于肝脏右叶下的胆囊窝内
膀胱	"膀胱居肾下之前，大肠之侧"（《十四经发挥》）	膀胱在两肾脏的前下方，直肠之前
脑、髓	"脑者髓之海，诸髓皆属于脑，故上至脑，下至尾骶"（《医学入门》）	脑位于头部颅腔。脊髓位于椎管，上端与脑相连，下端位于第一腰椎下缘

表2-2 传统中医学与生物医学具有相似形态结构的内脏

脏腑	传统中医学	生物医学
脾	①"脾重二斤三两，扁广三寸，长五寸，有散膏半斤"（《难经》）；②"脾扁似马蹄"（《医学入门》）	①脾脏宽6~8cm，长10~12cm，宽长比约为3：5；②脾脏形似长扁椭圆形
肺	①"肺……形似人肩"（《医学入门》）；②"肺重三斤三两，六叶两耳，凡八叶"（《难经》）	①肺脏近似圆锥形；②左肺分上、下两叶，右肺分上、中、下三叶
肾	①"肾……重一斤一两，状如石卵，色黄紫"（《十四经发挥》）；②"肾有两枚……重各九两……裹以脂膜，里白外紫如江豆兮，相合若环"（《医学入门》）	①肾脏形似蚕豆，呈红褐色；②肾脏左、右各一，纤维囊外周包裹有黄色脂肪层。肾皮质为红褐色，肾髓质为淡红色；外缘隆凸，内缘中部凹陷
肝	"肝独有两叶"；"肝重二斤四两"（《难经》）	肝脏有左右两叶

续表

脏腑	传统中医学	生物医学
心	①"心重十二两,中有七孔三毛,盛精汁三合"(《难经》);②"心形如未敷莲花"(《十四经发挥》)	①心脏有主动脉孔、肺动脉孔、肺静脉孔、上腔静脉孔、下腔静脉孔、左房室孔、右房室孔。连结房室瓣与乳突肌有三支较大的羽状腱索。②心脏形似倒置且前后略扁的圆锥体
胃、小肠、大肠	"胃重二斤二两,纡曲屈伸,长二尺六寸,大一尺五寸,径五寸……小肠重二斤十四两,长三丈二尺,广二寸半,径八分分之少半,左回叠积十六曲……大肠重二斤十二两,长二丈一尺,广四寸,径一寸,当脐右回十六曲"(《难经》)	胃呈钩形。小肠长约5~7m,迂曲盘旋于腹腔的中下部。大肠长约1.5m,起于右下腹,上行至肝脏右叶下方,转折向左前下方,再转向左后上方,至左上腹,在脾脏下转折下行至左下腹,转入盆腔
胆	"胆重三两三铢,盛精汁三合"(《难经》);"胆者,金之精,水之色,其色玄,其形如悬瓠,其神为龟蛇,无出入窍"(《医学入门》)	胆囊呈青绿色,梨形,除了胆囊管没有其他开口
膀胱	"膀胱者……重九两二铢,左回叠积,上下纵,广九寸……两边等"(《备急千金要方》)	膀胱正面观纵径大于横径,左右对称
子宫	"子宫,一系在下,上有两歧,一达于左,一达于右"(《格致余论》)	子宫呈倒置的梨形,下端较窄而呈圆柱状为子宫颈,上端宽而圆凸为子宫底。输卵管位于左右两侧

从表 2-1、表 2-2 容易看出,中医解剖知识关于脾、肺、肾、肝、心、胃、小肠、大肠、胆、膀胱、脑、髓、子宫的形态结构和毗邻关系的描述,与现代人体解剖学的同名组织器官是基本一致的。

(二) 六脏和六腑的结构

六脏是指脾、肺、肾、肝、心、心包络,六腑是指胃、大肠、膀胱、胆、小肠、三焦,即经络学说中十二正经络属的脏腑。六脏六腑的毗邻关系可从十二正经的体内循行获知,见表 2-3。

表 2-3 《灵枢·经脉》描述的十二正经络属脏腑的毗邻关系

十二正经	体内循行	六脏六腑的毗邻关系
肺手太阴之脉	起于中焦,下络大肠,还循胃口,上膈属肺	大肠、胃位于横膈之下;胃居大肠之上;肺位于横膈之上
大肠手阳明之脉	下入缺盆络肺,下膈属大肠	肺位于横膈之上;大肠位于横膈之下
胃足阳明之脉	入缺盆,下膈属胃络脾……其支者,起于胃口,下循腹里	胃、脾位于横膈之下;胃位于腹部
脾足太阴之脉	入腹属脾络胃……其支者,复从胃别上膈,注心中	脾、胃位于腹中,横膈之下;心位于横膈之上
心手少阴之脉	起于心中,出属心系,下膈络小肠……其直者,复从心系却上肺	小肠位于横膈之下;心位于横膈之上,肺之下

续表

十二正经	体内循行	六脏六腑的毗邻关系
小肠手太阳之脉	入缺盆络心，循咽下膈，抵胃属小肠	心位于横膈之上；胃、小肠位于横膈之下
膀胱足太阳之脉	挟脊抵腰中，入循膂，络肾属膀胱	肾、膀胱位于腰中、脊骨附近
肾足少阴之脉	贯脊属肾络膀胱；其直者，从肾上贯肝膈，入肺中……其支者，从肺出络心，注胸中	肾、膀胱位于脊骨附近；肾位于肝、横膈之下；肝与横膈毗邻；肺位于横膈之上；心、肺毗邻，位于胸中
手厥阴心包络之脉	起于胸中，出属心包络，下膈历络三焦	心包络位于胸中，横膈之上；三焦位于横膈之下
三焦手少阳之脉	入缺盆，布膻中，散落心包，下膈，循属三焦	心包络位于胸中，横膈之上；三焦位于横膈之下
胆足少阳之脉	合缺盆以下胸中，贯膈络肝属胆	肝、胆位于横膈之下
肝足厥阴之脉	抵小腹，挟胃属肝络胆，上贯膈……其支者，复从肝别贯膈，上注肺	胃、肝、胆位于腹部，横膈之下；肺位于肝、横膈之上

显然，在十二正经络属的六脏六腑中，肺、心、心包络位于横膈之上的胸中，脾、肝、胃、小肠、大肠、胆、三焦（可能是肠系膜、大网膜、小网膜，尚无定论）位于横膈之下的腹中，肾、膀胱位于腰脊附近，与现代人体解剖学同名组织器官的毗邻关系基本一致。

故传统中医学关于五脏（六脏）、六腑、奇恒之腑的形态结构和毗邻关系的描述与现代解剖学的认识是基本一致的。可见，在生物医学引进中国的明朝晚期，用传统中医学的这些名词术语翻译解剖学的同名组织器官是有根据的。

（三）五脏、六腑和奇恒之腑的功能

1. 五脏（六脏）的功能　详见表2-4。

表2-4　五脏的功能

五脏	生理功能	生理特性	与形、窍、志、液、时的关系
脾	主运化，主统血	主升、喜燥恶湿	在体合肉，主四肢，开窍于口，其华在唇，在志为思，在液为涎，与长夏之气相通应
肺	主气司呼吸，主行水，朝百脉，主治节	华盖、娇藏、宣降	在体合皮，其华在毛，开窍于鼻，喉为肺之门户，在志为忧（悲），在液为涕，与秋气相通应
肾	藏精，主生长发育生殖与脏腑气化，主水，主纳气	主蛰守位	在体合骨，生髓，其华在发，在窍为耳及二阴，在志为恐，在液为唾，与冬气相通应
肝	主疏泄，主藏血	刚藏、升发	在体合筋，其华在爪，开窍于目，在志为怒，在液为泪，与春气相通应
心	主血脉，藏神	阳藏、主通明	在体合脉，其华在面，开窍于舌，在志为喜，在液为汗，与夏气相通应

心包络又称心包，为心之宫墙，能"代君受邪"，如热入心包可出现神昏谵语。

2. 六腑的功能　胆主决断并贮藏和排泄胆汁；胃主受纳和腐熟水谷，胃气通降，喜润恶燥；小肠主受盛化物、主液和泌别清浊；大肠主津和传化糟粕；膀胱主贮存和排泄尿液；三焦通行诸气和运行水液。

3. 奇恒之腑的功能　脑主宰生命、精神和感觉运动。子宫主持月经并孕育胎儿。

(四) 脏腑结构与功能的直接关系

要建立结构与其功能之间的直接关系，组织器官的内容物应是重要证据。如《难经》"胃……受水谷三斗五升，其中常留谷二斗，水一斗五升"描述了胃中盛有的水谷及其容量，应是胃参与水谷运化的解剖学依据。《素问·痿论》"肝气热，则胆泄口苦"，《灵枢·邪气脏腑病形》"胆病者，善太息，口苦"应是胆囊存储胆汁的依据。故依据内容物，可以推断胃、小肠、大肠、胆、膀胱、子宫的固定结构与其功能直接对应，且与现代人体解剖学的认识完全一致，详见表2-5。但脾、肺、肾、肝、心、脑、髓的功能却不能从中医解剖知识推知。

表2-5　传统中医学与生物医学具有相似内容物的脏腑

脏腑	传统中医学	生物医学
胃、小肠、大肠	"胃……受水谷三斗五升，其中常留谷二斗，水一斗五升。小肠……受谷二斗四升，水六升三合合之大半。回肠……受谷一斗，水七升半。广肠……受谷九升三合八分合之一"（《难经》）	胃接受经口腔、食管而来的食物，初步消化成食糜。小肠接受胃中的食糜，消化、吸收其中的营养，并将食物残渣推入大肠。大肠吸收水分，将食物残渣变成粪便
胆	"肝气热，则胆泄口苦"（《素问·痿论》），"胆病者，善太息，口苦"（《灵枢·邪气藏府病形》）	胆囊存储胆汁。胃炎、食管炎等致胆汁反流，常出现口苦
膀胱	"膀胱……盛溺九升九合"（《难经》）	膀胱是储存尿液的肌性囊状器官
子宫	"阴阳交媾，胎孕乃凝，所藏之处，名曰子宫"（《格致余论》）	子宫为胎儿生长发育的场所

二、五体的结构与功能

五体是指肉、皮、骨、筋、脉，及毛、发、齿、甲等附属物。《素问·痿论》称"肺主身之皮毛，心主身之血脉，肝主身之筋膜，脾主身之肌肉，肾主身之骨髓"，《灵枢·五色》称"肝合筋，心合脉，肺合皮，脾合肉，肾合骨"，说明了五脏与五体的密切关系。

也许是因为五体是视之可见、触之可及的人体组成部分，古代文献几乎没对其形态结构做出描述，但从五体与脏腑的关系、功能特性、内容物和功能异常时的症状表现来看，肉（肉为墙）、皮（皮肤坚而毛发长）、骨（骨为干）、筋（筋为刚）、脉（脉为营）五体的结构和功能分别与生物医学的骨骼肌（运动、缓冲保护）、皮肤及黏膜（防御）、骨（支撑保护）、躯体神经系统（支配躯体运动）、脉管系统（循环）基本一致。详见表2-6。

三、官窍的结构与功能

官窍又称五官九窍。五官是指口、鼻、耳、目、舌，九窍是指口(1窍)、鼻(2窍)、耳(2窍)、目(2窍)、前阴(1窍)、后阴(1窍)。脾开窍于口、肺开窍于鼻、肾开窍于耳及二阴、肝开窍于目、心开窍于舌，说明了五脏与官窍的密切关系。

表 2-6 传统中医学与生物医学关于五体的描述

五体	传统中医学	生物医学
肉	①肉由脾胃化生的水谷之精营养。"脾主身之肌肉"(《素问·痿论》)、"脾合胃,胃者,肉其应……脾应肉,肉坚大者,胃厚"(《灵枢·本藏》)。②肉有缓冲外力的保护作用。"肉为墙"(《灵枢·经脉》)。③肉功能异常的症状表现。"脾气虚则四肢不用"(《灵枢·本神》)	①骨骼肌的供能性物质来自消化系统消化吸收的糖、脂肪和蛋白质。骨骼肌能产生肌力和肌紧张,维持人体的姿势和运动。②骨骼肌是软性组织,能缓冲外力,起保护作用。③消化系统不能摄取充足的营养物质则四肢骨骼肌无力
皮	①肺外合皮毛。"肺生皮毛"(《素问·阴阳应象大论》)。②皮防止外邪入侵。"是故虚邪之中人也,始于皮肤,皮肤缓则腠理开,开则邪从毛发入,入则抵深……"(《灵枢·百病始生》)、"肺主皮毛,故洒淅寒热"(《难经本义》)	①皮肤、黏膜位居体表,呼吸道黏膜是病原微生物入侵人体的常见途径。②皮肤、黏膜是人体抵御病原微生物的第一道防线。病原微生物入侵人体可出现怕冷、发热等症状
骨	①骨具有支撑功能。"骨为干"(《灵枢·经脉》)、"肾气热,则腰脊不举,骨枯而髓减,发为骨痿"(《素问·痿论》)。②骨中有髓。"骨者髓之府"(《素问·脉要精微论》)	①骨是人体的支架,具有支撑定形功能;骨是骨骼肌机械运动的支点。②骨髓充填于骨髓腔和骨松质间隙内
筋	①筋的特性。"筋有刚柔,刚者所以束骨,柔者所以相维"(《类经》)、"筋,肉之力也"(《说文解字》)。②筋的症状表现。"搏于筋,则为筋挛"(《灵枢·刺节真邪》)、"有伤于筋,纵,其若不容"(《素问·生气通天论》)	①躯体神经能产生和传导躯体运动信号,支配骨骼肌的运动;②运动信号的产生或传导异常容易表现为抽搐、强直、软瘫等骨骼肌的随意运动异常
脉	①心与血脉的关系。"心主身之血脉"(《素问·痿论》)。②脉中有血。"壅遏营气,令无所避,是谓脉"(《灵枢·决气》)	①脉管系统能推动血液运行全身;②脉管系统是血液、淋巴循环的通道

从古代文献关于官窍的形态、位置和功能描述来看,口(纳谷)、鼻(息)、耳(闻)、目(视)、舌(语)、前阴(生子排尿)、后阴(排便)分别与生物医学的口(饮食)、鼻(呼吸)、耳(听)、目(视)、舌(言)、外生殖器(生殖)和尿道(排尿)、肛门(排便)基本一致,详见表 2-7。

表 2-7 传统中医学与生物医学关于官窍的描述

官窍	传统中医学	生物医学
口	"口广二寸半,唇至齿长九分,齿以后至会厌,深三寸半"(《难经》);"口以开阖为用""口者脾之窍,心之外户也。《难经》七冲门,谓唇为飞门,齿为户门,以其开阖运动,声音从口出,饮食从口入,四通五达,为脏腑之冲要也"(《望诊遵经》);"口者,脾之官也"(《灵枢·五阅五使》)	口是饮食物进入体内的门户,是消化道的起始部,也是发音的器官
鼻	"明堂者,鼻也"(《灵枢·五色》);按部位不同,明堂有山根、鼻尖、鼻梁、鼻翼、鼻孔之分,如"䪼中出气之孔谓之鼻,鼻形谓之䪼也"(《黄帝内经太素》)	鼻是呼吸道的起始部,能帮助发音并有嗅觉功能

续表

官窍	传统中医学	生物医学
耳	"两耳通脑,所听之声归于脑"(《医林改错》);"手太阳脉气所发者三十六穴……耳郭上各一"(《素问·气府论》);"蔽者,耳门也"(《灵枢·五色》),别称耳屏;"两耳坠上浮肿如核"(《重楼玉钥》),又称耳垂;"然耳聋之证有可治者,有不可治者。其不可治者,耳膜破也"(《医学衷中参西录》)	耳郭主要有收集声波作用;外耳道软骨部皮肤含有毛囊、皮脂腺和耵聍腺。耵聍腺分泌黏稠液体能湿润耳部皮肤。鼓膜的作用是接受空气的振动(即声波的刺激)
目	"大概目圆而长,外有坚壳数重,中则清脆,内包黑稠神膏一函,膏外则白稠神水,水以滋膏,水外则皆血,血以滋水,膏中一点黑莹,乃是肾胆所聚之精华。惟此一点,烛照鉴视,空阔无穷者,是曰瞳神,此水轮也"(《审视瑶函》);"若夫瞳人处暗则大,处明则小者,是隔帘舒缩之常,非疾病之变也"(《望诊遵经》)	目为接受光刺激的感受器,由眼球和眼副器组成。眼球能将光波的刺激转变为神经冲动,经视神经传至大脑皮质而产生视觉。眼副器位于眼球周围,对眼球起支撑、保护和运动的作用,包括眼睑、结膜、泪器、眼外肌、眶筋膜和眶脂体及眼的血管神经
舌	"舌以舒卷为用"(《望诊遵经》);"舌之苔,胃蒸脾湿上潮而生,故曰苔"(《辨舌指南》)	舌位于口腔底,是口腔内司味觉、助发音、助消化(吞咽、搅拌饮食物)的重要器官
前阴	男性:"前阴者,宗筋之所聚,太阴阳明之所合也"(《素问·厥论》);"茎垂者,身中之机,阴精之候,津液之道也"(《灵枢·刺节真邪》) 女性:"玉门、四边,主持关元,禁闭子精"(《妇人大全良方》);"五脏六腑津气流行阴道""产后阴道肿痛候"(《诸病源候论》)	前阴是指男女的外生殖器及尿道。男性尿道有排尿和排精的功能,女性尿道仅有排尿功能 阴道是连接子宫和外生殖器的肌性管道,富有伸展性,是两性交媾的器官,也是导入精液、排出月经和娩出胎儿的通道
后阴	"食饮至此,精华已去,止存形质之糟粕,故曰魄门也"(《庄子·天道》);"肛门者,主大行道"(《备急千金要方》);"魄门亦为五藏使,水谷不得久藏"(《素问·五藏别论》)	肛管被肛门括约肌所包绕,平时处于收缩状态,有控制排便的作用

四、经络的结构与功能

经络由经脉、络脉及其连属部分组成。经脉包括十二正经、奇经八脉、十二经别。络脉包括别络、浮络和孙络。连属部分包括外联的十二经筋、十二皮部,和内属的六脏六腑。《灵枢·经脉》描述了十二正经的循行,详见表2-8。

表2-8 十二正经的循行路线

十二正经	循行路线
肺手太阴之脉	起于中焦,下络大肠,还循胃口,上膈属肺,从肺系横出腋下,下循臑内,行少阴心主之前,下肘中,循臂内上骨下廉,入寸口,上鱼,循鱼际,出大指之端;其支者,从腕后直出次指内廉,出其端

续表

十二正经	循行路线
大肠手阳明之脉	起于大指次指之端,循指上廉,出合谷两骨之间,上入两筋之中,循臂上廉,入肘外廉,上臑外前廉,上肩,出髃骨之前廉,上出于柱骨之会上,下入缺盆络肺,下膈属大肠;其支者,从缺盆上颈贯颊,入下齿中,还出挟口,交人中,左之右,右之左,上挟鼻孔
胃足阳明之脉	起于鼻之交頞中,旁纳太阳之脉,下循鼻外,入上齿中,还出挟口环唇,下交承浆,却循颐后下廉,出大迎,循颊车,上耳前,过客主人,循发际,至额颅;其支者,从大迎前下人迎,循喉咙,入缺盆,下膈属胃络脾;其直者,从缺盆下乳内廉,下挟脐,入气街中;其支者,起于胃口,下循腹里,下至气街中而合,以下髀关,抵伏兔,下膝膑中,下循胫外廉,下足跗,入中指内间;其支者,下廉三寸而别,下入中指外间;其支者,别跗上,入大指间,出其端
脾足太阴之脉	起于大指之端,循指内侧白肉际,过核骨后,上内踝前廉,上踹内,循胫骨后,交出厥阴之前,上膝股内前廉,入腹属脾络胃,上膈,挟咽,连舌本,散舌下;其支者,复从胃,别上膈,注心中
心手少阴之脉	起于心中,出属心系,下膈络小肠;其支者,从心系上挟咽,系目系;其直者,复从心系却上肺,下出腋下,下循臑内后廉,行太阴心主之后,下肘内,循臂内后廉,抵掌后锐骨之端,入掌内后廉,循小指之内出其端
小肠手太阳之脉	起于小指之端,循手外侧上腕,出踝中,直上循臂骨下廉,出肘内侧两筋之间,上循臑外后廉,出肩解,绕肩胛,交肩上,入缺盆络心,循咽下膈,抵胃属小肠;其支者,从缺盆循颈上颊,至目锐眦,却入耳中;其支者,别颊上䪼抵鼻,至目内眦,斜络于颧
膀胱足太阳之脉	起于目内眦,上额交巅;其支者,从巅至耳上角;其直者,从巅入络脑,还出别下项,循肩髆内,挟脊抵腰中,入循膂,络肾属膀胱;其支者,从腰中下挟脊贯臀,入腘中;其支者,从髆内左右,别下贯胛,挟脊内,过髀枢,循髀外从后廉下合腘中,以下贯踹内,出外踝之后,循京骨,至小指外侧
肾足少阴之脉	起于小指之下,邪走足心,出于然谷之下,循内踝之后,别入跟中,以上踹内,出腘内廉,上股内后廉,贯脊属肾络膀胱;其直者,从肾上贯肝膈,入肺中,循喉咙,挟舌本;其支者,从肺出络心,注胸中
心主手厥阴心包络之脉	起于胸中,出属心包络,下膈,历络三焦;其支者,循胸出胁,下腋三寸,上抵腋,下循臑内,行太阴少阴之间,入肘中,下臂行两筋之间,入掌中,循中指出其端;其支者,别掌中,循小指次指出其端
三焦手少阳之脉	起于小指次指之端,上出两指之间,循手表腕,出臂外两骨之间,上贯肘,循臑外上肩,而交出足少阳之后,入缺盆,布膻中,散落心包,下膈,循属三焦;其支者,从膻中上出缺盆,上项,系耳后,直上出耳上角,以屈下颊至䪼;其支者,从耳后入耳中,出走耳前,过客主人前,交颊,至目锐眦
胆足少阳之脉	起于目锐眦,上抵头角,下耳后,循颈行手少阳之前,至肩上,却交出手少阳之后,入缺盆;其支者,从耳后入耳中,出走耳前,至目锐眦后;其支者,别锐眦,下大迎,合于手少阳,抵于䪼,下加颊车,下颈合缺盆以下胸中,贯膈络肝属胆,循胁里,出气街,绕毛际,横入髀厌中;其直者,从缺盆下腋,循胸过季胁,下合髀厌中,以下循髀阳,出膝外廉,下外辅骨之前,直下抵绝骨之端,下出外踝之前,循足跗上,入小指次指之间;其支者,别跗上,入大指之间,循大指岐骨内出其端,还贯爪甲,出三毛
肝足厥阴之脉	起于大指丛毛之际,上循足跗上廉,去内踝一寸,上踝八寸,交出太阴之后,上腘内廉,循股阴入毛中,过阴器,抵小腹,挟胃属肝络胆,上贯膈,布胁肋,循喉咙之后,上入颃颡,连目系,上出额,与督脉会于巅;其支者,从目系下颊里,环唇内;其支者,复从肝别贯膈,上注肺

经络是运行全身气血、联络脏腑五体官窍、沟通上下内外、感应传导信号的通路,具有这种功能的人体结构只有神经系统和脉管系统。因为:①神经系统、内分泌系统和免疫系统是人体的调节系统,其中内分泌系统和免疫系统只有借助脉管系统才能发挥调节作用;②神经系统与皮肤的表皮同源于外胚层,体表分布着大量的神经、血管和淋巴管,不同区域的体表通过神经系统和脉管系统与脏腑建立特异性关系是可能的。

五、精气血津液的结构与功能

传统中医学认为精、气、血、津液是构成人体和维持人体生命活动的基本物质。精、气、血、津液的来源、性状、分布、相关脏腑、功能和分类详见表2-9,与处于流动状态的物质流和能量流一致。

表2-9 精、气、血、津液的来源、性状、分布、相关脏腑、功能和分类

	来源	性状	分布	相关脏腑	功能	分类
精	禀承于父母的先天之精、脾胃化生的水谷之精	液态、有形、主静	脏腑(主要在肾)	肾、脾胃	繁衍生命、濡养、化血、化气、化神	先天之精、后天之精、生殖之精、脏腑之精
气	先天之精化生的先天之气,水谷之精化生的水谷之气,肺吸入的自然界清气	无形、主动	脏腑、经络、五体、官窍	肾、脾胃、肺	推动与调控、温煦与凉润、防御、固摄、中介	一身之气、元气、宗气、营气、卫气、脏腑之气、经络之气
血	水谷之精、肾精	红色、液态	脉中	心、肺、肝、脾	濡养和化神	
津液	水谷之精	液态	脏腑、五体、官窍	脾、肺、肾、肝、三焦、小肠、大肠	滋润濡养、充养血脉	津、液

第三章
人体结构的五藏归属

《中医形态学》的编写目的不仅要说明人体各种组织器官的形态结构和毗邻关系,更重要的是从功能性质、功能实现、功能协同、功能节律和功能态势5个方面认识人体的结构,使之真正"形与神俱",结构与功能统一。

从第二章的分析中容易发现,六腑、五体、官窍的结构与功能是统一的,但五脏却不然。如脾的运化(消化吸收)、散精(转载)、统血(凝血抗凝血)、主肌肉(躯体运动)功能不是现代人体解剖学脾脏的功能,肺的卫外(防御)功能不是现代人体解剖学肺脏的功能,肾的生育(生殖)、气化(同化异化)、全形(成体)、藏精(体液调节)功能不是现代人体解剖学肾脏的功能,肝的疏泄(支配内脏运动)、藏(音 cáng)血(支配躯体运动)功能不是现代人体解剖学肝脏的功能,心的藏(音 cáng)神(产生精神活动)功能不是现代人体解剖学心脏的功能。

于是,脾、肺、肾、肝、心就被定义为功能性五藏,体现了传统中医学的关系与时序特点,但也因此成了人为给定的概念或符号,而不是可以通过检测证明或证伪的客观实在。故中医学者常徘徊于解剖性五脏与功能性五藏之间:给患者诊断为肝胆湿盛性黄疸时指的是解剖性肝胆,治疗时健脾化湿却依据功能性脾藏遣方;给患者诊断肾小球肾炎性水肿时指的是解剖性肾脏,治疗时温肾壮阳却依据功能性肾藏用药。结构与功能不统一是中医长期被人诟病的软肋或硬伤。

一、功能性五藏的起源

《黄帝内经》是中医解剖的奠基之作。《灵枢·骨度》称"人长七尺五寸者……头之大骨围二尺六寸,胸围四尺五寸,腰围四尺二寸"。用东周的一尺 =23.1cm 计算,一个身高 173.25cm 的人,头围 60.06cm,胸围 103.95cm,腰围 97.02cm,与 1988 年颁布的国家标准《中国成年人人体尺寸(GB/T 10000—1988)》接近。根据河南安阳殷墟出土的商代象牙尺,一尺 =15.8cm,则《灵枢·肠胃》记载的唇至齿长九分,为 1.42cm;齿至厌深三寸半,为 5.53cm;咽至胃长一尺六寸,为 25.28cm;胃至肛六丈四寸四分,为 954.95cm;合计六丈二尺四寸八分,为 987.18cm,与当代中国人的医学参数基本一致,可见《黄帝内经》时期的中医解剖知识是何等先进。类似的记载还见于《黄帝内经·灵枢》的《五色》《忧恚无言》《刺节真邪》《百病始生》《平人绝谷》《海论》等。

然而,在重道(属性、关系和规律)轻器(物质实体和形态结构)的中国传统文化氛围内,《黄帝内经》没有坚守从结构认识功能的道路,没有将先进的古代解剖知识看作传统中医学的特点,而是基于而不泥于古代解剖知识建立了另一套理论体系,即在"天人相应"思想指导下,将人体组成与四时相通应,形成了功能性五藏,又称藏象,详见《黄帝内经·素问》的《生气通天论》《阴阳应象大论》《六节藏象论》《藏气法时论》《四气调神大论》《宝命全形论》《平人气象论》《玉机真藏论》《五藏别论》《宣明五气》《五藏生成》《金匮真言论》等。

事实上,传统中医学关于五藏功能的认识至少来自六个方面:①古代解剖知识,如"心……居肺下膈上,附着于脊之第五椎"(《十四经发挥》)、"有血肉之心,居肺下肝上是也"(《医学入门》)应是心主血脉的解剖学基础;②生理现象,如谷从口入、气从鼻出都是人能够感知的生理现象,将其归于脾的运化功能和肺的主气功能;③病理现象,如食欲不振、食量减少可致消瘦、四肢乏力,而脾主运化,故称"脾主身之肌肉";④临床经验,如补肾药能加速骨折的愈合,故有"肾主骨"的论断;⑤文化特征,如"木曰曲直"应是肝主疏泄的理论渊源;⑥社会因素,如以君王为主宰的中央集权制可能是心藏神观点形成的人文背景。后五者是"以象测藏""司外揣内"的结果,赋予了脾、肺、肾、肝、心运用古代解剖知识和生物医学的同名脏器无法解释的全新功能。

为了不引起混乱,我们将传统中医解剖知识与现代人体解剖学的同名五脏称解剖性五脏,简称五脏,并用脾脏、肺脏、肾脏、肝脏、心脏,或脾、肺、肾、肝、心表示;将附加了全新功能的中医五藏(音 zàng)称功能性五藏,简称五藏,并用脾藏、肺藏、肾藏、肝藏、心藏表示。

二、人体功能知多少

在生物医学体系中,系统解剖学将人体的功能分为运动系统的运动功能、消化系统的消化吸收功能、呼吸系统的呼吸功能、泌尿系统的泌尿功能、生殖系统的生殖功能、脉管系统的循环功能、神经内分泌系统的调节功能、感觉器的感觉功能。组织学与胚胎学研究了人体的微细结构及其相关功能,个体的发生过程及其规律。生理学阐明了正常人体各种功能的物理、化学本质。医学免疫学探讨了人体对抗原物质的识别和排除过程。细胞生物学研究了细胞的结构、功能和生命活动规律。生物化学与分子生物学从生物分子的结构与功能、物质代谢与调节探讨了生命的本质。显然,由上述学科等构成的生物医学体系不能回答人的生命活动过程共有多少种功能参与的问题。

传统的中医理论体系存在着诸多需要补齐的短板:

1. 结构与功能不统一　如《中医基础理论》教材一方面称心"位于胸中,两肺之间,膈膜之上,外有心包卫护。其形圆而下尖,如未开的莲花",这无疑是解剖性的心脏;另一方面又称心"有统率全身脏腑、经络、形体、官窍的生理活动和主司意识、思维、情绪等精神活动的作用",这显然又不是解剖性心脏的功能。"筋即筋膜,包括肌腱和韧带,附着于骨而聚于关节",但肌腱、韧带不具有舒缩功能,用这样定义的筋不能解释"肝血不足,筋失所养,出现手足震颤、抽搐,甚至角弓反张"。

2. 同一概念在不同的应用场合内涵不同　如藏象学说中的五藏(脾藏、肺藏、肾藏、肝藏、心藏)五腑(胃、大肠、膀胱、胆、小肠)以五行为理论框架,经络学说中的六脏(脾脏、肺脏、肾脏、肝脏、心脏、心包络)六腑(胃、大肠、膀胱、胆、小肠、三焦)以阴阳为理论框架。藏象学说中的五藏是功能单位,藏象学说中的五腑与经络学说中的六脏六腑是解剖单位。然而,传统中医学却常将藏象学说的五藏五腑与经络学说的同名脏腑相混淆:论证五藏与五腑的表里关系时,以经络的循行和络属为依据。如手少阴心经行于上肢内侧后缘属心络小肠,手太阳小肠经行于上肢外侧后缘属小肠络心,故心与小肠相表里;在解释经络腧穴的治疗时,常借用五藏的功能。如针刺手少阴心经的神门穴能治疗心藏藏神功能异常的痴呆癫狂,针刺足厥阴肝经的太冲穴能治疗肝藏藏血功能异常的半身不遂。

3. 采用推演络绎方法将六腑、奇恒之腑归属五藏机械而牵强 如将大肠归属肺藏,将小肠归属心藏,仅用以解释某些特殊病理现象,如心火下移小肠出现小便短赤,肺气壅滞易导致大肠便秘。事实上,六腑、奇恒之腑与五藏之间应为功能上的隶属关系,如胃主受纳和腐熟水谷、胆主贮藏和排泄胆汁、小肠主液主受盛化物和泌别清浊、大肠主津和传化糟粕应是脾藏运化功能的组成部分;膀胱主贮存和排泄尿液应是肾藏主水功能的组成部分;子宫主持月经并孕育胎儿应是肾藏生育功能的组成部分。

4. 将一藏对另一藏的功能影响当作该藏的功能 如肾藏的主水和藏精功能可影响肺藏的主气功能,但不能说肾藏具有纳气功能。事实上,一方面《中医诊断学》教材没有将肾不纳气列为肾藏的证型,另一方面肾不纳气的呼吸表浅、说话咳嗽声低气怯,完全可以用肺气虚解释;山萸肉、蛤蚧、紫河车、核桃仁、冬虫夏草、紫石英、龙骨、磁石等补肾纳气中药应是通过补肾填精间接改善肺藏主气功能的。

5. 相同或相似的功能归属不同的人体组成部分 如《素问·灵兰秘典论》称心出神明、肝出谋虑、胆出决断,《素问·宣明五气》又称心藏神、肺藏魄、肝藏魂、脾藏意、肾藏志,各种不同的精神活动难以鉴别;肾主水、肺主行水、三焦运行水液不好区分。

6. 是人体的重要组成部分却没有独特功能,有重要功能却不是人体的组成部分 如血是构成人体和维持人体生命活动的基本物质,却除了与精和津液共有的濡养功能,与精共有的化神功能外,没有独特功能;命门是元气之根,水火之宅,生命之门,却位列脏腑之外。

7. 重视生理特性而无形态学基础 如脾主升清,胃主降浊;脾喜燥恶湿,胃喜湿恶燥;肺为娇藏;肾主封藏;肝左升,肺右降;心火下行温肾水,肾水上行济心火等是传统中医学用于病机解释和指导临床用药的重要思想,但其形态学基础并不明确。

8. 重属性而轻实体 传统中医学详细地介绍了精、气、血、津液的来源、性状、分布、相关脏腑、功能和分类,但就是没有说明精、气、血、津液的客观实在是什么。

9. 重整体而无内容 中医学的特点之一是整体观念,一方面认为人体是一个有机整体,另一方面认为人体与环境也是一个有机整体。然而,关于整体观念的介绍却止于寥寥数语,没有实质内容,更没有说明有机整体的形成机制。

10. 重时序而无共识 五藏功能具有时序特征,即"藏气法时""四气调神""生气通天"。然而,五藏功能节律的相位分布尚无定论。如关于脾盛的季节,《素问·藏气法时论》称"脾主长夏",但《素问·太阴阳明论》却说"脾者土也,治中央,常以四时长四藏,各十八日寄治,不得独主于时也"。

11. 疗效显著而机制不明 针刺、艾灸、推拿、刮痧、拔罐是中医运用物理手段刺激体表腧穴治疗体表或体内病灶的有效方法,但没有说明体表与体内联系的形态学基础。

显然,传统中医学也没有回答人的生命活动过程共有多少种功能参与的问题。

三、人体的结构和功能

(一) 人体的结构

人体的结构是指人体各组成部分之间相互关联和相互作用的方式,具有空间和时间双重属性。

按照物理特征,人体的结构可分为两类:①物质结构,有系统、器官、组织、细胞、细胞器和分子6个层次。②能量结构,是物质结构的存在形式,包括化学能和热能。化学能存储于糖、脂肪、蛋白质等供能物质和三磷酸腺苷(ATP)等分子的化学键中,在生命活动过程中可转化为机械能(如运动、呼吸)、电能(如心电、脑电、肌电及其形成的磁场)、光能(如红外线)、声能(如发音)和热能;热能是物质性部分所有分子的动能(包括平动能和转动能)之和。仅从物质基础层面研究生命的运动规律是不够的。

按照毗邻关系,人体的结构可分为两类:①固定结构,即有固定位置或毗邻关系的结构,如消化系统、神经组织,由组织型体细胞为构成要素,常常是慢变量,是生物医学关注的重点。传统中医学将人体的固定结构分为五脏(六脏)、六腑、奇恒之腑、五体、官窍和经络6个部分。②流变结构,即没有固定位置或毗邻关系的结构,如体液、生物电,以物质流和能量流为构成要素,常常是快变量,是传统中医学关注的重点。传统中医学将人体的流变结构分为精、气、血和津液4个部分。固定结构和流变结构统称人体功能的执行结构。仅从固定结构层面研究生命的运动规律也是不够的。

按照调节被调节关系,人体的结构可分为3类:①调节结构,包括神经系统、内分泌系统和感觉器;②被调节结构,包括消化系统、运动系统、呼吸系统、泌尿系统、生殖系统、成体系统、同化异化系统、体液调节系统和脉管系统;③自身调节结构,转载系统、凝血抗凝血系统和免疫系统应是以自身调节为主的系统。

按照作用目的,人体的结构可分为3类:①人体固定结构的稳定结构,如产生生殖细胞孕育胎儿的生殖系统,合成结构性物质的细胞器和酶,产生新的体细胞的成体系统,清除损伤、衰亡和突变细胞的对内免疫系统,支撑保护形体的躯体动力系统,固定保护内脏的内脏筋膜,防御清除病原微生物和外来异物的对外免疫系统。②人体流变结构的稳定结构,又分为3类:第1类是物质能量供给结构,如提供营养物质的消化系统,提供 O_2 的呼吸系统,合成供能性物质并化生能量的细胞器和酶;第2类是物质能量运输结构,如提供管道和动力的脉管系统,保障血液循环的凝血抗凝血系统,承载热能的体液;第3类是废物热能排放结构,如排出食物残渣和少量最终代谢产物的消化系统,排出 CO_2 的呼吸系统,排出大量最终代谢产物的泌尿系统,散发热能的皮肤、小汗腺。③人体与环境协同的关系结构,如表达太阳与地球之间、人体与环境之间作用方式的阴阳关系结构,表达人体各组成部分之间作用方式的五行关系结构。

(二) 人体的功能

人体的功能是指人体的各个组成部分所发挥的有利于生命维系的作用或效能,传统中医学称"神"。有5种内涵:①功能性质,即功能的种类,如呼吸和消化是两种不同性质的功能,由固定结构决定,且以固定结构的改变为判定标志;②功能实现,即人体各种功能的启动和运行,如呼吸功能在人出生后才启动和运行,由固定结构、流变结构共同决定,且以流变结构的改变为主要判定标志;③功能协同,即人体各种功能的有效运行,由固定结构、流变结构和调控结构共同决定,且以调控结构的改变为主要判定标志;④功能节律,即人体各种功能的节律性变化,如血压的日节律,由固定结构、流变结构、调控结构和关系结构共同决定,且以关系结构的改变为主要判定标志;⑤功能态势,即人体各种功能的目前状态和未来发展趋势,如呼吸功能可处于呼吸平稳的健康状态,可处于呼吸困难的疾病状态,由呼吸平稳发展为呼吸困难是向坏趋势,由固定结构、流变结构、调控结构、关系结构和影响因素共同决定,且以影响因素的改变为主要判定标志。

四、人体固定结构的五藏归属

脾、肺、肾、肝、心五藏是以中国传统文化的标志之一五行作为原始模型形成的独特理论框架,真正体现了强调关系(整体)和注重时序(动态)的中医乃至中国传统文化特点,故中医形态学沿用五藏框架,以功能性质为线索,将人体的所有组成部分纳入五藏。

(一)将五脏(六脏)纳入五藏

脾主运化是指脾具有运化的功能,包括饮食物的消化、水谷之精的吸收和水谷之精的转运两个方面,拆分为两种功能,称脾藏运化和脾藏散精。脾主统血是指脾具有统血的功能,称脾藏统血。肺主气司呼吸、朝百脉、主治节。其中,朝百脉体现了肺是血气交换的场所,主治节体现了呼吸的自主调节,与主气司呼吸合并,称肺藏主气。肺主行水,一方面是指肺能将脾转运至肺的水谷之精布散至头面、皮毛及其他脏腑以濡润之,另一方面是指肺将脏腑代谢产生的浊液输送至肾或膀胱以排出体外。但该功能异常出现的头面油垢常从芳香化浊论治,过敏所致的皮肤水肿是肺的卫外功能异常,水盐代谢障碍所致的皮肤水肿是肾的主水功能异常。故将布散水谷之精至头面及其他脏腑以濡润之的肺主行水归于脾藏的散精功能,将布散水谷之精至皮毛以濡润之的肺主行水归于肺藏的卫外功能,将输送脏腑代谢产生的浊液至肾或膀胱以排出体外的肺主行水归于肾藏的主水功能。肾藏精、主生长发育、主生殖、主脏腑气化和主水,是指肾具有主持和调节人的生长发育、生殖、脏腑气化和主水的功能,拆分为五种功能,依次称肾藏藏精、肾藏全形、肾藏生育、肾藏气化、肾藏主水。肾脏通过调节酸碱平衡、产生促红细胞生成素促进红细胞生成影响呼吸功能,肾上腺髓质通过分泌肾上腺素、去甲肾上腺素和多巴胺影响呼吸功能,可理解为肾的藏精功能影响肺的主气功能,但不能说肾具有纳气功能;被称作"肾不纳气"的呼吸表浅、说话咳嗽声低气怯、动则气喘,实为呼吸肌肌力不足,可用肺气虚来解释;呼吸困难、呼吸急促、呼吸气粗,实为支气管痉挛引发,可用肺气滞来解释,故将肾的纳气功能归于肺藏的主气功能。肝主疏泄和主藏血是指肝具有疏泄和藏血的功能,称肝藏疏泄、肝藏藏血。心的主血脉和藏神功能仍称心藏主血脉和心藏藏神。心包络又称心包,具有保护心的功能,热入心包所致的神昏谵语是心藏神功能的异常,故将心包络归于藏神功能的心藏。

(二)将六腑纳入五藏

胃主受纳和腐熟水谷、胆主贮藏和排泄胆汁、小肠主受盛化物、大肠主传化糟粕,都参与了饮食物的消化;小肠主液和泌别清浊、大肠主津,都参与了水谷之精的吸收。以上均归于脾藏的运化功能。膀胱主贮存和排泄尿液,三焦运行水液都参与了水液代谢,归于肾藏的主水功能。三焦通行诸气总司一身之气化应该是指人体的物质和能量代谢,归于肾藏的气化功能。胆主决断是有意识的精神活动,归于心藏的藏神功能。

(三)将奇恒之腑纳入五藏

脑、脊髓主宰生命活动、主司精神活动、主司感觉运动的功能可分为3种:①中枢神经系统一方面使人产生意识、思维、学习、记忆等有意识的精神活动,另一方面使人产生本能动作、习惯技巧、睡眠做梦等下意识的精神活动,称精神神经系统,归于心藏的藏神功能;②内脏神经系统产生和传导内脏感觉与运动信号支配内脏运动,并使人对外来刺激产生情绪体验,归于肝藏的疏泄功能;③躯体神经系统产生感觉和运动信号支配躯体运动,归于肝藏的藏血功能。骨髓位于骨髓腔,能化生血细胞,归于肾藏的全形功能。女子胞能主持月经、孕育胎儿,归于肾藏的生育功能。另外,精室(睾丸和附睾)具有产生和贮藏精液、生育繁衍的功能,归于肾藏的生育功能。

(四) 将五体纳入五藏

肉、皮、骨、筋、脉五体各有自己的功能,即《灵枢·经脉》"骨为干,脉为营,筋为刚,肉为墙,皮肤坚而毛发长"。但传统中医学将这些功能归于五藏,即《灵枢·五色》"肝合筋,心合脉,肺合皮,脾合肉,肾合骨"。脾在体合肉,四肢无力、形体消瘦常由脾失健运、营养不足所致,故将肉(骨骼肌、脂肪)的运动和缓冲外力功能归于脾藏,称脾藏的主肌肉功能。肺在体合皮,咳嗽、咳痰常由皮(皮肤、黏膜)的防御功能降低影响肺藏的主气功能所致,故将皮的防御功能归于肺藏,称肺藏的卫外功能。肾在体合骨,先天畸形、侏儒症常是肾主生长发育功能异常所致,故将骨(骨、骨连结)的支撑定形功能归于肾藏,称肾藏的全形功能。肝在体合筋,肌肤麻木、肢体痉挛常由肝不藏血、筋失所养所致,故将筋(躯体神经系统)的统摄功能归入肝藏,称肝藏的藏血功能。心在体合脉,胸痹心痛常由心脉痹阻所致,故将脉(脉管系统)作为营养供给通路归于心藏,称心藏的主血脉功能。

(五) 将官窍纳入五藏

飞门(唇)、户门(齿)、吸门(会厌)、贲门(胃上口)、幽门(胃下口)、阑门(大肠与小肠之会)、魄门(肛门)等七冲门是消化道的7个冲要部位,连同口、舌,参与饮食物的消化,归于运化功能的脾藏。鼻、喉与肺连通,共同完成呼吸功能,归于主气功能的肺藏。尿道与膀胱、输尿管、肾脏连通,共同完成泌尿功能,归于主水功能的肾藏。男子的前阴(尿道)与精室(睾丸、附睾)连通,女子的前阴(阴道)与女子胞(子宫)连通,共同完成生殖功能,归于生育功能的肾藏。目和耳产生视觉、听觉和平衡觉,参与躯体运动的支配,归于藏血功能的肝藏。

(六) 将经络纳入五藏

经络是运行全身气血,联络脏腑五体官窍,沟通上下内外,感应传导信号的通路。人体中能够传递信号调节各种功能的客观实在是神经冲动和生物信号分子(如神经递质、激素、细胞因子),故将经络一方面看作传递神经冲动和神经递质的神经通路,归于疏泄功能(内脏神经系统)和藏血功能(躯体神经系统)的肝藏;另一方面看作运载激素和细胞因子的循环通路,归于主血脉功能(脉管系统)的心藏。

概言之,五脏(六脏)、六腑、奇恒之腑、五体、官窍和经络共有15种功能,详见图3-1。

五、人体流变结构的五藏归属

(一) 将精纳入五藏

具有濡养功能的精可看作营养物质,即水谷之精,归入运化功能的脾藏。具有繁衍生命功能的精可看作生殖细胞,归入生育功能的肾藏。具有化血功能的精,或可看作造血原料,归入全形功能的肾藏;或可看作激发造血功能的激素和细胞因子,归入藏精功能的肾藏。具有调节生长发育功能的精可看作生长激素、甲状腺激素等,归入藏精功能的肾藏。具有化气和化神功能的精可看作供能物质,经生物氧化(气化)为各种生命活动(神)提供能量(元气、元阳),归入气化功能的肾藏。

(二) 将气纳入五藏

具有推动作用的气可看作线粒体产生的化学能(元气),具有温煦作用的气(包括具有温

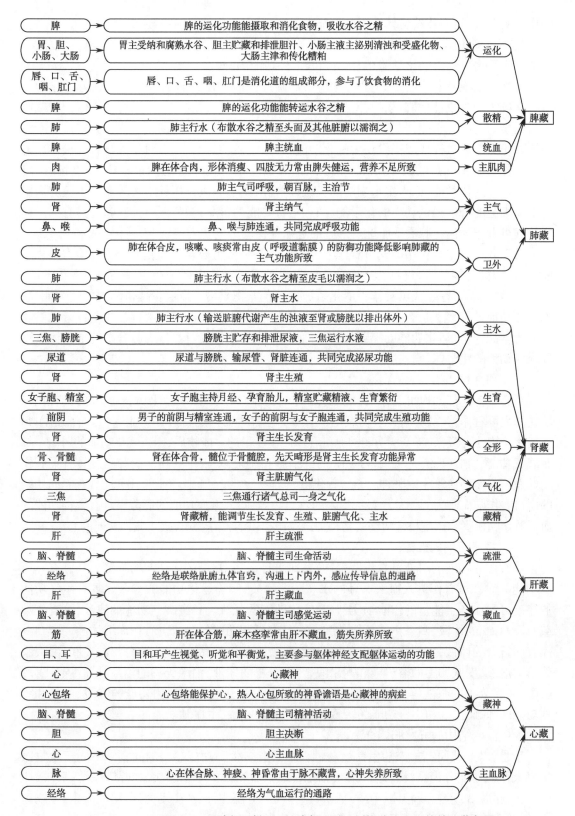

图 3-1 五脏（六脏）、六腑、奇恒之腑、五体、官窍和经络的五藏归属

煦作用的卫气)可看作线粒体产生的热能(元阳),归入气化功能的肾藏。

具有防御作用的气可看作为对外免疫系统对病原微生物及其产物、外来异物免疫防御和免疫耐受提供动力的化学能(卫气),归入卫外功能的肺藏。

对汗液具有固摄作用的气可看作为小汗腺周围肌上皮细胞的舒缩提供动力的化学能(卫气),归入卫外功能的肺藏;对津液具有固摄作用的气可看作为肝、小肠合成白蛋白和载脂蛋白提供动力的化学能,归入散精功能的脾藏;对血具有固摄作用的气可看作为凝血抗凝血系统防止出血和血栓形成提供动力的化学能,归入统血功能的脾藏;对尿液具有固摄作用的气可看作为膀胱三角区肌、膀胱括约肌、尿道外括约肌(男性)、尿道阴道括约肌(女性)的舒缩提供动力的化学能,归入主水功能的肾藏;对精液具有固摄作用的气可看作为生殖腺周围肌上皮细胞的舒缩提供动力的化学能,归入生育功能的肾藏;对唾液、胃液、肠液具有固摄作用的气可看作为消化腺周围肌上皮细胞的舒缩提供动力的化学能,归入运化功能的脾藏。

具有调控和中介作用的气可看作为体液调节系统产生激素和细胞因子提供动力的化学能,归入藏精功能的肾藏;具有生血功能的气或可看作为造血系统造血提供动力的化学能,归入全形功能的肾藏,或可看作为消化系统摄取营养物质增加血容量提供动力的化学能,归入运化功能的脾藏;具有生津功能的气可看作为消化系统摄取营养物质增加血容量提供动力的化学能,归入运化功能的脾藏;具有行血和行津功能的气可看作为脉管系统推动体液循环提供动力的化学能,归入主血脉功能的心藏。

(三)将血纳入五藏

具有濡养功能的血可看作营养物质,即水谷之精(营气),归入运化功能的脾藏;具有化神功能的血可看作营养物质,经生物氧化(气化)为各种生命活动(神)提供能量(元气、元阳),归入气化功能的肾藏;具有养气功能的血可看作产生能量的供能物质,归入气化功能的肾藏。具有载气功能的血可看作承载 O_2 和 CO_2 的红细胞和血浆,归入主气功能的肺藏。具有柔肝作用的血可看作脑血管为内脏神经系统提供的营养物质,归入疏泄功能的肝藏。具有养筋功能的血可看作脑血管为躯体神经系统提供的营养物质,归入藏血功能的肝藏。具有舍神功能的血可看作脑血管为产生精神活动的精神神经系统提供的营养物质,归入藏神功能的心藏。

(四)将津液纳入五藏

具有濡养功能的津液可看作营养物质,即水谷之精,归于运化功能的脾藏。具有充养血脉功能的津液可看作进入血液循环的水和营养物质,归于运化功能的脾藏。具有生气功能的津液可看作产生能量的供能物质,归入气化功能的肾藏。具有载气功能的津液,可看作承载 O_2 和 CO_2 的体液,归入主气功能的肺藏。具有滋润功能的津液可看作润滑体腔、关节腔、体表和官窍的体液,如消化腺分泌的消化液、黏液腺分泌的黏液、皮脂腺分泌的皮脂、滑液膜分泌的滑液、皮肤黏膜的渗出液和漏出液、肾脏分泌的尿液、泪腺分泌的泪液、耵聍腺分泌的耵聍、浆膜分泌的浆液等,因润滑部位不同而分别归于运化和主肌肉功能的脾藏、主气和卫外功能的肺藏、主水和生育功能的肾藏、藏血功能的肝藏、主血脉功能的心藏。

人体流变结构的五藏归属详见图 3-2。

于是,以上就回答了人的生命活动过程中共有多少种功能参与的问题。不同于生物医学将人体的功能分为系统、器官、组织、细胞、细胞器和分子六个层次,如呼吸系统、肝脏、肌肉组织、胰岛 β 细胞、线粒体、DNA 依次具有呼吸、分泌胆汁、产生动力、分泌胰岛素、生物氧化、传递遗传信息的功能,五藏的 15 种功能具有并列关系。

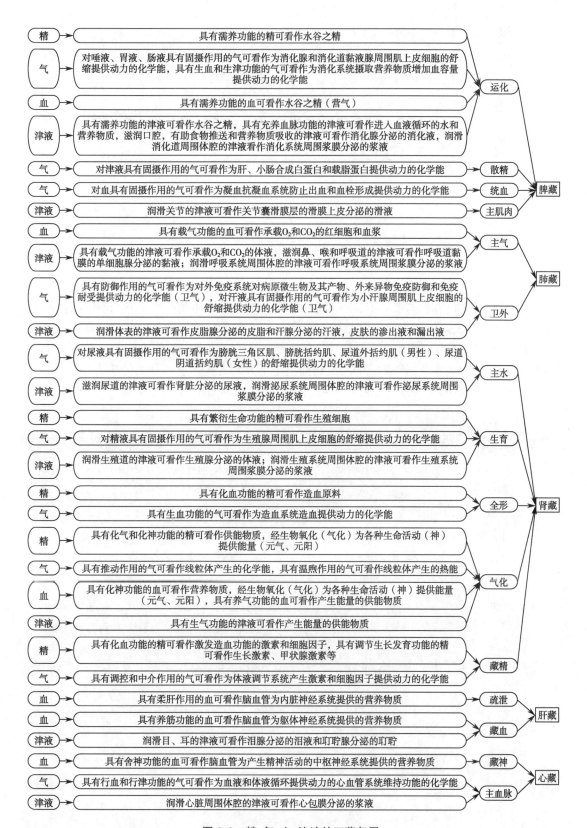

图 3-2 精、气、血、津液的五藏归属

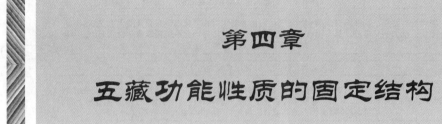

第四章 五藏功能性质的固定结构

大脑具有思维功能,肾脏具有泌尿功能,两种不同性质的功能取决于它们不同的固定结构。由固定结构决定的使人体的某组成部分具有的区别于其他组成部分的功能称为该组成部分的功能性质,又称功能种类,简称功能。如"生殖系统的固定结构决定了人具有生殖这一性质的功能"等价于"生殖系统的固定结构决定了人具有生殖这一种类的功能"。

本章将以五藏的 15 种功能为线索,给出每一种功能的固定结构,详见表 4-1。

表 4-1 五藏的功能性质及其执行结构

五藏	功能性质(传统中医学)	功能性质(生物医学)	执行结构(固定结构+流变结构)
脾藏	运化	消化吸收	消化系统、消化属动力系统、消化属脉管系统
	散精	转载	转载系统、转载属脉管系统
	统血	凝血抗凝血	凝血系统、抗凝血系统
	主肌肉	躯体运动	躯体动力系统、躯体动力属脉管系统
肺藏	主气	呼吸	呼吸系统、呼吸属动力系统、呼吸属脉管系统
	卫外	防御	对外免疫系统、防御属脉管系统
肾藏	主水	泌尿	泌尿系统、泌尿属动力系统、泌尿属脉管系统
	生育	生殖	生殖系统、生殖属动力系统、生殖属脉管系统
	全形	成体	成体系统、对内免疫系统
	气化	同化异化	同化异化系统
	藏精	体液调节	体液调节系统、体液调节属脉管系统
肝藏	疏泄	支配内脏运动	内脏神经系统、情绪属动力系统、情绪属脉管系统
	藏血	支配躯体运动	躯体神经系统、躯体神经属脉管系统
心藏	藏神	产生精神活动	精神神经系统、精神属动力系统
	主血脉	循环	循环脉管系统、脉管属动力系统、脉管属脉管系统

第一节 五藏功能固定结构的确认原则

一、立论依据

中医学和生物医学的研究对象是一致的,都是人体;中医学和生物医学的研究目的也是一致的,都是维护人的健康;中医学和生物医学都比较全面地认识了人体的各种组成部分和功能,即人体的任何组成部分和功能都可在中医学或生物医学的理论体系中找到。故可以中医五藏的15种功能为线索,对生物医学认识的人体组成部分进行梳理,以确认这些功能的执行结构,即所谓"系统论指导下的还原分析"。

二、基本原则

(一) 尊重生物医学关于人体结构的研究成果

在结构与功能统一的思想指导下,生物医学对人体的剖分遵循4种模式:①以功能为线索对人体进行剖分,如产生动力的运动系统,防御病原微生物的免疫系统,产生血细胞的造血系统,接受外来信号的感觉器;②根据空间的连通性对人体进行剖分,如消化食物吸收营养的消化系统,主持气体交换的呼吸系统,排出代谢废物的泌尿系统,承担种族繁衍的生殖系统,运送物质能量的脉管系统;③以共性结构特征对人体进行剖分,如内分泌系统、外分泌系统、上皮组织、结缔组织、肌肉组织和神经组织分别具有共同的结构特征;④从宏观到微观的不同层次对人体进行剖分,如系统、器官、组织、细胞、细胞器和分子是认识人体的6个不同层次。这些研究成果为五藏功能执行结构的确认提供了重要资料。

(二) 以中医五藏的功能为理论框架

传统的中医理论体系是在中国古代的宗教、哲学、文化、社会和自然科学背景下建立的。脾、肺、肾、肝、心五藏全面地体现了传统中医学的理念、思路、方法和学术观点,故在做传统中医学与生物医学的内容对照时,要以五藏的15种功能为线索或理论框架,梳理生物医学关于人体结构与功能的所有研究成果,完成结构与功能的统一。

(三) 体现中医"藏气法时"的特点

中医学的特点之一是整体观念,即人体是一个有机整体,人体与环境也是一个有机整体。人体与环境有机统一的主要体现是"藏气法时",故脾藏、肺藏、肾藏、肝藏、心藏的功能态势要依次盛于长夏、秋、冬、春、夏,并与湿、燥、寒、风、热的气候特征有密切关系。

(四) 保持中医理、法、方、药的一贯性

在确认五藏的各种功能及其执行结构时,要保持中医理、法、方、药的一贯性。传统中医学认为肾有纳气功能,但一方面找不到纳气功能的固定结构,另一方面肾不纳气的呼多吸少、动则气喘症状完全可以从肺气虚解释,治疗也主要是应用人参、黄芪、白术、茯苓等中药培土生金,而蛤蚧、紫河车、核桃仁、冬虫夏草、紫石英、龙骨、磁石等补肾纳气中药可理解为通过补肾填精改善肾藏的藏精功能影响肺藏的主气功能,故不将纳气作为肾藏的功能。皮脂腺分泌皮脂是一种人体排泄过量脂质的方式,油头垢面常用藿香、佩兰、苍术、厚朴、砂仁等芳香醒脾的中药治疗,故将皮脂腺分泌和排泄脂质的功能归属脾藏的运化功能。饮食物的摄取消化、水谷之精的吸收功能异常表现为食欲不振、消谷善饥、恶心呕吐、呃逆嗳气、口

干舌燥、口角流涎、口苦泛酸、口甜口腻、腹胀腹痛、便干腹泻、里急后重、下痢脓血等消化道症状,治宜益气、养阴、行气、消食、祛湿;而营养物质的转运功能异常表现为头沉头蒙、血脂高、血浆黏度高、腹水、黄疸等津液代谢异常症状,治宜化浊、利水、退黄,两者的病因病机、治疗法则和遣方用药都不同,传统中医学也将脾主运化分为饮食物的受纳腐熟、水谷之精的吸收和水谷之精的转运两个方面,故将脾主运化功能拆分为脾藏运化和脾藏散精两种功能。

三、基本方法

(一)将流变结构纳入五藏功能的执行结构

人体功能的实现不仅需要固定结构,还需要物质能量交换,故将流变结构纳入五藏功能的执行结构。如不仅认为消化道和消化腺是消化系统的组成部分,还将消化液、饮食物、粪便视为消化系统的组成部分;不仅认为呼吸道和肺是呼吸系统的组成部分,还将呼吸的空气视为呼吸系统的组成部分;不仅认为肾、输尿管、膀胱和尿道是泌尿系统的组成部分,还将尿液视为泌尿系统的组成部分;不仅认为生殖器、男性尿道、女性乳房是生殖系统的组成部分,还将生殖道排泄物(生殖细胞、月经、受精卵、胚胎、胎儿)、喂养婴幼儿的母乳、生殖道分泌物(精浆、输卵管分泌液、白带、羊水)视为生殖系统的组成部分;不仅认为心脏、血管和淋巴管是脉管系统的组成部分,还将血液和淋巴液视为脉管系统的组成部分;不仅认为骨、关节、骨骼肌是运动系统的组成部分,还将减少摩擦的滑液视为运动系统的组成部分。

(二)将物质能量输送结构分属五藏功能的执行结构

为血液和淋巴液循环提供管道和动力的脉管系统属于主血脉功能的心藏。但血液和淋巴液携带的营养物质、O_2、代谢产物和热能是五藏功能正常运行所必需的,故从物质能量输送的角度,将脉管系统分属不同的五藏功能执行结构。为呼吸系统带来营养物质、O_2和CO_2,带走O_2、CO_2和热能的脉管系统属于肺藏主气功能的执行结构;为泌尿系统带来营养物质和代谢产物,带走代谢产物、CO_2和热能的脉管系统属于肾藏主水功能的执行结构;为中枢神经系统带来营养物质和代谢产物,带走代谢产物、CO_2和热能的脉管系统属于心藏藏神和肝藏藏血功能的执行结构;为心脏带来营养物质和代谢产物,带走代谢产物、CO_2和热能的脉管系统属于心藏主血脉功能的执行结构。

(三)将动力提供结构分属五藏功能的执行结构

为物理性消化提供动力的结构视为脾藏运化功能的执行结构;执行躯体运动的结构视为脾藏主肌肉功能的执行结构;为呼吸运动提供动力的结构视为肺藏主气功能的执行结构;为尿液输送、贮存和排泄提供动力的结构视为肾藏主水功能的执行结构;为生殖、分娩和泌乳提供动力的结构视为肾藏生育功能的执行结构;为内心体验的表达提供动力的结构视为肝藏疏泄功能的执行结构;为精神活动的表达提供动力的结构视为心藏藏神功能的执行结构;为血液和淋巴液循环提供动力的结构视为心藏主血脉功能的执行结构。

(四)将寄生人体的微生物纳入五藏功能的执行结构

人体的皮肤和黏膜寄生着大量微生物,有的直接参与了人体的生命活动,有的具有生物拮抗作用,有的引发人体疾病。根据寄生部位,将寄生人体的微生物纳入五藏功能的执行结构。寄生于消化道的微生物属于脾藏运化功能的执行结构;寄生于呼吸道的微生物属于肺藏主气功能的执行结构;寄生于皮肤的微生物属于肺藏卫外功能的执行结构;寄生于泌尿道的微生物属于肾藏主水功能的执行结构;寄生于生殖道的微生物属于肾藏生育功能的执行结构;寄生于眼、耳的微生物属于肝藏藏血功能的执行结构。

（五）具有不同功能的同一人体组织、器官或系统分属五藏不同功能的执行结构

具有分泌胆汁帮助消化功能的肝,归属脾藏运化功能的执行结构;具有合成白蛋白影响血管内外水平衡,合成载脂蛋白承载脂质,对吸收的毒素有生物转化功能的肝,归属脾藏散精功能的执行结构;具有合成凝血因子和抗凝血因子防止出血和血栓形成功能的肝,归属脾藏统血功能的执行结构;具有产热功能的肝,归属肾藏气化功能的执行结构;具有分泌细胞因子功能的肝,归属肾藏藏精功能的执行结构。具有支配内脏运动、支配躯体运动和产生精神活动三种不同功能的中枢神经系统,分别归属肝藏疏泄、肝藏藏血和心藏藏神功能的执行结构。对病原微生物和外来异物具有免疫防御和免疫耐受功能的免疫系统,归属肺藏卫外功能的执行结构;对人体细胞及其产物具有免疫自稳、免疫耐受和免疫监视功能的免疫系统,归属肾藏全形功能的执行结构。

（六）不同层次的人体组成部分共同完成同一功能,组合为该功能的执行结构

生物医学从系统、器官、组织、细胞、细胞器和分子6个层次认识人体的功能,这些功能之间常具有隶属关系。如淀粉酶将食物中的淀粉分解为麦芽糖的功能是消化腺分泌消化液以消化食物功能的一部分,消化腺分泌消化液以消化食物的功能（化学性消化）是消化系统消化（包括物理性消化和化学性消化）功能的一部分。但是,五藏的15种功能是并列关系,故常将不同层次的人体组成部分组合为同一功能的执行结构。如主持气体交换的呼吸系统,既包括器官层面的呼吸道、肺和毛细血管,又包括细胞层面的红细胞,亚细胞层面的生物膜,还包括分子层面的被呼吸的气体（包括O_2和CO_2）。

（七）将有功能而无名称的人体组成部分明确命名

肝主持物质转化,肝和小肠产生承载介质,体液主持物质承载,毛细血管、毛细淋巴管和生物膜主持物质交换,以上功能连同被承载、转化和交换的物质,组成具有物质转化、承载和交换功能的转载系统;细胞器、细胞内液和胞内酶主持物质的合成与分解的功能,连同代谢产物、化学能、热能、承载热能的体液,组成具有代谢功能的同化异化系统;成体干细胞及其分化成熟的环境组成具有产生新的体细胞功能的成体系统;产生激素的内分泌腺,产生细胞因子的非免疫细胞和免疫细胞,连同产生的激素和细胞因子组成具有体液调节功能的体液调节系统。

第二节 脾藏功能性质的固定结构

脾藏有运化（消化吸收）、散精（转载）、统血（凝血抗凝血）和主肌肉（躯体运动）四种功能,本节将介绍其固定结构。

一、脾藏运化（消化吸收）功能的固定结构

脾藏运化（消化吸收）功能是指消化系统、消化属动力系统和消化属脉管系统消化食物、吸收营养、排泄粪便和少量最终代谢产物的功能。其中,消化系统由消化道、消化道保护屏障、消化腺、皮脂腺、汗腺、消化液、饮食物、粪便、皮脂和汗液组成;消化属动力系统由参与物理性消化的平滑肌、骨骼肌、骨、骨连结、固定消化器官的深筋膜和运动相关滑液组成;消化属脉管系统由分布于消化道、消化腺和消化属动力系统的动脉、静脉、淋巴管、血液、淋巴液

组成。血液、淋巴液、消化液、饮食物、粪便、皮脂、汗液、运动相关滑液属于流变结构，将在第五章血和津液的生物学基础中介绍。

（一）文献依据

1. 脾、胃、肠、口、咽参与水谷运化

《灵枢·本输》："脾合胃，胃者，五谷之府。"

《灵枢·脉度》："脾气通于口，脾和则口能知五谷矣。"

《灵枢·五阅五使》："口者，脾之官也。"

《素问·阴阳应象大论》："地气通于嗌……谷气通于脾。"

《素问·灵兰秘典论》："脾胃者，仓廪之官，五味出焉。大肠者，传道之官，变化出焉。小肠者，受盛之官，化物出焉。"

《素问·经脉别论》："食气入胃……饮入于胃。"

《诸病源候论》："胃为水谷之海，主受盛饮食者也；脾气磨而消之，则能食。"

2. 人体受气于水谷

《素问·五藏别论》："胃者，水谷之海，六府之大源也。五味入口，藏于胃，以养五藏气……是以五藏六府之气味，皆出于胃。"

《素问·平人气象论》："平人之常气禀于胃，胃者，平人之常气也。"

《灵枢·玉版》："人之所受气者，谷也；谷之所注者，胃也；胃者，水谷气血之海也。"

3. 脾升而胃降

《临证指南医案》："脾宜升则健，胃宜降则和，太阴湿土，得阳始运，阳明燥土，得阴自安。"

《四圣心源》："其升散之权，全在于脾，脾气不升，则精血驰走而阴脱。""胃降而善纳，脾升而善磨。"

《素灵微蕴》："中气运则脾升而胃降。"

4. 功能异常可出现消谷善饥、不欲食、呕吐、腹痛、腹胀、腹泻

《灵枢·本藏》："脾脆，则善病消瘅易伤，脾端正，则和利难伤，脾偏倾，则善满善胀也。"

《素问·气交变大论》："岁土太过……饮发中满食减。"

《内经知要》："在脾则肢满不欲食。"

《伤寒论》："太阴之为病，腹满而吐，食不下，自利益甚，时腹自痛。"

《景岳全书》："盖饮食入胃，不能运化而吐者，此脾气虚弱，所以不能运也。"

《脉经》："脾主水谷，其气微弱，水谷不化，下痢不息。"

上述文献说明传统中医学已经认识到脾、胃、肠、口、咽参与水谷运化，人体受气于水谷，脾升胃降，该功能异常可出现消谷善饥、呕吐、腹胀、腹泻。

（二）消化系统

消化系统是指具有消化食物、吸收营养、排泄粪便和少量最终代谢产物的人体结构。

1. 饮食物的消化结构　　饮食物的消化包括物理性消化和化学性消化两种：①物理性消化，又称机械性消化，是指食物经过口腔的咀嚼、牙齿的磨碎、舌的搅拌、吞咽、胃肠的蠕动等，将食物磨碎，使之与消化液充分搅拌、混合，并将食物不断地向消化道远端推送的过程；②化学性消化，是指通过消化腺分泌的消化液中各种消化酶的作用，将食物中的大分子物质（主要是糖、脂肪和蛋白质）分解为结构简单的、可被吸收的小分子物质的过程。

(1) 消化道:消化道是一条起自口腔止于肛门的管腔,是饮食物的消化场所。

1) 口腔(口、唇、颊、腭、牙、舌):食物在口腔被咀嚼、磨碎并与唾液混合。传统中医学有"脾开窍于口""其华在唇""舌为脾之外候"的说法。

2) 咽腔(鼻咽、口咽、喉咽)和食管:吞咽、运输食物。呼吸或说话时,会厌向上,使喉腔开放;吞咽时,会厌向下,盖住气管,防止食物和水进入气管。

3) 胃:暂存食物,机械性消化食物,形成食糜,并通过胃蠕动将食糜排入十二指肠。

4) 小肠(十二指肠、空肠、回肠):食物在小肠停留并与胰液、胆汁、小肠液混合,通过小肠蠕动将吸收营养后的食物残渣送入大肠。脂肪的消化主要在小肠上段经各种酶及胆汁酸盐的作用,水解为甘油、脂肪酸等。

5) 大肠(盲肠、阑尾、结肠、直肠、肛管)和肛门:食物残渣和消化道脱落的上皮细胞等在进入大肠后形成粪便暂时储存,并经肛门排出体外。

(2) 消化腺

1) 唾液腺:包括唇腺、颊腺、舌腺、腭腺、舌腭腺、磨牙后腺、腮腺、下颌下腺、舌下腺,分泌的唾液含有淀粉酶,可把食物中的淀粉分解为麦芽糖。

2) 胃的外分泌腺

贲门腺:分泌稀薄的碱性黏液。

胃底腺:数量最多,由壁细胞、主细胞和黏液颈细胞组成,壁细胞分泌盐酸和内因子,主细胞分泌胃蛋白酶原,黏液颈细胞分泌黏液。

幽门腺:分泌碱性黏液。

3) 胰腺的外分泌部:胰腺是一个狭长的腺体,横置于腹后壁第 1~2 腰椎体平面,质地柔软,呈灰红色,是人体腹部深处的一个器官,分为外分泌部和内分泌部两部分。外分泌部由腺泡和腺管组成,腺泡分泌胰液,腺管是胰液排出的通道。外分泌部分泌的胰液含有胰淀粉酶、胰蛋白酶、糜蛋白酶、羧基肽酶、胰脂肪酶、胆固醇酯水解酶和磷脂酶 A_2,消化淀粉、蛋白质和脂肪。

4) 肝:是人体最大的腺体,也是最大的消化腺,成年男性肝的重量为 1 230~1 450g,女性为 1 000~1 300g,约占成人体重的 1/50。肝门处的结缔组织随门静脉、肝固有动脉和肝管的分支伸入肝实质,将实质分隔成许多肝小叶。因为产生胆汁参与脂质消化,故通常将肝列为消化腺。

5) 十二指肠腺、小肠腺:分泌的小肠液是一种弱碱性液体,pH 值约为 7.6,渗透压与血浆相等。小肠液的分泌量变化范围很大,成年人每日分泌量为 1~3L。大量的小肠液可以稀释消化产物,使其渗透压下降,有利于吸收。小肠液分泌后又很快地被绒毛重吸收,这种液体的交流为小肠内营养物质的吸收提供了介质。

小肠液含肠激酶,能激活胰蛋白酶原;含肠麦芽糖酶、肠肽酶、肠脂肪酶,对淀粉、蛋白质、脂肪做最后消化。

另外,消化腺分泌的消化液除了化学性消化外,还具有润滑作用,有助于食物和粪便的推送,如唾液腺分泌的唾液能湿润口腔,胰腺分泌的消化液能润滑肠道。分泌过多表现为口角流涎、口甜口腻、大便质稀、里急后重、下痢脓血或黏冻,传统中医学称"脾喜燥恶湿"。分泌过少表现为口干舌燥、大便干结,甚至状如羊粪、艰涩难下,传统中医学称"胃喜湿恶燥"。

2. 物质的吸收结构 消化道内的物质通过消化道的上皮细胞进入血液或淋巴液的过

程称物质吸收。被吸收的物质主要是营养物质,也可以是对人体有害的毒素。营养物质包括水、电解质(如 Na^+、K^+、Ca^{2+}、Mg^{2+}、Cl^-、HCO_3^-、$HPO_4^{2-}/H_2PO_4^-$)、小分子有机化合物(如氨基酸、脂肪酸、甘油、葡萄糖、维生素、乙醇)和膳食纤维,传统中医学称为水谷之精,其中具有营养作用的又称为营气。

口腔:口腔黏膜吸收营养物质的能力有限,但可以吸收多种脂溶性药物(如硝酸甘油)。

食管:几乎没有吸收能力。

胃:可吸收少量水分以及某些药物(如阿司匹林),但对乙醇有较强的吸收能力。

小肠:是主要吸收部位。①吸收面积大,达到 $200\sim250m^2$,几乎是一个成年人体表面积的130倍;②绒毛内富含毛细血管、毛细淋巴管、平滑肌纤维和神经纤维网,有利于吸收;③营养物质在小肠内已被消化为结构简单的可吸收的物质;④食物在小肠内停留时间较长,一般为3~8小时。小肠能吸收氨基酸、脂肪酸、甘油、胆固醇、葡萄糖、钠、铁、钙、维生素、水。

脂类的吸收有两种形式:中链、短链脂肪酸构成的甘油三酯乳化后即可吸收,经由门静脉入血;长链脂肪酸构成的甘油三酯与载脂蛋白、胆固醇等结合成乳糜微粒,最后经由淋巴液入血。脂肪吸收后在体内代谢的生化过程主要分成甘油三酯、磷脂、胆固醇、血浆脂蛋白四类脂类物质的代谢,受胰岛素、胰高血糖素、饮食营养、体内生化酶活性等复杂而精密的调控,转变成身体各种精细生化反应所需的物质成分。肝、脂肪组织、小肠是合成脂肪的重要场所,以肝的合成能力最强。合成后要与载脂蛋白、胆固醇等结合成极低密度脂蛋白(VLDL),入血运到肝外组织储存或加以利用。若肝合成的甘油三酯不能及时转载,会形成脂肪肝。血脂升高常顺应性地表现为皮脂腺分泌皮脂增多。

大肠:有强大的吸收能力,每日可吸收 5~8L 水和电解质,还可吸收由结肠内微生物合成的维生素 B 复合物和维生素 K。

皮肤:参与了人体对外界物质的吸收,是外用药物治疗疾病的理论基础,亦称经皮吸收。从发生学的角度看,原生动物和海绵动物都没有专门的吸收结构分化出来,直接用体表细胞与外界进行物质交换。外界物质经皮肤吸收有以下3种途径:角质层、毛囊皮脂腺和汗管口。目前认为角质层细胞是皮肤吸收的主要途径,毛囊皮脂腺及汗管口次之。完整的皮肤仅吸收很少量的水分,水分主要是通过角质层的包膜进入体内。皮肤对电解质的吸收很少,只吸收少量的阴离子,而阳离子不被吸收。皮肤对脂溶性物质的吸收良好。皮肤能吸收多种重金属及其盐类,如汞、铅、砷等的化合物可与皮脂中的脂肪酸结合成复合物而变为脂溶性,从而被皮肤吸收。

3. 少量最终代谢产物的排泄结构　物质排泄是指将最终代谢产物排出体外的过程。最终代谢产物的主要排泄方式参见肾藏的主水和肺藏的主气功能,这里介绍脾藏的辅助性排泄结构。

(1) 肝外胆道:由肝左管、肝右管、肝总管、胆总管和胆囊组成,具有储存和排泄胆汁的作用。肝脏产生的胆色素衍生物(血红蛋白的分解产物)借助胆汁排泄。

(2) 肠道:由血液通过肠壁排至肠腔内的钙、镁、汞等盐类金属经粪便排泄;人体中的尿酸1/3由食物而来,2/3由体内合成,其中,1/3的尿酸由肠道排泄,2/3的尿酸由肾脏排泄。

(3) 皮脂腺:分泌的皮脂含有甘油三酯(占57.5%)、蜡脂(占26.0%)、角鲨烯(占12.0%)、胆固醇酯(占3.0%)及胆固醇(占1.5%)等,是人体排出脂类物质的通道。

(4) 大汗腺:分泌一种乳状物,其成分除水外,还含有少量的蛋白质、糖类、脂类等。有些人的大汗腺还能分泌一些有色物质,呈黄、绿、红或黑色,可污染衣服使之变色,临床上称色汗症。

4. 消化道保护屏障 由机械屏障、化学屏障、生物屏障及免疫屏障组成,主要作用是有效阻止消化道内病原微生物和内毒素等有害物质进入内环境,以维持人体内环境稳定。

(1) 机械屏障

1) 黏液凝胶层:由杯状细胞分泌的黏液糖蛋白被覆在消化道黏膜表面形成。主要功能是:①发挥润滑作用,避免消化道内容物摩擦损伤上皮;②阻止消化酶对上皮细胞的损害;③黏附和包裹细菌。

2) 黏膜上皮细胞:由吸收细胞、杯状细胞及帕内特细胞组成。吸收细胞可以阻止大分子物质进入组织。杯状细胞主要是分泌黏液。帕内特细胞能分泌溶菌酶、天然抗生素肽和防御素等,对微生物具有杀灭作用。

3) 细胞间紧密连接:存在于上皮细胞侧面,一般情况下,只容许水和无机盐等极小分子的水溶性物质通过。

4) 上皮组织与结缔组织之间的基膜:具有重要的半透膜作用,可以防止大分子物质和细菌病毒等进入到深层的结缔组织。

(2) 化学屏障:由消化腺运输到消化道的分泌物(如胆汁、各种消化酶)及消化道自身的分泌物(胃酸、溶菌酶、黏液等)构成。其中,胆汁酸盐能与内毒素结合,形成难以吸收的复合物,从而阻止其吸收;消化液可稀释毒素并使条件致病菌难以黏附于消化道上皮;胃酸能杀灭部分细菌,抑制细菌在肠道上皮的黏附和定植;溶菌酶能裂解细菌;黏液中含有的补体成分可增加溶菌酶及免疫球蛋白的抗菌作用。

(3) 生物屏障:消化道寄居着大约 $10^{13}\sim10^{14}$ 个种类各异的细菌。消化道细菌的数量、寄居部位和各菌群之间比例的恒定形成一个既相互依赖又相互作用的微生态系统,这种微生态平衡构成了消化道的生物屏障。特别是深层的双歧杆菌和乳酸菌等专性厌氧菌通过黏附作用与消化道上皮紧密结合,形成菌膜屏障,可以竞争抑制消化道中致病菌的过度生长及其与消化道上皮的结合,避免对消化道黏膜屏障的破坏。

(4) 免疫屏障:由消化道黏膜固有层浆细胞分泌的分泌型免疫球蛋白 A(SIgA)、黏膜淋巴小结和固有层中弥散分布的各类免疫细胞共同构成。详见肺藏卫外(防御)功能的"黏膜相关淋巴组织"。

(三) 消化属动力系统

传统的运动系统由骨、关节和骨骼肌组成,约占成年人体重的 60%~70%。骨借关节相连形成骨骼,构成坚韧的骨支架,支持人体质量,赋予人体基本形态,并对脑、心、肺、肝、脾、肾等器官起保护作用。骨骼肌附着于骨,在躯体神经系统的支配下产生收缩和舒张运动,以关节为支点牵引骨改变位置,产生运动。运动中,骨起杠杆的作用,关节是运动的枢纽,骨骼肌则是动力器官。

人体的运动应包括躯体运动和内脏运动,故将传统的运动系统、心肌和平滑肌统称动力系统,并将动力系统分属五藏不同功能的执行结构:消化属动力系统是指为饮食物的吮吸、咀嚼、搅拌、吞咽、推送、呕吐和粪便排泄提供动力,并对消化器官起固定保护作用的动力系统。消化属动力系统的固定保护功能下降,可引发胃下垂、腹部重坠、便意频繁、大便失禁、肛门重坠甚或脱肛、脐疝、腹股沟疝,传统中医学称"脾气下陷"。消化属动力系统不仅不能将食物向消化道远端推送,反而逆行,导致恶心、呕吐、呃逆、口苦、嗳气、泛酸,传统中医学称"胃气上逆"。

1. 骨骼肌　骨骼肌的肌细胞呈纤维状,有明显横纹,故又称横纹肌,是躯体运动的动力结构。骨骼肌收缩受意识支配,故又称"随意肌"。收缩的特点是快而有力,但不持久。骨骼肌共有600多块,约占体重的40%。骨骼肌由成束状排列的肌细胞构成,各细胞长度不一,细胞间紧密排列,长短互补。各细胞外面都包有纤细的网状膜,叫肌内膜;各肌束又被胶质纤维和弹力纤维混合成的结缔组织膜包裹,叫肌束膜;在每块肌肉的外面,又包有一层较厚的结缔组织,叫肌外膜。各膜的结缔组织彼此连续,分布到肌肉的血管、神经都沿结缔组织膜进入。

在胚胎发育过程中,咀嚼肌(咬肌、颞肌、翼内肌、翼外肌)和咽肌(咽缩肌、咽提肌)是由鳃弓衍化而来的骨骼肌,与舌肌一样,都来自轴旁中胚层。参与消化的骨骼肌包括:

口轮匝肌:闭唇、吮吸食物。

颞肌、咬肌、翼内肌:上提下颌(闭口)。

翼外肌:两侧收缩拉下颌骨向前(张口),单侧收缩拉下颌骨向对侧。

软腭肌(腭帆张肌、腭帆提肌、腭垂肌、腭舌肌、腭咽肌):吞咽时软腭上提。

舌肌(舌内肌、颏舌肌、舌骨舌肌、茎突舌肌、腭舌肌):协助咀嚼和吞咽食物。

颊肌:咀嚼和吮吸。

舌骨上肌群(二腹肌、下颌舌骨肌、茎突舌骨肌、颏舌骨肌):吞咽时,下颌骨固定,上提舌骨推挤食团入咽。

舌骨下肌群(肩胛舌骨肌、胸骨舌骨肌、胸骨甲状肌、甲状舌骨肌):下降舌骨和喉,甲状舌骨肌吞咽时提喉使之靠近舌骨。

咽提肌:收缩时,上提咽及喉,舌根后压,会厌封闭喉口,梨状隐窝开放,食团越过会厌,经咽喉进入食管。

咽缩肌:吞咽时,咽缩肌自上而下依次收缩,即将食团推向食管。

食管上括约肌、食管下括约肌、食管纵行肌:食管有内环、外纵两层肌肉,上1/3段为骨骼肌,下1/3段为平滑肌,中1/3段由骨骼肌和平滑肌混合组成。吞咽食物,防止空气进入食管,防止胃内容物和气体反流入食管。

膈:与腹肌同时收缩时,增加腹压,协助呕吐、排便。

腹直肌:增加腹压,参与完成呕吐、排便。

腹外斜肌、腹内斜肌、腹横肌:增加腹压,参与完成呕吐、排便。

肛提肌、尾骨肌、肛门外括约肌、盆膈:括约肛门,控制排便。

2. 平滑肌　为不随意肌,肌纤维呈长梭形,无横纹,收缩缓慢、持久。平滑肌约占人体体重的5%~10%。平滑肌细胞互相连接,形成管状结构或中空器官。在功能上可以通过缩短和产生张力使器官发生运动和变形,如胃和肠;也可产生连续收缩或紧张性收缩,使器官对抗所加负荷而保持原有的形状,如动脉血管、括约肌。

平滑肌可分为两大类:一类称为多个单位(multiunit)平滑肌,其中所含各平滑肌细胞在活动时各自独立,类似骨骼肌细胞,如竖毛肌、虹膜肌以及大血管平滑肌等,它们各细胞的活动受外来神经支配或受扩散到各细胞的激素的影响;另一类称为单个单位(single-unit)平滑肌,类似心肌组织,其中各细胞通过细胞间的电偶联而可以进行同步性活动,这类平滑肌大都具有自律性,在没有外来神经支配时也可进行近于正常的收缩活动,以胃肠、子宫、输尿管平滑肌为代表。还有一些平滑肌兼有两方面的特点,很难归入哪一类,如小动脉和小静脉平滑肌一般被认为属于多个单位平滑肌,但又有自律性;膀胱平滑肌没有自律性,但在遇到牵拉时可作为一个整体起反应,故也列入单个单位平滑肌。

小动脉的平滑肌只接受交感神经支配。其他平滑肌可接受交感和副交感两种神经支配。消化道平滑肌肌层中还有自己的神经丛。支配平滑肌的外来神经纤维在进入靶组织时多次分支,分支上每隔一定距离出现一个膨大,呈念珠状,称曲张体,其中含有分泌囊泡,它们在神经冲动到达时可以释放其中递质或其他神经活性物质;每个曲张体和靶细胞的距离亦不固定,平均约为80~100nm,这说明由神经末梢释放出来的递质分子要扩散较远距离才能达到靶细胞,而靶细胞和神经末梢的关系也不可能是固定的;凡是递质分子可以到达而又具有该递质受体的平滑肌细胞,都可能接受外来神经的影响。

分布在消化道(如胃肠道平滑肌、肛门内括约肌)和消化腺、呼吸道、膀胱、子宫和男女生殖道、眼睛的睫状肌和虹膜的平滑肌,依次属于运化功能的脾藏、主气功能的肺藏、主水功能的肾藏、生育功能的肾藏、藏血功能的肝藏。分布在动脉和静脉血管壁的平滑肌则根据动、静脉的分布部位不同而分属五藏。

3. **筋膜** 传统意义的筋膜是骨骼肌的辅助装置,包括浅筋膜和深筋膜,对躯体运动起固定保护作用,称躯体筋膜;由浆膜形成的韧带和浆膜腔则对内脏运动起固定保护作用,称内脏筋膜。躯体筋膜和内脏筋膜合称筋膜。参与脾藏运化(消化吸收)功能的筋膜是内脏筋膜。

(1) 网膜:是连于胃小弯和胃大弯的双层腹膜皱襞,其间有血管、神经、淋巴管和结缔组织等,包括大网膜、小网膜,常移行为韧带,固定消化道和消化腺。

(2) 系膜:是由壁、脏腹膜相互延续移行而形成许多将器官系连固定于腹、盆壁的双层腹膜结构,其间有血管、神经、淋巴管和淋巴结。主要的系膜包括肠系膜、阑尾系膜、横结肠系膜、乙状结肠系膜,是腹膜中悬吊、固定肠管的部分。

(3) 韧带:腹膜形成的韧带是指连接腹、盆壁与脏器之间或连接相邻脏器之间的腹膜结构,多数为双层,少数为单层,对脏器有固定作用。有的韧带内含有血管和神经。

肝圆韧带、肝胃韧带、肝十二指肠韧带、肝镰状韧带、左、右冠状韧带,左、右三角韧带:固定肝。

肝胃韧带、胃脾韧带、胃膈韧带、胃结肠韧带:固定胃。

肝圆韧带(为闭锁的脐静脉)、脐正中韧带(为闭锁的脐尿管)、脐内侧韧带(为闭锁的脐动脉)、脐外侧韧带(为腹壁下动脉):固定肚脐。

腹股沟韧带:固定腹腔内容物。

4. 骨、骨连结

上颌骨、腭骨、下颌骨、舌骨、会厌软骨、颧骨、颞下颌关节:围成口腔,是吮吸、咀嚼、吞咽的杠杆和支点。

脊柱、胸骨、肋、骨盆:对消化器官起支撑保护作用。

(四) 消化属脉管系统

脉管系统包括心血管系统和淋巴系统。按照功能性质,脉管系统可分为两类:一类是为分布区域带来营养物质、激素、细胞因子、O_2 和热量,带走代谢产物、CO_2 和热能的脉管系统,称营养性脉管系统;另一类是为整个人体带来营养物质、激素、细胞因子、O_2 和热量,带走最终代谢产物、CO_2 和热量的脉管系统,称功能性脉管系统。正由于消化系统(肝除外)产热较少,故常由于供血不足而温度较低,表现为脘腹冷痛、大便质稀,传统中医学称"中焦虚寒"。

消化属脉管系统是指为消化道、消化腺和消化属动力系统带来营养物质、激素、O_2 和热量,带走代谢产物、CO_2 和热能的营养性脉管系统。其中,激素包括胰多肽、促胰液素、缩胆囊素、促胃液素、瘦素、前列腺素、蛙皮素、神经降压素等,属于流变结构,将在精的生物学基础中介绍。

1. 口腔的供血

上颌动脉:起自颈外动脉,分布于牙、腭部、咀嚼肌。进一步分出:①下牙槽动脉,营养下颌牙齿及牙龈;②眶下动脉,营养上颌牙齿;③耳后动脉,分布于腮腺;④咽升动脉,也可直接自颈外动脉发出,分布于咽。

甲状颈干:起自锁骨下动脉,分支分布于咽。

舌动脉:起自颈外动脉,分布于舌和口腔底的结构。

下颌动脉:起自颈外动脉,给上、下牙槽供血。

面动脉:起自颈外动脉,分布于下颌下腺。

咽静脉、舌静脉:收集咽、舌部位的静脉血注入颈内静脉。

2. 食管的供血

甲状腺下动脉的分支:分布于食管颈部。

第1、2肋间后动脉、支气管动脉的食管支、甲状腺下动脉和肋颈干发出的食管支:分布到食管上胸段。

胸主动脉的食管支和第3~7肋间后动脉的食管支:分布到食管下胸段。

胃左动脉食管支、左膈下动脉:由腹腔干分出,分布于食管腹段。

奇静脉、半奇静脉、副半奇静脉:收集食管静脉的静脉血,注入上腔静脉。

3. 肝、胆、胰、胃、肠、网膜的供血

胃左动脉:起自腹腔干最小的一支,分布于食管腹段、贲门和胃小弯附近的胃壁。

肝左动脉、肝右动脉:起自肝总动脉的肝固有动脉,进入肝左、右叶。肝右动脉进一步分出胆囊动脉,分布于胆囊。

胃右动脉:起自肝总动脉的肝固有动脉,至幽门上缘,沿胃小弯向左,与胃左动脉吻合。

胃网膜右动脉:起自肝总动脉的胃十二指肠动脉,沿胃大弯向左与胃网膜左动脉吻合,并发支至胃和大网膜。

胃网膜左动脉:起自脾动脉末端,与胃网膜右动脉吻合为胃大弯动脉弓,分布于胃前、后壁和大网膜。

胃短动脉:起自脾动脉末端或其分支,分布于胃底前、后壁。

胃后动脉:起自脾动脉,分布于胃体后壁的上部。

胰十二指肠上动脉:起自肝总动脉的胃十二指肠动脉,分支营养胰头与十二指肠,并与肠系膜上动脉发出的胰十二指肠下动脉吻合,营养十二指肠和胰头。

脾动脉:起自腹腔干最大的一支,①发出数条脾支入脾;②发出许多胰支,分布于胰体和胰尾;③发出胃短动脉,分布于胃底;④发出胃网膜左动脉,与胃网膜右动脉吻合;⑤发出胃后动脉(72%的出现率),分布于胃后壁贲门部及其附近区域。

空、回肠动脉:起自腹主动脉脏支的肠系膜上动脉,共有12~20支,形成血管弓,垂直行向空、回肠壁。

回结肠动脉:起自腹主动脉脏支的肠系膜上动脉,分布于升结肠、盲肠和回肠末端,并发出阑尾动脉至阑尾。

右结肠动脉:起自腹主动脉脏支的肠系膜上动脉,与中结肠动脉和回结肠动脉分支吻合,分支营养升结肠。

中结肠动脉:起自腹主动脉脏支的肠系膜上动脉,与左、右结肠动脉的分支吻合,分支营养横结肠。

胰十二指肠下动脉:起自腹主动脉脏支的肠系膜上动脉,在胰头和十二指肠之间与胰十二指肠上动脉吻合。

左结肠动脉:起自腹主动脉脏支的肠系膜下动脉,与中结肠动脉和乙状结肠动脉的分支吻合,营养结肠左曲和降结肠。

乙状结肠动脉:起自腹主动脉脏支的肠系膜下动脉,有2~3支,吻合形成血管弓,分布于乙状结肠。

直肠上动脉:起自腹主动脉脏支的肠系膜下动脉,与直肠下动脉和肛动脉的分支吻合。

骶正中动脉:由腹主动脉分出,分布于直肠后壁。

骶外侧动脉:由髂内动脉分出,分布于肛提肌。

直肠下动脉:起自髂内动脉脏支,分布于直肠下部,并与直肠上动脉和肛动脉吻合。

肛动脉:起自髂内动脉脏支的阴部内动脉,分布于肛门外括约肌、肛提肌,并与直肠下动脉吻合。

胸廓内动脉:由锁骨下动脉分出,其分支腹壁上动脉分布到部分腹膜。

肝静脉:起自肝血窦,收集相邻肝段的血液,汇入肝左静脉、肝中静脉和肝右静脉,注入下腔静脉。

空肠静脉、回肠静脉、回结肠静脉、阑尾静脉、左结肠静脉、中结肠静脉、右结肠静脉、乙状结肠静脉、直肠上静脉、直肠下静脉、肛静脉:引流同名动脉分布区的血液。

4. 消化属动力系统的供血

面动脉、上颌动脉:起于颈外动脉,分布于咀嚼肌。

舌动脉、咽动脉:起于颈外动脉,分布于舌肌、舌骨上肌群、舌骨下肌群、咽提肌、咽缩肌。

腹壁下动脉、腹壁浅动脉、旋髂浅动脉:起于髂外动脉和股动脉,分布于腹肌前外侧群(腹直肌、腹外斜肌、腹内斜肌和腹横肌)。

肛动脉、直肠上动脉:起于髂内动脉,分布于肛提肌、尾骨肌、肛门外括约肌、盆膈。

5. 淋巴回流

下颌下淋巴结:引流口腔器官的淋巴液。

颏下淋巴结:引流口腔底和舌尖淋巴液。

腮腺淋巴结:引流腮腺等处的淋巴液。

纵隔后淋巴结:引流食管的淋巴液,并收纳膈上淋巴结外侧群和后群的输出淋巴管,其输出淋巴管注入胸导管。

气管、支气管和肺的淋巴结:引流食管的淋巴液,并收纳纵隔后淋巴结的输出淋巴管。

气管旁淋巴结:引流食管的淋巴液,输出淋巴管注入颈外侧下深淋巴结。

颈外侧上深淋巴结:引流舌、咽、食管的淋巴结,并收纳腮腺的输出淋巴管,其输出淋巴管注入颈外侧下深淋巴结或颈干。其中,颈内静脉肩胛舌骨肌淋巴结引流舌根的淋巴液;副神经淋巴结引流舌尖的淋巴液。

膈上淋巴结:分前、外侧、后三群,引流肝上面的淋巴液,其输出淋巴管注入胸骨旁淋巴结和纵隔前、后淋巴结。

骶淋巴结:包括骶外侧淋巴结和骶正中淋巴结,引流直肠的淋巴液,其输出淋巴管注入髂内淋巴结或髂总淋巴结。

附1:外分泌腺、黏液腺、汗腺

1. 外分泌腺　是分泌物不进入血液的腺体,由分泌部(腺上皮包围的腺体)和导管部(单细胞腺无导管)构成,故又称导管腺。因为分布部位不同而分属五藏:口腔小腺、口腔纯黏液腺、腮腺、下颌下腺、舌腺、舌下腺、食管腺、贲门腺、胃腺、肝脏、胰脏外分泌部、十二指肠的一部分腺、消化道黏膜的单细胞腺、小肠腺、大肠腺属于运化功能的脾藏;呼吸道黏膜的单细胞腺属于主气功能的肺藏;分泌物具有杀灭病原微生物功能的皮脂腺、汗腺,属于卫外功能的肺藏;子宫腺、乳腺、前列腺、尿道球腺属于生育功能的肾藏;分泌物具有润泽耳、目功能的耵聍腺、泪腺、睑板腺,属于藏血功能的肝藏。

2. 黏液腺　是外分泌腺,由1个乃至多个黏液细胞构成。广泛分布于口腔、食管、胃、肠、鼻腔、气管、泌尿生殖道,能分泌黏液,润滑相应部位,依次分属于运化功能的脾藏,主气功能的肺藏,主水和生育功能的肾藏。

3. 汗腺　小汗腺又称局泌汗腺,分布于皮下组织的真皮网状层,除唇部、龟头、包皮内面和阴蒂外分布全身,掌、跖、腋窝、腹股沟分布较多,额部和手背次之,四肢和躯干最少。但汗腺的分泌能力以躯干和四肢为最强。

大汗腺又称顶泌汗腺,分布于腋窝、会阴部、乳头以及脐周,导管短而直,开口于毛囊处,不参与体温调节。大汗腺的分泌不受神经支配,感情冲动时分泌增加,血中肾上腺素能刺激分泌。

人体具有200万~500万个汗腺,但不全都是有功能的活动汗腺,不进行分泌的非活动汗腺也不少。

附2:浆膜、腹膜、筋膜

1. 浆膜　包括胸膜、腹膜、睾丸鞘膜和心包膜,是衬在体腔壁和转折包于内脏器官表面的薄膜,分为两层,分别称浆膜壁层和浆膜脏层。浆膜壁层和脏层之间的间隙叫浆膜腔,腔内有浆膜分泌的少许浆液,起润滑作用,减少器官间的摩擦。浆膜的组成成分为间皮和结缔组织。胸膜、腹膜、睾丸鞘膜和心包膜分泌的浆液分别属于主气功能的肺藏,运化功能的脾藏,生育功能的肾藏,主血脉功能的心藏。

2. 腹膜　腹膜是指衬于腹、盆壁和腹、盆腔器官表面的薄而光滑的浆膜。衬于腹壁、盆壁内表面的部分,叫作壁腹膜或腹膜壁层;覆盖在脏器表面的部分,叫作脏腹膜或腹膜脏层。壁腹膜与脏腹膜互相延续移行,形成一个不规则的潜在性囊状间隙,称为腹膜腔。

腹膜具有分泌、吸收、修复、保护和支持功能。①腹膜分泌少量的浆液,约100~200ml,起润滑和保护作用,减少脏器摩擦。同时浆液中含有大量巨噬细胞,起到防御作用;②腹膜有较强的吸收功能,能吸收腹腔内的液体和空气;③腹膜具有较强的再生和修复作用,所分泌的浆液中含有纤维素,可促进炎症的局限和伤口的愈合;④腹膜所形成的网膜、系膜、韧带等结构对脏器有固定和支持作用。

按腹膜覆被脏器情况的不同,可分为:①腹膜内位器官,包括胃、十二指肠上部、空肠、回肠、盲肠、阑尾、横结肠、乙状结肠、脾、卵巢和输卵管等;②腹膜间位器官,包括肝、胆囊、升结肠、降结肠、直肠上段、子宫和充盈的膀胱;③腹膜外位器官,包括肾、肾上腺、输尿管、空虚的膀胱、十二指肠降部和水平部、直肠中下段和胰。其中,包围消化器官的腹膜属于运化功能的脾藏,包围泌尿器官的腹膜属于主水功能的肾藏,包围生殖器官的腹膜属于生育功能的肾藏。

3. 躯体筋膜　躯体筋膜是骨骼肌的辅助装置,包括:

(1) 浅筋膜:是位于真皮和深筋膜之间(在无深筋膜的区域,如颜面的中轴部分,浅筋膜位于真皮和骨膜之间)的一层脂肪膜性结构,由脂肪和结缔组织的纤维共同组成。由于浅筋膜含有较多脂肪,有时也称皮下脂肪,是躯体运动的储能结构。主要分布在皮下组织、大网膜、肠系膜和肾脏周围。浅筋膜内含浅动脉、浅静脉、浅淋巴结和淋巴管、皮神经等,有些部位如面部、颈部生有皮肌,胸部的乳腺也在此层内。内脏周围及皮下的脂肪组织,具有支撑皮肤,约束大网膜、肠系膜,减少体内热能损失,维持体温恒定,减少内部器官之间摩擦和缓冲外力伤害的作用。

(2) 深筋膜:又叫固有筋膜,由致密结缔组织构成,遍布全身,包裹肌肉、血管、神经束和内脏器官。深筋膜除包被于肌肉的表面外,当肌肉分层时,固有筋膜也分层。四肢的固有筋膜厚而坚韧,并向内伸入直抵骨膜,形成筋膜鞘将作用不同的肌群分隔开,叫作肌间隔。在体腔肌肉的内面,也衬以固有筋膜,如胸内、腹内和盆内筋膜等,甚至包在一些器官的周围,构成脏器筋膜。一些大的血管和神经干在肌肉间穿行时,深筋膜也包绕它们,形成血管鞘。深筋膜除对肌肉和其他器官具有保护作用外,还对肌肉起约束作用,保证肌群或单块肌的独立活动。在手腕及足踝部,固有筋膜增厚形成韧带并伸入深部分隔成若干隧道,以约束深面通过的肌腱。在筋膜分层的部位,筋膜之间的间隙充以疏松结缔组织,叫作筋膜间隙,这种疏松的联系保证了肌肉的运动。

二、脾藏散精(转载)功能的固定结构

脾藏散精(转载)功能是指转载系统和转载属脉管系统主持物质承载、交换和转化的功能。转载系统由产生承载介质的肝和小肠,主持物质承载的体液,主持物质交换的生物膜,主持中间代谢产物转化的肝和被承载、交换、转化的物质组成;转载属脉管系统由主持物质转载的肝门静脉系、淋巴系,主持物质交换的毛细血管和毛细淋巴管组成。体液和被承载、交换、转化的物质属于流变结构,将在第五章津液的生物学基础中介绍。

(一) 文献依据

1. 脾藏散精

《素问·厥论》:"脾主为胃行其津液者也。"

《素问·太阴阳明论》:"脾病不能为胃行其津液。"

《素问·经脉别论》:"饮入于胃,游溢精气,上输于脾,脾气散精。"

《证治汇补》:"五脏之精悉运于脾,脾旺则心肾相交,脾健则津液自化。"

《伤寒说意》:"水谷入胃,脾阳消磨,散其精华,化生气血,内自脏腑,外达经络。"

《养生四要》:"脾之阳也,散水谷之气。"

2. 脾藏散精借助心、血、脉

《素问·经脉别论》:"食气入胃,浊气归心,淫精于脉。"

《灵枢·五味论》:"血脉者,中焦之道也。"

3. 脾藏散精功能异常可出现水肿、湿、腹水

《素问·至真要大论》:"诸湿肿满,皆属于脾。"

《素问·宣明五气》:"五藏所恶……脾恶湿。"

《医学传心录》:"皆因脾虚不能运化水谷,以致停聚而为胀也。"

上述文献说明传统中医学已经认识到脾藏能借助血脉布散水谷之精,该功能异常可表现为水肿、腹水、湿。

(二) 转载系统

转载系统是指具有物质承载、交换和转化功能的人体结构。物质转载的动力和通道参见心藏的主血脉功能。

1. 承载介质的产生结构 与营养物质结合使之便于运输的物质称承载介质。

肝:合成白蛋白,产生血浆胶体渗透压,调节血管内、外水的平衡和维持正常的血浆容量。合成载脂蛋白 AⅠ、AⅡ、AⅣ、B_{100}(为主)、C(为主)、E(为主),参与脂质的包装、储存、运输和代谢。

小肠:合成载脂蛋白 AⅠ、AⅡ、AⅣ、B_{100}(为次)、B_{48}、C(为次),参与脂质的包装、储存、运输和代谢。

脑、肾、骨、肾上腺及巨噬细胞:合成载脂蛋白 E(为次),参与脂质的包装、储存、运输和代谢。

2. 物质的交换结构 物质交换包括组织液与血浆之间、组织液与淋巴液之间、组织液和细胞内液之间的物质交换,既需要特殊的结构,又需要消耗能量。组织液和细胞内液之间物质交换的结构属转载系统,组织液与血浆之间、组织液与淋巴液之间物质交换的结构属于转载属脉管系统。

生物膜由细胞膜和细胞器膜共同构成,是每个细胞或细胞器使自己的内容物与其他细胞或细胞器的内容物区分开来的一层界膜。生物膜厚 7~8nm,主要由脂质、蛋白质和少量糖类物质组成。生物膜主持细胞内液与组织液之间的物质交换。

细胞是构成人体最基本的结构和功能单位,约有 10^{14} 个,按功能可分为 200 余种。细胞维持生命活动在很大程度上依赖物质的跨膜转运。据估计,细胞用于物质交换的能量约占细胞耗能总量的 2/3。正因为营养物质的吸收、生物转化、承载介质的产生,营养物质的交换需要消耗大量能量,而供能物质就来自脾藏运化的食物,故将散精功能归于脾藏。

各种离子和水溶性分子都很难穿越生物膜脂质双层的疏水区,从而使胞质中溶质的成分和浓度与细胞外液显著不同。然而,由于新陈代谢的需要,细胞总是要从外界摄取营养物质,同时排出代谢产物,这些物质的进入和排出都要经过生物膜转运。对于不同理化性质的溶质,生物膜具有不同的转运机制。组织液与细胞内液之间物质交换的方式包括以下几种:

(1) 单纯扩散:单纯扩散是物质从生物膜的高浓度一侧通过脂质分子间隙向低浓度一侧进行的跨膜扩散。这是一种物理现象,没有生物学机制的参与,不需要消耗能量。经单纯扩散转运的物质都是脂溶性(非极性)物质和少数不带电荷的极性小分子,如 N_2、类固醇激素、

乙醇、尿素、甘油、水等。

（2）易化扩散：在膜蛋白（载体、通道）的介导下，非脂溶性的小分子物质或带电离子顺浓度梯度和/或电位梯度进行的跨膜转运称易化扩散，不需要消耗能量。经载体的易化扩散又称载体转运，主要转运具有重要生理功能的葡萄糖、氨基酸、核苷酸等。经离子通道的易化扩散又称通道转运，主要转运 Na^+、K^+、Cl^-、Ca^{2+} 等带电离子。

（3）出胞和入胞：出胞是指胞质内的大分子物质以分泌囊泡的形式排出细胞的过程。例如，外分泌腺细胞将合成的酶原颗粒和黏液排放到腺导管腔内，内分泌腺细胞将合成的激素分泌到血液或组织液中，以及神经纤维末梢将突触囊泡内神经递质释放到突触间隙内等都属于出胞。

入胞是指大分子物质或物质团块（如细菌、细胞碎片等）借助生物膜形成吞噬泡或吞饮泡的方式进入细胞的过程。吞噬仅发生于一些特殊的细胞，如单核细胞、巨噬细胞和中性粒细胞等，形成的吞噬泡直径较大（1~2μm）。消化系统提供的供能物质不足，可直接影响人体对病原微生物的吞噬，导致免疫能力下降。

吞饮则可发生于体内几乎所有的细胞，形成的吞饮泡直径较小（0.1~0.2μm）。吞饮又可分为液相入胞和受体介导入胞两种形式。液相入胞是指细胞外液及其所含的溶质以吞饮泡的形式连续不断地进入胞内，是细胞本身固有的活动。受体介导入胞则是通过被转运物与膜受体的特异性结合，选择性地促进被转运物进入细胞的一种入胞方式。许多大分子物质都是以这种方式进入细胞的，如运铁蛋白、维生素 B_{12} 转运蛋白、多种生长因子、一些多肽类激素（如胰岛素）等。人体血浆中的低密度脂蛋白（LDL）就是在生物膜上的低密度脂蛋白受体介导下入胞而被利用的。有些人由于缺乏 LDL 受体，使 LDL 不能被正常利用，血浆中 LDL 浓度升高，LDL 颗粒中含有大量胆固醇，因而可导致高胆固醇血症。

3. 物质的转化结构　物质转化又称生物转化，是指将外源性或内源性物质在多种酶的催化下转化为另一些物质的过程。

肝：是生物转化的主要器官。因为：①肝具有肝固有动脉（占 25%）、肝门静脉（占 75%）双重血液供应。通过前者肝可接受肺输送的 O_2 和其他组织器官输送的代谢产物，通过后者可自消化道获取大量营养物质。②肝有肝静脉和肝内胆道两大输出系统。通过肝静脉与体循环联系，利于向肝外组织输出；通过胆道与消化道联系，便于排泄胆汁。③肝具有丰富的血窦。血窦血流缓慢，与肝细胞接触面积大、时间长，有利于物质交换。④肝细胞内酶的种类多、含量大，有些酶为其特有。

肝细胞合成多种蛋白质和脂类物质，并将氨基酸分解产生的氨合成尿素直接分泌入血；由胃肠吸收的物质除脂质外全部经肝门静脉输入肝内，在肝细胞内进行合成、分解、转化、贮存，因此肝又是进行物质代谢的重要器官。此外，肝内还有大量巨噬细胞，可清除从胃肠进入人体的有害物质。

具有生物转化功能的肝能把人体新陈代谢中产生的各种生物活性物质（如激素），由外界进入人体的各种异物（包括药物、农药等）、毒物，以及由肠道吸收的腐败物质（如吲哚、苯酚等）进行代谢转化。一是增强其水溶性，以便从尿液及粪便排出；二是使有毒的物质在肝脏内被解毒，改变其强度和活性。其中，水溶性激素（如胰岛素、去甲肾上腺素）通过肝细胞内吞作用进入细胞内灭活，游离态的脂溶性激素则通过扩散作用进入肝细胞灭活。雌激素、醛固酮在肝内与葡萄糖醛酸或活性硫酸等结合而灭活。激素灭活后的产物大部分通过肾由尿排出,小部分随胆汁排出体外。细胞因子生物活性的灭活机制尚不清楚。

其他如肾(如降钙素、钙三醇)、胃肠道、肺、皮肤及胎盘也有一定的生物转化能力。

其他如胃肠道、肾、肺、皮肤及胎盘也有一定的生物转化能力。

(三) 转载属脉管系统

转载属脉管系统是指为整个人体转载营养物质,并执行物质交换的功能性脉管系统。

1. 肝门静脉系　转载除乳糜微粒外的消化道吸收物质。

(1) 肝门静脉:长 6~8cm,通常由肠系膜上静脉和脾静脉汇合而成。在肝门分为左、右两支入肝,在肝内不断分支,终于肝血窦。肝血窦是一种特殊的毛细血管,窦壁由内皮细胞构成,通透性较大。肝血窦的血液经肝静脉注入下腔静脉。

肝门静脉的特点是起、止端均为毛细血管。即起于腹部消化管(直肠下部除外)、脾、胰和胆囊的毛细血管,止于肝血窦。因此肝门静脉内的血液通过两套血管的物质交换才回流下腔静脉。肝门静脉及其属支缺乏静脉瓣。

(2) 肝门静脉的主要属支

脾静脉:收集脾动脉分布区和肠系膜下静脉的静脉血,汇入肝门静脉。

胃短静脉:一般 4~5 条,收集胃底和胃大弯部的静脉血,经胃脾韧带两层之间进入脾的实质;有的胃短静脉注入脾静脉和较大属支。

胃网膜左静脉:始于胃大弯,收集胃和大网膜的属支,注入脾静脉或与其属支相连。

肠系膜上静脉:收集十二指肠至结肠左曲之间肠管及部分胃和胰腺的静脉血。

胃网膜右静脉:收集胃的前后静脉和大网膜的静脉属支,注入肠系膜上静脉。

肠系膜下静脉:收集降结肠、乙状结肠和直肠上部的静脉血,在胰头后方注入脾静脉或肠系膜上静脉,少数注入肠系膜上静脉和脾静脉的汇合处。

胃左静脉:注入肝门静脉,在贲门处接受食管静脉丛的食管支。

胃右静脉:与胃左静脉吻合,注入肝门静脉,在注入肝门静脉前常接受幽门前静脉。

胆囊静脉:收集胆囊的血液,注入肝门静脉或其右支。

附脐静脉:起自脐周静脉网,沿肝圆韧带至肝,注入肝门静脉左支。

(3) 肝门静脉系与上、下腔静脉间的吻合

1) 肝门静脉系的胃左静脉与上腔静脉系的奇静脉的食管静脉在食管下段相吻合,形成食管静脉丛。

2) 肝门静脉系的肠系膜下静脉的直肠上静脉与下腔静脉系的直肠下静脉及肛静脉在直肠下段相吻合,形成直肠静脉丛。

3) 肝门静脉系的附脐静脉与上腔静脉系的腹壁上静脉、胸腹壁静脉及下腔静脉系的腹壁下静脉、腹壁浅静脉在脐周围相吻合,形成脐周静脉网。脐以上的静脉血分别通过腹壁上静脉、胸廓内静脉、头臂静脉与上腔静脉交通;通过胸腹壁静脉、腋静脉、锁骨下静脉、头臂静脉与上腔静脉交通。脐以下的静脉血分别通过腹壁下静脉、髂外静脉、髂总静脉与下腔静脉交通;通过腹壁浅静脉、大隐静脉、股静脉、髂外静脉、髂总静脉与下腔静脉交通。

4) 肝门静脉系的肠系膜静脉和脾静脉的小属支,与腔静脉系的腰静脉、低位肋间后静脉、膈下静脉、肾静脉和睾丸(卵巢)静脉等的小属支直接吻合。

正常情况下,肝门静脉与上、下腔静脉系之间的吻合支细小、血流量较少,均按正常方向分别回流入所属静脉系。当肝门静脉发生阻塞(如肝硬化或肝门静脉高压)时,血液不能

畅流入肝,则通过上述交通途径形成侧支循环,直接经上、下腔静脉系回流入心。当肝门静脉高压时,由于血流量的增加,吻合部位的小静脉变得粗大迂曲,形成静脉曲张。直肠静脉丛容易形成痔;脐周静脉网在脐周围呈放射状分布,临床上称为"海蛇头";食管静脉丛呈串珠样改变,曲张的静脉一旦破裂,常引起大出血。食管静脉丛破裂发生呕血,直肠静脉丛破裂发生便血。脾静脉和胃肠道血流受阻,常引起脾肿大及胃肠道淤血,成为产生腹水的原因之一。

2. 淋巴系 包括转载乳糜微粒的中央乳糜管、淋巴管、淋巴结、肠干、乳糜池、胸导管。

脂类被乳化成的微团极性大,易于穿过肠黏膜表面的水屏障,被肠黏膜的柱状表面细胞吸收。被吸收的脂类,在柱状细胞中重新合成三酰甘油,与载脂蛋白、磷脂、胆固醇结合成乳糜微粒,经胞吐作用排至细胞外,再经淋巴系统进入血液。

(1) 中央乳糜管:位于小肠绒毛内的毛细淋巴管称中央乳糜管,吻合成淋巴管,将淋巴液注入淋巴结。

(2) 淋巴结

1) 沿腹腔干及其分支排列的淋巴结:胃左淋巴结、胃右淋巴结、胃网膜左淋巴结、胃网膜右淋巴结、幽门上淋巴结、幽门下淋巴结、肝淋巴结、胰淋巴结和脾淋巴结,引流相应动脉分布范围的淋巴液,其输出淋巴管注入位于腹腔干周围的腹腔淋巴结。

2) 沿肠系膜上动脉及其分支排列的淋巴结:肠系膜淋巴结、回结肠淋巴结、右结肠淋巴结和中结肠淋巴结,引流相应动脉分布范围的淋巴液,其输出淋巴管注入位于肠系膜上动脉根部周围的肠系膜上淋巴结。

3) 沿肠系膜下动脉分布的淋巴结:左结肠淋巴结、乙状结肠淋巴结和直肠上淋巴结,引流相应动脉分布范围的淋巴液,其输出淋巴管注入肠系膜下动脉根部周围的肠系膜下淋巴结。

(3) 肠干:腹腔淋巴结、肠系膜上淋巴结和肠系膜下淋巴结的输出淋巴管汇合成肠干。肠干内主要含有由肠壁吸收来的脂肪成分,呈乳白色。肠干内的淋巴液汇入位于第1腰椎前方的囊状膨大,即乳糜池。

(4) 胸导管:乳糜池中的淋巴液经胸导管注入左静脉角,也可注入左颈内静脉或左锁骨下静脉。

3. 毛细血管 主要由单层内皮细胞和基膜组成,总厚度约0.5μm,主持血浆与组织液之间的物质交换。

内皮细胞是附于心、血管和淋巴管内表面的单层扁平上皮细胞,形成血管和淋巴管的内壁。内皮细胞呈多边形,细胞的边缘呈锯齿状,相互嵌合。心室内表面的内皮细胞称心内膜。毛细血管的内皮细胞之间相互连接处存在细微的裂隙,成为沟通毛细血管内、外的通路,能防止红细胞进入组织液。内皮细胞基膜外有少许结缔组织。在内皮细胞与基膜之间散在有一种扁而有突起的周细胞。

(1) 扩散:扩散是血浆和组织液之间进行溶质转运最主要的方式。脂溶性物质可直接通过内皮细胞进行扩散。分子直径小于毛细血管壁裂隙的水溶性物质,如 Na^+、Cl^-、葡萄糖等可直接扩散,也可随水分子一起转运(溶剂拖曳)。而非脂溶性物质的交换,不能自由穿过,必须要有特定的通路,即通过毛细血管壁小孔进行扩散,毛细血管壁小孔的大小和数量决定毛细血管的通透性,物质分子愈小则愈易通过毛细血管壁小孔;大分子物质一般不能通过管壁小孔进行扩散。但是,不同组织器官内的毛细血管在结构上具有差别,例如肝脏和骨髓等血窦中毛细血管壁小孔直径较大,为非连续型毛细血管,通透性大,大分子的血浆蛋白可以通过。通过毛细血管进行扩散的方向和速度主要取决于毛细血管壁两侧物质分子的浓度差。

(2) 胞饮:当溶质分子直径大于毛细血管壁裂隙时,如分子量较大的血浆蛋白等,在毛细血管内皮细胞一侧的大分子物质可被内皮细胞生物膜包围并吞饮入细胞内,形成吞饮囊泡,囊泡被运送至细胞的另一侧,并被排出细胞外,从而使被转运物穿过整个内皮细胞。

(3) 滤过与重吸收:由于血浆蛋白等胶体物质较难通过毛细血管壁的孔隙,因此血浆胶体渗透压能限制血浆中的水分子向毛细血管外移动;同样,组织液胶体渗透压则可限制组织液中的水分子向毛细血管内移动。由于管壁两侧静水压(即血浆或组织液对毛细血管壁的压强)和胶体渗透压的差异而引起的液体由毛细血管内向毛细血管外的移动称滤过,而液体向相反方向的移动称重吸收。血浆和组织液之间通过滤过和重吸收的方式进行的物质交换(溶剂拖曳)与通过扩散方式进行的物质交换相比,仅占很小一部分,而在组织液的生成中却起重要作用。

4. 毛细淋巴管 是淋巴管道的起始部分,以膨大的盲端起始,口径大约为 30~80μm,彼此吻合成网。人体除脑、脊髓、上皮、软骨、角膜、晶状体、内耳、牙、胎盘外,都有毛细淋巴管分布,数目与毛细血管相近。毛细淋巴管主持淋巴液和组织液之间的物质交换。

毛细淋巴管由单层内皮细胞构成,内皮细胞间似瓦片状覆盖连接,这种连接像活瓣一样向细胞内腔开放,形成一个单向活瓣门结构。此外,内皮细胞外面有纤维细丝即淋巴管锚丝牵拉,使毛细淋巴管处于牵拉状态。

毛细淋巴管内皮细胞间有 0.5μm 左右的间隙,基膜不完整或缺乏,因此毛细淋巴管的通透性较毛细血管大,使得蛋白质、细胞碎片、异物、细菌和肿瘤细胞等容易进入毛细淋巴管。毛细淋巴管具有以下作用:①回收蛋白质。组织液中的蛋白质分子不能通过毛细血管壁进入血液,但比较容易透过毛细淋巴管壁而形成淋巴液的组成部分。每日约有 75~200g 蛋白质由淋巴液带回血液,使组织液中蛋白质浓度保持在较低水平。如果淋巴液回流受阻,组织液和蛋白质不能及时吸收,可导致淋巴水肿。②运输脂肪和其他营养物质。由肠道吸收的脂肪 80%~90% 是由小肠绒毛的毛细淋巴管吸收。

三、脾藏统血(凝血抗凝血)功能的固定结构

脾藏统血(凝血抗凝血)功能是指凝血系统产生凝血因子防止出血,抗凝血系统产生抗凝血因子防止血栓形成的功能。其中,凝血系统由肝、胃肠道、内皮细胞、血小板、凝血因子组成;抗凝血系统由抗凝系统和纤溶系统组成。血小板、凝血因子、抗凝系统和纤溶系统属于流变结构,将在第五章血的生物学基础中介绍。

(一) 文献依据

《难经》:"脾……主裹血。"

《景岳全书》:"脾统血,脾气虚则不能收摄。"

《古今名医汇粹》:"脾统诸经之血。"

《医碥》:"脾统血者,则血随脾气流行之义也。"

《金匮要略编注》:"五脏六腑之血,全赖脾气统摄。"

《金匮翼》:"脾统血,脾虚则不能摄血;脾化血,脾虚则不能运化,是皆血无所主,因而脱陷妄行。"

《血证论》:"脾统血,血之运行上下,全赖乎脾。脾阳虚,则不能统血。""脾能统血,则血自循经,而不妄动。"

《证治汇补》:"故血证有脾虚者,当补脾以统其血。"

《世医得效方》:"若冲任劳损,经海动伤,脾虚胃弱,不能约制,其血倏然暴下,故谓崩中漏下。"

《本草经解》:"肝藏血,脾统血,肝血不藏,则脾血不统,漏下恶血矣。"

《女科撮要》:"盖血生于脾土,故云脾统血。"

上述文献说明传统中医学已经认识到脾具有统摄血液,防止出血的功能。

(二)凝血系统

凝血即血液凝固,是指血液由流动的液体状态变成不能流动的凝胶状态,防止出血的过程。凝血系统是指具有凝血功能的人体结构。

1. 肝 合成凝血因子Ⅰ、Ⅱ、Ⅶ、Ⅷ、Ⅸ、Ⅹ、Ⅺ、Ⅻ、ⅩⅢ、高分子量激肽原、前激肽释放酶。

2. 胃肠道 ①肠道菌群制造维生素K,在小肠被吸收,随乳糜微粒而代谢。食物中的维生素K都是脂溶性的,其吸收需要胆汁协助。维生素K参与凝血因子Ⅱ、Ⅶ、Ⅸ、Ⅹ的合成。②小肠吸收钙离子(Ca^{2+}),即凝血因子Ⅳ。

3. 内皮细胞(EC) 内皮细胞能约束血液不发生漏出性出血,能减少血栓的形成和血小板激活,能合成凝血因子Ⅲ、Ⅴ。

(三)抗凝血系统

抗凝血即防止血管内栓塞或血栓形成。抗凝血系统是指具有抗凝血功能的人体结构。

1. 肝 合成抗凝血酶(主要)、肝素辅因子Ⅱ、蛋白质C。此外,肝细胞能摄取并灭活已活化的凝血因子。

2. 内皮细胞 合成抗凝血酶(次要)、组织因子途径抑制物(TFPI)、一氧化氮(NO)、前列腺环素(PGI_2)、二磷酸腺苷酶、血栓调节蛋白、膜相关肝素样分子、组织型纤溶酶原激活物(t-PA)、平滑肌松弛因子。

正是由于凝血因子、抗凝系统和纤溶系统主要由肝脏合成,而肝脏在食物消化和营养物质吸收(脾藏运化)中发挥重要作用,故将统血功能归于脾藏。

凝血系统和抗凝血系统的供血详见本节消化属脉管系统。

四、脾藏主肌肉(躯体运动)功能的固定结构

脾藏主肌肉(躯体运动)功能是指躯体动力系统和躯体动力属脉管系统产生肌力和肌紧张,维持躯体姿势和运动,缓冲外力伤害的功能。其中,躯体动力系统由产生肌力、肌紧张的骨骼肌、骨、骨连结,贮存供能物质和缓冲外力伤害的浅筋膜,起固定保护作用的深筋膜,减少躯体运动摩擦的滑液组成;躯体动力属脉管系统由分布于躯体动力系统的动脉、静脉、淋巴管、血液、淋巴液组成。血液、淋巴液、滑液属于流变结构,将在第五章血和津液的生物学基础中介绍。

(一)文献依据

1. 脾主身之肌肉

《素问·痿论》:"脾主身之肌肉。"

《素问·玉机真藏论》:"脾为孤藏,中央土以灌四傍。"

《素问·六节藏象论》:"脾胃大肠小肠三焦膀胱者,仓廪之本,营之居也,名曰器,能化糟粕,转味而入出者也,其华在唇四白,其充在肌。"

《诸病源候论》:"脾者,胃之脏也,其候身之肌肉。而脾气主消水谷,水谷消,其精化为荣卫,中养脏腑,充实肌肤。"

《景岳全书》:"脾气上通于口,而下主于四肢。胃气上通于头面牙龈,而下主于肌肉。"

《四圣心源》:"肌肉者,脾土之所生也,脾气盛则肌肉丰满而充实。"

2. 脾藏主肌肉功能异常出现四肢无力、消瘦、沉重

《素问·太阴阳明论》:"脾病而四肢不用。"

《灵枢·本神》:"脾气虚则四肢不用。"

《黄帝内经太素》:"脾中主营四肢,脾气热不营,故曰四肢痿弱。"

《医碥》:"脾主四肢,脾实则四肢不举,湿热盛也;脾虚则四肢不用,气困乏也。"

上述文献说明传统中医学已经认识到脾主四肢,脾气虚则四肢乏力、消瘦、沉重。

(二) 躯体动力系统

躯体动力系统是指维持躯体姿势和运动的动力系统。它既是脾藏运化(消化吸收)功能,又是心藏藏神(产生精神活动)功能,还是肝藏藏血(支配躯体运动)功能的表达结构。

从胚胎发育的角度来看,颈、背、腰、臀部的骨骼肌来自轴旁中胚层,胸、腹、四肢的骨骼肌来自侧中胚层中的体壁中胚层。

1. 骨骼肌 肌力是指骨骼肌运动时的力量、幅度和速度。肌紧张是指缓慢持续牵拉肌肉(肌腱)时所引起的牵张反射,表现为受牵拉的肌肉处于持续的轻度收缩状态,但不表现为明显的动作。正常人体即使在安静时,骨骼肌也存在着一定的肌紧张以维持某种姿势;在活动时,肢体的肌肉也是在一定肌紧张的背景下发生收缩。姿势是指人身体各部分之间以及身体与四周空间之间的相对位置关系,是运动的背景或基础。该功能异常,常表现为站坐无形。

骨骼肌维持肌力和肌紧张需要脾藏运化(消化吸收)功能提供供能物质,故疲倦乏力传统中医学称脾气虚。骨骼肌维持肌力和肌紧张还需要肝藏藏血(支配躯体运动)功能的调控,故口眼㖞斜、半身不遂传统中医学称肝风内动。

(1) 颈肌

颈阔肌:紧张颈部皮肤。

胸锁乳突肌:一侧收缩使头向同侧侧屈,脸转向对侧;两侧同时收缩使头向后仰。

(2) 背肌

斜方肌:拉肩胛骨向中线靠拢,上部纤维提肩胛骨,下部纤维降肩胛骨。一侧收缩使颈屈向同侧,脸转向对侧,两侧收缩使头后仰。

背阔肌:肩关节后伸、内收及旋内。

肩胛提肌:上提肩胛骨,使颈屈向同侧。

菱形肌:上提和内牵肩胛骨。

竖脊肌(骶棘肌):两侧同时收缩可伸脊柱和仰头,对维持人体直立姿势有重要作用,一侧收缩时使脊柱向同侧屈。

夹肌：单侧收缩使头转向同侧，两侧收缩使头后仰。
(3) 胸肌
胸大肌：内收、旋内及屈肩关节。
胸小肌：拉肩胛骨向前下。
前锯肌：拉肩胛骨向前和紧贴胸廓，助臂上举。
(4) 腹肌
腹直肌：脊柱前屈。
腹外斜肌、腹内斜肌、腹横肌：脊柱前屈、侧屈、旋转。
腰方肌：脊柱腰部侧屈。
(5) 上肢带肌
三角肌：肩关节外展、前屈和旋内（前部肌束），后伸和旋外（后部肌束）。
冈上肌：肩关节外展。
冈下肌、小圆肌：肩关节旋外。
大圆肌：肩关节后伸、内收及旋内。
肩胛下肌：肩关节内收、旋内。
(6) 臂肌
肱二头肌：屈肘关节、使前臂旋后。
喙肱肌：使肩关节屈曲和内收。
肱肌：屈肘关节。
肱三头肌：伸肘关节、助肩关节伸及内收。
肘肌：伸肘。
(7) 前臂肌
肱桡肌：屈肘关节。
旋前圆肌：屈肘、前臂旋前。
桡侧腕屈肌：屈肘、屈腕、腕外展。
掌长肌：屈腕、紧张掌腱膜。
尺侧腕屈肌：屈腕、腕内收。
指浅屈肌：屈肘、屈腕、屈掌指关节和近侧指骨间关节。
指深屈肌：屈腕、屈第 2~5 指骨间关节和掌指关节。
拇长屈肌：屈腕、屈拇指的掌指和指骨间关节。
旋前方肌：前臂旋前。
桡侧腕长伸肌、桡侧腕短伸肌：伸腕、腕外展。
指伸肌：伸腕、伸指。
小指伸肌：伸小指。
尺侧腕伸肌：伸腕、腕内收。
旋后肌：前臂旋后、伸肘。
拇长展肌：拇指外展。
拇短伸肌、拇长伸肌：伸拇指。
示指伸肌：伸示指。

(8) 手肌

拇短展肌:外展拇指。

拇短屈肌:屈拇指近节指骨。

拇对掌肌:拇指对掌。

拇收肌:内收拇指、屈拇指近节指骨。

小指展肌:外展小指。

小指短屈肌:屈小指。

小指对掌肌:小指对掌。

蚓状肌:屈掌指关节,伸指骨间关节。

骨间掌侧肌:第2、4、5指内收,屈掌指关节、伸指骨间关节。

骨间背侧肌:第2、4、5指外展,屈掌指关节、伸指骨间关节。

(9) 髋肌

髂肌、腰大肌:合称髂腰肌,髋关节前屈和外旋,下肢固定时,使躯干和骨盆前屈。

阔筋膜张肌:紧张阔筋膜并屈髋关节。

臀大肌:髋关节伸及外旋。

臀中肌:髋关节外展、旋内(前部肌束)和外旋(后部肌束)。

梨状肌:髋关节外展、外旋。

闭孔内肌、股方肌:髋关节外旋。

臀小肌:髋关节外展、旋内(前部肌束)和外旋(后部肌束)。

闭孔外肌:髋关节外旋。

(10) 大腿肌

缝匠肌:屈髋关节、屈膝关节、使已屈的膝关节旋内。

股四头肌:屈髋关节、伸膝关节。

耻骨肌、长收肌、股薄肌、短收肌:髋关节内收、旋外。

大收肌:髋关节内收、旋外。

股二头肌:伸髋关节、屈膝关节并微旋外。

半腱肌、半膜肌:伸髋关节、屈膝关节并微旋内。

(11) 小腿肌

胫骨前肌:足背屈、内翻。

趾长伸肌、趾短伸肌:伸第2~5趾、足背屈。

姆长伸肌:伸踝关节,伸姆趾。

腓骨长肌、腓骨短肌:足趾屈,足外翻。

腓肠肌:屈膝关节,足趾屈。

比目鱼肌、跖肌:足趾屈。

腘肌:屈膝、小腿旋内。

趾长屈肌:足趾屈,屈第2~5趾骨。

胫骨后肌:足趾屈、使足内翻。

姆长屈肌:屈踝关节,屈姆趾。

(12) 足肌

趾短伸肌：伸第 2~5 趾。

踇短伸肌：伸踇趾。

踇展肌：外展踇趾。

踇短屈肌：屈踇趾。

踇收肌：内收和屈踇趾。

小趾展肌：屈和外展小趾。

小趾短屈肌：屈小趾。

趾短屈肌、足底方肌：屈第 2~5 趾。

蚓状肌：屈跖趾关节、伸趾骨间关节。

骨间足底肌：内收第 3~5 趾。

骨间背侧肌：外展第 2~4 趾。

(13) 骨骼肌的辅助装置

1) 滑膜囊：由疏松结缔组织分化而成，为封闭的扁囊，内有滑液，多位于肌或肌腱与骨面相接触处，以减少两者之间的摩擦。有的滑膜囊在关节附近与关节腔相通，故滑膜囊的炎症可影响肢体的运动功能。

2) 腱鞘：是套在长肌腱表面的套管。运动剧烈的部位如手部和足部，长肌腱通过骨面时，其表面的深筋膜增厚，并伸向深部与骨膜连接，形成筒状的纤维鞘，其内含由滑膜构成的双层圆筒状套管，套管的内层紧包在肌腱的表面，外层则与纤维鞘相贴。两层之间含有少量滑液。因此肌腱既被固定在一定位置上，又可滑动并减少与骨面的摩擦。

3) 籽骨：是由肌腱骨化而成的位于某些关节周围的小骨，在运动中起减少肌腱与骨面的摩擦、改变肌牵引方向和加大肌力的作用。

2. 筋膜　参与脾藏主肌肉（运动）功能的筋膜都是躯体筋膜，包括浅筋膜和深筋膜。

(1) 浅筋膜：又称皮下组织或皮下脂肪，由疏松结缔组织构成，位于真皮之下，包被全身，浅筋膜能为躯体运动储备能量，能缓冲外力伤害，还能支撑皮肤、肾脏和乳房。

(2) 深筋膜：又称固有筋膜，由致密结缔组织构成，位于浅筋膜深面，包被体壁、四肢的骨骼肌、血管和神经，是骨骼肌的附着点。

正因为骨骼肌产生肌力和肌紧张需要消耗大量能量，浅筋膜是供能物质存储的主要方式，而供能物质就来自脾藏运化的水谷之精，故主肌肉功能归于脾藏。

3. 骨　骨是人体内的坚硬器官，是躯体运动的杠杆结构，约占体重的 20%。成人有 206 块骨。骨与骨之间一般用关节和韧带连接起来。

在胚胎发育过程中，枕骨、蝶骨（部分）、筛骨（部分）、颞骨岩部和乳突部、椎骨、肋来自轴旁中胚层，胸骨、上肢带骨、下肢带骨、四肢骨来自侧中胚层的体壁中胚层，头、面部的骨来自外胚层的神经嵴。所有骨都有骨髓腔，骨髓腔中充满骨髓，是人出生后的唯一造血器官，属于成体功能的肾藏。颅骨、椎骨具有保护大脑和脊髓的功能，属于藏神功能的心藏、疏泄和藏血功能的肝藏。胸椎、肋和胸骨形成胸廓，具有保护心、肺的功能，属于主血脉功能的心藏和主气功能的肺藏。腰椎、骶骨、尾骨和左右髋骨具有保护腹腔内脏的功能，属于运化功能的脾藏、生育和主水功能的肾藏。椎骨、上肢骨、下肢骨是肢体运动的杠杆，属于主肌肉功能的脾藏。

(1) 椎骨：幼年时，椎骨共有32~33块，即颈椎7块、胸椎12块、腰椎5块、骶椎5块、尾椎3~4块。随着年龄的增长，5块骶椎融合成1块骶骨，4块尾椎融合成1块尾骨，故成人一般有26块椎骨。

(2) 上肢骨

上肢带骨：包括锁骨、肩胛骨。

自由上肢骨：肱骨、桡骨、尺骨、手骨（腕骨、掌骨、指骨）。形体轻巧，利于劳动。

(3) 下肢骨

下肢带骨：包括髂骨、坐骨、耻骨。

自由下肢骨：包括股骨、髌骨、胫骨、腓骨、足骨（跗骨、跖骨、趾骨），粗壮强大，起着支撑和移动身体的作用。

4. 骨连结　骨与骨之间借纤维结缔组织、软骨或骨相连，形成骨连结，是躯体运动的支点结构。按照连结形式不同，骨连结可分为：①直接连结，是指骨与骨之间借纤维结缔组织或软骨及骨直接相连，其连结之间无间隙，运动范围极小或完全不能活动；②间接连结，又称关节，是骨连结的最高分化形式，骨与骨的相对面之间无直接连结，相对骨面间有腔隙，充以滑液，活动度大。关节的基本结构有关节面、关节囊和关节腔。

(1) 椎骨间的连结：主要包括椎体间连结（椎间盘、前纵韧带、后纵韧带）、椎弓间的连结（黄韧带、棘间韧带、棘上韧带、横突间韧带、关节突关节）、寰椎与枕骨及枢椎之间的关节（寰枕关节、寰枢关节）。

(2) 上肢骨的连结

上肢带骨连结：胸锁关节、肩锁关节。

自由上肢骨连结：肩关节、肘关节、桡尺连结、手关节。

(3) 下肢骨的连结

下肢带骨连结：骶髂关节、髋骨与脊柱间的韧带连结（髂腰韧带、骶结节韧带、骶棘韧带）、耻骨联合、骨盆。

自由下肢骨连结：髋关节、膝关节、胫腓骨连结、足关节。

(4) 关节的辅助结构：包括韧带、关节内软骨、滑膜襞和滑膜囊。滑膜囊能分泌滑液，以减少肌肉活动时骨面之间的摩擦。

(三) 躯体动力属脉管系统

躯体动力属脉管系统是指为躯干和四肢的骨骼肌、骨、骨连结带来营养物质和O_2，带走代谢产物、CO_2和热能的营养性脉管系统。

1. 腰背的供血

肋间后动脉和肋下动脉：起自胸主动脉壁支，在脊柱两侧分出后支，分布于背部的皮肤、肌肉和胸椎。

腰动脉：起自腹主动脉壁支，分布于腰部的皮肤、肌肉和腰椎。

骶正中动脉：起自腹主动脉壁支，分布于骶骨和尾骨。

奇静脉、半奇静脉和副半奇静脉：收集肋间后静脉的血液。

椎内静脉丛：位于椎管内骨膜和硬脊膜之间的硬膜外隙内，分为椎内前静脉丛和椎内后静脉丛，收集椎骨回流的血液。

椎外静脉丛：位于脊柱的前方和后方，分为椎外前静脉丛和椎外后静脉丛，收集椎体和脊柱附近肌肉回流的血液。

椎内、外静脉丛互相吻合,最后分别与邻近的椎静脉、肋间后静脉、腰静脉和骶外侧静脉等互相交通。椎静脉丛上部可经枕骨大孔与颅内硬脑膜窦相连通,下部可与盆腔静脉丛相交通,同时与颈、胸、腹及盆腔静脉的属支之间有丰富而广泛的吻合。因此,椎静脉丛是沟通上、下腔静脉系及颅腔内、外静脉的主要途径之一。椎静脉丛既有广泛联系,又无瓣膜,故易成为感染、肿瘤或寄生虫扩散的途径,也是胸、腹及盆腔感染向颅内传播的重要路径。

椎静脉:来自椎内静脉丛的许多小属支,在寰椎后弓出椎管加入局部深层肌的小静脉,形成一静脉血管入寰椎横突孔。然后围绕椎动脉形成静脉丛,沿横突孔下降,并延续终止为椎静脉。椎静脉出第6颈椎横突孔下行注入头臂静脉。

腰静脉:有4~5对,注入下腔静脉壁支。各腰静脉之间有纵支串联,称为腰升静脉。左、右腰升静脉向上分别移行为半奇静脉和奇静脉,向下分别注入左、右髂总静脉。

骶正中静脉:与骶外侧静脉共同组成骶静脉丛。

2. 胸腹壁的供血

胸廓内动脉穿支:分布于胸前区内侧部。

肋间后动脉分支:起自胸主动脉壁支,分布于胸前区和胸外侧区的皮肤和骨骼肌。

腹壁下动脉:由髂外动脉分出,营养腹直肌,并与腹壁上动脉吻合。

旋髂深动脉:由髂外动脉分出,分布于腹前外侧壁的肌肉,并与髂腰动脉、臀上动脉吻合。

胸腹壁静脉:位于躯干侧壁的浅筋膜内,上行经胸外侧静脉注入腋静脉;向下与腹壁浅静脉吻合,构成上、下腔静脉系之间的交通途径。

髂外静脉:为股静脉的直接延续,收集下肢和腹前壁下部的静脉血。

3. 肩部的供血

肩胛上动脉:起自甲状颈干,分布于肩胛骨及其背面的肌肉,与肩胛下动脉吻合。

胸肩峰动脉:起自腋动脉,分布于肩峰、三角肌和胸肌。

胸外侧动脉:起自腋动脉,分布于胸肌和前锯肌。

肩胛下动脉:起自腋动脉,分出胸背动脉,分布于背阔肌;分出旋肩胛动脉,与肩胛上动脉吻合。

旋肱后动脉:起自腋动脉,分布于三角肌及肩关节。

旋肱前动脉:起自腋动脉,分布于肱二头肌长头及肩关节,并与旋肱后动脉吻合。

4. 上肢的供血

肱动脉:分为肱深动脉、肱骨滋养动脉、尺侧上副动脉、尺侧下副动脉、肌支。

桡动脉:分为桡侧返动脉、掌浅支、第1掌背动脉、拇主要动脉。

尺动脉:分为尺侧返动脉、骨间总动脉、掌深支。

上肢浅静脉:手指的静脉较丰富,在各手指背面形成两条相互吻合的指背静脉,上行至指根附近分别合成3条掌背静脉。它们在手背中部互相连成不恒定的手背静脉网。属支有:①头静脉,收集手和前臂桡掌面和背面的浅静脉;②贵要静脉,接受肘正中静脉,注入肱静脉或腋静脉,收集手和前臂尺侧的浅静脉;③前臂正中静脉,汇入肘正中静脉或贵要静脉。

上肢深静脉:包括腋静脉,收集上肢的静脉血。

5. 臀部的供血

髂腰动脉:起自髂内动脉壁支,分布于腰方肌、髂腰肌和髋骨。

骶外侧动脉:起自髂内动脉壁支,分布于梨状肌。
臀上、下动脉:起自髂内动脉壁支,分布于臀肌。
闭孔动脉:起自髂内动脉壁支,分布于大腿肌内侧肌群、髋关节。
臀上静脉、臀下静脉、闭孔静脉和骶外侧静脉:收集同名动脉分布区的静脉血,汇入髂内静脉壁支。

6. 下肢的供血

(1) 股动脉

股深动脉:分出:①旋股内侧动脉,分支分布于附近诸肌和髋关节,并与臀下动脉、旋股外侧动脉和第1穿动脉吻合;②旋股外侧动脉,分支分布于股前肌群和膝关节;③穿动脉,分为3条,分布于股后肌群和股骨。

腹壁浅动脉、旋髂浅动脉:分布于浅筋膜及皮肤。

膝降动脉:分布于小腿内侧浅筋膜和皮肤,并参与构成膝关节网。

(2) 腘动脉

肌支:分布于股后部肌群的下部。

膝上内、外动脉和膝下内、外动脉:参与构成膝关节网。

膝中动脉:分布于交叉韧带和关节囊滑膜层。

腓肠动脉:分布于小腿三头肌。

(3) 胫后动脉

腓动脉:分布于腓骨及附近诸肌、外踝和跟骨外侧面,并参与外踝网的构成。

胫骨滋养动脉:穿胫骨滋养孔进入骨内。

足底内侧动脉:分布于足底内侧的肌与皮肤。

足底外侧动脉:与足背动脉的足底深动脉吻合,构成足底深弓。

(4) 胫前动脉

胫前、后返动脉:参与构成膝关节网。

胫前动脉内、外踝支:参加内、外踝网,沿途发出肌支,分布于小腿前群肌。

足背动脉:分出足底深动脉,与足底外侧动脉吻合成足底深弓;分出弓状动脉,发出3条跖背动脉,向前行又各分为2支细小的趾背动脉,分布于第2~5趾的相对缘。

(5) 足底深弓

足底外侧动脉与足背动脉的足底深动脉吻合而成。由弓的凸侧发出4条趾足底总动脉,向前至跖趾关节附近,又各分为两支趾足底固有动脉,分布于第1~5趾的相对缘。

(6) 下肢静脉

足背静脉弓:由趾背静脉合成,横位于跖骨远侧端皮下。

大隐静脉:起自足背静脉弓的内侧端,注入股静脉。五条属支有股内侧浅静脉、股外侧浅静脉、旋髂浅静脉、腹壁浅静脉、阴部外静脉。

小隐静脉:起自足背静脉弓的外侧端,注入腘静脉。

大、小隐静脉之间有交通支相互连接,并借穿静脉与深静脉相通。穿静脉内也有瓣膜,开向深静脉。

股静脉:收集下肢、腹前壁下部的静脉血。

7. 淋巴回流

肩胛下淋巴结：引流颈后部和背部的淋巴液，其输出淋巴管注入中央淋巴结和尖淋巴结。

腰淋巴结：引流腹后壁深层结构的淋巴液，并收纳髂总淋巴结的输出淋巴管，其输出淋巴管汇合成左、右腰干。

胸肌淋巴结：引流胸外侧壁、腹前外侧壁的淋巴液，其输出淋巴管注入中央淋巴结和尖淋巴结。

髂外淋巴结：引流腹前壁下部的淋巴液，并收纳腹股沟浅、深淋巴结的输出淋巴管，其输出淋巴管注入髂总淋巴结。

腹壁淋巴结：脐平面以上腹前外侧壁的浅、深淋巴管分别注入腋淋巴结和胸骨旁淋巴结，脐平面以下腹壁的浅淋巴管注入腹股沟浅淋巴结，深淋巴管注入腹股沟深淋巴结、髂外淋巴结和腰淋巴结。

外侧淋巴结：收纳除注入锁骨下淋巴结以外的上肢浅、深淋巴管，其输出淋巴管注入中央淋巴结、尖淋巴结和锁骨上淋巴结。

锁骨下淋巴结：收纳沿头静脉上行的浅淋巴管，其输出淋巴管注入腋淋巴结，少数注入锁骨上淋巴结。

肘淋巴结：分浅、深两群，通过浅、深淋巴管引流手尺侧半和前臂尺侧半的淋巴液，其输出淋巴管沿肱血管注入腋淋巴结。

髂内淋巴结：引流臀部和大腿后部深层结构的淋巴液，其输出淋巴管注入髂总淋巴结。

腹股沟浅淋巴结：分上、下两群。上群引流腹前外侧壁下部和臀部的淋巴液。下群收纳除足外侧缘和小腿后外侧部外的下肢浅淋巴管。腹股沟浅淋巴结的输出淋巴管注入腹股沟深淋巴结或髂外淋巴结。

腹股沟深淋巴结：引流大腿深部结构的淋巴液，并收纳腘淋巴结深群和腹股沟浅淋巴结的输出淋巴管，其输出淋巴管注入髂外淋巴结。

腘淋巴结：分浅、深两群，引流足外侧缘和小腿后外侧部的浅淋巴管以及足和小腿的深淋巴管，其输出淋巴管注入腹股沟深淋巴结。

第三节 肺藏功能性质的固定结构

肺藏有主气（呼吸）和卫外（防御）两种功能，本节将介绍其固定结构。

一、肺藏主气（呼吸）功能的固定结构

肺藏主气（呼吸）功能是指呼吸系统、呼吸属动力系统和呼吸属脉管系统主持的肺通气、肺换气、气体承载和组织换气功能。其中，呼吸系统由呼吸道、呼吸道保护屏障、肺、皮肤、生物膜、空气（含 O_2 和 CO_2）和黏液组成；呼吸属动力系统由参与肺通气的骨骼肌、骨、骨连结、平滑肌和运动相关滑液组成；呼吸属脉管系统由分布于呼吸系统和呼吸属动力系统的动脉、静脉、淋巴管、血液、淋巴液组成。血液、淋巴液、空气（含 O_2 和 CO_2）、黏液、运动相关滑液属于流变结构，将在第五章血和津液的生物学基础中介绍。

(一) 文献依据

1. 肺藏主气

《素问·五藏生成》:"诸气者皆属于肺。"

《素问·六节藏象论》:"肺者,气之本。"

《素问·阴阳应象大论》:"天气通于肺。"

2. 肺藏司呼吸

《灵枢·五味》:"其大气之抟而不行者,积于胸中,命曰气海,出于肺,循咽喉,故呼则出,吸则入。"

《医宗必读》:"肺叶白莹,谓之华盖,以覆诸脏。虚如蜂窠,下无透窍,吸之则满,呼之则虚,一呼一吸,消息自然。"

3. 皮毛助呼吸

《读医随笔》:"鼻息一呼,而周身八万四千毛孔皆为之一张;一吸,而周身八万四千毛孔皆为之一翕。"

《中西汇通医经精义》:"皮毛属肺,肺多孔窍以行气,而皮毛尽是孔窍,所以宣肺气,使出于皮毛以卫外也。"

4. 肺藏与鼻、涕关系密切

《灵枢·五阅五使》:"鼻者,肺之官也。"

《灵枢·脉度》:"肺气通于鼻,肺和则鼻能知臭香矣。"

《素问·宣明五气》:"五藏化液……肺为涕。"

《四圣心源》:"涕者,肺气之熏蒸也。"

5. 肺藏主气借助心、血、脉

《素问·经脉别论》:"肺朝百脉。"

《灵枢·邪客》:"宗气积于胸中,出于喉咙,以贯心脉,而行呼吸焉。"

《素问·六节藏象论》:"五气入鼻,藏于心肺。"

《本草述钩元》:"肺合于心而气化,为血脉之所由始;肺合于脾而血化,为经脉之所由通。"

《丹溪心法附余》:"肺主气运行血液,周流一身,金也。"

《三因极一病证方论》:"呼吸者,气之橐籥;动应者,血之波澜。"

6. 肺藏主气功能异常表现为鼻塞、胸闷、哮喘、咳嗽、呼吸急促

《素问·五藏别论》:"心肺有病,而鼻为之不利也。"

《素问·至真要大论》:"诸气膹郁,皆属于肺。"

《灵枢·本神》:"肺气虚则鼻塞不利少气,实则喘喝胸盈仰息。"

《灵枢·五阅五使》:"故肺病者,喘息鼻张。"

《脉诀乳海》:"卫为气,肺主气,其变动为咳。"

《圣济总录》:"肺实也,苦上气,胸中满膨膨,与肩相引。"

上述文献说明传统中医学已经认识到肺与大气相通,肺司呼吸,与鼻、涕、心、血、脉关系密切,肺功能异常或呼吸气促、鼻翼扇动、张口抬肩,或呼吸微弱。

(二) 呼吸系统

肺与外环境之间的气体交换称肺通气。肺泡与肺毛细血管血液之间的气体交换称肺换

气。肺通气与肺换气合称外呼吸。呼吸系统是指主持外呼吸和组织液与细胞内液之间气体交换的人体结构。血浆与组织液之间的气体交换称组织换气,由呼吸属脉管系统执行。

1. **呼吸道** 由鼻、咽、喉、气管和各级支气管组成,是空气进出的通道。其中,鼻、咽、喉称上呼吸道,气管和各级支气管的管腔称下呼吸道。

鼻:包括外鼻、鼻腔和鼻旁窦,是呼吸道的起始部,也是嗅觉器官,并辅助发音。其中,鼻毛能阻挡空气中的灰尘、细菌等。腭骨、鼻骨、额骨、下鼻甲骨、犁骨、筛骨和蝶骨围成骨性鼻腔,内覆黏膜和皮肤,是发音的辅助器官,鼻腔黏膜嗅部含有嗅细胞。鼻腔前部的鳞状上皮具有机械保护作用。鼻旁窦是鼻腔周围颅骨内的含气骨腔,包括上颌窦、额窦、筛窦、蝶窦,各窦壁内衬以黏膜,均以窦口开口于鼻腔的外侧壁,协助调节吸入空气的温度、湿度,对发音起共鸣作用。

咽:为一条连接口腔和鼻腔至食管和气管的圆锥形通道,位于第1~6颈椎前方,上端附于颅底,向下于第6颈椎下缘或环状软骨的高度续于食管。咽有前壁、后壁及侧壁,其前壁不完整,故咽向前分别与鼻腔、口腔及喉腔相通。咽腔分别以软腭与会厌上缘为界,分为鼻咽、口咽和喉咽3部。咽具有吞咽功能、呼吸功能、保护和防御功能以及共鸣作用。此外,咽也是一个重要的发音共振器,对发音起辅助作用。

喉:由喉软骨、喉的连结、喉肌和喉腔组成,是呼吸管道,又是发音器官。声带位于喉腔中部,由声带肌、声韧带和黏膜组成,左右对称。声带的固有膜是致密结缔组织,在皱襞的边缘有强韧的弹性纤维和横纹肌,弹性大。两侧声襞与杓状软骨底和声带突之间的矢状裂隙为声门裂。

气管、支气管:是空气进出的通道。

2. **肺** 肺位于胸腔(由胸廓和膈围成),左右各一,左二叶右三叶。因为覆盖于胸腹器官之上,传统中医学称"华盖"。由实质组织和间质组织构成。实质组织包括支气管树和肺泡,质地空虚,不容纤芥,传统中医学称"肺为清虚之脏";间质组织包括结缔组织、血管、淋巴管、淋巴结和神经。

肺泡是由单层上皮细胞构成的半球状囊泡。肺中的支气管经多次分支成无数细支气管,它们的末端膨大成囊,囊的四周有很多突出的小囊泡,即为肺泡。肺泡是肺部气体交换的主要部位,也是肺的功能单位。O_2从肺泡向血液弥散,要依次经过含肺泡表面活性物质(由肺泡Ⅱ型上皮细胞合成)的液体层、肺泡上皮层、上皮基底膜层、肺泡与毛细血管之间的间质层、毛细血管基膜层和毛细血管内皮细胞层,这6层合称呼吸膜。呼吸膜平均厚度不到$1\mu m$,有很高的通透性,故血气交换十分迅速,传统中医学称"肺朝百脉"。人两肺呼吸膜的总面积可达$70m^2$,在安静状态下,约有$40m^2$参与呼吸运动,即可充分满足短时间内所需的气体交换量。

被交换的O_2和CO_2,中医分别称清气和浊气,属于脂溶性小分子物质,分布于血液、组织液与细胞内液中的O_2、CO_2可从高浓度一侧通过脂质分子间隙向低浓度一侧进行跨膜扩散,没有生物学机制的参与,不需要消耗能量。脾藏转运的水谷之精和肺藏吸入的清气合称宗气,能借助气化(生物氧化)化生能量。

3. **皮肤** 皮肤也具有气体交换功能,称皮肤呼吸。从发生学的角度看,由体表向内折入的部分就是肺或鳔,向外突出扩大的部分就是鳃。从原生动物到环节动物均没有专门的呼吸结构分化出来,直接用体表细胞与外界进行气体交换。在人体,皮肤的角质层是一种半通透膜,能使气体与水分子结合进行气体交换,但全身皮肤的吸氧量仅占肺的 1/160。

4. 生物膜 主持组织液与细胞内液之间的气体交换,详见脾藏散精(转载)功能的转载系统。

5. 呼吸道保护屏障 由机械屏障、化学屏障、生物屏障及免疫屏障组成,参见脾藏运化(消化吸收)功能的消化道保护屏障和肺藏卫外(防御)功能的黏膜相关淋巴组织,主要作用是有效阻止呼吸道内病原微生物或异物的入侵。如呼吸道的黏液腺能分泌黏液,净化湿润空气,黏附吸入空气中的病原微生物或异物。呼吸道腔面的假复层纤毛柱状上皮,游离面附有能摆动的纤毛,能节律性地摆动,将含有病原微生物或异物的黏液排出至喉部。

干燥和寒冷的空气易导致呼吸道保护屏障功能降低,空气中的病原微生物或异物易引发呼吸道炎症或过敏反应,故传统中医学称"肺为娇藏"。炎性渗出物阻塞呼吸道可见胸闷憋气、声音重着或嘶哑,传统中医学称"金实不鸣"。

(三) 呼吸属动力系统

呼吸属动力系统是指为肺通气和发音提供动力,并对呼吸器官起支撑保护作用的动力系统。呼吸属动力系统肌力下降,表现为呼吸表浅、胸闷气短、说话咳喘声低气怯,传统中医学称"金破不鸣"。咳嗽、气喘分别是病原微生物或异物侵犯呼吸道引发的呼吸属动力系统的顺应性保护反应和平滑肌痉挛,传统中医学称"肺气上逆"。

1. 平滑肌 参与肺通气和发音的平滑肌位于气管至末梢细支气管中,属于多个单位平滑肌,是调节支气管运动张力的重要组织,受自主神经支配和激素影响。

2. 骨骼肌

(1) 参与肺通气的骨骼肌:又称呼吸肌。

鼻肌(横部、翼部、基底部):开大或缩小鼻孔。

前斜角肌、中斜角肌、后斜角肌:上提第 1~2 肋,助深吸气。

胸大肌、胸小肌、肋间外肌、上后锯肌:提肋助吸气。

肋间内肌、肋间最内肌、胸横肌:降肋助呼气。

下后锯肌:下拉肋向后,并固定肋,协助膈的呼气运动。

膈:收缩时,膈穹窿下降,扩大胸腔助吸气。舒张时,膈穹窿上升,减小胸腔助呼气。与腹肌同时收缩时,增加腹压,协助咳嗽、喷嚏。

腹外斜肌、腹内斜肌、腹横肌、腹直肌:增加腹压,参与完成咳嗽、喷嚏、降肋助呼气。

腰方肌:包括腰大肌和竖脊肌,降第 12 肋,帮助呼吸。

(2) 参与发音的骨骼肌:发音是肺通气功能的延伸。除了参与肺通气的骨骼肌和平滑肌外,发音还有特殊的骨骼肌,如喉肌和软腭肌。其中喉肌包括环甲肌、环杓后肌、环杓侧肌、杓横肌、杓斜肌、甲杓肌和杓会厌肌,是由鳃弓衍化而来的骨骼肌,来自轴旁中胚层,由特殊内脏运动纤维支配。

环甲肌:紧张声带。

环杓后肌:开大声门裂、紧张声带。

环杓侧肌:缩小声门裂。

杓横肌:缩小喉口、紧张声带。

杓斜肌:缩小喉口和声门裂。

甲杓肌:内侧部使声带松弛,外侧部使声门裂变窄。

杓会厌肌:关闭喉口。
软腭肌:说话时软腭上提,辅助发音。

3. 筋膜　参与肺藏主气(呼吸)功能的筋膜是内脏筋膜。

胸膜:是衬于胸壁内面、膈上面、纵隔两侧面和肺表面的浆膜,分为脏、壁两层。脏胸膜贴于肺的表面,与肺紧密结合不易分离,并深入肺叶间裂内。壁胸膜贴于胸壁内面、膈上面和纵隔表面。脏胸膜与壁胸膜之间是一个封闭、狭窄、呈负压的潜在腔隙,称胸膜腔。胸膜腔内积气称气胸。胸膜的单层扁平上皮能分泌少量浆液,可减少呼吸时的摩擦。

纵隔:是两纵隔胸膜之间所有器官和组织的总称,将胸腔分为互不相通的左、右两部分。

肺韧带:是脏胸膜与壁胸膜相互移行,在肺根下方前后形成的三角形皱襞,有固定肺的作用。

动脉韧带:在左肺动脉起始部和主动脉弓下缘之间,为胚胎时期动脉导管闭锁后的遗迹,有固定肺的作用。

4. 骨、骨连结

(1) 参与肺通气的骨、骨连结

胸椎、肋、胸骨、肋椎关节、胸肋关节、骨间韧带:是呼吸运动的杠杆和支点,并对呼吸器官具有支撑保护作用。

(2) 参与发音的软骨、骨连结

喉软骨:包括甲状软骨、环状软骨、会厌软骨、杓状软骨、小角软骨、楔状软骨,构成喉的支架。

喉的连结:环甲关节、环杓关节、弹性圆锥、方形膜、甲状舌骨膜、环状软骨气管韧带,为喉腔的组成部分。

(四) 呼吸属脉管系统

呼吸属脉管系统包括两套,一套是为整个人体带来 O_2、带走 CO_2 的功能性脉管系统;另一套是为呼吸道、肺和呼吸属动力系统带来营养物质、激素、O_2 和热量,带走代谢产物、CO_2 和热能的营养性脉管系统。正由于呼吸系统产热较少,故常由于供血不足而温度较低,表现为呼吸气冷、咳痰质稀,传统中医学称"肺寒"。其中,激素包括肾上腺素、去甲肾上腺素、肾上腺髓质素、前列腺素等,属于流变结构,将在第五章精的生物学基础中介绍。

1. 功能性脉管系统

(1) 参与肺换气的脉管系统

肺动脉:起于肺动脉干,分为左、右两支。左肺动脉分支进入左肺上、下叶,形成毛细血管网包绕在肺泡周围;右肺动脉分支进入右肺上、中、下叶,形成毛细血管网包绕在肺泡周围。肺动脉将全身代谢产生的 CO_2 运往肺以呼出体外。

肺静脉:起于肺泡周围的毛细血管网,左、右各两条,注入左心房,将肺吸入的 O_2 借助心运往全身。

(2) 参与组织换气的脉管系统

毛细血管:分布全身,主持血浆与组织液之间的气体交换。

2. 营养性脉管系统　为呼吸系统带来营养物质、激素、O_2 和热量,带走代谢产物、CO_2 和热能。

上颌动脉:由颈外动脉分出,分布于鼻腔。进一步分出眶下动脉,营养上颌窦黏膜。

甲状腺上动脉：由颈外动脉分出，分布于喉。

面动脉、咽升动脉：由颈外动脉分出，分布于腭扁桃体。

甲状颈干：分布于喉、气管。

胸主动脉支气管支：是主动脉弓下方发出的细小分支，营养气管和支气管。

肌膈动脉：由胸廓内动脉分出，分布于下位5个肋间隙与膈。

腹壁上动脉：由胸廓内动脉分出，与腹壁下动脉吻合，分布于腹直肌。

心包膈动脉：由胸廓内动脉分出，分布于膈、胸膜。

肋间最上动脉：起自锁骨下动脉的肋颈干，分布于第1、2肋间隙。

肋间后动脉：起自胸主动脉壁支，共9对，分布于第3~11肋间隙。

肋下动脉：起自胸主动脉壁支，共1对，分布于第12肋下缘。

膈上动脉：起自胸主动脉下部，分布于膈上面的后部。

膈下动脉：起自腹主动脉壁支，分布于膈的下面。

上腔静脉：收集胸壁和部分胸腔脏器的静脉血。

膈下静脉：收集膈下动脉分布区域的血液，注入下腔静脉壁支。

奇静脉：在右膈脚处起自右腰升静脉，形成奇静脉弓，于第2肋软骨平面注入上腔静脉。主要收集右肋间后静脉、右支气管静脉及半奇静脉的血液。奇静脉在行程中，还收集来自后纵隔器官的静脉血液。因此奇静脉是沟通上、下腔静脉系的重要通道之一。

半奇静脉：起自左腰升静脉，注入奇静脉。主要收集左侧下部肋间后静脉和副半奇静脉的血液。

副半奇静脉：注入半奇静脉或奇静脉。收集左侧中、上部肋间后静脉及左支气管静脉的血液。

3. 淋巴回流

喉前淋巴结：引流喉的淋巴液，输出淋巴管注入气管前淋巴结、气管旁淋巴结和颈外侧下深淋巴结。

气管前淋巴结：引流喉和气管颈部的淋巴液，输出淋巴管注入气管旁淋巴结和颈外侧下深淋巴结。

气管旁淋巴结：引流喉和气管的淋巴液，输出淋巴管注入颈外侧下深淋巴结。

颈外侧上深淋巴结：引流鼻、喉、气管的淋巴结，其输出淋巴管注入颈外侧下深淋巴结或颈干。其中颈内静脉肩胛舌骨肌淋巴结引流鼻咽部、扁桃体的淋巴液。

咽后淋巴结：引流鼻腔后部、鼻旁窦、鼻咽部和喉咽部的淋巴液，输出淋巴管注入颈外侧上深淋巴结。

胸骨旁淋巴结：引流胸腹前壁和乳房内侧部的淋巴液，并收纳膈上淋巴结的输出淋巴管，其输出淋巴管参与合成支气管纵隔干。

肋间淋巴结：引流胸后壁的淋巴液，其输出淋巴管注入胸导管。

膈上淋巴结：分前、外、后侧三群，引流膈、壁胸膜的淋巴液，其输出淋巴管注入胸骨旁淋巴结和纵隔前、后淋巴结。

纵隔前淋巴结：引流纵隔胸膜的淋巴液，并收纳膈上淋巴结外侧群的输出淋巴管，其输出淋巴管参与合成支气管纵隔干。

纵隔后淋巴结：引流膈的淋巴液，并收纳膈上淋巴结外侧群和后群的输出淋巴管，其输出淋巴管注入胸导管。

气管、支气管和肺的淋巴结：引流肺、胸膜脏层、支气管和气管的淋巴液，并收纳纵隔后淋巴结的输出淋巴管。其中，肺淋巴结的输出淋巴管注入支气管肺淋巴结。支气管肺淋巴结又称肺门淋巴结，输出淋巴管注入气管支气管淋巴结。气管支气管淋巴结分为上、下两群，输出淋巴管注入气管旁淋巴结。气管旁淋巴结、纵隔前淋巴结和胸骨旁淋巴结的输出淋巴管汇合成支气管纵隔干。左、右支气管纵隔干分别注入胸导管和右淋巴导管。

附：共鸣腔、酸碱平衡

1. 共鸣腔　人体发音的共鸣腔主要有胸腔、口腔和头腔。胸腔包括气管、支气管和肺。口腔包括喉、咽及口腔。头腔包括鼻腔、上颌窦、额窦、筛窦、蝶窦。

以软腭为界，共鸣腔可分为鼻腔、鼻窦和鼻咽腔组成的上部共鸣器，以发高音为主；口腔、咽和胸腔组成的下部共鸣器，以发低音为主。根据体积是否固定，共鸣腔分为可调节共鸣器（喉、咽和口腔）和不可调节共鸣器（鼻腔、鼻旁窦、胸腔）。

2. 酸碱平衡（acid-base balance）　组织细胞在代谢过程中不断产生酸性和碱性物质，还有一定数量的酸性和碱性物质随食物进入体内，但体液的酸碱度依靠体内的缓冲和调节功能仍能保持恒定，表现为动脉血的pH值保持在7.35~7.45这一变动范围狭窄的弱碱性环境内。这种人体自动维持体内酸碱相对稳定的过程称酸碱平衡。人体的酸碱平衡调节包括：血液缓冲系统是维持酸碱稳定的第一线反应，肺通过控制挥发酸的释出维持pH值相对恒定，肾通过调节排出固定酸或保留碱的量维持pH值相对恒定，组织细胞通过膜内外的离子交换和细胞内液的缓冲系统起调节作用，依次属于脾藏的散精功能、肺藏的主气功能、肾藏的主水功能和脾藏的散精功能。

二、肺藏卫外（防御）功能的固定结构

肺藏卫外（防御）功能是指对外免疫系统和防御属脉管系统针对病原微生物和外来异物的免疫防御和免疫耐受功能。其中，对外免疫系统由免疫屏障、外周免疫器官、免疫细胞和免疫分子组成。防御属脉管系统由分布于对外免疫系统的动脉、静脉、淋巴管、血液、淋巴液组成。血液、淋巴液、免疫细胞和免疫分子属于流变结构，将在第五章血的生物学基础中介绍。

（一）文献依据

1. 皮肤、腠理能御邪

《素问·皮部论》："邪客于皮则腠理开，开则邪入客于络脉，络脉满则注于经脉，经脉满则入舍于府藏也。"

《灵枢·百病始生》："是故虚邪之中人也，始于皮肤，皮肤缓则腠理开，开则邪从毛发入，入则抵深。"

《灵枢·五变》："肉不坚，腠理疏，则善病风。"

《外科正宗》："人之皮毛腠理不密，故感其毒。"

2. 外邪入侵责之正气虚

《素问·评热病论》："邪之所凑，其气必虚。"

《灵枢·本藏》："卫气者，所以温分肉，充皮肤，肥腠理，司开阖者也"。

3. 肺合皮毛

《素问·五藏生成》："肺之合皮也,其荣毛也。"

《素问·咳论》："皮毛者,肺之合也。"

《素问·痿论》："肺主身之皮毛。"

《素问·阴阳应象大论》云："西方生燥,燥生金……肺生皮毛……在体为皮毛,在藏为肺,在色为白。"

《灵枢·经脉》："手太阴气绝则皮毛焦。太阴者行气温于皮毛者也,故气不荣则皮毛焦,皮毛焦则津液去皮节,津液去皮者,则爪枯毛折,毛折者则毛先死。"

《灵枢·五邪》："邪在肺,则病皮肤痛。"

《四圣心源》："肺气盛则皮毛致密而润泽。"

《医宗金鉴》："肺属金,色白主皮毛。"

《医学纲目》："皮肤属肺。"

上述文献说明传统中医学已经认识到外邪常从皮肤、腠理入侵人体,外邪入侵常由于正气不足,肺与皮毛关系密切。

(二) 对外免疫系统

对外免疫系统是指针对病原微生物和外来异物产生免疫防御和免疫耐受功能的免疫系统。

1. 免疫屏障　是人体防止病原微生物和外来异物入侵的屏障结构。包括以下内容:

(1) 物理屏障:物理屏障是指对病原微生物和外来异物具有物理阻挡作用的皮肤和黏膜。

1) 皮肤:由表皮和真皮构成,以皮下组织与深层组织相连,是人体面积最大的器官。皮肤总重量占体重的 5%~15%,总面积为 1.5~2m^2,最厚的皮肤在足底,可达 4mm,最薄的皮肤在眼睑,不足 1mm。皮肤覆盖全身,使体内各种组织器官免受物理性、化学性和病原微生物性的侵袭,是免疫系统的第一道防线。皮肤有毛、皮脂腺、汗腺和指(趾)甲等,它们都是由表皮衍生的皮肤附属器。

毛发:包括头发、眉毛、睫毛、鼻毛、阴毛和汗毛,具有保护作用。

竖毛肌:位于毛发的一侧,为多个单位平滑肌,收缩时使毛发竖立,类似骨骼肌受外来神经支配或激素影响,收缩时压迫皮脂腺使之分泌。

指(趾)甲:是表皮角质层细胞增厚而形成的板状结构,属于结缔组织,起保护指(趾)端作用。

2) 黏膜:是一层覆盖在消化道、呼吸道、泌尿生殖道、眼结膜、内耳以及外分泌腺导管的薄膜,内有血管和神经,能分泌黏液。黏膜能将人体与外界环境隔离,也是免疫系统的第一道防线。

黏膜的功能可分为两类,一类是参与内脏功能,因为功能不同而分属于脾藏、肾藏和肝藏。如消化道黏膜吸收营养物质的功能属于脾藏运化(消化吸收)功能;输尿管黏膜和膀胱黏膜防止尿液渗漏、倒流的作用属于肾藏主水(泌尿)功能;输卵管黏膜和子宫内膜辅助排卵、营养卵子的作用属于肾藏生育(生殖)功能;口腔黏膜中的嗅觉感受器和鼻腔黏膜中的味觉感受器产生特殊感觉信号的作用属于肝藏疏泄(支配内脏运动)功能。另一类是防御功能,能防止和清除病原微生物和外来异物。防御功能异常引起的炎症可分为两类:①黏膜的局部炎症(如肠痈、肺痈)影响相应内脏的功能,属于相应内脏对应的中医五藏功能失调,如消化道、呼吸道、泌尿生殖道黏膜的局部炎症,分属于脾藏运化、肺藏主气、肾藏主水、肾藏生育功能的异常;②全身性炎症(菌血症、毒血症、败血症)属于肺藏的卫外(防御)功能失调。

正因为呼吸道对外开放,空气中的病原微生物和异物容易通过呼吸道黏膜入侵人体,故卫外功能归于肺藏。

(2) 化学屏障:是指分泌杀/抑菌物质的皮肤和黏膜腺体。

1) 小汗腺:是皮肤的附属器,由分泌部和导管部组成。分泌部位于真皮深层或皮下组织内,为一盘曲成团的管状腺,其周围由皮肤动脉的分支致密的毛细血管网包围着。导管部由2~3层立方形细胞围成,从真皮深部上行,穿过表皮,开口于皮肤表面,称汗孔,传统中医学称"玄府""腠理"。小汗腺分泌的乳酸具有一定的抑菌作用。

2) 皮脂腺:在有毛的皮肤,它们位于毛囊与竖毛肌之间,在无毛的皮肤,它们位于真皮浅层。除手掌、足底和足外侧部外分布全身,头皮、面部、胸部、肩胛间和阴阜分布较多。唇部、乳头、龟头、小阴唇的皮脂腺直接开口于皮肤表面,其余开口于毛囊上1/3处。皮脂腺分泌分四个阶段:14岁以下分泌较少,16~24岁分泌旺盛,25~40岁分泌减少,40岁以上分泌极少。皮脂腺分泌的皮脂与小汗腺分泌的汗液在皮肤上形成酸性(pH5.2左右)皮脂膜,不仅具有润滑作用,还能防止细菌和真菌滋生。

3) 黏液腺:位于呼吸道、消化道、泌尿生殖道、眼结膜、内耳以及外分泌腺导管的黏膜中,分泌的黏液一般都是比较浓稠的胶状体,含具有抗菌功效的酵素,如溶菌酶、免疫球蛋白等。黏液由满布黏膜的杯状细胞制造,由悬浮于水中的黏蛋白及无机盐组成。其中,唾液腺分泌的唾液含有溶菌酶和免疫球蛋白,具有杀灭细菌和病毒作用;胃分泌的胃酸,能杀灭随食物进入胃内的细菌;痰亦是黏液的一种,但专指下呼吸道感染所产生的黏液;鼻腔内产生的黏液则称作鼻涕。

皮脂腺分泌的皮脂和黏液腺分泌的黏液除具有化学屏障外,还具有润滑作用。具有润滑作用的皮脂和黏液属于流变结构,将在第五章津液的生物学基础中介绍。

(3) 微生物屏障:微生物屏障是指寄生于皮肤和黏膜的正常菌群。

皮肤菌群主要有葡萄球菌、类白喉棒状杆菌、铜绿假单胞菌、丙酸杆菌等,呼吸道菌群主要有草绿色链球菌、γ溶血性链球菌、棒杆菌、微球菌、拟杆菌、奈瑟菌、梭杆菌、嗜血杆菌、厌氧球菌、表皮葡萄球菌、口腔黏滑球菌、罗氏菌等。具有生物拮抗作用,能防止病原微生物的繁殖和入侵。肠道菌群数量庞大而恒定,主要是厌氧菌,如双歧杆菌、乳酸杆菌等,具有生物拮抗作用。阴道菌群有乳杆菌、表皮葡萄球菌、大肠埃希菌等。黏附在阴道黏膜上皮细胞上的乳杆菌可产生酸性生存环境,对大肠埃希菌、类杆菌、金黄色葡萄球菌有拮抗作用。此外在外耳道、眼结膜、鼻咽腔、尿道等部位都会有正常菌群的分布。

(4) 血脑屏障:血脑屏障是指由软脑膜、脉络丛的脑毛细血管壁与神经胶质细胞形成的血浆与脑细胞之间的屏障和血浆与脑脊液之间的屏障,这些屏障能够阻止某些物质(多半是有害的)由血液进入脑组织。

(5) 胎盘屏障:胎盘屏障是指母体的胎盘绒毛组织与胎儿的子宫血窦间的屏障,能够将母体与胎儿的血液分开,能选择性地进行物质交换,防止母体内病原微生物或某些药物影响胎儿。但妊娠早期(前3个月内)此屏障尚不完善。

2. 外周免疫器官　免疫器官包括中枢免疫器官和外周免疫器官。中枢免疫器官,又称初级淋巴器官,是免疫细胞发生、发育、分化与成熟的场所,属于肾藏的全形功能;外周免疫器官,又称次级淋巴器官,是T细胞、B细胞定居和发生特异性免疫应答的部位,属于肺藏的卫外功能。

(1) 脾:位于腹腔的左上方,呈扁椭圆形,暗红色、质软而脆,是体内形体最大的淋巴器官。由胃脾韧带、脾肾韧带、膈脾韧带、膈结肠韧带和脾结肠韧带支持固定。脾中T细胞约占总淋巴细胞数的35%~50%,B细胞约占50%~65%。脾的功能包括:①造血。在胚胎期,脾是重要的造血器官,出生后造血功能停止,但仍然是血细胞尤其是淋巴细胞再循环的重要场所。脾的造血功能属于肾藏的全形功能,脾是淋巴细胞再循环的重要场所,属于肺藏的卫外功能。②免疫应答。脾富含B细胞和浆细胞,是全身最大的抗体产生器官,尤其是产生IgM和IgG,其数量对调节血清抗体水平起很大作用。脾的免疫应答功能属于肺藏的卫外功能。③过滤。脾是血循环中重要的过滤器,能清除血液中的异物、病菌以及衰老死亡的细胞,特别是红细胞和血小板。脾过滤血液中的异物、病菌功能属于肺藏的卫外功能,脾过滤血液中的衰老死亡红细胞和血小板功能属于肾藏的全形功能。④储血。脾的组织中含有大量"血窦",是人体的"血库",当人休息、安静时,它贮存血液,当处于运动、失血、缺氧等应激状态时,它又将血液排送到血循环中,以增加血容量。脾的调节血量功能属于心藏的主血脉功能。⑤分泌免疫分子。脾可以合成补体(C5和C8等)和备解素等重要的免疫效应分子;还能产生一种白细胞激肽,促进粒细胞的吞噬作用。脾的分泌体液因子功能属于肺藏的卫外功能。显然,脾的所有功能都与中医脾藏的功能无关。

(2) 淋巴结:淋巴结为大小不一的圆形或椭圆形灰红色小体,多成群分布,数目不定,年轻人有400~500个。浅淋巴结位于浅筋膜内,深淋巴结位于深筋膜深面。淋巴结多沿血管排列,位于关节屈侧和体腔的隐藏部位。主要功能:① T细胞和B细胞定居的场所。②滤过和净化作用。通过淋巴窦内吞噬细胞的吞噬作用以及体液抗体等免疫分子的作用,可以杀伤病原微生物,清除异物,从而起到净化淋巴液,防止病原体扩散的作用。③免疫应答场所。淋巴结中富含各种类型的免疫细胞,利于捕捉抗原、传递抗原信息和细胞活化增殖。④淋巴细胞再循环基地。正常情况下,只有少数淋巴细胞在淋巴结内分裂增殖,大部分细胞是再循环的淋巴细胞。血中的淋巴细胞通过毛细血管后微静脉进入淋巴结实质,然后再经淋巴窦汇入输出淋巴管。

(3) 扁桃体:又称扁桃腺,是咽与口腔、鼻腔交界处黏膜下淋巴组织所集成的团块,能帮助身体对抗经空气传播的病原微生物的感染。

(4) 皮肤相关淋巴组织:皮肤相关淋巴组织是指表皮内能呈递抗原的朗格汉斯细胞、可产生细胞因子的角质形成细胞、亲表皮的T细胞、局部淋巴结构成的具有免疫作用的独特功能单位,又称皮肤免疫系统。

1) 朗格汉斯(Langerhans)细胞:朗格汉斯细胞来源于骨髓,定位于表皮与口腔、食管、阴道和宫颈的鳞状上皮质,也是这些部位的主要抗原呈递细胞。表面有IgG受体、补体C3b受体及IgE高亲和力受体。朗格汉斯细胞能结合处理抗原,并将抗原信号呈递给免疫活性细胞;分泌上皮细胞衍生的胸腺细胞活化因子,又称白介素-1。

2) 角质形成细胞:角质形成细胞可以产生多种细胞因子,包括IL-1、IL-6、IL-7、IL-8、GM-CSF、TNF等。IL-1有促T细胞增殖,诱导Th细胞产生细胞生长因子,促进成纤维细胞增殖的作用。IL-6有抗病毒活性,促B细胞活化和刺激分泌IgG。角质形成细胞还可分泌有趋化作用的细胞因子,能趋化和激活白细胞。

3) 表皮内淋巴细胞:表皮内淋巴细胞占整个皮肤相关淋巴细胞的 2%,并且大多数是 CD8 阳性的 T 细胞。表皮内的 T 细胞主要位于基底层,T 细胞进入表皮可能受有关黏附分子的控制。

4) 真皮淋巴细胞和巨噬细胞:真皮的结缔组织中含有淋巴细胞,主要位于血管周围,还有散在的巨噬细胞。

(5) 黏膜相关淋巴组织(mucosal-associated lymphoid tissue, MALT):又称黏膜免疫系统,主要有呼吸道[如鼻腔及呼吸道的鼻咽相关淋巴组织(NALT)和支气管黏膜相关淋巴组织(BALT)]、消化道[如肠黏膜相关淋巴组织(GALT)]、泌尿生殖道[如泌尿生殖道黏膜相关淋巴组织(UALT)]、眼结膜[如眼结膜相关淋巴组织(CALT)]的黏膜上皮及某些外分泌腺(胰腺、乳腺、泪道、唾液腺分泌管等),它们是广泛存在于上皮下的淋巴组织。从数量上说,黏膜免疫系统是免疫系统中最大的,这里淋巴细胞的数量比其他部分的总和还要多,60% T 细胞的工作场所在黏膜。

体液免疫是黏膜免疫效应的主要过程,即产生分泌型免疫球蛋白 A(SIgA)。人体每日分泌 SIgA 的量约为 30~60mg/kg,超过其他免疫球蛋白的量。IgA 在浆细胞产生后,由 J 链(含胱氨酸较多的酸性蛋白)连接成双聚体分泌出来。当 IgA 通过黏膜或浆膜上皮细胞向外分泌时,与上皮细胞产生的分泌片段连接成完整的 SIgA,释放到分泌液中,与上皮细胞紧密连接在一起,分布在黏膜或浆膜表面发挥免疫作用。由于外分泌液中 SIgA 含量多,又不容易被蛋白酶破坏,故成为抗感染、抗过敏的一道主要屏障。

黏膜免疫系统的细胞免疫包括上皮内淋巴细胞(IEL)、黏膜固有层免疫细胞、T 细胞及 K 细胞免疫等。上皮内淋巴细胞是体内最大的淋巴细胞群,广泛存在于皮肤、大小肠上皮、胆管、口腔、肺、上呼吸道及生殖道等,多位于肠道的柱状上皮层内,由于离肠腔很近而成为黏膜免疫系统中首先与细菌、食物抗原接触的部位。IEL 中 90% 是 $CD3^+$ T 细胞,少于 6% 是分泌抗体的 B 细胞,此外还存在极少量的非 T 非 B 的裸细胞。IEL 的主要功能是宿主对病原体入侵及上皮细胞变性作出快速反应。IEL 因其可产生与 Th1、Th2 功能相关的因子,具有调节其他淋巴细胞和上皮细胞的功能。IEL 还具有对食物抗原耐受和刺激上皮细胞更新功能。

黏膜免疫系统是免疫系统的重要组成部分,但与脾和淋巴结等外周免疫器官不同:①有着不同的淋巴样组织和淋巴细胞;②淋巴细胞的定居和再循环途径不同;③对暴露的大多数抗原产生免疫耐受;④黏膜栖息微生物群介导的固有免疫在黏膜自稳中起重要作用。

另外,血浆中的补体固有成分主要由肝细胞合成分泌,C1 主要由肠黏膜上皮细胞和内皮细胞产生。

(三) 防御属脉管系统

防御属脉管系统是指为对外免疫系统带来营养物质、激素、O_2 和热量,带走代谢产物、CO_2 和热能的营养性脉管系统。传统中医学称分布于皮肤的小血管为"浮络""孙络"。正是由于对外免疫系统产热较少,故常由于供血不足而温度较低,表现为畏寒怕冷、肌肤发凉,传统中医学称"表寒"。详见躯体动力属脉管系统、消化属脉管系统、呼吸属脉管系统、泌尿属脉管系统、生殖属脉管系统等章节内容。

卫外属脉管系统的供血不足,分布于体表的冷感受器兴奋,传至中枢使人畏风怕冷;免疫功能下降，病原微生物易入侵人体，表现为反复感冒；小汗腺周围的肌上皮细胞松弛，一方面使分泌部周围的细胞间液或毛细血管网中的物质更容易进入分泌部形成汗液，另一方面导管部松弛，使本为离出分泌腺的小汗腺成为漏出分泌腺，表现为多汗（自汗、漏汗），传统中医学称"卫表不固"或"腠理开泄"。

第四节　肾藏功能性质的固定结构

肾藏有主水（泌尿）、生育（生殖）、全形（成体）、气化（同化异化）、藏精（体液调节）五种功能，本节将介绍其固定结构。

一、肾藏主水（泌尿）功能的固定结构

肾藏主水（泌尿）功能是指泌尿系统、泌尿属动力系统和泌尿属脉管系统生成、输送、贮存和排泄尿液的功能。其中，泌尿系统由肾、输尿管、膀胱、尿道、泌尿道保护屏障、尿液组成；泌尿属动力系统由参与尿液输送、贮存和排泄的平滑肌、骨骼肌、骨、骨连结、运动相关滑液组成；泌尿属脉管系统由分布于泌尿系统和泌尿属动力系统的动脉、静脉、淋巴管、血液、淋巴液组成。血液、淋巴液、尿液、运动相关滑液属于流变结构，将在第五章血和津液的生物学基础中介绍。

（一）文献依据

1. 肾主水

《素问·水热穴论》："肾何以主水。"

《素问·逆调论》："夫水者，循津液而流也，肾者，水藏，主津液。"

《圣济总录》："肾主水，故人勇而劳甚，则肾汗出。"

2. 肾与膀胱、三焦、津液的关系

《灵枢·本输》："肾合膀胱，膀胱者，津液之府也。"

《素问·灵兰秘典论》："三焦者，决渎之官，水道出焉。膀胱者，州都之官，津液藏焉，气化则能出矣。"

《灵枢·本输》："三焦者，中渎之府也，水道出焉，属膀胱，是孤之府也。"

《医学实在易》："膀胱属水，为肾之腑。"

3. 肾居腰中

《素问·脉要精微论》："腰者肾之府，转摇不能，肾将惫矣。"

《素问·痿论》："肾气热，则腰脊不举，骨枯而髓减，发为骨痿。"

《圣济总录》："劳伤肾也，肾伤则少精，腰背痛，难俯仰。"

上述文献说明传统中医学已经认识到肾主持水液代谢，与膀胱相连，居腰中，肾病可见腰脊不举。

（二）泌尿系统

泌尿系统是指将代谢废物和多余的水排出体外，保持内环境稳定的人体结构。

1. 肾　肾有两枚，为暗红色实质性器官，形似蚕豆，位于腹膜后脊柱两旁浅窝中。重120~150g。每个肾由大约100万个具有相同结构与功能的肾单位和少量结缔组织组成。肾单位是肾的功能单位，由肾小体和肾小管组成，肾小管又汇入集合管。正常人仅需1/3数量

的肾单位即可满足正常排泄功能之需,可以允许单侧肾脏移植。但如果功能性肾单位数量减少至30%以下,将发生肾衰竭;降至10%以下将有生命危险。

(1) 肾小体:由肾小球和肾小囊组成。肾小体是血液过滤器,肾小囊向外移行形成肾小管。

肾小体的滤过膜从内到外分为三层:内层为内皮细胞层(厚约40nm),为附着在肾小球基底膜内的扁平细胞,上有无数孔径大小不等的小孔,小孔有一层极薄的隔膜;中层为基膜(厚240~370nm),电镜下从内到外又分为三层,即内疏松层、致密层及外疏松层,为控制滤过分子大小的主要部分,是机械屏障的主要部分;外层为上皮细胞层(厚约40nm),上皮细胞又称足细胞,其不规则突起称足突,其间有许多狭小间隙,血液经滤过膜过滤后,滤液入肾小球囊腔。正常情况下,血液中绝大部分蛋白质不能滤过而保留于血液中,仅小分子物质如尿素、葡萄糖、电解质及某些小分子蛋白能滤过。

(2) 肾小管:是与肾小囊壁层相连的一条长为30~50mm的细长上皮性小管,分为近曲小管、髓袢和远曲小管三部分。具有重吸收和排泌功能,在排泄代谢产物、维持人体体液平衡及酸碱平衡方面起关键作用。

(3) 集合管:分为皮质集合管、髓质集合管和乳头管3段,全长20~38mm。皮质集合管的起始通过连接小管与肾小管的远曲小管连接,呈弓状走行于皮质迷路内,进入髓放线汇合成髓质集合小管,经髓质下行至锥体乳头改称乳头管。具有重吸收、分泌及排泄功能,对尿的生成和浓缩起重要作用。

生理状态下,肾排出新陈代谢过程中产生的水溶性废物(如尿酸、尿素、肌酸和肌酐等)和多余的无机盐及水分,排出药物及毒物,调节水盐代谢和酸碱平衡。如果还排出糖、脂肪和蛋白质,表现为小便味甜、尿浮脂膏、小便泡沫,传统中医学统称"肾不封藏"。

2. 输尿管　能将肾分泌的尿液排入膀胱。其平滑肌为单位平滑肌,具有自律性。

3. 膀胱　是储存尿液的肌性囊状器官。其平滑肌没有自律性,但在遇到牵拉时可作为一个整体起反应。充盈时能储尿400~500ml或以上。

4. 尿道　男性尿道兼有排尿和排精功能。女性尿道仅用于排尿。

5. 泌尿道保护屏障　由机械屏障、化学屏障、生物屏障及免疫屏障组成,参见脾藏运化(消化吸收)功能的消化道保护屏障和肺藏卫外(防御)功能的黏膜相关淋巴组织,主要作用是有效阻止泌尿道病原微生物的入侵和尿液侵袭。如肾小囊壁层的单层扁平上皮和男性尿道的复层柱状上皮都具有保护功能。肾盏、肾盂、输尿管和膀胱腔面的复层上皮的变移上皮能防止尿液侵袭。尿道的复层柱状上皮具有机械性保护作用,尿道黏液腺分泌的黏液具有润泽和保护作用。

6. 小汗腺　通过分泌汗液,排出水、氯化钠和极少量的氯化钾和尿素。从发生学的角度看,原生动物和海绵动物都没有专门的排泄结构分化出来,直接通过胞膜或体表细胞排泄代谢废物。

(三) 泌尿属动力系统

泌尿属动力系统是指为输送、贮存和排泄尿液提供动力,并对泌尿器官起支撑保护作用的动力系统。泌尿属动力系统肌力不足或筋膜张力下降,表现为尿后余沥、小便失禁、肾下垂、膀胱下垂,传统中医学统称"肾气不固"。

1. 平滑肌

输尿管平滑肌:类似心肌组织,具有自律性,在没有外来神经支配时也可进行收缩活动。

膀胱平滑肌：又称逼尿肌，没有自律性，使膀胱内压升高，压迫尿液由尿道排出。

膀胱三角区肌、膀胱括约肌：能关闭尿道内口，防止尿液自膀胱漏出。

尿道内括约肌：位于男性尿道内口，对尿液的排出有节制作用。

2. 骨骼肌

膈、腹外斜肌、腹内斜肌、腹横肌、腹直肌：增加腹压，帮助排尿。

尿道外括约肌：又称尿道膜部括约肌，位于男性尿道膜部，能有意识地控制尿液的排出。

尿道阴道括约肌：女性约束尿液。

3. 筋膜

参与肾藏主水（泌尿）功能的筋膜主要是内脏筋膜。

纤维囊、脂肪囊、肾筋膜：固定肾。

男性耻骨前列腺韧带、女性耻骨膀胱韧带、脐正中襞、脐外侧襞：固定膀胱。

4. 骨、骨连结

脊柱、肋、骨盆：对泌尿器官起支撑保护作用。

（四）泌尿属脉管系统

泌尿属脉管系统包括两套，一套是为整个人体带走最终代谢产物的功能性脉管系统；另一套是为泌尿系统和泌尿属动力系统带来营养物质、激素、O_2 和热量，带走最终代谢产物、CO_2 和热能的营养性脉管系统。正由于泌尿系统产热较少，故常由于供血不足而温度较低，表现为腰腹冷痛，传统中医学称"下焦虚寒"。其中激素包括抗利尿激素、糖皮质激素、盐皮质激素、肾上腺髓质激素、肾素、心房钠尿肽、前列腺素等，属于流变结构，将在第五章精的生物学基础中介绍。

1. 功能性脉管系统

肾动脉：起自腹主动脉，从肾门入肾。

肾静脉：接受肾的静脉血，注入下腔静脉。

2. 营养性脉管系统

（1）肾的供血

肾动脉：起自腹主动脉，从肾门入肾。

肾静脉：接受肾的静脉血，注入下腔静脉。

（2）输尿管的供血

肾动脉：由腹主动脉分出，分布于输尿管上 1/3。

腹主动脉、髂总动脉、精索内动脉或子宫动脉：分布于输尿管中 1/3。

膀胱下动脉：由髂内动脉分出，分布于输尿管下 1/3。

肾静脉：接受输尿管的静脉血。

（3）膀胱的供血

脐动脉：起自髂内动脉脏支，出生后闭锁为脐内侧韧带，根部发出膀胱上动脉，分布于膀胱上部。

膀胱下动脉：是髂内动脉的脏支，分布于膀胱底。

膀胱静脉：起自膀胱静脉丛，汇入髂内静脉。

（4）尿道的供血

膀胱下动脉：供应上部尿道。

直肠(阴道)动脉：供应中部尿道。
阴部内动脉的前列腺支：供应下部尿道。
收集尿道的静脉：汇入膀胱前列腺静脉丛，最后至髂外静脉。

3. 淋巴回流

尿道的淋巴结：引流至髂外淋巴结、闭孔淋巴结及盆腔淋巴结。

髂内淋巴结：引流大部分盆壁、盆腔脏器的淋巴液，其输出淋巴管注入髂总淋巴结。

闭孔淋巴结：引流膀胱的淋巴液，其输出淋巴管注入髂内、外淋巴结。

骶淋巴结：包括骶外侧淋巴结和骶正中淋巴结，引流盆后壁的淋巴液，其输出淋巴管注入髂内淋巴结或髂总淋巴结。

髂外淋巴结：引流膀胱的淋巴液，并收纳腹股沟浅、深淋巴结的输出淋巴管，其输出淋巴管注入髂总淋巴结。

附：代谢性酸碱平衡的调节

肾通过排出过多的酸或碱以及对 $NaHCO_3$ 的重吸收调节血浆 $NaHCO_3$ 的浓度，称代谢性酸碱平衡。调节代谢性酸碱平衡是肾生成尿液功能的延伸，调节作用强而持久。

1. $NaHCO_3$ 的重吸收 肾小管上皮细胞内含有碳酸酐酶(CA)，催化 CO_2 和 H_2O 结合，生成 H_2CO_3。H_2CO_3 解离成 H^+ 和 HCO_3^-，H^+ 分泌到管腔，与原尿中的 Na^+ 交换，使 Na^+ 重新进入肾小管上皮细胞内，与 HCO_3^- 结合生成 H_2CO_3。通过上述过程，从肾小球滤过的 $NaHCO_3$ 在通过肾小管时绝大部分被重吸收。

2. 尿液的酸化 肾小球和集合管对 99% 的 Na^+ 重吸收，在近端小管后半段存在 Na^+-H^+ 交换体，使 Na^+ 进入细胞内，髓袢升支粗段有 Na^+-K^+-$2Cl^-$ 同向转运体，使得小管液中的 Na^+ 进入细胞内，当原尿流经肾远曲小管时，其中的 Na_2HPO_4 解离成 Na^+ 和 $NaHPO_4^-$，Na^+ 与肾小管上皮细胞内分泌的 H^+ 进行 H^+-Na^+ 交换，Na^+ 进入肾小管上皮细胞内与 HCO_3^- 一起重吸收入血形成 $NaHCO_3$。而管腔中的 H^+ 与 $NaHPO_4^-$ 结合形成 NaH_2PO_4 随尿排出，使尿液的 pH 值降低。这一过程称尿液的酸化。

3. 泌 NH_3 作用 肾小管上皮细胞内有谷氨酰胺酶，能催化谷氨酰胺水解生成谷氨酸和氨(NH_3)；此外 NH_3 也可以来自氨基酸的脱氨基作用。NH_3 分泌到肾小管腔后与 H^+ 结合成 NH_4^+，NH_4^+ 与小管液中的强酸根离子(如 Cl^-、SO_4^{2-} 等)结合成铵盐随尿排出。同时，小管液中的 Na^+ 重吸收进入肾小管上皮细胞内，与 HCO_3^- 一起转运入血形成 $NaHCO_3$。

经过尿液的酸化和泌氨作用的方式转运入血的 $NaHCO_3$ 与肾小管液中的重吸收不同，它是由肾小管上皮细胞重新生成的，故也称 $NaHCO_3$ 再生。通过上述过程即可排出过多的酸性物质，又可补充消耗的 $NaHCO_3$，因此可有效地调节酸碱平衡。

二、肾藏生育(生殖)功能的固定结构

肾藏生育(生殖)功能是指生殖系统、生殖属动力系统和生殖属脉管系统产生生殖细胞，完成生殖、分娩和泌乳的功能。其中，生殖系统由生殖器、男性尿道、女性乳房、生殖道保护屏障、生殖道排泄物、母乳组成；生殖属动力系统由参与生殖、分娩和泌乳的平滑肌、骨骼肌、骨、骨连结和运动相关滑液组成；生殖属脉管系统由分布于生殖系统和生殖属动力系统的动脉、静脉、淋巴管、血液、淋巴液组成。血液、淋巴液、生殖道排泄物(生殖细胞、月经、受精卵、

胚胎、胎儿)、母乳、运动相关滑液属于流变结构,将在第五章血、津液和精的生物学基础中介绍。

(一)文献依据

1. 人体源于精

《灵枢·决气》:"两神相搏,合而成形,常先身生,是谓精。"

《灵枢·本神》:"生之来谓之精。"

《素问·金匮真言论》:"夫精者身之本也。"

《景岳全书》:"精合而形始成,此形即精也,精即形也。"

2. 肾藏主生育

《素问·上古天真论》:"帝曰:有其年已老而有子者何也?岐伯曰:此其天寿过度,气脉常通,而肾气有余也。"

上述文献说明传统中医学已经认识到人体源于父母之精,肾藏主生育。

(二)生殖系统

生殖包括4个过程:①性成熟,男性表现为睾丸体积增大,阴囊、阴茎、前列腺等附属性器官快速生长;女性表现为卵巢体积增大,子宫体增大,阴道长度增加,大、小阴唇及阴蒂发育。②性兴奋,是指当人在精神或肉体上受到性刺激时,性器官和其他一些部位出现一系列生理变化。男性性兴奋主要表现为阴茎勃起和射精;女性性兴奋主要表现为阴道润滑、阴蒂勃起及性高潮。③性行为,是指在性兴奋的基础上,男女两性发生性器官接触,即性交,也包括性自慰。④妊娠,是指子代的产生和孕育过程,包括受精、着床、妊娠的维持及胎儿的生长。

生殖系统是指具有繁衍后代,形成并维持第二性征功能的人体结构。

1. 男性内生殖器

睾丸:位于阴囊内,左右各一,随性成熟而迅速生长,至老年随着性功能的衰退而萎缩变小。其实质主要由100~200个睾丸小叶组成,睾丸小叶内有曲细精管(又称生精小管)和睾丸间质。曲细精管的生精上皮能产生精子,睾丸间质内的间质细胞能产生雄激素,与男性第二性征、生理功能密切相关。

附睾:能暂时储存精子,分泌附睾液营养精子,促进精子成熟。

输精管:把精子从附睾输送到尿道。

射精管:是输精管的末端与精囊腺的排泄管在前列腺的上部会合后的管道。射精时两部分的液体进入尿道。

精囊、前列腺、尿道球腺:分泌液参与精液形成,营养精子,并有利于精子活动。

2. 男性外生殖器

阴茎:男性交媾器官,主要由两条阴茎海绵体和一条尿道海绵体,以及外面包裹的深、浅筋膜(又称白膜)和皮肤组成,其中尿道海绵体中有尿道贯穿其全长。

阴囊:阴囊上有很多皱褶,调节睾丸周围的温度(阴囊内温度比腹腔低1.5~2℃),有利于睾丸产生精子。阴囊的皮肤含丰富的皮脂腺与大汗腺。

男性尿道:起于膀胱的尿道内口,止于阴茎头的尿道外口。分为前列腺部、膜部和海绵体部,具有排尿和排精的功能。

3. 女性内生殖器

卵巢:位于子宫底的后外侧,左右各一,重约3~4g。35~45岁卵巢开始逐渐缩小,绝经期后卵巢可逐渐缩小到原体积的 1/2。卵巢皮质位于卵巢周围,主要由不同发育阶段的卵泡、黄体、白体和结缔组织构成;卵巢髓质位于卵巢中央,由疏松结缔组织构成,其中有许多血管、淋巴管和神经。卵巢能产生卵子,分泌雌激素、孕激素和少量雄激素。

输卵管:对拾卵、精子获能、卵子受精、受精卵输送及早期胚胎的生长发育都起着重要作用。

子宫:是产生月经、孕育和娩出胎儿的器官。

阴道:是女性的性交器官,也是排出月经和娩出胎儿的管道。阴道口既是经血流出的外口,又是分娩时胎儿出生的最后关口,也是性交时阴茎进入阴道内的第一关口。

前庭大腺:能分泌黏液润滑阴道。

4. 女性外生殖器

阴阜:其皮下的丰富脂肪组织和皮肤上的阴毛在性交时起支撑和减震缓冲作用。

大阴唇、小阴唇:对性刺激十分敏感,对其内邻的尿道口和阴道口具有保护作用。

阴道前庭:是位于两侧小阴唇之间的裂隙。

阴蒂:能激发女性的性欲和快感。

前庭球:性刺激能充血勃起。

5. 女性乳房　由皮肤、纤维组织、脂肪组织、乳腺构成,是女性的第二性征和性敏感区,能分泌乳汁哺育后代。乳腺位于皮下的浅筋膜,与皮肤的表皮、汗腺一样,乳腺及其平滑肌均来自表面外胚层,但乳腺泌乳功能的启动是在性激素的影响下完成的,故将乳腺作为生殖器官看待。

6. 生殖道保护屏障　由机械屏障、化学屏障、生物屏障及免疫屏障组成,参见脾藏运化(消化吸收)功能的消化道保护屏障和肺藏卫外(防御)功能的黏膜相关淋巴组织,主要作用是保护生殖道,防止病原微生物入侵。如子宫、输卵管腔面的单层柱状上皮具有保护、分泌和吸收功能;宫颈黏液腺分泌黏液能润滑生殖道;阴道腔面的复层扁平上皮(未角化型),具有机械性保护作用;处女膜对生殖器起保护作用。

(三)生殖属动力系统

生殖属动力系统是指为生殖、分娩和泌乳提供动力,并对生殖器官起支撑保护作用的动力系统。生殖属动力系统肌力不足或筋膜张力下降表现为乳房下垂、子宫脱垂、滑精、滑胎,传统中医学统称"肾气不固"。

1. 平滑肌　子宫平滑肌、阴道平滑肌(耻骨尾骨肌)、男性尿道平滑肌均为单个单位平滑肌,类似心肌,具有自律性,在没有外来神经支配时也可进行收缩活动。

2. 骨骼肌

肛提肌:包括前列腺提肌(男)、耻骨阴道肌(女)、髂尾肌、耻骨直肠肌、耻尾肌,能增强和提起肛底,承托盆腔器官,并对肛管和阴道有括约作用。

尾骨肌:有协助封闭小骨盆下口,承托盆腔器官及固定骶、尾骨的作用。

会阴浅横肌:能固定会阴中心腱。

球海绵体肌:在男性,收缩时可使尿道变短变细,协助排尿和射精,并参与阴茎勃起。在女性,又称阴道缩肌,可缩小、括约阴道口和尿道口。

坐骨海绵体肌:在男性,收缩时会压迫阴茎海绵体根部,阻止静脉血回流,参与阴茎勃起,又称阴茎勃起肌。在女性,收缩时压迫阴蒂脚,阻止阴蒂内静脉血的回流,协助阴蒂勃起,又称阴蒂勃起肌。

会阴深横肌:能封闭尿生殖三角的后部,收缩时可加强会阴中心腱的稳定性。

尿道括约肌:在男性,具有括约尿道膜部、压迫尿道球腺和固定会阴中心腱的作用。在女性,又称尿道阴道括约肌,有括约尿道、阴道和固定会阴中心腱的作用。

提睾肌:位于阴囊,能上提睾丸。

膈:与腹肌同时收缩时,增加腹压,协助分娩。

腹外斜肌、腹内斜肌、腹横肌、腹直肌:增加腹压,参与完成分娩。

3. 筋膜　参与肾藏生育(生殖)功能的筋膜主要是内脏筋膜。

乳房悬韧带、浅筋膜(脂肪):对乳房起支持和固定作用。

卵巢系膜(固定于子宫阔韧带)、卵巢悬韧带和卵巢固有韧带(与盆腔侧壁及子宫相连):固定卵巢。

阴茎悬韧带:固定阴茎。

子宫阔韧带、子宫圆韧带、子宫主韧带、子宫骶韧带:固定子宫。

盆膈上筋膜、盆膈下筋膜:连同肛提肌和尾骨肌,统称盆膈,能封闭小骨盆下口的大部分。

尿生殖膈上筋膜、尿生殖膈下筋膜:与其间的会阴深横肌和尿道括约肌共同构成尿生殖膈,能封闭尿生殖三角和盆膈裂孔。

4. 骨、骨连结　脊柱、胸廓、骨盆对生殖器官起支撑保护作用。

(四) 生殖属脉管系统

生殖属脉管系统是指为生殖系统和生殖属动力系统带来营养物质、激素、O_2 和热量,带走代谢产物、CO_2 和热能的营养性脉管系统。其中,激素包括生长激素释放激素、缩宫素、促肾上腺皮质激素释放激素、催乳素、褪黑素、8-精缩宫素、肾上腺雄激素、雄激素、抑制素、雌激素、孕激素、松弛素、人绒毛膜促性腺激素、人绒毛膜生长激素、前列腺素、催产素等,属于流变结构,将在第五章精的生物学基础中介绍。

1. 乳房的供血

胸廓内动脉:又称内乳动脉,起自锁骨下动脉,供血给内侧乳房。

胸外侧动脉、胸肩峰动脉、胸背动脉:起自腋动脉,供血给外侧乳房。

第3~5肋间动脉的前支:分别与内乳动脉、胸外侧动脉分支相互吻合,以供血给乳房下部。

乳房浅静脉组:分布在乳房皮下,汇集回流到内乳静脉和颈前静脉。

乳房深静脉组:包括:①内乳静脉肋间支,引流内侧乳房血液回流到同侧无名静脉;②腋静脉分支,引流乳房外侧血液回流到锁骨下静脉和头臂静脉;③肋间静脉,引流乳腺血液经肋间静脉回流到奇静脉。

2. 睾丸的供血

睾丸动脉:起自腹主动脉,分布于睾丸和附睾。

睾丸静脉:起自睾丸和附睾,缠绕睾丸动脉,形成蔓状静脉丛,此丛上行经腹股沟管至深环附近形成两条睾丸静脉。右睾丸静脉注入下腔静脉,左睾丸静脉注入左肾静脉。睾丸静脉行程长,加之左睾丸静脉以直角汇入肾静脉,血流较右侧缓慢,故睾丸静脉曲张以左侧者多见。

3. 卵巢的供血

卵巢动脉:起自腹主动脉,分布于卵巢和输卵管壶腹部,并与子宫动脉分支吻合。

子宫动脉:起自髂内动脉,分支供应卵巢,并与卵巢动脉吻合。

卵巢静脉:起自卵巢,在子宫阔韧带内形成蔓状静脉丛,逐渐合并成卵巢静脉,右卵巢静脉注入下腔静脉脏支,左卵巢静脉注入左肾静脉。

4. 子宫的供血

子宫动脉:起自髂内动脉,分支进入子宫壁。

子宫静脉:起于子宫两侧静脉丛,汇入髂内静脉。

5. 输卵管的供血

卵巢动脉:起自腹主动脉,分支分布于管壁,分支的末端在输卵管系膜内相互吻合。

子宫动脉:起自髂内动脉,分支供应输卵管间质部和内侧2/3段。

输卵管的静脉血流与同名动脉并行。

6. 输精管的供血

输精管动脉:起自髂内动脉,营养输精管。

输精管静脉:收集输精管静脉血。

7. 外生殖器的供血

膀胱下动脉:起自髂内动脉,分布于男性的精囊和前列腺、女性的阴道壁。

子宫动脉:起自髂内动脉,分布于阴道。

阴部内动脉:起自髂内动脉,分布于会阴部和外生殖器。

会阴动脉、阴茎背动脉、阴蒂背动脉:起自髂内动脉,分布于会阴部诸肌、外生殖器。

阴部外动脉:起自股动脉的股深动脉,分布于外阴部皮肤。

前列腺静脉(男):起自前列腺静脉丛,汇入髂内静脉。

阴道静脉(女):起自阴道静脉丛,汇入髂内静脉。

股静脉:收集外阴部的静脉血,汇入下肢深静脉。

8. 淋巴回流

胸肌淋巴结:引流乳房外侧部和中央部的淋巴液,其输出淋巴管注入中央淋巴结和尖淋巴结。

胸骨旁淋巴结:引流乳房内侧部的淋巴,其输出淋巴管参与合成支气管纵隔干。

尖淋巴结:引流乳腺上部的淋巴液,其输出淋巴管合成锁骨下干,左侧注入胸导管,右侧注入右淋巴导管。少数输出淋巴管注入锁骨上淋巴结。

腹股沟浅淋巴结:分上、下两群。上群引流会阴和子宫底的淋巴液,其输出淋巴管注入腹股沟深淋巴结或髂外淋巴结。

腹股沟深淋巴结:引流会阴的淋巴液,并收纳腘淋巴结深群和腹股沟浅淋巴结的输出淋巴管,其输出淋巴管注入髂外淋巴结。

髂内淋巴结:引流大部分盆壁、盆腔脏器、会阴深部的淋巴液,其输出淋巴管注入髂总淋巴结。

闭孔淋巴结:引流子宫颈、阴道上部以及阴蒂或阴茎头的淋巴液,其输出淋巴管注入髂内、外淋巴结。

骶淋巴结:包括骶外侧淋巴结和骶正中淋巴结,引流盆后壁、前列腺、子宫等处的淋巴液,其输出淋巴管注入髂内淋巴结或髂总淋巴结。

髂外淋巴结:引流前列腺(男)或子宫颈和阴道上部(女)的淋巴液,并收纳腹股沟浅、深淋巴结的输出淋巴管,其输出淋巴管注入髂总淋巴结。

腰淋巴结:引流腹腔成对器官的淋巴液,并收纳髂总淋巴结的输出淋巴管,其输出淋巴管汇合成左、右腰干。

三、肾藏全形(成体)功能的固定结构

肾藏全形(成体)功能是指成体系统产生新的体细胞,对内免疫系统针对体细胞及其产物免疫自稳、免疫耐受和免疫监视,以维持人体结构稳定的功能。其中,成体系统由成体干细胞及其分化成熟的环境、结构性物质组成;对内免疫系统由免疫器官、免疫细胞和免疫分子组成。结构性物质、免疫细胞及免疫分子属于流变结构,将在第五章精和血的生物学基础中介绍。"全形"即保全形体,取自《素问·宝命全形论》。

(一) 文献依据

1. 水谷之精化血

《景岳全书》:"血者水谷之精也。源源而来,而实生化于脾。"

《读医随笔》:"血者,水谷之精微,得命门真火蒸化……其浊者为血,清者为津。"

《济阴纲目》:"知水谷之精气是生血之本,则知脾胃是生血之源。"

2. 肾精化血

《黄帝内经素问集注》:"肾为水脏,受五脏六腑之精而藏之。肾之精液,入心化赤而为血。"

《诸病源候论》:"肾藏精,精者血之所成也。"

《病机沙篆》:"血之源头在乎肾。"

《本草述钩元》:"肾水之阴,即营血之母。"

《景岳全书》:"血即精之属也。"

《类经》:"精足则血足。"

《张氏医通》:"气不耗,归精于肾而为精;精不泄,归精于肝而化清血。"

《侣山堂类辨》:"肾为水脏,主藏精而化血。"

3. 肾与骨髓关系密切

《素问·平人气象论》:"肾藏骨髓之气也。"

《素问·痿论》:"肾主身之骨髓。"

《素问·脉要精微论》:"骨者髓之府。"

《素问·五运行大论》:"肾生骨髓。"

《素问·逆调论》:"肾不生,则髓不能满。"

《中西汇通医经精义》:"髓者肾精所生。"

《圣济总录纂要》:"肾者水也,而生于骨,肾不荣则髓不能满,故寒甚至骨也。"

4. 肾能全形

《素问·上古天真论》:"夫道者能却老而全形。"

《素问·宝命全形论》:"人以天地之气生,四时之法成,君王众庶,尽欲全形,形之疾病,莫知其情,留淫日深,著于骨髓。"

上述文献说明传统中医学已经认识到化血需要水谷之精和肾精,肾与骨髓、形体发育关系密切。

(二) 成体系统

成体系统是指产生新的体细胞的人体结构,根据成体干细胞命名。

1. 成体干细胞　干细胞是一类具有自我复制能力,可分化成多种功能细胞的多潜能细胞。根据分化潜能,干细胞可分为全能干细胞、多能干细胞和单能干细胞。根据发育阶段,干细胞可分为胚胎干细胞和成体干细胞。

人体的发育起始于受精卵。在受精后的最初几个小时内,受精卵分裂为一些完全相同的细胞,把每一个细胞放在子宫均可发育成胎儿,称全能干细胞,即胚胎干细胞。生殖细胞(精子、卵子)及其母细胞、受精卵、胚胎干细胞,属于肾藏的生育(生殖)功能。

大约在受精后的第4日,经过几个循环的细胞分裂,全能干细胞开始特异化,形成一个中空环形的胚囊,由外层细胞和位于中空球形内的细胞簇(称内细胞群)构成。外层细胞继续发展,形成胎盘以及胎儿在子宫内发育所需的其他支持组织。内细胞群可发育形成人体所需的全部组织,称多能干细胞。多能干细胞进一步特异化,发展为参与生成特殊功能细胞的干细胞,称单能干细胞。多能干细胞与单能干细胞合称成体干细胞,分为造血干细胞和非造血干细胞两类。

(1) 造血干细胞(HSC):造血干细胞是生成各种血细胞的原始细胞,最早起源于人胚卵黄囊血岛。出生后,造血干细胞主要存在于红骨髓中,约占骨髓有核细胞数的0.5%。另外,在外周血和胎儿脐带血以及脾、肝、淋巴结也有极少量分布。

造血干细胞的生物学特性:①有很强的增殖潜能,在一定条件下能反复分裂,大量增殖,但在生理状态下,多数细胞处于G_0期静止状态;②有多向分化能力,能分化形成各系造血祖细胞,并可横向分化为某些非造血细胞,如树突状细胞、朗格汉斯细胞、内皮细胞等;③具有自我更新或自我复制能力,即通过不对称性有丝分裂后产生两种子代细胞,其中一种分化为造血祖细胞,而另一种仍保持造血干细胞的所有生物学特性,可不断补充造血干细胞群体数量,维持自身数量的相对稳定;④具有异质性,即不同发育阶段、不同来源的造血干细胞,其功能、生物物理特性和表面标志不同。

造血祖细胞是由造血干细胞增殖、分化而来的分化方向确定的干细胞,故又称定向干细胞。造血祖细胞表面已出现造血生长因子受体,如促红细胞生成素(EPO)、集落刺激因子(CSF)等的受体,能接受相应因子的调控而定向分化。除极早期以外,造血祖细胞已失去自我复制能力,细胞分裂的方式转变为对称性有丝分裂。因此,造血祖细胞数量的维持只有依赖于造血干细胞的增殖、分化来补充。但造血祖细胞仍保持很强的增殖能力,各系造血过程中细胞的大量扩增主要依靠造血祖细胞的增殖。

髓系多向造血祖细胞能进一步分化为单系或二系造血母细胞;红系造血祖细胞分化成熟为红细胞;粒细胞单核细胞系造血祖细胞分化为中性粒细胞和单核细胞;巨核细胞系祖细胞分化为能制造血小板的巨核细胞;淋巴系祖细胞分化成熟为T细胞、B细胞和NK细胞。

(2) 非造血干细胞:能分化成熟为在人体内空间位置相对固定的组织型体细胞(又称功能细胞)。常见的非造血干细胞有:

1) 间充质干细胞:可分化为骨细胞、软骨细胞、脂肪细胞、肌肉细胞和造血支持细胞,也能分化为神经元、星形胶质细胞等。

2) 神经干细胞：可分化为神经元、星形胶质细胞和少突胶质细胞，并具有向多细胞系分化的能力。

3) 胃肠干细胞：胃黏膜上皮细胞正常情况下每2~7日更新一次，损伤时更新加速。这个过程是由胃的多能干细胞分化完成的，多能干细胞能分化成胃的各种上皮细胞，并能产生完整的胃腺体。肠黏膜上皮是人体代谢最活跃的场所，肠黏膜上皮细胞终生进行着不间断的自我更新。目前认为肠道干细胞增生、分化是肠黏膜更新的主要细胞学基础。

4) 肝干细胞：先分化为肝祖细胞，再分化为成熟肝细胞。

5) 表皮干细胞：人表皮细胞每2周就替换一次。在毛囊隆突部，即皮脂腺开口与竖毛肌毛囊附着处之间的毛囊外根鞘中含有丰富的表皮干细胞；在没有毛发的部位如手掌、脚掌，表皮干细胞位于与真皮乳头顶部相连的基底层，而其他有毛发的皮肤，表皮干细胞则位于表皮的基底层。表皮干细胞能持续增殖分化以取代表层终末分化细胞，从而完成皮肤组织结构的更新。在表皮基底层中有1%~10%的基底细胞为表皮干细胞，随着年龄的增长，表皮底部与真皮乳头逐渐平坦，表皮干细胞的数量也随之减少，这也是小儿的创伤愈合能力较成人强的原因之一。

6) 内皮祖细胞：是内皮细胞的前体细胞。

7) 眼干细胞：包括角膜缘干细胞、视网膜神经干细胞、结膜干细胞和虹膜干细胞等。

2. 成体干细胞的分化环境

(1) 造血干细胞的分化环境：造血干细胞及其分化成熟为血细胞的环境称造血系统。正常人体血细胞是在骨髓及淋巴组织内生成。造血干细胞均发生于胚胎的中胚层，随胚胎发育过程，造血中心转移，出生前的造血分为三个阶段：

1) 卵黄囊造血期：人胚第3周，卵黄囊壁、体蒂和绒毛膜等处的胚外中胚层细胞密集形成的血岛，是造血系统的始基。血岛周边的细胞分化为成血管细胞，进一步形成扁平的内皮细胞；血岛中间的细胞变圆，分化为原始成血细胞，即最早的造血干细胞，从而进入原始造血或胚胎造血。原始造血的主要特点是造血向红细胞系分化。

2) 肝、脾、胸腺和淋巴结造血期

肝：约在胚胎第6周，卵黄囊内造血干细胞开始随血液循环进入肝，定植于肝血窦外肝细胞索内，9~24周肝为胚胎主要的造血器官。

脾：继肝造血后，约在胚胎第12周，脾开始造血，其造血干细胞可能来源于肝。肝、脾造血表现为造血干细胞呈多向分化，称为定型性造血或成人造血。胚胎肝和脾内造血干细胞集落由红系细胞、粒单系细胞、巨核细胞组成。至第5个月，脾造血功能逐渐减退，仅制造淋巴细胞及单核细胞，而这一造血活动则维持终生。

胸腺：胸腺位于前纵隔、胸骨后，分左右两叶，是中枢免疫器官之一，由胸廓内动脉供血。胸腺最早出现于胚胎第9周，在胚胎第20周发育成熟，新生儿胸腺15~20g，青春期达顶峰约40g，以后随年龄增长而逐渐萎缩，至老年时仅剩10g左右，且多为脂肪组织所替代。胸腺是执行特异性免疫功能的 $\alpha\beta T$ 细胞、调节性T细胞和执行非特异性免疫作用的 $\gamma\delta T$ 细胞发育成熟的场所。

3) 骨髓造血期：骨髓是一种海绵状、胶状或脂肪性的组织，封闭在骨髓腔内。骨髓造血大约始于胚胎第20周，造血方式为定型性造血，主要产生髓系细胞，包括红细胞、粒细胞、单核细胞与巨噬细胞-血小板。从新生儿到4岁的幼儿，全身骨髓具有活跃的造血功能。5~7

岁时,在管状骨的造血细胞之间开始出现脂肪细胞。随着年龄的增长,管状骨中红骨髓的范围逐渐减少,脂肪组织逐渐增多,骨髓变黄色,称黄骨髓。黄骨髓虽已不再造血,但仍保留造血潜能。在18~20岁,红骨髓仅局限于颅骨、胸骨、脊椎、髂骨等扁平骨以及肱骨与股骨的近端,约占骨髓总量的一半。以后红骨髓的造血活动持续终身,但其活跃程度可随年龄的增长而稍有减少。骨髓的造血微环境由血管、巨噬细胞、神经及基质等组成。造血部位和血液循环之间存在屏障,即骨髓血液屏障,具有控制血细胞进出骨髓的作用。骨髓是中枢免疫器官之一,是绝大多数执行非特异性免疫作用的固有免疫细胞和具有特异性免疫功能的B细胞发育成熟的场所。

此外,肾上腺、腹腔的脂肪、胃肠道也参与制造血细胞。

造血过程一方面需要脾藏运化的水谷之精,如蛋白质、铁、叶酸、维生素 B_{12} 作为原料,另一方面需要肾藏所藏之精,如集落刺激因子(CSF)激发,故传统中医学有"精血同源"的论断。

(2) 非造血干细胞的分化环境:在人体已经分化成熟的各种固定结构中都存在非造血干细胞。非造血干细胞分化成熟为组织型体细胞的环境称干细胞巢(stem cell niche),或小生境、壁龛。干细胞巢能保护非造血干细胞免受外来伤害。处于休眠状态的非造血干细胞遇到适当的激活信号,就可复制成新的干细胞、转移离开干细胞巢,按一定程序分化形成新的功能细胞,以替代损伤、衰亡和变性的组织型体细胞,使人体的结构保持生长和衰退的动态平衡。已知皮肤、骨骼肌、骨髓、肠道、肝、肾和肺都存在成体干细胞的干细胞巢。

成体系统的营养供给由功能性脉管系统完成。

(三) 对内免疫系统

对内免疫系统是指对体细胞及其产物具有免疫自稳、免疫耐受和免疫监视功能的免疫系统,由中枢免疫器官、外周免疫器官、免疫细胞和免疫分子组成。其中中枢免疫器官详见肾藏全形(成体)功能的成体系统,外周免疫器官详见肺藏卫外(防御)功能的对外免疫系统,免疫细胞和免疫分子详见第五章血的生物学基础。

附:体细胞的凋亡、生命周期不同阶段的体貌特征

1. 体细胞的凋亡　体细胞(somatic cell)是一个与生殖细胞相对的概念,又称功能细胞,简称细胞。根据所处的状态,体细胞可分为在人体内空间位置相对固定的组织型体细胞和空间位置不固定的游走型体细胞(即血细胞)两类。

细胞的凋亡是指由死亡信号诱发的受调节的细胞死亡过程,是细胞生理性死亡的普遍形式。凋亡过程中DNA发生片段化,细胞皱缩分解成凋亡小体,被邻近细胞或巨噬细胞吞噬,不发生炎症。通过细胞凋亡,能清除发育过程中的多余细胞、正常生理活动过程中的无用细胞和病理活动过程中有潜在危险的细胞。细胞凋亡过低可发生前列腺癌、白血病等恶性肿瘤,系统性红斑狼疮、免疫介导性肾小球肾炎等自身免疫性疾病,疱疹性病毒、痘病毒等引起的病毒感染性疾病。细胞凋亡过高可发生艾滋病,阿尔茨海默病、帕金森病等神经退行性疾病,再生障碍性贫血、心肌梗死、脑卒中等缺血性损伤。

2. 生命周期不同阶段的体貌特征　生命周期不同阶段的体貌特征是肾藏全形功能的表达方式。组织型体细胞的新生与凋亡速度在人体生命周期(生、长、壮、老、已)的不同阶段是不同的。在胚胎期、婴幼儿期和学龄期,组织型体细胞的新生速度高于凋亡速度;在青年

期,组织型体细胞的新生速度等于凋亡速度;在壮年期和老年期,组织型体细胞的新生速度低于凋亡速度。这种组织型体细胞的新生与衰亡速度变化表现为体貌特征的规律性变化,详见表4-2。体貌特征的改变主要表现为骨的形变,骨的形变又与肾藏的藏精功能关系密切,故将全形功能归于肾藏。

表4-2 生命周期不同阶段的体貌特征

生命时段	体貌特征
胚胎期	受精卵开始分化,形成胚层,组织及器官迅速生长,功能渐趋成熟
婴幼儿期~学龄前期(初生~6岁)	从出生至1周岁的婴儿期生长发育特别快。1年内体重可增加3倍,身高可增加2倍,1~1.5岁时前囟门闭合,出生6个月开始萌出第一颗乳牙,到2岁半左右20颗乳牙萌出完毕,6岁时长出第一颗恒牙(第一磨牙),乳齿开始按出牙顺序脱落
学龄期(7~13岁)	呼吸中枢和肺的发育近于成熟。大脑半球继续发育,脑重接近成人,运动更加协调和准确,分析和综合能力加强。体格处于稳定阶段,年平均体重增长2kg,身高增长5cm。骨的有机成分多,无机成分少,弹性大而硬度小,不容易骨折而容易变形。肌肉中水分多,蛋白质、脂肪、糖和无机盐少,弹性强伸展性好,但耐力和肌力不足
青年期(14~44岁)	出现第二性征。男性表现为骨架粗大、骨质重、肌肉纤维粗多结实、喉结突出,声音低沉粗犷,长出胡须、腋毛和阴毛,出现遗精,肩宽臀窄、身材高大呈倒三角形;女性表现为骨架纤小、骨质轻、肌肉纤维细少柔韧、乳房隆起,乳头突出,嗓音尖细柔润,皮肤细嫩,皮下脂肪增厚,腋毛和阴毛相继长出,月经来潮,肩窄臀宽、身材凹凸有致呈曲线美。另外,还出现智齿、大汗腺分泌旺盛(主要位于腋窝、乳晕、脐窝、肛周和外生殖器)
中年期(45~59岁)	人体各系统、器官和组织的生理功能开始衰退,新陈代谢趋于缓慢,对营养物质的需求逐渐减少,消化功能逐渐降低。色素细胞中酪氨酸酶活性进行性丧失,毛干中色素消失,头发由黑变白。毛发根部的血运和细胞代谢减退,新生毛发逐渐减少,休止期毛发逐渐增多,头发逐渐稀疏。皮下脂肪减少,皮肤弹性减低,面部皱纹增多,皮肤松弛及色素沉着
老年期(60岁以上)	人体各系统、器官和组织的生理功能更加衰退。骨有机物质减少,无机盐增多,钙质丢失,关节软骨、滑膜骨质变;牙龈、牙槽骨萎缩,牙齿脱落;骨骼肌细胞水分减少,失去弹性,功能减退;毛发根部的血运和细胞代谢减退,头发脱落。女性卵巢功能衰竭。男性睾丸萎缩,生精功能衰竭

四、肾藏气化(同化异化)功能的固定结构

肾藏气化(同化异化)功能是指同化异化系统合成和分解有机物,产生和排泄化学能和热能的功能。其中,同化异化系统由细胞器、胞内酶、体液、细胞产物、化学能和热能组成。体液、细胞产物、化学能和热能属于流变结构,将在第五章津液、精和气的生物学基础中介绍。

(一) 文献依据

1. 阳气源于命门

《难经》:"命门者……原气之所系也。"

《类经附翼》:"命门之水火,即十二脏之化源。"

《读医随笔》:"卫气者,本于命门。"
《古今名医汇粹》:"命门为化生之源,得先天之气。"

2. 汗能调节体温

《素问·阴阳别论》:"阳加于阴谓之汗。"
《灵枢·决气》:"腠理发泄,汗出溱溱,是谓津。"
《素问·生气通天论》:"体若燔炭,汗出而散。"
《灵枢·五癃津液别》:"天暑衣厚则腠理开,故汗出……天寒则腠理闭,气湿不行,水下留于膀胱,则为溺与气。"
《素问·六元正纪大论》:"汗濡玄府。"
《医钞类编》:"腠理,亦曰玄府。玄府者,汗孔也。"

上述文献说明传统中医学已经认识到阳气源于命门,汗出玄府,能调节体温。

(二) 同化异化系统

合成代谢又叫同化作用,是指人体把从外界获取的小分子营养物质(如葡萄糖、脂肪酸、甘油、氨基酸)转变成细胞的组成物质(如糖原、三酰甘油、蛋白质、核苷酸)并储存能量的过程,传统中医学称"成形"。分解代谢又叫异化作用,是指人体将细胞中的大分子物质(如糖、脂肪、蛋白质)分解为最终代谢产物(如水、CO_2、尿酸、尿素)并释放能量的过程,传统中医学称"化气"。同化异化系统是指具有同化异化作用的人体结构。

1. 细胞器　在细胞器合成的有机物中,有的是为细胞供能的,如葡萄糖、糖原、脂肪和蛋白质,称供能性物质,能为人体提供能量;有的是为细胞的更新、再生和重建提供原料的,如蛋白质、核酸、核糖、磷脂、糖脂、胆固醇,称结构性物质,能为全形(成体)功能提供原料。供能性物质和结构性物质约占体细胞干重的90%以上。

(1) 合成代谢的细胞器

核糖体:是椭球形的粒状小体,有些附着在内质网膜的外表面,供给膜上及膜外蛋白质,有些游离在细胞质基质中,供给膜内蛋白质,是所有细胞内蛋白质合成的唯一场所。蛋白质合成有两种形式:①内源性蛋白质的合成自始至终都在游离的核糖体上进行;②外输性蛋白多肽链的延伸合成,在核糖体上起始不久,必须随同合成活动所在的核糖体一起转移,附着于粗面内质网上才能得以继续并最终完成。蛋白质的合成受DNA的调控,从DNA转录得到的mRNA上的遗传信息指导蛋白质的合成。

内质网:是细胞质中由膜构成的网状管道系统,广泛分布于细胞质基质内。它与生物膜及核膜相通,主管细胞内蛋白质及脂质等物质的合成和运输。粗面内质网表面附着核糖体,具有运输蛋白质的功能。滑面内质网含有许多酶,与糖脂类和固醇类激素的合成与分泌有关。DNA不直接参与糖类和脂质的合成,但通过调控酶的产生,对糖类和脂质的合成起催化作用。糖原的合成主要在肝和骨骼肌细胞的内质网,甘油三酯的合成主要在肝、脂肪组织和小肠黏膜上皮细胞的内质网。

高尔基复合体:位于细胞核附近的网状囊泡,是细胞内的运输和加工系统,能将粗面内质网运输的蛋白质进行加工、浓缩和包装成分泌泡和溶酶体。

中心体:由两个互相垂直排列的中心粒及其周围的物质组成,与有丝分裂有密切关系。

细胞核:常位于细胞的中央,是核酸的合成场所。核酸的合成就是DNA的复制,受基因调控。能保存遗传物质,控制生化合成和细胞代谢,决定细胞或人体的性状表现。

(2) 分解代谢的细胞器

线粒体：是一些线状、小杆状或颗粒状的结构。线粒体含核糖体，可产生 DNA 和 RNA，能相对独立遗传。线粒体有丰富的酶系统，能将葡萄糖、脂肪酸、氨基酸等供能性物质氧化产生能量，储存在三磷酸腺苷（ATP）的高能磷酸键上。细胞生命活动所需的能量，大约 95% 来自线粒体，故线粒体是细胞的"动力工厂"。除了红细胞外，人的体细胞均含有线粒体，但不同组织的线粒体含量不同，一个骨骼肌细胞约有 200~300 个线粒体，心肌细胞约有 5 000 个线粒体，肝细胞约有 2 000 个线粒体。一般来说，细胞中的线粒体数量取决于该细胞的代谢水平，代谢活动越旺盛的细胞线粒体越多。

溶酶体：单层膜包裹的囊状结构，由高尔基体断裂产生，内含 60 多种水解酶，能够水解多糖、磷脂、核酸和蛋白质，具有消化分解细胞内损坏和衰老细胞器的自溶作用（又称细胞自噬），和消化分解被细胞吞噬的病原微生物及其细胞碎片的异溶作用。溶酶体微粒内陷形成的囊泡又称外泌体，外泌体通过其外膜与细胞膜融合释放到胞外基质中，参与细胞间通讯。

过氧化物酶体：是由一层单位膜包裹而成的膜性结构细胞器，内含 40 多种酶，分为氧化酶类、过氧化氢酶类和过氧化物酶类。解毒是过氧化物酶体的主要生理功能，能够清除细胞代谢过程中产生的过氧化氢及其他毒性物质。

2. 胞内酶

生物膜上的酶：控制跨膜运输，如 Na^+-K^+-ATP 酶、腺苷酸环化酶。

细胞核的酶：参与 DNA、RNA 的合成，包括葡萄糖 -6- 磷酸酶、酸性磷酸酯酶、RNA 核苷酰转移酶Ⅱ、RNA 核苷酰转移酶Ⅲ、核苷三磷酸酶、DNA 核苷酰转移酶、NMN 腺苷酰转移酶、RNA 甲基转移酶、核糖核酸酶、糖酵解酶、磷酸戊糖支路酶、乳酸脱氢酶、苹果酸脱氢酶、异柠檬酸脱氢酶、精氨酸酶。

线粒体的酶：参与三羧酸循环、脂肪酸氧化、呼吸链、氧化磷酸化，包括 NADH 脱氢酶、细胞色素 b5 还原酶、胺氧化酶、犬尿酸氧化酶、己糖激酶、腺苷酸激酶、胆碱转磷酸基酶、甘油磷酸转酰基酶、酰基 CoA 合成酶、磷脂酶 A_2、琥珀酸脱氢酶、3- 羟基丁酸脱氢酶、电子转移链、细胞色素 C 氧化酶、腺苷三磷酸酶、肉碱棕榈酰转移酶、腺苷酰激酶、核苷二磷酸激酶、核苷单磷酸激酶、脂肪酸 -β- 氧化酶系、丙酮酸脱羧酶、谷氨酸脱氢酶、丙氨酸脱氢酶、丙酮酸激酶、氨甲酰磷酸合成酶、鸟氨酸转氨甲酰酶。

溶酶体的酶：参与消灭外源物和分解自身的废弃物，包括组织蛋白酶（B、D、G、L）、弹性蛋白酶、胶原酶、β-D- 葡糖苷酸酶、β-N- 己酰氨基己糖苷酶、透明质酸氨基葡糖苷酶、溶菌酶、神经氨酸苷酶、脱氧核糖核酸酶Ⅱ（DNaseⅡ）、核糖核苷酶Ⅱ（RNaseⅡ）、磷酸酯酶 A_1、磷酸酯酶 A_2、胆固醇酯酶、酸性磷酸酯酶、芳香硫酯酶。

内质网的酶：参与蛋白质和脂类合成，包括蛋白质合成有关酶系、腺苷酸磷酸酶、细胞色素 b5 还原酶、NADPH- 细胞色素还原酶、GDP 甘露糖 α- 甘露糖苷基转移酶、5′- 核苷酸酶、胆固醇酰基转移酶、葡萄糖 -6- 磷酸酯酶、核苷二磷酸酶、β-D- 葡糖酸苷酶。

细胞液的酶：参与糖酵解、糖异生作用、脂肪酸合成、核苷酸合成，包括糖酵解酶系、糖原合成酶、果糖二磷酸酶、磷酸烯醇式丙酮酸羧基激酶、戊糖磷酸支路酶系、苹果酸脱氢酶、乳酸脱氢酶、异柠檬酸脱氢酶、柠檬酸解酶、葡萄糖 -1- 磷酸尿苷酰转移酶、乙酰 CoA 羧化酶、脂肪酸合成酶复合物、甘油 -3- 磷酸脱氢酶（NDA$^+$）、门冬氨酸氨基转移酶、丙酸氨基转移酶、精氨酸酶、精氨酰琥珀酸合成酶、氨基酰 -tRNA 合成酶、核酸激酶、核苷酸激酶。

3. 主要产热结构　人体的所有细胞都在产热散热，但产热散热的效率各不相同。这里介绍主要的产热散热结构。

（1）脑：脑是人体耗氧最多的器官。脑功能复杂，活动频繁，能量消耗多且连续。脑的重量仅占体重的 2%，但其耗氧量占静息时全身耗氧总量的 20%~25%。葡萄糖和酮体（脂肪酸氧化分解的中间产物乙酰乙酸、β-羟基丁酸及丙酮）是脑的主要能源。

（2）心肌：心肌细胞富含肌红蛋白、细胞色素及线粒体，前者利于储氧，后两者利于有氧氧化，所以心肌以有氧氧化供能为主。有氧氧化分解脂肪酸、酮体和乳酸是心肌的主要供能方式。

（3）肝：肝的代谢最旺盛，产热量最高，肝的血液温度比主动脉血液温度高 0.4~0.8℃。肝脏具有较强的合成酮体的酶系，但却缺乏利用酮体的酶系，肝的能量供给通常以氧化脂肪酸为主。

（4）骨骼肌：占体重的 40%，安静状态下产热量占人体总产热量的 18%，以有氧氧化肌糖原分解的葡萄糖、脂肪酸和酮体为主。运动或劳动时产热量占人体总产热量的 73%。剧烈运动时，其产热量约可增加 40 倍，占人体总产热量的 90% 左右，主要以无氧酵解供能。

（5）褐色脂肪组织：分布于新生儿的肩胛下区、颈部大血管周围、腹股沟等处。褐色脂肪组织细胞的线粒体内膜上存在解偶联蛋白（UCP），使线粒体呼吸链中的氧化磷酸化和 ATP 合成之间的偶联被解除，从而使氧化还原反应过程中释放的能量不能被用来合成 ATP，而是转化为热能散发出来。

这些产热结构应是中医肾藏气化功能产生阳气的主要结构。相反地，其他人体组成部分，如消化系统、呼吸系统、泌尿系统、生殖系统，常因为供血不足而温度偏低，传统中医学称为"虚寒"。

4. 主要散热结构

（1）皮肤：是人体的主要散热部位，约占人体总散热量的 97%。分布到皮肤的动脉穿透隔热层（如脂肪组织），在真皮的乳头下形成微动脉网，再经迂回曲折的毛细血管网延续为丰富的静脉丛。人体可以通过改变皮肤血管的舒缩状态来调节体热的散失量。此外，在手指、足趾、耳郭等处皮下存在较多动-静脉吻合支，在体温调节中具有重要作用。当环境温度升高时，动-静脉吻合支开放增多，皮肤血流量增加，有利于体热的发散；当环境温度降低时，动-静脉短路关闭，皮肤血流量减少，则有利于体热的保存。另外，四肢深部的静脉和动脉相伴行，相当于一个热能的逆流交换系统，即从四肢远端回流的静脉血温度较低，可从与其伴行的动脉摄取热能，而动脉血在流向四肢远端的过程中温度逐渐降低。逆流交换的结果使人体热能的散失减少。

当环境温度低于表层温度时，大部分体热通过辐射、传导和对流等方式向外界发散。当环境温度高于表层温度时，则通过蒸发散热来发散体热。

（2）小汗腺：小汗腺分活动性汗腺和非活动性汗腺，当环境温度高于 30℃时，活动性汗腺活动增加，排汗明显增加，称温热性出汗；当精神紧张和情绪激动时，可出现排汗增加，称精神性出汗；摄入辛辣刺激性食物时，口周、鼻尖和颊部等处排汗增加，称味觉性出汗。小汗腺的活动受神经支配，受体液因素影响。当环境温度等于或高于皮肤温度时，蒸发将成为唯一有效的散热形式。

另外，经呼吸道的散热量约占 2%，在大、小便中散失的热量约占 1%。热能被用以维持体温,在神经体液的调节下,人的体温在24小时内存在着周期性波动,早上4时最低,18时最高,相差约1℃。

5. 主要保热结构

脂肪组织:分布于皮下、大网膜和肠系膜等处,导热系数较低,能减少热量的流失,维持人体体温。

同化异化系统的供血由功能性脉管系统完成。

附:酶、肌上皮细胞、体温

1. 酶 是由细胞产生的、对其底物具有高度特异性和高度催化效能,并能在细胞内外起同样催化作用的蛋白质。人体中目前已经发现的酶有5 000种以上。它们或是溶解于细胞质中,或是与各种膜结构结合在一起,或是位于细胞内其他结构的特定位置上,称胞内酶,在有机物的合成和分解过程中起重要的催化作用,属于肾藏的气化功能;另外还有一些在细胞内合成后再分泌至细胞外的酶,称胞外酶,根据功能不同,分属五藏。如胰淀粉酶、胰脂肪酶、胃蛋白酶等消化酶,属于运化功能的脾藏;血浆中的凝血酶原、纤溶酶原,属于统血功能的脾藏;调节水盐代谢的血管紧张素原酶(即肾素),属于肾藏的藏精功能;降解胆碱能突触间乙酰胆碱的乙酰胆碱酯酶(AChE),属于疏泄和藏血功能的肝藏;防止组织中脂质过氧化物和自由基生成的铜蓝蛋白(CER,又称铜氧化酶),属于气化功能的肾藏;在磷脂代谢中起重要作用的卵磷脂-胆固醇酰基转移酶(LCAT),属于散精功能的脾藏。

2. 肌上皮细胞 在所有外分泌腺的分泌部和导管部外面都有肌上皮细胞围绕,通常每个腺泡有一个肌上皮细胞,有的也有2~3个。肌上皮细胞的胞浆内含有活性很强的ATP酶和碱性磷酸酶。细胞体小,形态扁平,发出4~8支分支状突起,该突起呈放射状包绕着腺泡表面,形似篮子,故又称篮细胞。在细胞突起内充满着纵向排列的细丝,直径约6~10nm,常聚合成致密小体,此结构与平滑肌细胞相类似,称肌微丝。

肌上皮细胞位于腺上皮细胞与基膜之间,借桥粒与腺上皮细胞相连接,细胞内含角蛋白等上皮细胞的特征性结构,提示其可能为上皮性来源。肌上皮细胞内含肌动蛋白和肌球蛋白,刺激肌上皮细胞可使导管内压力发生变化,提示肌上皮细胞有收缩功能,协助腺泡或导管排出分泌物。

3. 体温 体温分为体核温度和体表温度两种。体核温度是指心、肺、脑和腹部器官的温度,又称深部温度,一般恒定在36~37℃,常用直肠温度、腋下温度和口腔温度表达。体表温度是指皮肤、皮下组织和肌肉的温度,又称表层温度,变动较大。在环境温度为23℃时测定,额部的皮肤温为33~34℃,躯干为32℃,手为30℃,足为27℃。在寒冷的环境中,四肢末梢的温度显著降低,而头部皮肤温度变动不大。

五、肾藏藏精(体液调节)功能的固定结构

肾藏藏(音cáng)精(体液调节)功能是指体液调节系统和体液调节属脉管系统对人体的体液调节功能。其中,体液调节系统由内分泌系统和细胞因子产生系统组成;内分泌系统由内分泌腺、内分泌组织和激素组成;细胞因子产生系统由产生细胞因子的免疫细胞、非免疫细胞和细胞因子组成;体液调节属脉管系统由分布于体液调节系统的动脉、静脉、淋巴管、血液、淋巴液组成。免疫细胞、血液、淋巴液、激素和细胞因子属于流变结构,将在第五章血、

津液和精的生物学基础中介绍。

(一) 文献依据

1. 肾藏精

《素问·六节藏象论》:"肾者,主蛰,封藏之本,精之处也。"

《素问·金匮真言论》:"北方黑色,入通于肾,开窍于二阴,藏精于肾。"

《中西汇通医经精义》:"肾藏精。"

《医学从众录》:"肾为肝母,肾主藏精,精虚则脑海空而头重。"

2. 肾藏天癸

《素问·上古天真论》:"女子七岁,肾气盛,齿更发长;二七而天癸至,任脉通,太冲脉盛,月事以时下,故有子……七七,任脉虚,太冲脉衰少,天癸竭,地道不通,故形坏而无子也。丈夫……七八,肝气衰,筋不能动,天癸竭,精少,肾藏衰,形体皆极。"

3. 肾与五脏六腑关系密切

《素问·上古天真论》:"肾者主水,受五藏六府之精而藏之。"

上述文献说明传统中医学已经认识到肾藏精和天癸,与五脏六腑关系密切。

(二) 体液调节系统

广义上讲,体液调节是指借助体液传送的所有产物对人体所有功能的调节。因为激素和细胞因子是人体中具有特异性调节作用的物质,故将借助体液传送的激素和细胞因子对人体新陈代谢、生长发育、免疫、泌尿、生殖、循环功能的调节称为体液调节。体液调节系统是指具有体液调节功能的人体结构。

1. 内分泌系统　由内分泌腺和内分泌组织组成。内分泌腺为无管腺,其分泌的物质称激素,直接进入血液,随血液循环运送至全身,作用于特定的靶器官。内分泌腺的体积和重量都很小,而内分泌组织仅为一些细胞团,分散存在于其他器官之内。内分泌腺血供丰富,其结构和功能活动有显著的年龄变化。

内分泌系统与神经系统关系密切。一方面内分泌系统受神经系统的控制和调节,神经系统通过对内分泌腺的作用,间接地调节人体各器官的功能,这种调节称神经-体液调节;另一方面内分泌系统也可影响神经系统的功能,如甲状腺分泌的甲状腺激素可影响脑的发育。

(1) 松果体:松果体亦称松果腺或脑上腺,因形似松果而得名。位于间脑顶之上,第三脑室的后端。松果体覆有被膜,即软脑膜。松果体细胞是构成松果体的主要成分。在儿童中期发育至顶峰,7 岁后逐渐萎缩,16 岁钙化。松果体能分泌 8-精缩宫素(AVT)和褪黑素(MT)。

(2) 下丘脑的内分泌细胞:下丘脑又称丘脑下部。位于大脑腹面、丘脑的下方,是调节内脏活动和内分泌活动的较高级神经中枢所在。通常将下丘脑从前向后分为三个区:视上部位于视交叉上方,由视上核和室旁核组成;结节部位于漏斗的后方;乳头部位于乳头体。下丘脑的一些神经元兼有神经元和内分泌细胞的功能,其分泌的信号物质可直接进入血液,因此可将来自中枢神经系统其他部位的神经活动电信号转变为激素分泌的化学信号,能协调神经调节与激素调节之间的关系。下丘脑能分泌促甲状腺素释放激素(TRH)、促性腺激素释放激素(GnRH)、生长激素释放激素(GHRH)、生长激素释放抑制激素(生长抑素)[GHIH(SS)]、促肾上腺皮质激素释放激素(CRH)、催乳素释放因子(PRF)、催乳素释放抑制因子

(PIF)、血管升压素(抗利尿激素)[VP(ADH)]、缩宫素(OT)、促黑素细胞激素释放因子(MRF)、促黑素细胞激素释放抑制因子(MIF)。

(3) 脑垂体:脑垂体位于颅中窝的垂体窝内,借漏斗连于下丘脑,为不成对的腺体,椭圆形,一般女性垂体较男性大,妊娠时更明显。成年男性垂体重0.35~0.8g,女性重0.45~0.9g。脑垂体分为腺垂体和神经垂体两部分。腺垂体包括远侧部、结节部和中间部;神经垂体由神经部和漏斗组成。腺垂体远侧部和结节部合称垂体前叶;垂体后叶包括中间部和神经部。神经垂体不含腺细胞,其自身不能合成激素。下丘脑视上核和室旁核等部位的大细胞神经元合成血管升压素(VP)和缩宫素(OT)经轴浆运输到神经垂体的末梢并储存。

脑垂体是身体内最重要、最复杂的内分泌腺,是利用激素调节身体平衡的总开关,能控制多种对新陈代谢、生长发育和生殖等有重要作用的激素的分泌。人在40岁后,脑垂体萎缩,人体迅速衰老。脑垂体能分泌生长激素(GH)、催乳素(PRL)、促性腺激素、促甲状腺激素(TSH)、促肾上腺皮质激素(ACTH)、促黑素细胞激素释放因子(MRF)。

(4) 甲状腺:位于气管上端的两侧,呈蝴蝶形,是人体最大的内分泌腺,重量约20g,由许多大小不等的滤泡组成。甲状腺能分泌甲状腺激素(TH)、降钙素(CT)。

(5) 甲状旁腺:甲状旁腺是较小的内分泌器官,呈扁椭圆形,位于甲状腺侧叶的后面,左右各两个。外有被膜,实质含有主细胞和嗜酸性细胞。甲状旁腺主细胞能分泌甲状旁腺激素(PTH)。

(6) 胸腺:胸腺位于前纵隔、胸骨后,分左右两叶,能分泌胸腺素和胸腺生成素。

(7) 肾上腺:肾上腺位于肾脏上方,左右各一,左肾上腺近似于半月形,平均重量为男性7.17g、女性7.20g;右肾上腺呈三角形,平均重量为男性7.11g、女性6.86g。

肾上腺皮质位于外周,约占肾上腺体积的90%,来自中胚层,是腺垂体的靶腺,分为球状带、束状带和网状带。球状带分泌盐皮质激素(MC),主要是醛固酮和少量去氧皮质酮;束状带和网状带能分泌糖皮质激素和少量雄激素。

肾上腺髓质位于中心,约占肾上腺体积的10%,主要含有肾上腺髓质细胞,又称嗜铬细胞,另外还含有少量交感神经节细胞。在胚胎发育过程中,肾上腺髓质与交感神经节后神经元同源于外胚层的神经嵴,经过长距离细胞迁移,定居于来自中胚层的肾脏上方。肾上腺髓质嗜铬细胞受交感神经节前纤维直接支配。肾上腺髓质分泌儿茶酚胺(多巴胺、肾上腺素、去甲肾上腺素)和肾上腺髓质素(ADM)。

(8) 胰腺的胰岛:胰岛是散在胰腺腺泡之间的细胞团,仅占胰腺总体积的1%~2%。胰岛细胞主要分为α细胞、β细胞、δ细胞及PP细胞。胰岛能分泌胰高血糖素、胰岛素、胰多肽(PP)、生长激素释放抑制激素(生长抑素)[GHIH(SS)]。

(9) 睾丸的间质细胞:能分泌雄激素、抑制素。

(10) 卵巢的卵泡:能分泌雌激素、孕激素、雄激素、抑制素(INH)。

(11) 卵巢的黄体:黄体是排卵后卵泡壁塌陷而成的结构。黄体细胞有两型,一是来自粒层的颗粒黄体细胞,二是来自卵泡内膜的卵泡膜黄体细胞。黄体分泌孕激素和雌激素。一般认为,颗粒黄体细胞分泌孕激素,卵泡膜黄体细胞分泌雌激素。松弛素主要由妊娠期间卵巢中的黄体分泌,子宫、胎盘也可产生。

(12) 胎盘的内分泌细胞:胎盘由底蜕膜、叶状绒毛膜及羊膜组成,能分泌人绒毛膜促性腺激素(hCG)、人绒毛膜生长激素(hCS)、孕激素、雌激素。

(13) 心肌细胞:心房肌细胞分泌心房钠尿肽,又称心钠素(ANP);心室肌细胞分泌脑利钠肽,又称脑钠肽(BNP)。

(14) 内皮细胞:分泌内皮素(ET)。

(15) 肾小球旁器的球旁颗粒细胞:释放肾素,也称血管紧张素原酶。

(16) 胃肠道的内分泌细胞:从胃到大肠的黏膜层内存在40多种内分泌细胞,其总数远大于体内其他内分泌细胞的总和,因此消化道被认为是体内最大的内分泌器官。由消化道内分泌细胞合成和释放的激素主要在消化道内发挥作用,故称胃肠激素。这类激素在化学结构上都属于肽类物质,故又称胃肠肽。迄今已被鉴定的胃肠肽约30余种,主要有胰多肽(PP)、胃泌素、缩胆囊素、促胃液素、促胰液素、铃蟾素(BN)、神经降压素(NT)、血管活性肠肽、P物质、生长抑素、抑胃肽和胃动素。

(17) 皮肤:胆固醇脱氢后生成的7-脱氢胆固醇在皮肤经紫外线照射即可形成胆钙化醇(维生素D_3)。胆钙化醇在肝脏中经羟化酶系作用形成25-羟胆钙化醇,再在肾脏中被羟化为1,25-二羟胆钙化醇,这种物质的活性较胆钙化醇高50%,被证明是维生素D在体内的真正活性形式。胆钙化醇又称维生素D_3或胆钙化固醇,因与阳光有密切关系,所以又叫"阳光维生素"。

(18) 脂肪组织:白色脂肪组织合成和分泌瘦素。褐色脂肪组织、胎盘、肌肉和胃黏膜也有少量合成。

(19) 各种组织:前列腺及全身许多组织型体细胞都能产生前列腺素。

2. 细胞因子产生系统　细胞因子产生系统是指产生细胞因子,调节固有免疫和适应性免疫,促进造血,刺激细胞活化、增殖和分化功能的人体结构。

(1) 内皮细胞:内皮细胞分泌的细胞因子有IL-6、CCL5/RANTES、CCL11/EOT、CCL13/MCP-4、CCL20/MIP-3α、CCL21/SLC、CCL26/EOT-3、CCL27/CTACK、CXCL1.2.3/GRO-α、-β、-γ、CXCL5/ENA-78、CXCL8/IL-8、CXCL10/IP-10、CXCL16、CX3CLL/FLK、成纤维细胞生长因子(FGF)、粒细胞集落刺激因子(G-CSF)、巨噬细胞集落刺激因子(M-CSF)、干细胞因子(SCF)、粒细胞-巨噬细胞集落刺激因子(GM-CSF)、白血病抑制因子(LIF)。

(2) 上皮细胞:是位于皮肤或腔道表层的细胞。按形状可分为:①柱状上皮细胞,主要分布于鼻腔、鼻咽、肺、胃、肠、子宫颈、子宫内膜、输卵管等部位。②鳞状上皮细胞,被覆于全身皮肤、口腔、食管、阴道、子宫颈等部位。上皮细胞分泌的细胞因子有:IL-1、IL-10、IL-32、CCL2/MCP-1、CCL5/RANTES、CCL13/MCP-4、CCL28/NEC、CXCL5/ENA-78、CXCL8/IL-8、巨噬细胞集落刺激因子(M-CSF)、转化生长因子-α(TGF-α)、白血病抑制因子(LIF)、表皮生长因子(EGF)。

(3) 成纤维细胞:也称纤维母细胞,是疏松结缔组织的主要细胞成分,由胚胎时期的间充质细胞分化而来。成纤维细胞较大,多为突起的纺锤形或星形的扁平状结构。根据活动状态,可分为成纤维细胞和纤维细胞,前者活动旺盛,两者可以互相转化。成纤维细胞能制造胶原蛋白,对创伤修复有重要意义。成纤维细胞分泌的细胞因子有:IL-6、IFN-β、CCL2/MCP-1、CCL5/RANTES、CCL7/MCP-3、CCL8/MCP-2、CCL11/EOT、CCL27/CTACK、CXCL5/ENA-78、CXCL6/GCP-2、CXCL8/IL-8、CXCL10/IP-10、CX3CLL/FLK、粒细胞集落刺激因子(G-CSF)、巨噬细胞集落刺激因子(M-CSF)、干细胞因子(SCF)、粒细胞-巨噬细胞集落刺激因子(GM-CSF)、白血病抑制因子(LIF)。

(4) 基质细胞：基质细胞是人体内具有强分化能力和再生能力的功能细胞。存在于器官的结缔组织中，具有支持实质细胞的功能。成纤维细胞、免疫细胞、周细胞、内皮细胞是常见的基质细胞。骨髓和胸腺的基质细胞分泌的细胞因子有：IL-7、IL-11、CXCL12/SDF-1α/β、CXCL13/BCA-1、FiT3 配体(FL)、干细胞因子(SCF)、白血病抑制因子(LIF)。

(5) 肝：分泌的细胞因子有肝细胞生长因子(HGF)、促红细胞生成素(EPO)、血小板生成素(TPO)、胰岛素样生长因子-Ⅰ(IGF-Ⅰ)。

(6) 肾：分泌的细胞因子有促红细胞生成素(EPO)、血小板生成素(TPO)、胰岛素样生长因子-Ⅰ(IGF-Ⅰ)。

(7) 脾：分泌的细胞因子有胰岛素样生长因子-Ⅰ(IGF-Ⅰ)、白血病抑制因子(LIF)。

(8) 色素细胞：在胚胎发育过程中，色素细胞与躯体神经系统和内脏神经系统同源于外胚层的神经嵴，经过长距离细胞迁移，定居于来自外胚层的皮肤表皮与眼睛的葡萄膜(虹膜后面的色素层)中，带有黑色素或是其他类似的色素，色素细胞分泌的细胞因子有 IL-24、CCL27/CTACK。

(9) 角质形成细胞：角质形成细胞为表皮的主要组成细胞。角质形成细胞分泌的细胞因子有 IL-20。

(10) 软骨细胞：分泌的细胞因子有 TNF-β。

(11) 胸腺细胞：分泌的细胞因子有 XCL1/LTN。

(12) 平滑肌细胞：分泌的细胞因子有成纤维细胞生长因子(FGF)。

(13) 脑：分泌的细胞因子有转化生长因子-α(TGF-α)。

(14) 肿瘤细胞：分泌的细胞因子有内皮细胞生长因子(VEGF)、白血病抑制因子(LIF)。

(15) 胚胎组织细胞：分泌的细胞因子有干细胞因子(SCF)。

(16) 各种组织：分泌神经生长因子(NGF)。

(三) 体液调节属脉管系统

体液调节属脉管系统是指为体液调节系统带来营养物质、激素、O_2 和热量，带走最终代谢产物、CO_2 和热能的营养性脉管系统。

1. 垂体的供血

垂体上动脉：起于大脑基底动脉环，分布于腺垂体。极少数还有垂体中动脉供血。

垂体下动脉：分布于神经垂体。

垂体门脉系统：垂体上动脉首先从结节部上端进入神经垂体的漏斗部，在该处分支并吻合形成有孔毛细血管网，称为第一级(初级)毛细血管网。这些毛细血管继续延伸下行到结节部下端汇集形成多条垂体门微静脉，后者继续下行到达远侧部，再次分支形成有孔毛细血管，称为第二级(次级)毛细血管网。两级毛细血管网及二者之间的垂体门微静脉共同构成垂体门脉系统。远侧部的第二级毛细血管网最后汇集成小静脉，注入垂体周围的静脉窦。

2. 甲状腺的供血和淋巴回流

甲状腺上动脉：大多由颈外动脉分出，少数起自颈总动脉和颈总动脉分叉处，分布于甲状腺。

甲状腺下动脉：多数由锁骨下动脉的甲状颈干分出，少数起自锁骨下动脉和椎动脉，分布于甲状腺。

甲状腺最下动脉：由头臂干或主动脉弓分出，仅 10% 的人有，营养甲状腺。

甲状腺上静脉：自甲状腺腺体上端发出，注入颈内静脉或甲状腺上静脉。

甲状腺中静脉：注入颈内静脉。

甲状腺下静脉：起于甲状腺下缘，汇入头臂静脉。

喉前淋巴结：引流甲状腺的淋巴液，输出淋巴管注入气管前淋巴结、气管旁淋巴结和颈外侧下深淋巴结。

甲状腺淋巴结：引流甲状腺的淋巴液，输出淋巴管注入气管前淋巴结、气管旁淋巴结和颈外侧上深淋巴结。

气管前淋巴结：引流甲状腺的淋巴液，输出淋巴管注入气管旁淋巴结和颈外侧下深淋巴结。

气管旁淋巴结：引流甲状腺的淋巴液，输出淋巴管注入颈外侧下深淋巴结。

颈外侧上深淋巴结：引流甲状腺的淋巴结，输出淋巴管注入颈外侧下深淋巴结或颈干。

3. 肾上腺的供血

肾上腺上动脉：起自腹主动脉壁支的膈下动脉，分布于肾上腺。

肾上腺中动脉：起自腹主动脉脏支，分布于肾上腺，并与肾上腺上、下动脉吻合。

肾上腺下动脉：起自腹主动脉脏支的肾动脉，分布于肾上腺。

肾上腺静脉：收集左右肾上腺的静脉血，左肾上腺静脉汇入左肾静脉，右肾上腺静脉汇入下腔静脉脏支。

胰岛的供血详见消化属脉管系统；生殖腺的供血详见生殖属脉管系统。

附：内分泌系统

内分泌系统是一个体内信号传递系统，由经典的内分泌腺与能分泌激素的功能器官及组织的内分泌细胞共同构成。经典的内分泌腺包括甲状腺、甲状旁腺、肾上腺、垂体、松果体、胰岛、胸腺和性腺。内分泌细胞主要分布于消化道黏膜、心、肾、肝、下丘脑、胎盘、血管内皮、皮肤、脂肪组织等。

内分泌腺和内分泌细胞合成的激素有4种分泌方式：①远距分泌，大多数激素经血液运输至远距离的靶细胞发挥作用，如甲状腺激素分泌后由血液运送到全身组织，对体内几乎所有细胞都有调节作用；②自分泌，有的激素在局部扩散而又返回作用于该内分泌细胞，如胰腺β细胞释放的胰岛素能抑制同一细胞进一步释放胰岛素；③旁分泌，有些激素仅由组织液扩散而作用于邻近细胞，如消化道的有些激素就是以此方式传递的；④神经分泌，一些神经元也能将其合成的化学物质释放入血，经血液运行至远处作用于靶细胞，如血管升压素由下丘脑视上核和室旁核的大细胞合成，先沿轴突运抵神经垂体储存，然后释放入血，作用于肾小管上皮细胞和血管平滑肌细胞。

第五节　肝藏功能性质的固定结构

肝藏有疏泄（支配内脏运动）、藏血（支配躯体运动）两种功能，本节将介绍其固定结构。

一、肝藏疏泄（支配内脏运动）功能的固定结构

肝藏疏泄（支配内脏运动）功能是指内脏神经系统、情绪属动力系统和情绪属脉管系统

产生和传导内脏感觉和运动信号支配内脏运动,对外来刺激产生和表达内心体验的功能。其中,内脏神经系统由内脏神经和内脏神经连属的中枢部组成;情绪属动力系统由构成面部轮廓、表达内心体验的骨骼肌、骨、骨连结及运动相关滑液组成;情绪属脉管系统由分布于内脏神经系统、情绪属动力系统的动脉、静脉、淋巴管、血液、淋巴液组成。血液、淋巴液、运动相关滑液属于流变结构,将在第五章血和津液的生物学基础中介绍。

(一) 文献依据

1. 肝主疏泄

《格致余论》:"司疏泄者,肝也。"

《血证论》:"木之性主于疏泄。"

《内经博议》:"以木为德,故其体柔和而升,以象应春,以条达为性……其性疏泄而不能屈抑。"

《外经微言》:"肝喜疏泄,不喜闭藏。"

2. 肝调节他藏

《杂病源流犀烛》:"肝和则生气,发育万物,为诸脏之生化。"

《知医必辨》:"人之五脏,惟肝易动难静。其他脏有病,不过自病……惟肝一病,即延及他脏。""肝气一动,即乘脾土,作痛作胀,甚则作泻,又或上犯胃土,气逆作呕,两胁痛胀。"

《血证论》:"肝属木,木气冲和发达,不致遏郁,则血脉得畅。"

《薛氏医案》:"肝气通则心气和,肝气滞则心气乏。"

3. 肝调畅情志

《素问·藏气法时论》:"肝病者,两胁下痛引少腹,令人善怒。"

《灵枢·本神》:"肝气虚则恐,实则怒。"

《杂病源流犀烛》:"肝……其气偏于急而激暴易怒,故其为病也,多逆。"

《柳州医话》:"七情之病,必由肝起。"

上述文献说明传统中医学已经认识到肝主疏泄,能调节他藏,与情志的产生关系密切。

(二) 内脏神经系统

内脏神经系统是指产生和传导内脏感觉和运动信号,支配内脏、心血管和腺体运动,并对外来刺激产生内心体验的神经系统。因通常不受意志支配,故称自主神经系统;又因该系统主要调控动、植物共有的物质代谢,不支配动物所特有的骨骼肌,故又称植物性神经系统。

内脏神经系统功能紊乱,使人对外部刺激产生过激的情绪体验,表现为急躁易怒或悲痛欲哭;毛细血管前括约肌收缩使小动脉充血,表现为头目胀痛、咽如物梗、乳房胀痛、少腹胀痛;竖毛肌收缩,表现为怒发冲冠,故传统中医学称"肝为刚脏"。

1. 内脏感觉信号的产生、传导和加工结构

(1) 特殊内脏感觉信号的产生和传导通路:嗅细胞的周围突分布于嗅区黏膜上皮,构成嗅觉感受器。嗅觉感受器为化学感受器;嗅细胞的中枢突聚集成20多条嗅丝,合称嗅神经,投射到嗅球,在嗅球交换神经元,经嗅束、嗅三角和外侧嗅纹,进入前嗅核、梨状前区、杏仁周区、杏仁体皮质内侧核、嗅结节、额叶内部的内鼻区,这些区域都投向额叶的眶额皮质;另一些嗅觉信号通过杏仁核投射到下丘脑,通过内鼻区投射到海马区。

味觉感受器即味蕾,分布于舌的轮廓乳头、菌状乳头、叶状乳头及软腭、会厌等处的黏膜上皮中,为化学感受器,有感受酸、甜、苦、咸等味觉功能。第1级神经元的周围突与其相连,

神经元胞体(位于膝神经节、舌咽神经下神经节、迷走神经下神经节)发出的中枢突分别加入面神经(上腭和舌前 2/3 区域)、舌咽神经(舌后 1/3 区域)、迷走神经(喉及会厌等处)进入孤束核上段(味觉核,接受来自味蕾的特殊内脏感觉冲动)和臂旁内侧核,接着投射到下丘脑、杏仁核和丘脑腹后内侧核,投射到丘脑腹后内侧核的纤维进一步投射到额叶岛盖,即额叶的盖区。

(2) 一般内脏感觉信号的产生和传导通路

1) 一般内脏感觉信号的感受器:一般内脏感觉是指嗅觉和味觉以外的内脏、心血管和腺体的感觉。

刺激感受器:位于咽喉、气管、支气管。刺激咽喉使人有咳嗽欲望,刺激气管和支气管使人有胸骨下刺痛感。

机械压力感受器:位于咽喉,使咽喉有刺痛、刺激感。

冷/流动感受器:位于咽喉,使咽喉有痛感和恶心感。

上皮细胞纤维感受器:位于肺,使肺有刺激感、极想咳和透不过气的感觉。

慢适应感受器:位于肺,不让人产生不适感。

肺毛细血管旁感受器(J 感受器):位于肺,使人感受到喉的刺痛、不适感、呼吸困难、痛感。

机械感受器:位于心脏、大血管、脾、食管、胆囊、胰、结肠、直肠、肛门、肾、输尿管、膀胱和尿道。位于心脏的机械感受器不让人产生不适感,位于大血管的机械感受器使人有不适感和痛感,位于脾的机械感受器使人有不适感和痛感。位于食管的机械感受器使人有不适感和胀痛感,位于胆囊的机械感受器使人有不适感和痛感,位于胰的机械感受器使人有痛感,位于结肠和直肠的机械感受器使人有充满感、排便欲望、不适感和痛感,位于肛门的机械感受器使人有切割样痛感。位于肾脏和输尿管的机械感受器使人有痛感,位于膀胱和尿道的机械感受器使人有充满感、排尿欲望、不适感和痛感。

化学感受器:主动脉小球位于主动脉弓下方,颈动脉小球位于颈内、颈外动脉交叉处的后方,能感受血液中 CO_2 的变化,当血液中 CO_2 分压升高时,可反射性地引起呼吸加深、加快。位于大血管的化学感受器不使人有不适感。位于肾的化学感受器使人有痛感。

温度感受器:位于食管,感受冷觉、热觉。

张力感受器:位于食管的张力感受器使食管有充满感,位于胃的张力感受器使胃有充满感或排空感,位于十二指肠的张力感受器不让人产生不适感。

黏膜的机械、化学和温度感受器:位于胃的机械、化学和温度感受器使胃有饱满感、饥饿感、冷热感,位于空肠和回肠的机械、化学和温度感受器不让人产生不适感。

浆膜的机械感受器:位于胃,使胃有不适感和痛感。

渗透压感受器:位于肝,使人感到口渴。

压力感受器:位于颈总动脉末端和颈内动脉起始处的颈动脉窦为压力感受器,当血压升高时,窦壁扩张,可反射性引起心跳减慢,末梢血管舒张,血压下降。位于大血管壁的压力感受器不使人产生不适感。

心房感受器:位于心脏,不使人产生不适感。

心室和冠状血管感受器:位于心脏,使人产生不适感和痛感。

2) 一般内脏感觉信号的传导通路

脑神经节(包括膝神经节、舌咽神经下神经节、迷走神经下神经节)细胞的周围突随同面神经、舌咽神经、迷走神经分布于内脏器官(眼、泪腺、腮腺、舌下腺、下颌下腺、头面浅表血管、心、喉、气管、肺、胃、肝、胆囊、胰、小肠、大肠、肾上腺、肾、膀胱、生殖器),中枢突随同面神经、舌咽神经、迷走神经进入脑干(包括中脑、脑桥和延髓),终于孤束核,交换神经元后进入丘脑腹后内侧核或下丘脑外侧区交换神经元,最后到达大脑皮质岛叶。

脊神经节细胞的周围突随同交感神经和骶部副交感神经分布于内脏器官,中枢突分为三支,随同交感神经和盆内脏神经进入脊髓,第一支在脊髓中央管背外侧的后联合核交换神经元,再到臂旁核交换神经元,通过丘脑,到达大脑皮质;第二支在后角灰质交换神经元(主管内脏痛、快痛),伴脊髓丘脑束,在丘脑腹后外侧核交换神经元,最后到达皮质中央后回和大脑外侧沟上部;第三支沿脊髓固有束内上行(主管内脏痛、慢痛),在脊髓和脑干网状结构多次交换神经元,再到丘脑背内侧核交换神经元,最后到达大脑边缘叶。

(3) 内脏感觉信号的加工结构:加工内脏感觉信号的皮质代表区混杂在体表第一感觉区中。人脑的第二感觉区和位于大脑半球内侧面延续于运动前区的运动辅助区也参与内脏感觉信号的加工。

边缘系统:在进化上是维持个体和种族生存的脑的古老部分,由边缘叶(即大脑半球内侧面皮质与脑干连接部和胼胝体旁的环周结构,由隔区、扣带回、海马旁回、海马组成)、相关的皮质(额叶眶部、岛叶、颞极)及相关皮质下结构(杏仁体、下丘脑、上丘脑、丘脑前核、中脑被盖等)组成。边缘系统的一些神经元本身就是感受器,对调节体温、消化液的分泌及进食活动都有作用。边缘系统的许多部位都接受内脏神经传入的冲动。

嗅觉区:位于海马旁回钩的内侧部及其附近,加工嗅觉信号。

味觉区:位于中央后回下部(43 区),舌和咽的一般感觉区附近,加工味觉信号。

2. 内脏运动信号的产生和传导结构

(1) 内脏运动信号的产生结构

大脑皮质额叶内侧面:与内脏功能有关。

大脑新皮质的运动前区:是自主神经皮质的一部分。

大脑皮质颞叶粒下层:控制内脏活动。

边缘系统:能产生内脏运动信号调节内脏活动。如刺激哺乳动物边缘系统环路的后眶回、扣带回、岛叶、颞极梨状皮层、后海马皮层等部都可引发呼吸、心血管和其他内脏活动的变化。

脑干网状结构:存在着重要的生命中枢,如心血管运动中枢、呼吸中枢、血压调节中枢、呕吐中枢等。脑干网状结构外侧核群中的肾上腺素和去甲肾上腺素能神经元,有的发出纤维投射到迷走神经背核、疑核和孤束核,参与胃肠和呼吸反射;有的发出纤维参与心血管、呼吸、血压和化学感受器的反射活动,并对痛觉的传递进行调制。

(2) 内脏运动信号的传导通路

交感神经通路:大脑皮质扣带回(最高中枢)→下丘脑(皮质下中枢)→脑干网状结构(内脏基本调节中枢,动眼神经副核支配睫状肌和瞳孔括约肌,上泌涎核控制泪腺、舌下腺和下颌下腺的分泌,下泌涎核控制腮腺的分泌,迷走神经背核控制大部分胸腹内脏和心血管活动)→第 1 胸节~第 3 腰节侧角(低级中枢)→交感神经节前纤维→交感神经节(椎旁神经节与椎前神经节)→交感神经节后纤维→效应器官(一般认为大部分血管、小汗腺、竖毛肌和肾上腺髓质只有交感神经支配)。

副交感神经通路：大脑皮质(最高中枢)→下丘脑(皮质下中枢)→脑干网状结构(内脏基本调节中枢)→脑干副交感核和脊髓第2~4骶节的副交感核(低级中枢)→副交感神经节前纤维→副交感神经节→副交感神经节后纤维→效应器官。

3. **产生情绪的背景结构**　情绪常表现为笑逐颜开、怒目圆睁、愁眉苦脸、眉头紧锁、痛哭流涕、惶恐不安、惊慌失措，传统中医学称喜、怒、忧、思、悲、恐、惊，简称七情。情绪是人将自身需求与外部刺激相比较而产生的内心体验。显然，只有在人处于觉醒状态并能意识、思维、学习、记忆的前提下，才能产生内心体验，故将维持觉醒，产生意识、思维、学习、记忆的结构称为产生情绪的背景结构，属于具有藏神(产生精神活动)功能的心藏。包括：

(1) 觉醒状态的维持结构：上行网状激活系统(ARAS)和辅助觉醒系统使人维持觉醒状态。

(2) 自身需求信息的记忆结构：自身需求是指基于既往经验而产生的对外界的预期。美国著名社会心理学家马斯洛(A. H. Maslow)把人的自身需求分成由低到高5个层次，分别是生存需求(拥有生存条件)，安全需求(保障生命安全)，归属与爱的需求(获得他人关怀)，尊重需求(受到他人尊重)，自我实现需求(实现理想目标)。其中，生存需求和安全需求与生俱来，信息存贮于下丘脑和杏仁核。其他需求与人的经历有关，信息或以非陈述性长时记忆(又称内隐记忆)的形式存储于纹状体、运动皮质、感觉联合皮质、小脑、杏仁核，或以陈述性长时记忆(又称外显记忆)的形式存储于内侧颞叶(包括嗅皮质、杏仁复合体、海马结构和海马旁回等)、内侧丘脑(包括背内侧核和前部核团的巨细胞部)和额叶腹内侧部(包括眶回、内侧前额叶和扣带回)。

(3) 外部刺激信号的识别结构：额叶(判断、抽象思维、冲动)、颞叶(联想、比较)、顶叶(躯体感觉)、枕叶(视觉)、颞叶(听觉)、岛叶(躯体感觉)的新皮质面积占大脑皮质的96%，外部刺激形成的感觉信号传递到这些部位产生各种认知调控人体的所有功能活动，属于心藏产生有意识精神活动的功能范畴。这些认知中与自身需求相关联(使人感兴趣)的部分能诱发情绪的产生。

4. **内心体验信号的产生结构**　内心体验信号是边缘系统将外部刺激信号与自身需求信息进行比较产生的评价结果。边缘系统是一个相对独立的功能系统，其分析信号的参照模型是遗传的，是天生的。高等哺乳动物边缘系统的许多部位都接受外周及内脏的传入冲动，对下丘脑、海马结构等边缘系统的神经元产生调制性影响，从而产生和调控情绪，故又称"情绪脑"。

(1) 恐惧和发怒：人在恐惧时表现为出汗、瞳孔扩大、蜷缩、后退、左右探头企图寻机逃跑等；在发怒时则表现为攻击行为，如怒发冲冠、摩拳擦掌、嚎叫咆哮。引发恐惧和发怒的环境刺激一般都是对人体或生命可能或已经造成威胁和伤害的信号。当危险信号出现时，人通过快速判断后作出抉择，或者逃避，或者进行格斗。因此，恐惧和发怒是一种本能的防御反应，也有人称之为格斗-逃避反应。

动物实验表明，下丘脑腹内侧区、下丘脑背侧区、中脑中央灰质背侧部、杏仁核外侧部产生惊恐信号；下丘脑外侧区、杏仁核内侧部和尾部产生恼怒信号。

(2) 愉快和痛苦：愉快是一种积极的情绪，通常由那些能够满足人体需要的刺激所引起，如在饥饿时得到美味的食物；痛苦则是一种消极的情绪，一般由那些伤害躯体和精神的刺激或因渴望得到的需求不能得到满足而产生，如严重创伤、饥饿和寒冷等。

动物实验表明,中脑被盖腹侧区、内侧前脑束、伏隔核和额叶皮质引起自我满足和愉快,这些脑区约占全脑的35%,称奖赏系统或趋向系统。下丘脑后部的外侧部分、中脑的背侧和内嗅皮质等结构引起嫌恶和痛苦,这些脑区约占全脑的5%,称惩罚系统或回避系统。

(三) 情绪属动力系统

情绪属动力系统是指构成面部轮廓并表达内心体验的动力系统。其中,咀嚼肌、表情肌、胸锁乳突肌和斜方肌都是由鳃弓衍化而来的骨骼肌,都来自轴旁中胚层,由特殊内脏运动纤维支配。

1. 骨骼肌

(1) 表情肌:又称面肌,为扁薄的皮肌,位置浅表,大多起自颅骨的不同部位,止于面部皮肤,主要分布于面部孔裂周围,如眼裂、口裂和鼻孔周围,可分为环形肌和辐射肌两种,有闭合或开大上述孔裂的作用;同时,牵动面部皮肤,显示喜怒哀乐等各种表情。

额肌能提眉,并使额部皮肤出现皱纹;枕肌能后牵头皮;眼轮匝肌能闭合眼裂扩张泪囊,利泪液引流;口轮匝肌能闭合口裂、提上唇、降下唇、拉口角向上、向下或向外;提上唇肌、提口角肌、颧肌能提口角与上唇;降口角肌、降下唇肌能降口角与下唇;颊肌能使唇颊贴紧牙齿,牵口角向外;颏肌能上提颏部皮肤,辅助闭唇和前伸下唇;笑肌在微笑或大笑时能使嘴张开。

(2) 咀嚼肌:包括咬肌、颞肌、翼内肌、翼外肌,能闭口、张口、拉下颌骨向对侧,参与情绪表达。

(3) 颈部肌群:颈阔肌能下拉口角、紧张颈部皮肤;舌骨上肌群能拉下颌骨向下而张口;胸锁乳突肌一侧收缩使头向同侧侧屈,两侧收缩使头向后仰;颈深肌外侧群一侧收缩,颈侧屈,如果肋固定,可使颈前屈;颈深肌内侧群能屈头、屈颈;竖脊肌能伸脊柱、仰头;夹肌单侧收缩使头转向同侧,两侧收缩使头后仰;斜方肌一侧收缩使颈屈向同侧,脸转向对侧,两侧收缩使头后仰;肩胛提肌使颈屈向同侧,都产生头部活动,表达情绪。

(4) 躯干四肢肌群:也表达情绪,详见脾藏的躯体动力系统。

2. 骨

面颅骨:包括上颌骨、腭骨、鼻骨、泪骨、下鼻甲、颧骨、犁骨、下颌骨、舌骨,构成面部的基本轮廓。

(四) 情绪属脉管系统

情绪属脉管系统是指为内脏神经系统和情绪属动力系统带来营养物质、激素和O_2,带走代谢产物、CO_2和热能的营养性脉管系统。其中,激素包括促甲状腺素释放激素、血管升压素、促肾上腺皮质激素、甲状腺激素、糖皮质激素、肾上腺素、去甲肾上腺素、前列腺素等,属于流变结构,将在第五章精的生物学基础中介绍。

1. 内脏神经系统的供血　内脏神经系统的供血详见肝藏藏血(支配躯体运动)功能的躯体神经属脉管系统。

2. 头面部的供血

面动脉:起自颈外动脉,分布于面部,进一步分为内眦动脉。

颞浅动脉:起自颈外动脉,分布于颞区、额外侧部及头顶部。

枕动脉:起自颈外动脉,分布于枕顶部。

耳后动脉:起自颈外动脉,分布于耳后部和乳突小房。

咽升动脉:起自颈外动脉,分布于颅底和颈部深层肌肉。

面静脉:在眼内眦处起自内眦静脉,在下颌角下方与下颌后静脉前支汇合而成面总静脉,注入颈内静脉颅外支。面静脉收集面前部软组织的静脉血。面静脉通过内眦静脉,眼上、下静脉与颅内海绵窦相交通。在平口角高度,咬肌前方,借面深静脉经翼静脉丛及导静脉与海绵窦相交通。

下颌后静脉:由颞浅静脉和上颌静脉在下颌颈的深面汇合而成。下行至腮腺下端分为前、后两支,前支向前下方与面静脉汇合;后支与耳后静脉及枕静脉汇合成颈外静脉。颞浅静脉和上颌静脉均收集同名动脉分布区的静脉血。上颌静脉起自翼静脉丛。

翼静脉丛:通过卵圆孔及破裂孔的导静脉与颅内的海绵窦相交通,向外借面深静脉与面静脉相交通。

颈内静脉颅内支:收集颅骨的静脉血。

锁骨下静脉:在第1肋外缘处起始于腋静脉,与颈内静脉汇合成头臂静脉。锁骨下静脉除收集腋静脉的血液外,还有颈外静脉注入。

颈外静脉:为颈部最大的浅静脉,由下颌后静脉的后支、耳后静脉和枕静脉汇合而成,注入锁骨下静脉。颈外静脉的属支有颈前静脉、肩胛上静脉和颈横静脉等。颈前静脉通常有两条,但也有一条的,称颈前正中静脉。在胸骨柄上方互相连接成颈静脉弓,并接受甲状腺下静脉的属支。

板障静脉:为颅盖骨骨松质中的扁平静脉,壁薄、无肌层、无瓣膜,管腔较大,粗细不均。较规则的板障静脉有额板障静脉、颞前板障静脉、颞后板障静脉和枕板障静脉。其中以枕骨内的板障静脉最大,并与颅外的枕静脉和颅内的横窦相通。

导静脉:是连接板障静脉、颅内静脉窦和颅外静脉之间的静脉。头皮静脉、板障静脉借导静脉与硬脑膜窦相互连接。由于颅内、外静脉相互沟通,对脑血量起调节作用。

3. 颈部的供血

咽升动脉:起自颈外动脉,分布于颈部深层肌肉。

椎动脉:起自锁骨下动脉,在颅外发出肌支,分布于颈深肌。

甲状颈干:起自锁骨下动脉,分布于颈肌。

颈深动脉:起自锁骨下动脉的肋颈干,分布于颈深部。

4. 淋巴回流

(1) 头部淋巴结:多位于头、颈部交界处,主要引流头面部淋巴液,输出淋巴管直接或间接注入颈外侧上深淋巴结。

枕淋巴结:分浅、深两群,分别位于斜方肌起点的表面和头夹肌的深面,引流枕部和项部的淋巴液。

乳突淋巴结:又称耳后淋巴结,引流颅顶部、颞区和耳郭后面的淋巴液。

腮腺淋巴结:分浅、深两群,分别位于腮腺表面和腮腺实质内,引流额、颅顶、颞区、耳郭、外耳道、颊部等处的淋巴液。

下颌下淋巴结:引流面部的淋巴液。

颏下淋巴结:引流舌尖、下唇中部和颏部的淋巴液。

(2) 颈部淋巴结

颈前浅淋巴结:引流颈前部浅层结构的淋巴液,输出淋巴管注入颈外侧下深淋巴结。

颈外侧浅淋巴结：引流颈外侧浅层结构的淋巴液，并收纳枕淋巴结、耳后淋巴结和腮腺淋巴结的输出淋巴管，其输出淋巴管注入颈外侧深淋巴结。

颈外侧上深淋巴结：引流枕部、项部和肩部等处的淋巴，并收纳枕、耳后、下颌下、颏下和颈外侧浅淋巴结等的输出淋巴管，其输出淋巴管注入颈外侧下深淋巴结或颈干。

颈外侧下深淋巴结：引流颈根部、胸壁上部和乳房上部的淋巴液，并收纳颈前淋巴结、颈外侧浅淋巴结和颈外侧上深淋巴结的输出淋巴管，其输出淋巴管合成颈干，左侧注入胸导管，右侧注入右淋巴导管。

附：神经系统、神经递质

1. 神经系统（nervous system） 神经系统是人体生命活动的主导调节系统，含有 10^{11} 个神经元，但胶质细胞占全部脑细胞的90%。按照所在部位，神经系统可分为中枢部和周围部。中枢部由脑和脊髓组成，周围部由脑神经和脊神经组成。其中，脑神经与脑相连，脊神经与脊髓相连。根据作用对象，周围部又分为内脏神经和躯体神经。内脏神经分布于内脏、心血管和腺体。躯体神经分布于体表、骨、关节和骨骼肌。

产生精神活动的中枢部，称精神神经系统，属于心藏的藏神功能。产生和传导内脏感觉和运动信号，并使人对外来刺激产生情绪体验信号的内脏神经及其连属的中枢部，称内脏神经系统，属于肝藏的疏泄功能。产生和传导躯体感觉和运动信号支配躯体运动的躯体神经及其连属的中枢部，称躯体神经系统，属于肝藏的藏血功能。

2. 神经递质（neurotransmitter） 神经递质是指神经末梢释放的特殊化学物质。它能作用于支配的神经元或效应生物膜上的受体，完成信号传递功能。重要的神经递质有乙酰胆碱（Ach）、多巴胺（DA）、去甲肾上腺素（NE）、肾上腺素（E）、5-羟色胺（5-HT）、一氧化氮（NO）、一氧化碳（CO）等。其中，NO、CO等气体分子属于非经典的神经递质。

NO来源于其前体物质L-精氨酸，由一氧化氮合酶（NOS）催化形成。现已克隆出三种NOS同工酶，即诱导型NOS（iNOS）、内皮型NOS（eNOS）和神经元型NOS（nNOS），分别存在于内皮细胞、巨噬细胞（也包括神经吞噬细胞）和神经细胞内。与经典递质不同的是，NO不储存于突触囊泡内，不以出胞形式释放，也不与靶细胞膜上特异性受体结合，而是以扩散的方式达到邻近靶细胞，直接结合并激活一种可溶性鸟苷酸环化酶，使胞质内cGMP水平升高而产生生物效应。NOS在脑内分布广泛，以小脑、上丘、下丘、嗅球内含量最高，其次是大脑皮质、海马、终纹等区。

CO在血红素代谢过程中由血红素加氧酶（HO）催化生成。HO有HO-1和HO-2两种异构体，前者存在于神经胶质细胞和少数神经元中，肝和脾中浓度很高；后者在小脑和海马神经元中浓度很高。CO的作用与NO相似，也通过激活鸟苷酸环化酶而发挥其生物效应。

因为分布和作用的对象不同，神经递质分别归于五藏不同的功能范畴，如躯体神经与四肢骨骼肌的神经肌肉接头是以乙酰胆碱为兴奋性递质，这里的乙酰胆碱属于肝藏的藏血（支配躯体运动）功能范畴；副交感神经与心肌的神经肌肉接头是以乙酰胆碱为抑制性递质，这里的乙酰胆碱属于肝藏的疏泄（支配内脏运动）功能范畴。神经递质的灭活由肝脏执行。

二、肝藏藏血（支配躯体运动）功能的固定结构

传统中医学有肝藏藏（音 cáng）血养筋的论断，简称肝藏藏血。其中，肝藏藏的血是指

具有承载作用的血液,藏血的肝藏是指躯体神经属脉管系统,肝藏藏血养的筋是指躯体神经系统。

肝藏藏血(支配躯体运动)功能是指在躯体神经属脉管系统提供营养下,躯体神经系统产生和传导躯体感觉和运动信号支配躯体运动的功能。其中,躯体神经系统由躯体神经、躯体神经连属的中枢部、感觉器、感觉器相关体液组成;躯体神经属脉管系统由分布于脑、脊髓、感觉器、躯体神经的动脉、静脉、淋巴管、血液、淋巴液组成。血液、脑脊液和感觉器相关体液(如房水、泪液和耵聍),属于流变结构,将在第五章津液的生物学基础中介绍。

(一) 文献依据

1. 筋统摄躯体运动

《素问·生气通天论》:"骨正筋柔。""湿热不攘,大筋软短,小筋弛长,软短为拘,弛长为痿。""有伤于筋,纵,其若不容。"

《灵枢·经脉》:"筋为刚。"

《圣济总录》:"搏于筋脉,故令筋急而挛缩也。"

2. 肝藏血养筋

《素问·阴阳应象大论》:"肝生筋。"

《素问·五藏生成》:"肝之合筋也。"

《诸病源候论》:"肝主筋而藏血。"

《医林绳墨》:"肝主筋,筋之动彻,皆由肝血之所养也。"

3. 肝与目、耳、爪关系密切

《素问·五藏生成》:"肝……其荣爪也。"

《素问·金匮真言论》:"东方青色,入通于肝,开窍于目。"

《素问·藏气法时论》:"肝……虚则目无所见,耳无所闻。"

《灵枢·五阅五使》:"目者,肝之官也。"

上述文献说明传统中医学已经认识到肝藏血养筋,与目、耳、爪关系密切,筋病表现为挛缩、弛张,肝病表现为目无所见、耳无所闻。

(二) 躯体神经系统

躯体神经系统是指产生和传导皮肤、骨、骨连结、骨骼肌的感觉和运动信号的神经系统。

1. 视觉、听觉、平衡觉信号的产生、传导和加工结构　视觉、听觉、平衡觉信号由外胚层衍化的视器和前庭蜗器产生,传导神经是特殊躯体感觉纤维。

(1) 视觉信号的产生、传导和加工结构

1) 视器:由眼球和眼副器构成,能产生视觉信号。眼球包括眼球壁和内容物。眼球壁从外向内依次分为眼球纤维膜(角膜、巩膜)、眼球血管膜(虹膜、睫状体和脉络膜)和眼球视网膜(盲部和视部)。内容物包括房水、晶状体和玻璃体。眼副器位于眼球的周围,包括眼睑、结膜、泪器、眼球外肌、眶脂体和眶筋膜。

2) 视觉传导通路:视觉传导通路包括3级神经元。眼球视网膜神经部最外层的视锥细胞和视杆细胞为光感受器细胞,中层的双极细胞为第1级神经元,最内层的节细胞为第2级神经元,节细胞的轴突在视神经盘处汇集成视神经。视神经由视神经管入颅腔,形成视交叉后,延为视束。在视交叉中,来自两眼视网膜鼻侧半的纤维交叉,交叉后加入对侧视束;来自视网膜颞侧半的纤维不交叉,进入同侧视束。视束绕过大脑脚向后,主要终止于外侧膝状体。

第 3 级神经元胞体在外侧膝状体内,由外侧膝状体核发出纤维组成视辐射经内囊后肢投射到端脑枕叶距状沟上、下的视区皮质,产生视觉。

视束中尚有少数纤维经上丘臂终止于上丘和顶盖前区。上丘发出的纤维组成顶盖脊髓束,下行至脊髓,完成视觉反射。顶盖前区发出纤维到中脑动眼神经副核,构成瞳孔对光反射通路的一部分。

3) 瞳孔对光反射通路:视网膜→视神经→视交叉→视束→上丘臂→顶盖前区→两侧动眼神经副核→动眼神经→睫状神经节→节后纤维→瞳孔括约肌收缩→两侧瞳孔缩小。

4) 视觉信号的加工结构:视觉区位于距状沟上、下的枕叶皮质,即上方的楔叶和下方的舌回(17 区),加工来自外侧膝状体纤维的视觉信号。

(2) 听觉、平衡觉信号的产生、传导和加工结构

1) 前庭蜗器:又称耳,包括前庭器和听器两部分。按部位可分为外耳、中耳和内耳。外耳由耳郭、外耳道和鼓膜组成;中耳由鼓室、咽鼓管、乳突窦和乳突小房组成;内耳由骨迷路(耳蜗、前庭、骨半规管)和膜迷路(椭圆囊、球囊、膜半规管、蜗管)组成。外耳和中耳是声波的收集和传导装置,是前庭蜗器的附属器。内耳含听觉感受器(听器)和位置觉感受器(平衡器)。听器是感受声波刺激的感受器;平衡器是感受头部位置变化、重力变化和运动速度刺激的感受器。

2) 听觉传导通路:听觉传导通路的第 1 级神经元为蜗神经节内的双极神经细胞,其周围突分布于内耳的螺旋器;中枢突组成蜗神经,与前庭神经一道,在延髓和脑桥交界处入脑,止于蜗腹侧核和蜗背侧核。第 2 级神经元胞体在蜗腹侧核和蜗背侧核,发出纤维大部分在脑桥内形成斜方体并交叉至对侧,至上橄榄核外侧折向上行,形成外侧丘系。外侧丘系的纤维经中脑被盖的背外侧部大多数止于下丘。第 3 级神经元胞体在下丘,其纤维经下丘臂止于内侧膝状体。第 4 级神经元胞体在内侧膝状体,发出纤维组成听辐射,经内囊后肢,止于大脑皮质颞横回的听觉区。

少数蜗腹侧核和蜗背侧核的纤维不交叉,进入同侧外侧丘系;还有一些蜗神经核发出的纤维在上橄榄核交换神经元,然后加入同侧的外侧丘系。也有少数外侧丘系的纤维直接止于内侧膝状体。

3) 平衡觉传导通路:平衡觉传导通路的第 1 级神经元是前庭神经节内的双极细胞,其周围突分布于内耳半规管的壶腹嵴及前庭内的球囊斑和椭圆囊斑;中枢突组成前庭神经,与蜗神经一道经延髓和脑桥交界处入脑,止于前庭神经核群。第 2 级神经元为前庭神经核群,由此核群发出的第 2 级纤维向大脑皮质的投射径路尚不清楚,可能是在背侧丘脑的腹后核交换神经元,再投射到颞上回前方的大脑皮质。

由前庭神经核群发出纤维至中线两侧组成内侧纵束,其中,上升的纤维止于动眼、滑车和展神经核,完成眼肌前庭反射;下降的纤维至副神经脊髓核和上段颈髓前角细胞,完成转眼、转头的协调运动。

此外,由前庭神经外侧核发出纤维组成前庭脊髓束,完成躯干、四肢的姿势反射(伸肌兴奋、屈肌抑制)。前庭神经核群还发出纤维与部分前庭神经直接来的纤维,共同经小脑下脚(绳状体)进入小脑,参与平衡调节。前庭神经核群还发出纤维与脑干网状结构、迷走神经背核及疑核联系,故当平衡觉传导通路或前庭器受刺激时,可引起眩晕、呕吐、恶心等症状。

4) 听觉、平衡觉信号的加工结构

听觉区:位于颞横回(41、42区),加工来自内侧膝状体纤维的听觉信号。

平衡觉区:位于中央后回下端,头面部感觉区附近,加工平衡觉信号。

2. 躯体感觉信号的产生、传导和加工结构

(1) 浅感觉信号的产生和传导通路:浅感觉是指皮肤、黏膜的触-压觉、温度觉和痛觉。

1) 浅感觉信号的感受器

触压觉感受器:环层小体、麦斯纳小体、梅克尔盘、鲁菲尼小体等,位居皮肤、外生殖器。

温度觉感受器:Aδ和C类传入纤维的末梢,感受冷觉、热觉,位居皮肤。

痛觉感受器:位居皮肤、角膜、结合膜。

2) 颜面部的痛温觉和触压觉传导通路:第1级神经元为三叉神经节(除外耳道和耳甲的皮肤感觉传导外)内假单极神经元,其周围突经相应的脑神经分支分布于颜面部皮肤及口鼻黏膜的相关感受器,中枢突经三叉神经根入脑桥。三叉神经中传导痛温觉的纤维入脑后下降为三叉神经脊束,止于三叉神经脊束核;传导触压觉的纤维终止于三叉神经脑桥核。第2级神经元的胞体在三叉神经脊束核和三叉神经脑桥核内,它们发出纤维交叉到对侧,组成三叉丘脑束,止于背侧丘脑的腹后内侧核。第3级神经元的胞体在背侧丘脑的腹后内侧核,发出纤维经内囊后肢,投射到中央后回下部。

3) 躯干和四肢的痛温觉、粗略触觉和压觉传导通路:第1级神经元为脊神经节内假单极神经元,其周围突分布于躯干和四肢皮肤内的感受器;中枢突经后根进入脊髓。其中,传导痛温觉的纤维(细纤维)在后根的外侧部入脊髓背外侧束再终止于第2级神经元;传导粗触觉和压觉的纤维(粗纤维)经后根的内侧部进入脊髓后索,再终止于第2级神经元。第2级神经元胞体主要位于第Ⅰ、Ⅳ~Ⅷ层,它们发出纤维上升1~2个节段经白质前连合交叉至对侧的外侧索和前索内上行,组成脊髓丘脑侧束和脊髓丘脑前束(侧束传导痛温觉,前束传导粗触觉、压觉)。脊髓丘脑束上行,经延髓下橄榄核的背外侧,脑桥和中脑内侧丘系的外侧,终止于背侧丘脑的腹后外侧核。第3级神经元的胞体位于背侧丘脑的腹后外侧核,它们发出纤维称丘脑中央辐射,经内囊后肢投射到中央后回中、上部和中央旁小叶后部。

(2) 深感觉信号的产生和传导通路:深感觉又称本体感觉,是指肌、腱、关节等器官在不同状态(运动或静止)时产生的感觉(如人在闭眼时能感觉身体各部位的位置),包括位置觉、运动觉和震动觉等。

1) 深感觉信号的感受器

肌梭:骨骼肌内的梭形小体,感受肌肉长度,手肌、足肌分布多,产生牵张反射。

腱器官:又名高尔基腱器官,分布于肌腱的胶原纤维之间,感受肌肉张力,产生反牵张反射,防止肌肉拉伤。

关节感受器:感觉关节韧带的运动。

这些感受器位居骨骼肌、肌腱、韧带和关节表面,感知四肢的位置、运动及肌肉收缩程度,信号经躯体感觉纤维传入。

2) 躯干和四肢意识性本体感觉和精细触觉传导通路:第1级神经元为脊神经节内假单极神经元,其周围突分布于肌、腱、关节的本体觉感受器和皮肤的精细触觉感受器,中枢突经脊神经后根的内侧部进入脊髓后索,分为长的升支和短的降支。其中,来自第5胸节以下的升支行于后索的内侧部形成薄束;来自第4胸节以上的升支行于后索的外侧部,形成楔束。

两束上行止于延髓的薄束核和楔束核。短的降支至后角或前角,完成脊髓牵张反射。第2级神经元的胞体在薄、楔束核内,由此二核发出的纤维向前绕过中央灰质的腹侧,在中线上与对侧的交叉,称内侧丘系交叉,交叉后的纤维转折向上,在锥体束的背方呈前后方向排列,行于延髓中线两侧,称内侧丘系。内侧丘系在脑桥呈横位居被盖的前缘,在中脑被盖则居红核的外侧,最后止于背侧丘脑的腹后外侧核。第3级神经元的胞体在丘脑腹后外侧核,发出纤维称丘脑中央辐射,经内囊后肢投射至中央后回的中、上部和中央旁小叶后部,部分纤维投射至中央前回。

3) 躯干和四肢非意识性本体感觉传导通路:非意识性本体感觉传导通路是反射通路的上行部分,为传入小脑的深感觉传导通路,不产生意识,由2级神经元构成。第1级神经元为脊神经节内假单极神经元,其周围突分布于肌、腱、关节的本体觉感受器,中枢突经脊神经后根的内侧部进入脊髓,终止于C_8~L_2节段胸核和腰骶膨大第Ⅴ~Ⅶ层外侧部。由胸核发出的第2级纤维在同侧脊髓侧索组成脊髓小脑后束,向上经小脑下脚进入旧小脑皮质。由腰骶膨大第Ⅴ~Ⅶ层外侧部发出的第2级纤维组成对侧和同侧的脊髓小脑前束经小脑上脚止于旧小脑皮质。传导上肢和颈部本体感觉的第2级神经元胞体位于颈膨大部第Ⅵ、Ⅶ层和延髓的楔束副核,这两处神经元发出的第2级纤维也经小脑下脚进入小脑皮质。

4) 颜面部本体感觉传导通路:尚不十分清楚。

(3) 躯体感觉信号的加工结构

体表感觉区:第一体表感觉区位于中央后回和旁中央小叶后部(3、1、2区),第二体表感觉区位于中央后回下部的岛盖皮质,加工背侧丘脑腹后核传来的对侧躯体、四肢、颜面部的痛觉、温觉、触觉、压觉信号。

本体感觉区:中央前回(4区)是运动区,也是本体感觉代表区,加工双侧躯干四肢的肌、腱、骨膜及关节的深部位置觉、运动觉、震动觉信号。

3. **躯体运动信号的产生和传导结构** 根据躯体运动的复杂程度和受意识控制程度,人体的运动可分为反射运动、随意运动和节律性运动3类。①反射运动:是最简单、最基本的运动形式,一般由特定的感觉刺激引起,并有固定的运动轨迹,故又称定型运动。反射运动的运动强度与刺激大小有关,一般不受意识调控。反射运动归于肝藏的藏血(支配躯体运动)功能范畴。②随意运动:是为达到某种目的而进行的运动。随意运动可以是对感觉刺激的反应,也可以由主观意愿而发动,其运动的方向、轨迹、速度和时程均受意识控制。一些复杂的随意运动需经学习并反复练习不断完善后才能熟练掌握。这些运动的复杂细节被编制成"运动程序"存储起来,一旦进行已经熟悉的随意运动,就不再需要思考具体步骤,即可根据意愿去完成。随意运动归于心藏的产生有意识精神活动(藏神)功能范畴。③节律性运动:是介于反射运动和随意运动之间的一类运动形式,可随意地开始和停止,运动一旦开始便不需要意识的参与而能自动地重复进行,但在进行过程中能被感觉信号调控。如呼吸肌的呼吸运动和咀嚼肌的咀嚼运动。节律性运动归于心藏的产生下意识精神活动(藏神)功能范畴。

(1) 躯体运动信号的产生结构

1) 大脑皮质运动区

主要运动区:包括中央前回(4区)和运动前区(6区),是控制躯体运动最重要的区域。它们接受本体感觉冲动,感受躯体的姿势和躯体各部分在空间的位置及运动状态,并根据人体的需要和意愿整合和控制全身的运动。

其他运动区：人的运动辅助区位于两半球内侧面，扣带回沟以上，4区之前的区域。

此外，第一感觉区以及后顶叶皮质也与运动有关。

皮质脊髓束和皮质脑干束中约31%的纤维来自中央前回，约29%的纤维来自运动前区和运动辅助区，约40%的纤维来自后顶叶皮质(5、7区)和第一感觉区。

2) 脊髓小脑(旧小脑)：由蚓部和半球中间部组成。这部分小脑主要接受来自脊髓和三叉神经的传入信号，也接受视觉和听觉信号。蚓部的传出纤维向顶核投射，经前庭核和脑干网状结构下行至脊髓前角的内侧部分，也经丘脑外侧腹核上行至运动皮质的躯体近端代表区。半球中间部的传出纤维向间位核投射，经红核大细胞部，下行至脊髓前角的外侧部分，也经丘脑外侧腹核上行至运动皮质的躯体远端代表区。脊髓小脑的主要功能是调节进行过程中的运动，协助大脑皮质对随意运动进行适时的控制。当运动皮质向脊髓发出运动指令时，通过皮质脊髓束的侧支向脊髓小脑传递有关运动指令的"副本"；另外，运动过程中来自肌肉与关节等处的本体感觉传入以及视、听觉传入等也到达脊髓小脑。脊髓小脑通过比较来自大脑皮质的运动指令和外周的反馈信号，察觉运动指令和运动执行情况之间的偏差，一方面通过上行纤维向大脑皮质发出矫正信号，修正运动皮质的活动，使其符合当时运动的实际情况；另一方面通过脑干 - 脊髓下行通路调节肌肉的活动，纠正运动的偏差，使运动能按预定的目标和轨道准确进行。

3) 脑干网状结构：内侧核群发出的网状脊髓束，与脊髓中间神经元发生突触联系，最终调控脊髓前角运动神经元，对骨骼肌张力产生抑制和易化作用。起自中脑和脑桥的纤维可兴奋脊髓前角的 α 和 γ 神经元，增强肌张力，其兴奋和增强是自主性的。延髓网状脊髓束则可抑制 γ 神经元，使肌张力减弱，但这种抑制和减弱只能在大脑皮质的作用下才能发挥效应。

(2) 躯体运动信号的传导通路

1) 锥体系：锥体系的上运动神经元由位于中央前回上、中部和中央旁小叶前半部的巨型锥体细胞和其他类型的锥体细胞，以及位于额、顶叶部分区域的锥体细胞组成。上述神经元的轴突形成锥体束，其中，下行至脊髓的纤维束称皮质脊髓束；止于脑干内一般躯体(支配躯干、四肢的骨骼肌)和特殊内脏(支配咀嚼肌、表情肌、咽肌、喉肌)运动75%~90%的纤维交叉至对侧核的纤维束称皮质核束。

皮质脊髓束：由位于中央前回上、中部和中央旁小叶前半部等处皮质的锥体细胞轴突集中而成，下行经内囊后肢的前部、大脑脚底中3/5的外侧部和脑桥基底部至延髓锥体。在锥体下端，约75%~90%的纤维交叉至对侧，形成锥体交叉。交叉后的纤维继续于对侧脊髓侧索内下行，称皮质脊髓侧束。此束沿途发出侧支，逐节终止于前角细胞(α 运动神经元、β 运动神经元、γ 运动神经元)，主要支配四肢肌。在延髓锥体，皮质脊髓束中小部分未交叉的纤维在同侧脊髓前索内下行，称皮质脊髓前束，该束仅达上胸节，并经白质前连合逐节交叉至对侧，终止于前角运动神经元，支配躯干和四肢骨骼肌运动。皮质脊髓前束中有一部分纤维始终不交叉而止于同侧脊髓前角运动神经元，主要支配躯干肌。上肢肌肉由 C_5~T_1 支配，下肢由 L_1~S_4 支配，躯干由副神经、C_4~T_{12}、L_1 支配。故躯干肌受两侧大脑皮质支配，上下肢肌只受对侧大脑皮质支配。

皮质核束：主要由中央前回下部的锥体细胞的轴突集合而成，下行经内囊膝至大脑脚底中3/5的内侧部，由此向下陆续分出纤维，终止于双侧脑神经运动核，如动眼神经核、滑车神经核、展神经核(支配眼球外肌)、三叉神经运动核(支配咀嚼肌)、面神经核(支配额肌和眼轮匝肌)的细胞群、疑核(支配咽肌、喉肌)、副神经脊髓核(支配胸锁乳突肌、斜方肌)。小部分纤维交叉到对侧,终止于面神经核,支配面下部肌(下部表情肌)的神经元细胞群和舌下神经核(支配舌内、外肌),二者发出的纤维分别支配同侧面下部的面肌和舌肌。锥体系的下运动神经元为脑神经一般躯体和特殊内脏运动核和脊髓前角的运动神经元,它们的胞体和轴突构成传导运动的最后公路。正常情况下,上运动神经元对下运动神经元具有抑制作用。

2) 锥体外系:锥体外系是指锥体系以外影响和控制躯体运动的所有传导路径。其结构十分复杂,包括大脑皮质(主要是躯体运动区和躯体感觉区)、纹状体、背侧丘脑、底丘脑、中脑顶盖、红核、黑质、脑桥核、小脑和脑干网状结构等以及它们的纤维联系。锥体外系的纤维最后经红核脊髓束、网状脊髓束等下行终止于脑神经运动核和脊髓前角细胞。在种系发生上,锥体外系是较古老的结构。锥体外系的功能是调节肌张力、协调肌肉活动、维持体态姿势和习惯动作。锥体外系的主要通路包括以下几种:

皮质-新纹状体-背侧丘脑-皮质环路:大脑皮质躯体运动、感觉区→皮质纹状体纤维→新纹状体→纹状体苍白球纤维→苍白球→苍白球丘脑纤维→背侧丘脑腹前核、腹外侧核→内囊→大脑皮质额叶躯体运动区。

新纹状体-黑质环路:自尾状核和壳发出纤维止于黑质,再由黑质发出纤维返回尾状核和壳。

苍白球-底丘脑环路:苍白球发出的纤维终止于底丘脑核,后者发出纤维经同一途径返回苍白球。

皮质-脑桥-小脑-皮质环路:大脑皮质额、顶、枕、颞叶→小脑中脚(脑桥小脑束)→对侧新小脑皮质→齿状核→小脑上脚交叉→背侧丘脑腹前核、腹外侧核→大脑皮质躯体运动区。另有分支,小脑上脚交叉→红核→红核脊髓束→脊髓前角细胞。

躯体神经系统支配躯体运动功能的表达结构详见脾藏运化(消化吸收)功能的消化属动力系统、脾藏主肌肉(躯体运动)功能的躯体动力系统、肺藏主气(呼吸)功能的呼吸属动力系统、肾藏主水(泌尿)功能的泌尿属动力系统、肾藏生育(生殖)功能的生殖属动力系统、肝藏疏泄(支配内脏运动)功能的情绪属动力系统、心藏藏神(产生精神活动)功能的精神属动力系统和心藏主血脉(循环)功能的脉管属动力系统。

(三) 躯体神经属脉管系统

躯体神经属脉管系统是指为神经系统带来营养物质、激素和 O_2,带走代谢产物、CO_2 和热能的营养性脉管系统。因为躯体神经属脉管系统的异常经常影响躯体神经系统,传统中医学有"肝藏藏血"的论断,故在肝藏藏血(支配躯体运动)功能介绍。其中,激素包括促甲状腺素释放激素、血管升压素、促肾上腺皮质激素、甲状腺激素、糖皮质激素、肾上腺素、去甲肾上腺素、前列腺素等,属于流变结构,将在第五章精的生物学基础中介绍。

1. **脑的供血** 精神神经系统产生精神活动的功能异常表现的神疲、痴呆、狂乱等,躯体神经系统产生和传导躯体感觉和运动信号支配躯体运动的功能异常表现的麻木、痉挛、瘫痪等,常由脑血管病变(如脑缺血、脑出血、脑血栓、脑栓塞)引起。前者传统中医学称血不养神,属于心藏的藏神功能范畴;后者传统中医学称血不养筋,属于肝藏的藏血功能范畴。

脑的动脉由成对的颈内动脉和椎动脉互相衔接形成动脉循环。以顶枕裂为界,大脑半球的前 2/3 和部分间脑由颈内动脉分支供应,大脑半球的后 1/3 和部分间脑、脑干、小脑由椎动脉供应。故可将脑的动脉归纳为颈内动脉系和椎-基底动脉系。此两系动脉在大脑的分支可分为皮质支和中央支,前者营养大脑皮质及其深部的髓质,后者供应基底核、内囊及间脑等。

(1) 颈内动脉:按行程,颈内动脉可分为颈部、岩部、海绵窦部和前床突上部。海绵窦部和前床突上部合称虹吸部,常呈 U 形或 V 形弯曲,是动脉硬化的好发部位。颈内动脉主要分支有大脑前动脉、大脑中动脉、脉络丛前动脉、后交通动脉。

1) 大脑前动脉:是颈内动脉的主要分支之一,在视交叉上方向前内行,进入大脑纵裂,在大脑半球内侧面延伸,左右大脑前动脉由前交通动脉相连,然后沿胼胝体沟后行。其皮质支供应大脑半球内侧面前 3/4 及额顶叶背侧面上 1/4 皮质及皮质下白质,深穿支供应内囊前肢及部分膝部、尾状核、豆状核前部等。额叶是控制逻辑思维、个性和随意运动功能(特别是腿的运动)的神经中枢。故一侧大脑前动脉卒中主要表现为病变对侧下肢瘫痪,也可伴有下肢感觉障碍。

2) 大脑中动脉:是颈内动脉的直接延续,向外行进入外侧沟内,分为数支皮质支,营养大脑半球上外侧面的大部分和岛叶,其中包括躯体运动中枢、躯体感觉中枢和语言中枢,控制着脸部、咽喉、手和胳膊的主要运动和感觉、语言功能。大脑中动脉途经前穿质时,发出一细小的中央支,又称豆纹动脉,垂直向上进入脑实质,营养尾状核、豆状核、内囊膝和后肢的前部,豆纹动脉行程呈 S 形弯曲,在高血压动脉硬化时容易破裂(故又名出血动脉)而导致脑出血。

3) 脉络丛前动脉:起自颈内动脉,沿视束下面向后外行,经大脑脚与海马回钩之间进入侧脑室下脚,终止于脉络丛。沿途发出分支供应外侧膝状体、内囊后肢的后下部、大脑脚底的中 1/3 及苍白球等结构。此动脉细小且行程长,易被血栓阻塞。

4) 后交通动脉:起自颈内动脉,在视束下面行向后,与大脑后动脉吻合,是颈内动脉系与椎-基底动脉系的吻合支。

(2) 椎动脉

小脑下后动脉:是椎动脉的最大分支,分布于小脑下面后部和延髓后外侧部。该动脉还发出延髓支,分布于橄榄后区(包括脊髓丘脑束和三叉神经脊束等)。小脑下后动脉行程弯曲,较易发生栓塞,可导致同侧面部浅感觉障碍、对侧躯体浅感觉障碍(交叉性感觉麻痹)和小脑共济失调等。

小脑下前动脉:发自基底动脉起始段,供应小脑下面的前部。

脑桥动脉:发自基底动脉,供应脑桥基底部。

小脑上动脉:发自基底动脉末段,供应小脑上面。

大脑后动脉:大多数人的大脑后动脉都从基底动脉发出,在很少的情况下,也可从同侧的颈内动脉发出,为大脑半球颞叶和枕叶的一部分供血。大脑后动脉卒中可表现为丘脑综合征、丘脑穿支综合征、Weber 综合征、对侧瘫痪、偏盲和其他许多种不同的综合征,包括色盲、看不到运动的物体、朗读困难和幻觉。最常见的表现是由于枕叶梗死导致对侧视野缺损。

(3) 大脑动脉环:又称 Willis 动脉环,位于脑的底部,由两侧大脑前动脉起始段、两侧颈内动脉末端、两侧大脑后动脉借前、后交通动脉联通共同组成。此环使两侧颈内动脉系与椎-基底动脉系相交通。正常情况下,大脑动脉环两侧的血液不相混合,而是作为一种代偿的潜在装置。如果一条动脉发生阻塞,那么其他动脉就可以通过动脉环来补充相应部位的血液供应,从而防止了严重损害的出现。动脉环易发生动脉瘤。

其他侧支循环:①大脑前、中、后动脉皮质支之间彼此交通,密如蛛网;②颈内、外动脉围绕眼、耳、鼻的深浅分支互相吻合;③大脑动脉皮质支与脑膜动脉(颈外动脉分支)分支也存在丰富的侧支吻合;④相邻中央支间也存在丰富的血管吻合。

(4) 脑的静脉:脑的静脉壁薄无瓣膜,不与动脉伴行,包括大脑外静脉、大脑内静脉。收集大脑、脑干和小脑的静脉血,先进入硬脑膜窦再汇入颈内静脉颅内支。

大脑外静脉:以大脑外侧沟为界分为3组。大脑上静脉:引流大脑半球外侧面上部和内侧面的静脉血,注入上矢状窦。大脑下静脉:引流大脑半球外侧面下部和下面的静脉血,主要注入横窦和海绵窦。大脑中静脉:又分为深、浅两组,大脑中浅静脉,引流大脑半球外侧面近外侧沟的静脉血,注入海绵窦;大脑中深静脉,引流脑岛的静脉血,与大脑前静脉和纹状体静脉汇合成基底静脉,注入大脑大静脉。

大脑内静脉:由脉络膜静脉和丘脑纹静脉在室后孔后上缘合成,向后至松果体后方,与对侧的大脑内静脉汇合成一条大脑大静脉,收集大脑半球深部的髓质、基底核、间脑和脑室脉络丛等处的静脉血,在胼胝体压部的后下方向后注入直窦。

2. 脊髓的供血

脊髓前动脉:由椎动脉末段发出,与节段性动脉吻合形成脊髓前正中动脉,分支分布于脊髓前角、侧角、灰质连合、后角基部、前索和外侧索。

脊髓后动脉:由椎动脉发出,分支分布于脊髓后角的其余部分和后索。

根髓动脉:为来自颈升动脉、肋间后动脉、腰动脉和骶外侧动脉等发出的节段性动脉,并与脊髓前、后脉吻合。

肋间后动脉:起自胸主动脉壁支,在脊柱两侧分出后支,分布于脊髓。

腰动脉:起自腹主动脉壁支,分布于腰部的脊髓。

髂腰动脉:起自髂内动脉壁支,分布于脊髓。

骶外侧动脉:起自髂内动脉壁支,分布于骶管内结构。

脊髓前、后正中静脉、脊髓前外侧和后外侧静脉:彼此借交通支相连,收集脊髓内的小静脉,汇入椎内静脉丛。

椎内静脉丛:位于椎管内骨膜和硬脊膜之间的硬膜外隙内,分为椎内前静脉丛和椎内后静脉丛,收集脊髓回流的血液。

3. 硬脑膜的供血

上颌动脉:由颈外动脉分出,进一步分出脑膜中动脉,分布于硬脑膜。

硬脑膜窦:为硬脑膜两层之间形成的腔隙,窦壁内面衬以内皮,无肌层,无瓣膜。由于硬脑膜固着于骨,窦腔不易塌陷,经常处于扩张状态,借此保持血流畅通和避免脑组织受压。当硬脑膜窦损伤时,往往出血较多、易形成颅内血肿。

颈内静脉颅内支:收集硬脑膜的静脉血。

4. 视器、前庭蜗器的供血

(1) 视器

眼动脉:起自颈内动脉,终于滑车上动脉,分支供应眼球、眼外肌、泪腺和眼睑等。

视网膜中央动脉:眼动脉的重要分支,进一步分为视网膜鼻侧上、下和颞侧上、下小动脉4支,营养视网膜内层。

眼上静脉：起于眶的前内侧，注入海绵窦，收集框内血液。
眼下静脉：起自眶下壁和内侧壁的静脉网，注入眼上静脉或翼静脉丛，收集框内血液。
颈内静脉颅内支：收集视器的静脉血。

(2) 前庭蜗器

迷路动脉：又称内听动脉，发自基底动脉，供应内耳迷路。
上颌动脉：起自颈外动脉，分布于外耳道和鼓室。
颈内静脉颅内支：收集前庭蜗器的静脉血。

第六节　心藏功能性质的固定结构

心藏有藏神（产生精神活动）和主血脉（循环）两种功能，本节将介绍其固定结构。

一、心藏藏神（产生精神活动）功能的固定结构

心藏藏（音 cáng）神（产生精神活动）功能是指精神神经系统和精神属动力系统产生和表达精神活动的功能。其中，精神神经系统由产生精神活动的脑和脊髓组成；精神属动力系统由表达精神活动的骨骼肌、平滑肌、筋膜、骨、骨连结及运动相关滑液组成。运动相关滑液属于流变结构，将在第五章津液的生物学基础中介绍。

（一）文献依据

1. 心藏神

《素问·宣明五气》："心藏神。"

《素问·六节藏象论》："心者，生之本，神之变也。"

《灵枢·天年》："神气舍心。"

《灵枢·邪客》："心者……精神之所舍也……心伤则神去，神去则死矣。"

《女科经纶》："心虚则神不守而火乘。"

2. 心产生有意识精神活动

《灵枢·本神》："所以任物者谓之心。"

《孟子》："心之官则思，思则得之，不思则不得也。"

《古今图书集成》："积神于心，以知往今。"

《普济方》："盖心者，君主之官，心伤则喜忘。"

3. 心主宰五脏六腑

《素问·灵兰秘典论》："心者，君主之官也。""主明则下安……主不明则十二官危。"

《灵枢·邪客》："心者，五藏六府之大主也。"

《灵枢·口问》："心动则五藏六府皆摇。"

《类经》："心为一身之君主，禀虚灵而含造化，具一理而应万机，脏腑百骸，唯所是命，聪明智慧，莫不由之，故曰神明出焉。"

4. 脑与髓结构相连

《灵枢·海论》："脑为髓之海。""髓海有余，则轻劲多力，自过其度；髓海不足，则脑转耳鸣，胫酸眩冒，目无所见，懈怠安卧。"

《素问·五藏生成》："诸髓者皆属于脑。"

5. 脑生神志

《本草纲目》:"脑为元神之府。"

6. 心与舌、口关系密切

《灵枢·脉度》:"心气通于舌,心和则舌能知五味矣。"

《灵枢·五阅五使》:"舌者,心之官也。"

《灵枢·忧恚无言》:"舌者,音声之机也。"

《鬼谷子》:"口者,心之门户也,心者,神之主也,志意、喜欲、思虑、智谋,皆由此门户出入。"

7. 心与情志关系密切

《素问·经脉别论》:"惊而夺精,汗出于心。"

《素问·调经论》:"神有余则笑不休,神不足则悲。"

《灵枢·邪气藏府病形》:"愁忧恐惧则伤心。"

《灵枢·本神》:"喜乐者,神惮散而不藏。"

《类经》:"神藏于心,而凡情志之属,惟心所统,是为吾身之全神也。"

上述文献说明传统中医学已经认识到心、脑都与神有关,能产生有意识思维活动,能主宰五脏六腑,能驾驭语言情志,脑与髓结构相连。

(二) 精神神经系统

精神活动是人关于外界和自身的认识过程。意识是指人对外界和自身的觉察与关注程度。根据关注程度的高低,可将精神活动分为两类:一类是关注程度很低的下意识精神活动,如本能动作、习惯技巧和睡眠做梦。另一类是关注程度很高的有意识的精神活动,如产生意识、思维、学习、记忆、策划随意运动。精神神经系统是指产生精神活动的中枢神经系统。

1. 下意识精神活动的产生结构

(1) 本能行为的调控结构:本能行为是指人在进化过程中形成并经遗传固定下来的对个体和种族生存具有重要意义的行为,如摄食、饮水、性行为和防御等。

1) 摄食行为

下丘脑外侧区:又称摄食中枢,调节摄食行为。

下丘脑腹内侧核:又称饱中枢,调节摄食行为。

杏仁核基底外侧核群、隔区:能易化下丘脑饱中枢并抑制摄食中枢的活动。

2) 饮水行为

下丘脑前部的渗透压感受器:感知血浆晶体渗透压升高引起的渴觉。

间脑的穹窿下器(SFO)和终板血管器(OVLT):由肾素-血管紧张素系统介导,感知细胞外液量的减少引起的渴觉。

3) 性行为

脊髓、低位脑干:参与交媾过程中一系列的反射。

边缘系统:伴随交媾的行为成分、交媾的欲望、性行为的协调。其中,杏仁核的外侧核和基底外侧核抑制性行为,杏仁皮质内侧区兴奋性行为。

内侧视前区:参与性行为。

4) 攻击行为:攻击行为是指有动机、有目的、有意图地对人们的身体、动物和其他目标进行伤害或破坏的行为。产生结构包括下丘脑等,刺激内侧下丘脑腹内侧核及其前方邻近部位,或刺激外侧下丘脑可产生攻击行为。

5) 逃避行为:逃避行为是指试图阻止、逃离或减少与主观上厌恶的负性刺激接触的行为。产生结构包括:

下丘脑:除腹内侧核及其周边部位外的内侧下丘脑。

中脑:中脑中央灰质的内侧部到腹侧部。

丘脑:丘脑背内侧部。

(2) 睡眠做梦的调控结构:睡眠是指人周期性出现的一种自发和可逆的静息状态,表现为人体对外界刺激的反应性降低和意识的暂时中断。

睡眠时,嗅、视、听、触等感觉减退,骨骼肌反射和肌紧张减弱,自主神经功能可出现一系列改变,如血压轻度下降、心率减慢、瞳孔缩小、尿量减少、体温下降、代谢率降低、呼吸变慢、胃液分泌增多而唾液分泌减少、胃肠道蠕动减弱、发汗增强。睡眠使人体的体力和精力得到恢复,还能增强免疫、促进生长发育、增进学习和记忆能力、有助情绪稳定。一般情况下,成年人每日需要睡眠 7~9 小时,儿童需要更多睡眠时间,新生儿需要 18~20 小时,而老年人所需睡眠时间则较少。

梦境是指人睡后大脑皮质对身体内外的各种刺激或残留在大脑里的外界刺激产生的奇幻情景,是人释放压力的一种方式。

上行网状抑制系统(ARIS):与上行网状激活系统(ARAS)的动态平衡决定着睡眠-觉醒周期的变化和意识的水平。初步查明,此系统位于延髓孤束核周围和脑桥下部内侧的网状结构尾侧端。该区的上行纤维对脑干网状结构的上部施予抑制性影响。

下丘脑后部、丘脑髓板内核群邻旁区、丘脑前核、脑干尾端网状结构(又称上行抑制系统)、基底前脑的视前区和 Broca 斜带区:与慢波睡眠(SWS)有关,能促进生长和体力恢复。

脑桥头端被盖外侧区、蓝斑和中脑中缝核:与快波睡眠(FWS)有关,能促进学习记忆和精力恢复,做梦是特征之一。

脑干网状结构的中缝核群:又称缝际核,发出上行投射纤维至间脑、基底核和大脑皮质广泛区域,抑制大脑皮质的活动,产生睡眠作用。

边缘系统:边缘系统的后眶回、副嗅皮质、视前区及下丘脑前部统称基底前脑区。电刺激这一区域时动物出现睡眠反应,损毁这一区域时会导致睡眠失调。

前额叶周边:又称意识脑区,当人在睡眠时,意识脑区的兴奋度降至最低,此时无法辨别脑中意象的真伪,大脑进而采取了全部信以为真的方式,即做梦。

(3) 习惯技巧的调控结构:习惯动作又称节律性运动,是指积久养成的活动方式,如呼吸、咀嚼、行走。可随意地开始和停止,运动一旦开便不需要意识的参与而能自动地重复进行,但在进行过程中能被感觉信号调控。技巧动作是指经过反复学习和训练才能完成的动作,如单杠、木马。

习惯技巧常常通过有意识地反复学习而掌握,并通过一系列行为动作来表达。但学习掌握之后,常以一系列规律性操作程序记忆于大脑皮质-纹状体系统、小脑、脑干。当人需要执行这些习惯性或技巧性动作时,就不再需要意识的全程介入。这是一种下意识的感知及反射,又称反射性记忆、非陈述性记忆。其中,操作技能存储于纹状体,运动技能存储于小脑。

2. 有意识精神活动的产生结构

(1) 觉醒状态的维持结构:觉醒即从睡梦中醒来。表现为人体对外界刺激的反应性升高和意识恢复,腹腔内脏及皮肤末梢血管收缩、心搏加强和加速、代谢率增加、瞳孔扩大、抗重力肌保持一定的张力,维持一定的姿势或进行运动,眼球可产生追踪外界物体移动的快速运动。觉醒状态可使人体迅速适应环境变化,因而能进行各种体力和脑力劳动。

1) 上行网状激活系统(ARAS):经脑干上行的各种特异性感觉传导路,均可发出侧支进入网状结构(特别是头侧端)外侧核群,中继后到达内侧核群,或直接进入内侧核群。再由此发出上行纤维终止于背侧丘脑的非特异性核团(古丘脑)及下丘脑。如此,各种特异性的躯体和内脏感觉(脊髓网状纤维)、躯体感觉(脑神经感觉核和上丘)、视觉(上丘)、听觉(听觉传导通路侧支)、味觉(孤束核)、平衡觉(前庭核)、嗅觉等信号转化为非特异性的信号,广泛投射到大脑皮质,使大脑皮质保持适度的意识和清醒,以对各种传入信号有良好的感知能力。另外,大脑皮质的感觉运动区、额叶、眶回、扣带回、颞上回、海马、杏仁核和下丘脑也通过下行纤维兴奋脑干网状结构。

2) 辅助觉醒系统:脑桥蓝斑上部去甲肾上腺素能系统、低位脑干的中缝背核 5-羟色胺能系统、脑桥头端被盖胆碱能神经元、中脑黑质多巴胺能系统、前脑基底部胆碱能系统、下丘脑结节乳头体核组胺能神经元、下丘脑外侧区的增食因子能神经元也是与觉醒有关的脑区和投射系统。其中,脑桥蓝斑上部去甲肾上腺素能系统维持脑电觉醒,但受胆碱能系统的相位性调制;中脑黑质多巴胺能系统维持行为觉醒。脑干和下丘脑内与觉醒有关的脑区之间存在广泛的纤维联系,它们可能经丘脑和前脑基底部上行至大脑皮质而产生和维持觉醒。

(2) 意识、思维的产生结构:意识是在觉醒状态下的觉知。既包括对外界事物的觉知,如看到美丽的风景,听到优美的音乐,也包括对自身内部状态的觉知,如知觉、思维和欲望,还包括个体对这些内容和自身行为的评价。

意识是指大脑对客观世界的反应,表现为:①知,即认知,是指人类对世界的知识性与理性的追求,它与认识的内涵是统一的;②意,即意志,是指人类追求某种目的和理想时表现出来的自我克制、毅力、信心和顽强不屈等精神状态。意识具有自觉性、目的性和能动性三大作用特性,其中意识的自觉性产生人的饥饿、寒冷、欲望需求等内在意向,意识的目的性是产生人的清醒、糊涂、注意力集中与分散等外在意识,意识的能动性是产生人的兴趣、意志等人格倾向。

大脑皮质联络区:大脑皮质感觉区和运动区以外的所有区域均为联络区,约占整个皮质的一半,是人类特有的组织。它所包含的皮质区域完全由皮质的上层细胞所组成,与外周感官无直接联系。联络区在皮质上构成两大区域:其一分布于脑后部两侧枕叶、顶叶和颞叶之间的结合部位,是各感觉区的皮质重叠部分。其二位于皮质运动区前上方,它在人的行为的复杂程序序列中起作用。大脑皮质联络区同所有皮质均有联系,其主要功能是整合来自各感觉通道的所有信号,对信号进行分析、加工和储存,组织人的言语思维,规划人的目的行为,调整人的意志活动,支配人的主动而有条理的行动。

左侧大脑皮质:在语言功能活动上占优势。与语言、意识、数学分析等密切相关。

右侧大脑皮质:在非语词性的认知功能活动上占优势。与空间辨认、深度知觉、触-压觉认识、图像视觉认识、音乐欣赏有关。

颞叶联络皮质:颞叶前部与联想和比较有关;颞叶内侧面(属于边缘系统,海马是其中的重要结构)与精神、行为有关。

额叶前部:参与短时程情景式的判断、抽象思维。

额中回后部的书写中枢：主持书写。

(3) 学习、记忆的产生结构：学习是指人从外界环境获取新信息的过程，分为非联合型学习和联合型学习两种形式。前者不需要在刺激和反应之间形成某种明确的联系，后者是在时间上很接近的两个事件重复地发生，最后在脑内逐渐形成联系。

记忆是指大脑将获取的信息进行编码、存储和提取的过程，分为陈述性记忆和非陈述性记忆两类。陈述性记忆指与特定的时间、地点、任务有关的事实或事件的记忆，与意识有关，能用语言表述出来，或作为影像形式保存在记忆中。陈述性记忆的形式依赖于海马、内侧颞叶及其他脑区。陈述性记忆还可分为情景式记忆和语义式记忆。前者是对一件具体事物或一个场面的记忆，而后者则是对文字和语言的记忆。非陈述性记忆指对一系列规律性操作程序的记忆，只通过一系列行为动作来表达，是一种下意识的感知及反射，又称反射性记忆。

前额叶皮质：参与短时程情景式的记忆。

颞叶联络皮质：参与听、视觉（陈述性）的记忆。

顶叶联络皮质：参与精细躯体感觉和空间深度感觉的学习记忆。

边缘系统：高等哺乳动物边缘系统的许多部位都接受外周及内脏的传入冲动，对海马结构等边缘系统的神经元产生调制性影响，从而影响学习与记忆功能。

基底前脑：包括下丘脑前视区、隔核、斜角带核、Meynert 基底核、伏隔核、嗅结节、杏仁核等，与学习记忆有关。

间脑的背侧丘脑的联络性核团（新丘脑）：包括前核、内侧核和外侧核的背侧组，参与学习记忆活动。

苍白球：属于端脑基底核，参与学习记忆功能。

(4) 语言信息的产生结构：语言是人类相互交流思想和传递信息的工具。习惯用右手的人，语言活动功能主要由左侧大脑皮质管理。位于中央前回底部前方的 Broca 区（44 区、45 区）与说话有关，位于颞上回后端的 Wernicke 区（22 区）与听觉、视觉信号的理解有关。这两个语言功能区之间通过弓状束联系在语言的加工过程中发挥作用。Broca 区能将来自 Wernicke 区的信号处理为相应的发声形式，然后投射到运动皮质，引发唇、舌、喉的运动。Wernicke 区后方的角回能将阅读文字形式转变为 Wernicke 区所能接受的听觉文字形式。

(5) 随意运动的策划结构：随意运动是为达到某种目的而进行的运动。随意运动可以是对感觉刺激的反应，也可以由主观意愿而发动，其运动的方向、轨迹、速度和时程均受意识控制。

1) 大脑皮质联络区：是按功能划分出的一种区域。人脑除中央后回称躯体感觉区，中央前回称运动区，枕极和矩状裂周围皮质称视觉区，颞横回称听觉区之外，额叶皮质的大部，顶、枕和颞叶皮质的其他部分都称联络区。额叶联络区：位于额叶前部，接受由内囊前肢的丘脑前辐射来的发自丘脑背内侧核的纤维，并经顶叶接受视、听和体感的传入。也接受尾状核、杏仁核和下丘脑的投射纤维。额叶也发出纤维到顶叶和颞叶扣带回皮质、基底神经节、丘脑背内侧核、杏仁核、海马、下丘脑和脑干。顶叶联络区：位于中央沟之后，与额叶皮质和丘脑的外侧后核有双向的纤维联系，并发出纤维到丘脑外侧背核，与丘脑的联系皆通过内囊后肢。颞叶联络区：通过内囊后肢豆状核下部的丘脑腹辐射接受来自丘脑枕核的纤维。枕叶联络区：接受来自丘脑枕核的纤维，此束纤维通过内囊后肢豆状核后部的丘脑后辐射。枕叶联络区与额叶和颞叶都有纤维联系。各个大脑皮质联络区所接受的皮质下的纤维多来自新丘脑。新丘脑并不直接接受其以下水平来的传入纤维,而接受来自丘脑其他核的纤维,其功能为联系中枢。联络区都接受多通道的感觉信号,汇通各个功能特异区的神经活动。

2) 基底神经节:又称基底核,位于大脑白质深部。由尾状核、豆状核、屏状核、杏仁核组成。

与躯体运动调节有关的主要是纹状体,包括发生上较新的新纹状体(尾状核和壳核)和发生上较古老的旧纹状体(苍白球)。此外,中脑黑质和丘脑底核在功能上与基底神经节紧密相关,因此也被归入其中。

基底神经节是皮质下与皮质构成神经回路的重要脑区,参与运动的策划和运动程序的编制。基底神经节与随意运动的产生和稳定协调、肌紧张的调节、本体感受传入冲动信号的处理都有关。

3) 皮层小脑:皮层小脑是指小脑半球外侧部,它不接受外周感觉的传入,而主要经脑桥核接受大脑皮质广大区域(感觉区、运动区和联络区)的投射。其传出纤维先后经齿状核、红核小细胞部、丘脑外侧腹核交换神经元后,再回到大脑皮质运动区;还有一类纤维投射到红核小细胞部,经交换神经元后发出纤维投射到下橄榄核和脑干网状结构。投射到下橄榄核主核的纤维,交换神经元后经橄榄小脑束返回皮层小脑,形成小脑皮质的自身回路;而投射到脑干网状结构的纤维,交换神经元后经网状脊髓束下达脊髓。皮层小脑与大脑皮质运动区、感觉区、联络区的联合活动与随意运动的策划和运动程序的编制有关。当大脑皮质发动精巧运动时,首先通过大脑 - 小脑回路从皮层小脑提取程序,并将它回输到运动皮质,再通过皮质脊髓束发动运动。这样,运动就变得非常协调、精巧和快速。皮层小脑与基底神经节都参与运动的设计和程序编制、运动的协调、肌紧张的调节,以及对本体感觉传入信号的处理等活动。但两者在功能上有一定的差异:基底神经节主要在运动的准备阶段起作用,而小脑则主要在运动进行过程中起作用。另外,基底神经节主要与大脑皮质构成回路,而小脑除与大脑皮质形成回路外,还与脑干及脊髓有大量的纤维联系。因此,基底神经节可能主要参与运动的设计,而小脑除参与运动的设计外,还参与运动的执行。

精神神经系统的营养供给结构详见肝藏藏血(支配躯体运动)功能的躯体神经属脉管系统。

(6) 应激的产生结构:应激是人体在受到内外环境因素及社会、心理因素刺激时所出现的全身性非特异性适应反应,又称应激反应。应激有助于人体抵抗各种突发的有害事件,有利于人体在紧急状态下的格斗或逃避。但应激反应也可诱发或加重某些躯体及精神疾患。

1) 蓝斑 - 交感 - 肾上腺髓质系统:蓝斑是中枢神经系统对应激最敏感的部位,其中的去甲肾上腺素能神经元具有广泛的上、下行纤维联系。上行纤维主要投射至杏仁复合体、海马边缘皮质及新皮质,是应激时情绪变化、学习记忆及行为改变的结构基础。下行纤维主要分布于脊髓侧角,调节交感神经张力及肾上腺髓质中儿茶酚胺的分泌。应激时蓝斑的激活可启动下丘脑 - 垂体 - 肾上腺皮质轴。

2) 下丘脑 - 垂体 - 肾上腺皮质轴:下丘脑室旁核(PVN)的上行神经纤维与边缘系统的杏仁复合体、海马结构及边缘皮层有广泛的往返联系,下行神经纤维则通过促肾上腺皮质激素释放激素(CRH)控制腺垂体促肾上腺皮质激素(ACTH)的释放,从而调控肾上腺糖皮质激素(GC)的合成和分泌。同时,下丘脑室旁核分泌 CRH 的神经元与蓝斑中去甲肾上腺素能神经元具有密切的双向联系。

(三) 精神属动力系统

精神属动力系统是指表达精神活动,并对脑和脊髓起支撑保护作用的动力系统。其中舌肌、眼肌(不包括虹膜肌)都来自轴旁中胚层。

1. 骨骼肌、平滑肌

(1) 表达眼神的骨骼肌:即眼球外肌,由中胚层的肌节衍化而来。

上直肌:在眼球的上方,收缩时,使瞳孔转向内上方。

下直肌:在眼球的下侧,作用是使瞳孔转向内下方。

内直肌:在眼球的内侧,收缩时使瞳孔转向内侧。

外直肌:在眼球的外侧,作用是使瞳孔转向外侧。

上斜肌:位于上直肌和内直肌之间,作用是使瞳孔转向外下方。

下斜肌:位于下直肌与眶下壁之间,使瞳孔转向外上方。

上睑提肌:位于上直肌的上方,作用为提上睑。

(2) 表达眼神的平滑肌

上睑板肌(Müller肌):助提上睑,并维持上睑的正常位置。

睫状肌(调节晶状体的曲度)、瞳孔开大肌、瞳孔括约肌:调节瞳孔的大小,属于多个单位平滑肌,类似骨骼肌,受外来神经支配或激素影响。

(3) 表达语言的骨骼肌:舌是表达精神活动的重要构音器官,传统中医学有"舌为心之苗"的论断。包括舌肌、舌骨上肌群、舌骨下肌群。其中舌肌由中胚层的肌节衍化而来。

舌肌:包括舌内肌和舌外肌,舌外肌包括颏舌肌、舌骨舌肌、茎突舌肌和腭舌肌。舌内肌收缩可改变舌的性状,舌外肌收缩可改变舌的位置,共同控制舌头活动,表达语言。

舌骨上肌群(二腹肌、下颌舌骨肌、茎突舌骨肌、颏舌骨肌):上提舌骨。舌骨又称"语言骨。"

舌骨下肌群(肩胛舌骨肌、胸骨舌骨肌、胸骨甲状肌、甲状舌骨肌):下降舌骨。

(4) 产生行为的骨骼肌

躯干四肢肌:即躯体动力系统,产生有意识的行为。

2. 筋膜　参与心藏藏神(产生精神活动)功能的筋膜主要是内脏筋膜。

(1) 眶脂体:是填充于眼球、眼球外肌、神经、血管与眶骨膜之间的脂肪组织,能固定眶内各种软组织,对眼球、视神经、血管和泪器起弹性软垫样的保护作用。

(2) 眶筋膜:包括眶骨膜、眼球筋膜鞘、眼肌筋膜鞘和眶隔。

(3) 脑和脊髓的被膜:脑和脊髓表面包有3层被膜,由外向内依次为硬膜、蛛网膜和软膜。脑和脊髓的3层被膜相互延续,有保护、支持脑和脊髓的作用。

3. 骨、骨连结

脑颅骨:包括额骨、枕骨、筛骨、蝶骨、顶骨、颞骨,通过直接连结构成颅腔,容纳和保护脑。

椎骨:幼年时,椎骨共有33~34块,即颈椎7块、胸椎12块、腰椎5块、骶椎5块、尾椎4~5块。随着年龄的增长,5块骶椎融合成1块骶骨,4~5块尾椎则融合成1块尾骨,故成人有26块椎骨。椎骨借助椎体间连结(椎间盘、前纵韧带、后纵韧带以及颈椎的钩椎关节)、椎弓间的连结(黄韧带、棘间韧带、棘上韧带、横突间韧带、关节突关节)、寰椎与枕骨及枢椎的关节(寰枕关节、寰枢关节)构成脊柱,其内的椎管容纳和保护脊髓与马尾神经。

舌骨:居下颌骨下后方,呈马蹄铁形,又称语言骨。

精神属动力系统的供血详见肝藏藏血(支配躯体运动)功能的躯体神经属脉管系统和肝藏疏泄(支配内脏运动)功能的情绪属脉管系统。

二、心藏主血脉(循环)功能的固定结构

心藏主血脉(循环)功能是指循环脉管系统、脉管属动力系统和脉管属脉管系统约束和推动血液和淋巴液循行全身的功能。其中,循环脉管系统包括心血管系统和淋巴系统,心血管系统由心、动脉、毛细血管、静脉和血液组成,淋巴系统由淋巴管道、淋巴组织、淋巴器官和淋巴液组成;脉管属动力系统由为血液和淋巴液循行提供动力和固定保护的心肌、平滑肌、骨骼肌及运动相关体液组成;脉管属脉管系统由分布于循环脉管系统和脉管属动力系统的动脉、静脉、淋巴管、血液、淋巴液组成。血液、淋巴液和运动相关体液(如心包腔内的浆液)属于流变结构,将在第五章血和津液的生物学基础中介绍。

脑的重量仅占体重的2%,但其耗氧量占静息时全身耗氧总量的20%~25%。循环障碍常首先影响中枢神经系统,引发目光呆滞、表情淡漠、动作迟缓、谵语郑声、昏睡昏迷等,中医认为这一病理过程是心血不足、心神失养所致,故将主血脉功能归于心藏。

(一) 文献依据

1. 脉为血府

《素问·脉要精微论》:"夫脉者,血之府也。"

《灵枢·决气》:"壅遏荣气,令无所避,是谓脉。"

《灵枢·营卫生会》:"营在脉中。"

《备急千金要方》:"脉不通则血不流。"

2. 心与脉关系密切

《素问·六节藏象论》:"心者……其充在血脉。"

《灵枢·本藏》:"心应脉。"

《灵枢·五色》:"心合脉。"

《兰室秘藏》:"凡心包络之脉出于心中,以代心君之行事也……心之脉主属心系,心系者,包络命门之脉也。"

《四圣心源》:"脉络者,心火之所生也,心气盛则脉络疏通而条达。"

3. 心能行血

《素问·痿论》:"心主身之血脉。"

《素问·平人气象论》:"心藏血脉之气也。"

《素问·痹论》:"心痹者,脉不通。"

《素问·五藏生成》:"诸血者皆属于心。"

上述文献说明传统中医学已经认识到脉为血府,心与脉关系密切,心能行血。

(二) 循环脉管系统

循环脉管系统是指约束血液和淋巴液循行全身的人体结构。

1. 心血管系统

(1) 心脏:位于横膈之上,两肺间而偏左,体积约相当于本人的拳头,重量约250g。左右心房之间和左右心室之间均由间隔隔开,同侧心房与心室之间均有瓣膜。瓣膜使血液只能

由心房流入心室。

(2) 动脉：是运送血液离开心的管道，从心室发出反复分支，最后移行为毛细血管。

(3) 毛细血管：是极细微的血管，管径平均为 6~9μm，连于动、静脉之间，互相连接成网状。毛细血管数量很多，除软骨、角膜、毛发上皮和牙釉质外，遍布全身。人体约有 400 亿根毛细血管。不同器官组织中毛细血管的密度有很大差异。心肌、脑、肝、肾的毛细血管密度为 2 500~3 000 根 /mm^3；骨骼肌的毛细血管密度为 100~400 根 /mm^3；骨、脂肪、结缔组织中毛细血管密度较低。全身毛细血管（包括有交换功能的微静脉）总的有效交换面积将近 1 000m^2。毛细血管内血液流速慢，管壁薄，弹性小，通透性大。

(4) 静脉：是引导、输送血液返回心脏的管道，起于毛细血管，在回心过程中逐渐汇合成小静脉、中静脉、大静脉，最后注入心房。静脉平时能容纳全身70%的血液，故又称容量血管。静脉壁上有静脉瓣，尤其是下肢静脉的静脉瓣较多而发达，能防止血液倒流。但腹腔内的大静脉，如肝门静脉，上、下腔静脉无静脉瓣，常通过腹内压促进静脉回血。表浅静脉在皮下可以看见，上下肢浅静脉常用来抽血、静脉注射、输血和补液。

血管破裂后，受损部位的小动脉、微动脉与毛细血管前括约肌出现明显的收缩反应，管腔变窄，血流变慢，出血减少甚至停止，其机制为：①损伤血管的刺激传入后，由交感缩血管纤维传出，引起反应性的血管收缩；②血小板黏附于受损血管处，且释放 5-羟色胺（5-HT）及血栓素 A2（TXA2），进一步引起血管收缩；③血液流至血管外间隙，血管外压力增高，使小血管被压闭。

2. 淋巴系统　由淋巴管道、淋巴组织和淋巴器官组成。淋巴管道和淋巴结的淋巴窦内含有淋巴液，简称淋巴。自小肠绒毛中的中央乳糜池至胸导管的淋巴管道中的淋巴因含乳糜微粒呈乳白色，其他部位的淋巴管道中的淋巴无色透明。血液流经毛细血管动脉端时，一些成分经毛细血管壁进入组织间隙，形成组织液。组织液与细胞进行物质交换后，大部分经毛细血管静脉端吸收入静脉，小部分水分和大分子物质进入毛细淋巴管形成淋巴。淋巴沿淋巴管道和淋巴结的淋巴窦向心流动，最后流入静脉。因此，淋巴系统是心血管系统的辅助系统，协助静脉引流组织液，属于心藏主血脉功能的执行结构。此外，淋巴组织和淋巴器官还具有产生淋巴细胞、过滤淋巴和进行免疫应答的功能，属于肺藏卫外和肾藏全形功能的执行结构。

在安静状态下，每小时约有 120ml 淋巴流入血液，每日回流的淋巴约 2~4L，相当于全身血浆总量。淋巴流动缓慢，流速是静脉的 1/10。

(1) 淋巴管道

毛细淋巴管：为淋巴管道的起始部分，膨大的盲端起于组织间隙，彼此吻合成网，称毛细淋巴管网。毛细淋巴管分布广泛，除脑、脊髓、上皮、角膜、晶状体、牙釉质、软骨等处缺乏形态明确的管道外，毛细淋巴管几乎遍布全身。毛细淋巴管管壁由单层内皮细胞构成，基膜不完整或缺乏。内皮细胞间多成叠瓦状连接，细胞间隙较大，一些大分子物质，如蛋白质、细胞碎片、异物、细菌和癌细胞等较易进入毛细淋巴管。内皮细胞的外面有纤维细丝即淋巴管锚丝牵拉，使毛细淋巴管处于牵拉状态。正常情况下，大部分从毛细血管动脉端滤过的液体，从毛细血管的静脉端被重吸收。但大约 10% 的滤过液经过毛细淋巴管和淋巴系统回流至血液系统。当组织液压力升高时，锚定细丝便产生辐射状张力，牵拉毛细淋巴管壁，使活瓣门开放，同时增加毛细淋巴管的横断面积和容量，起到所谓组织泵的作用，组织液及其中的悬浮颗粒大分子物质便直接进入毛细淋巴管腔而成为淋巴液。通过这种方式,毛细淋巴管吸收组织间隙中的蛋白质、大分子以及细胞因子、细胞代谢产物等参与人体稳态的维持。

淋巴管:由毛细淋巴管汇合而成。由众多内皮细胞相互连接构成,内皮细胞间没有开放连接,管壁外有周细胞。其形态结构与静脉相似,但管径较细,管壁较薄,瓣膜较多且发达,外形呈串珠状。淋巴管根据其位置分为浅、深两种。浅淋巴管位于皮下,常与浅静脉伴行,收集皮肤和皮下组织的淋巴液。深淋巴管与深部血管伴行,收集肌肉和内脏的淋巴液。浅、深淋巴管之间有广泛的交通支。淋巴管在向心行程中,通常经过一个或多个淋巴结,从而把淋巴细胞带入淋巴液。

淋巴干:由淋巴管汇合形成,全身淋巴干共有9条,即左、右颈干,左、右锁骨下干,左、右支气管纵隔干,左、右腰干以及肠干。

淋巴导管:有两条,胸导管(左淋巴导管)和右淋巴导管。胸导管起于位于第11胸椎与第2腰椎之间的乳糜池,乳糜池接受左、右腰干和肠干。胸导管穿经膈肌主动脉裂孔进入胸腔,再上行至颈根部,注入左静脉角,沿途接受左支气管纵隔干、左颈干和左锁骨下干,收集下半身及左上半身的淋巴液。右淋巴导管短,收集右支气管纵隔干、右颈干和右锁骨下干的淋巴液,注入右静脉角。

(2) 淋巴组织

弥散淋巴组织:主要位于消化道和呼吸道的黏膜固有层。无固定形态,以网状细胞和网状纤维形成支架,网孔中分布有大量松散的淋巴细胞,与周围的结缔组织无明显分界,其中除含有T、B淋巴细胞外,还有浆细胞和巨噬细胞、肥大细胞。弥散淋巴组织中有毛细血管后微静脉,是淋巴细胞由血液进入淋巴组织的重要通道。

淋巴小结:又称淋巴滤泡,包括小肠黏膜固有层内的孤立淋巴滤泡和集合淋巴滤泡以及阑尾壁内的淋巴小结等。呈圆形或椭圆形,内有大量B淋巴细胞,尚有少量T淋巴细胞和巨噬细胞。

(3) 淋巴器官:包括淋巴结、扁桃体、胸腺、脾。

淋巴结为扁圆形或椭圆形小体,成群聚集,多沿血管分布。扁桃体是一对扁卵圆形的淋巴器官,位于扁桃体窝内。胸腺位于胸骨柄后方,分左右两叶。脾是体内最大的淋巴器官,位于腹腔左季肋部,第9~11肋之间,其长轴与第10肋一致。

(三) 脉管属动力系统

脉管属动力系统是指为运送血液和淋巴液提供动力,并对循环脉管系统起固定和支撑保护作用的动力系统。

1. 心肌　为血液循环的主要动力来源。心房肌较薄,由浅、深两层组成。浅层肌横行,环绕左、右心房;深层肌为左、右心房所固有,呈襻状或环状,一部分环形纤维环绕心耳、腔静脉口和肺静脉口以及卵圆窝周围。当心房收缩时,这些肌纤维具有括约作用,可阻止血液逆流。心室肌较厚,一般分为浅、中、深3层。浅层肌起自纤维环,向左下方斜行,在心尖处捻转形成心涡,并转入深层移行为纵行的深层肌,上行续于肉柱和乳头肌,并附于纤维环。中层肌的肌纤维环行,亦起于纤维环,分别环绕左、右心室,亦有联系左、右心室的S形肌纤维,左心室的环形肌尤其发达。室间隔处由浅、中、深3层心肌纤维构成。浅层肌与深层肌收缩时,可缩短心室,中层肌收缩时则缩小心室腔。由于心室肌收缩时是向心底运动的,能将血液挤入大血管,部分心肌纤维呈螺旋状走行,收缩时其合力可使心尖做顺时针方向旋转,造成心收缩时心尖向前顶击,故在体表可扪及心尖搏动。

2. 心传导系统　由特殊分化的心肌细胞组成,具有产生和传导兴奋的功能,是心自动节律性的基础,包括下列结构:

(1) 窦房结:位于右心房界沟上端的心外膜深面,呈扁椭圆形,其中央有窦房结动脉通过,在动脉的周边有许多能产生兴奋的 P 细胞(起搏细胞)。

(2) 结间束:分为前结间束、中结间束和后结间束,将窦房结产生的兴奋传导至房室结。

(3) 房室结:位于房间隔下部,冠状窦口上方的心内膜下,呈略扁椭圆形。房室结内主要细胞成分为过渡细胞和起搏细胞,纤维交织成迷路状,兴奋通过时速度减慢。

(4) 房室束:又称希氏(His)束,希氏束及其分支由浦肯野纤维构成,长度为 15~20mm。分为右束支和左束支。

(5) 浦肯野纤维网:左、右束支的分支在心内膜下交织成心内膜下网,即浦肯野纤维网,该网深入心室肌形成心肌内纤维网。由窦房结发出的节律性冲动,最终通过浦肯野纤维网,由心内膜传向心外膜。分别兴奋心房肌和心室肌,从而引起心的节律性搏动。

3. 平滑肌

大动脉的平滑肌:包括主动脉、无名动脉、颈总动脉、锁骨下动脉、椎动脉和髂总动脉等。大动脉的管壁中有多层弹性膜和大量弹性纤维,平滑肌则较少,故又称弹性动脉。大动脉将心脏射血产生的动能转化成弹性势能,使心脏间断射血变得连续。

中动脉的平滑肌:除大动脉外,凡在解剖学中有名称的动脉大多属中动脉。中动脉管壁主要含平滑肌纤维,故又名肌性动脉。中动脉在神经的支配下收缩和舒张,可调节分配到身体各部分的血流量。

小动脉的平滑肌:小动脉即管径在 0.3~1mm 之间的动脉,管壁主要含平滑肌纤维,也属肌性动脉。平滑肌收缩可使管径变小,增加血流阻力,因此小动脉也称外周阻力血管。小动脉平滑肌类似心肌组织,具有自律性,在没有外来神经支配时也可进行收缩活动。

微动脉的平滑肌:微动脉是毛细血管前阻力血管,在微循环中,起"总闸门"的作用,其口径决定了微循环的血流量。微动脉平滑肌主要受交感缩血管神经和体内缩血管活性物质(如儿茶酚胺、血管紧张素、加压素)等的影响。当交感神经兴奋以及缩血管活性物质在血中浓度增加时,微动脉收缩,毛细血管前阻力增大,一方面提高动脉血压,另一方面减少微循环的血流量。

静脉的平滑肌:类似心肌组织,具有自律性,在没有外来神经支配时也可进行收缩活动。静脉周围的动脉搏动和胃肠平滑肌收缩,都有助于静脉血回流。

淋巴管平滑肌:相邻两对瓣膜之间的淋巴管段构成"淋巴管泵",通过淋巴管壁平滑肌的收缩和瓣膜的开闭,推动淋巴液向心流动。淋巴管周围的动脉搏动有助于淋巴液回流。

4. 骨骼肌

呼吸肌:吸气时胸膜腔负压加大、胸腔内大静脉内压降低,促进静脉血和淋巴液回流。

躯体的骨骼肌:收缩时挤压静脉或淋巴管或体位改变促进静脉血和淋巴液回流。

5. 筋膜

心包:是包绕心和出入心的大血管根部的浆膜囊,分壁层和脏层。脏层(又称心外膜)紧贴于心肌表面,并在大血管根部反折移行于壁层。壁层厚而坚韧,弹性小。在脏层和壁层之间有一个空隙,叫心包腔,内含少量浆液,有滑润作用,能减少心脏搏动时的摩擦。

血管神经鞘:对动脉、静脉起固定保护作用。动脉、静脉常与神经伴行。一般认为血管神经鞘由深筋膜构成,通过包绕动脉、静脉和神经,形成血管神经束。

(四) 脉管属脉管系统

脉管属脉管系统是指为循环脉管系统和脉管属动力系统带来营养物质、激素和 O_2,带走代谢产物、CO_2 和热能的营养性脉管系统。其中,激素包括促肾上腺皮质激素释放激素、血管升压素、糖皮质激素、肾上腺素、去甲肾上腺素、心房钠尿肽、内皮素、前列腺素等,属于流变结构,将在第五章精的生物学基础中介绍。

1. 心的供血

(1) 冠状动脉:起于升主动脉根部,分左右两支,行于心脏表面。进入心壁的动脉,一类呈丛状分布于心室壁的外、中层心肌(丛支);一类是垂直进入室壁直达心内膜下(穿支),并在心内膜下与其他穿支构成弓状网络,然后再分出微动脉和毛细血管。丛支和穿支在心肌纤维间形成丰富的毛细血管网,供给心肌血液。心脏收缩时,血液不易通过,只有当其舒张时,心脏方能得到足够的血流。心肌的毛细血管密度很高,约为 2 500 根 $/mm^2$,相当于每个心肌细胞伴随一根毛细血管,有利于心肌细胞摄取氧和进行物质交换。冠状动脉之间尚有丰富的吻合支或侧支,在冠状动脉供血良好的情况下,这些吻合支或侧支并不参与冠脉循环,但当冠脉主干发生狭窄或阻塞,侧支血管两端出现压力差,或某些足够强的刺激出现(如严重缺氧)时,血液便可通过这些侧支绕过阻塞部位将血液输送到远侧的区域。

冠状动脉虽小,但血流量很大,占心排血量的 5%,这就保证了心脏有足够的营养,维持它有力地昼夜不停地跳动。冠状动脉常发生硬化。

(2) 冠状静脉:包括心大静脉、心中静脉、心小静脉、心前静脉和心最小静脉,伴随冠状动脉收集代谢后的静脉血,归流于冠状静脉窦,回到右心房。

2. 心包的供血

心包膈动脉:由胸廓内动脉分出,分布于心包。

心包支:起自胸主动脉脏支,分布于心包后部。

心包膈静脉:收集心包的静脉血(主要),汇入无名静脉。

支气管静脉、食管静脉、纵隔静脉、肋间静脉和膈上静脉:收集心包的静脉血(次要),注入奇静脉。

3. 动脉和静脉壁的供血　管径 1mm 以上的动脉和静脉管壁中都有小血管分布,称营养血管。这些小血管进入外膜后分支成毛细血管,分布到外膜和中膜。内膜一般无血管,其营养由腔内血液直接渗透供给。

4. 淋巴回流

膈上淋巴结:分前、外侧、后三群,引流心包的淋巴液,其输出淋巴管注入胸骨旁淋巴结和纵隔前、后淋巴结。

纵隔前淋巴结:引流心、心包的淋巴液,并收纳膈上淋巴结外侧群的输出淋巴管,其输出淋巴管参与合成支气管纵隔干。

纵隔后淋巴结:引流心包的淋巴液,并收纳膈上淋巴结外侧群和后群的输出淋巴管,其输出淋巴管注入胸导管。

附：体循环、肺循环

1. **体循环** 又称大循环。起于左心室，左心室收缩将含氧气和营养物质的鲜红色血液（动脉血）射入主动脉，经过各级动脉分支，到达全身各部毛细血管，进行组织内物质和气体交换，血液变成含二氧化碳和代谢产物的略紫色血液（静脉血），静脉血由毛细血管进入小静脉，经过各级静脉回流，最后汇入上、下腔静脉以及心冠状窦流回右心房。

2. **肺循环** 又称小循环。起于右心室，右心室收缩将静脉血射入肺动脉干，分成左右肺动脉及肺内的各级分支，与支气管的分支伴行，到达肺泡壁形成毛细血管网，在此进行气体交换，使静脉血变成含氧丰富的动脉血。动脉血由肺泡壁的毛细血管进入小静脉，经过肺的各级静脉回流，汇入左、右肺静脉，终于左心房。

生理状态下，血液受肝藏疏泄功能的内脏神经系统调节，按照需求供应全身各部。但受地球引力或生活习惯（如动脑多、用腿少）等因素的影响，常有心、肺、头、面供血偏多，腰、腹、腿、脚供血偏少的倾向，表现为面红目赤、咽痛、口疮等上部代谢率偏高，和腰、腹、腿、脚发凉等下部代谢率偏低，传统中医学称"上热下寒"。

第七节 五藏功能固定结构的内在联系

本章第二节至第六节使我们认识了五藏功能的固定结构。本节将介绍这些固定结构的内在联系。

一、五藏固定结构反映动物进化历程

根据固定结构不同，可将人体的功能分为两类：一类是五脏（六脏）、六腑、奇恒之腑、官窍和经络的功能，包括运化、散精、统血、主气、主水、生育、气化、藏精、疏泄和藏神，具有这10种功能的五藏称脏腑性五藏，这些功能称脏腑性五藏功能；另一类是五体的功能，包括主肌肉、卫外、全形、藏血、主血脉，具有这5种功能的五藏称五体性五藏，这些功能称五体性五藏功能。脏腑性五藏和五体性五藏的各种功能体现了动物功能由低级到高级的进化历程。

（一）动物功能的进化历程

人类所属的动物界开始于距今约6亿年前的古生代寒武纪，进化经历了原生动物、海绵动物、腔肠动物、扁形动物、纽形动物、线形动物、环节动物、软体动物、节肢动物、脊索动物10个先后出现的门类。以扁形动物为分界点，10个门类可分为扁形动物以前的无器官动物和自扁形动物开始的有器官动物。

1. **无器官动物功能的进化历程** 在无器官阶段，原生动物作为单细胞动物，已经具有了一般动物都具有的消化、运动、呼吸、防御、泌尿、繁殖、支撑、代谢、调控、循环10种基本功能。这些功能均由亚细胞结构执行：①由胞膜、胞口、胞咽、胞肛、食物泡实现饮食物的摄取、消化和食物残渣的排出，即消化功能；②由鞭毛、纤毛、伪足实现物理位移，即运动功能；③由胞膜实现O_2的摄入及CO_2的排出，即呼吸功能；④由胞膜、表膜形成皮肤实现防御功能；⑤由胞膜、伸缩泡、储蓄泡实现水、电解质平衡和代谢废物的排出，即泌尿功能；⑥通过二分裂、出芽或形成配子、孢子实现繁殖功能；⑦由胞膜、表膜形成骨实现支撑功能；⑧由细胞器实现物质的合成和分解，能量的产生和释放，即代谢功能；⑨由眼点、鞭毛、纤毛实现对光和

外物刺激的感应,即调控功能;⑩由胞液实现体内物质的运输,即循环功能。

单细胞动物之间不存在结构上的差异,功能形式亦相对简单、效率相对低下。自海绵动物起,动物进化到多细胞阶段,细胞首次出现分化,产生了专门行使运动功能的类肌细胞、防御功能的扁细胞、有性生殖功能的有性生殖细胞、支撑功能的成骨针细胞。自腔肠动物起,构成动物体的细胞群开始呈现二胚层分化,由内、外胚层围成的原肠腔使动物具有了细胞外消化、呼吸、泌尿和循环功能;感觉细胞和神经细胞分化出来构建起的原始的、无中枢的网状神经系统,独立承担了动物的调控功能。

2. 有器官动物功能的进化历程　自扁形动物起,细胞进一步分化,其中形态相似、功能相近的细胞及细胞间质经有序结合形成了具有某些特定功能的组织、器官、系统。①扁形动物作为最原始的有器官动物,已具有了由肌肉组成的运动系统,由口、肠腔组成的消化系统和呼吸系统,由原肾管组成的泌尿系统,由性腺及附属器组成的生殖系统,由感觉细胞和神经细胞组成的梯状神经系统。②自纽形动物起,动物体首次分化出闭管式脉管系统。体内物质的循环、分布不再是仅由体液、原肠腔等简单结构完成的被动扩散,而是由独立的管道及血液承担的定向运输。③自环节动物起,动物体开始具有能够鼓动血液运行的心脏,使得体内物质的运输更加高效。环节动物的神经系统分化出现脑,动物具有了记忆功能。④脊索动物的管状神经系统更为发达,使包括人在内的高等脊椎动物具有了意识、思维、情绪等高级精神活动。

(二) 五藏功能体现动物功能的进化历程

在单细胞原生动物具有的 10 种基本功能中,消化、运动、呼吸、防御、泌尿、繁殖、支撑、调控、循环 9 种功能在动物体的进化过程中,出于效率提高的需要逐渐分化出特定的细胞、组织、器官或系统,并由它们独立承担,称特化功能;同化异化功能仍保持在细胞器层次,并未进化为某细胞、组织、器官或系统的特化功能,称未特化功能。

细胞固定结构的改变和在此基础上实现的功能专一化是动物进化的标志。故在动物体的进化过程中,如果细胞的结构和功能没有专一化,说明由该细胞组成的组织、器官或系统的特化功能进化程度最低;如果细胞的结构和功能最早专一化,说明由该细胞组成的组织、器官或系统的特化功能进化程度较高;如果细胞的结构和功能最后专一化,说明由该细胞组成的组织、器官或系统的特化功能进化程度最高。

对比单细胞原生动物的 9 种特化功能,可将五藏的各种功能分为脾藏的运化(消化吸收)和主肌肉(躯体运动)功能,肺藏的主气(呼吸)和卫外(防御)功能,肾藏的主水(泌尿)、生育(生殖)、气化(同化异化)和全形(成体)功能,肝藏的疏泄(支配内脏运动)和藏血(支配躯体运动)功能,心藏的藏神(产生精神活动)和主血脉(循环)功能。

与动物的进化历程进行比较容易发现,在脏腑性五藏的各种功能中,脾藏的运化(消化吸收)功能,肺藏的主气(呼吸)功能起源于腔肠动物时期的原肠腔,故进化程度较低。肾藏的主水(泌尿)功能起源于扁形动物时期的原肾管,肾藏的生育(生殖)功能起源于扁形动物时期的性腺及附属器,肝藏的疏泄(支配内脏运动)功能起源于扁形动物时期的梯状神经系统,故进化程度较高。心藏的藏神(产生精神活动)功能起源于环节动物时期神经系统分化出来的使动物具有记忆功能的脑,故进化程度最高。

在五体性五藏的各种功能中,脾藏的主肌肉(躯体运动)功能、肺藏的卫外(防御)功能、肾藏的全形(成体)功能分别起源于海绵动物时期分化出来的肌细胞、扁细胞和成骨针细胞,故进化程度较低。肝藏的藏血(支配躯体运动)功能起源于腔肠动物时期分化出来的感觉细胞和神经细胞,故进化程度较高。心藏的主血脉(循环)功能起源于纽形动物时期分化出来的闭管式脉管系统,故进化程度最高。详见图4-1。内分泌、免疫和造血三个解剖系统的起源与进化过程没有文献报道。

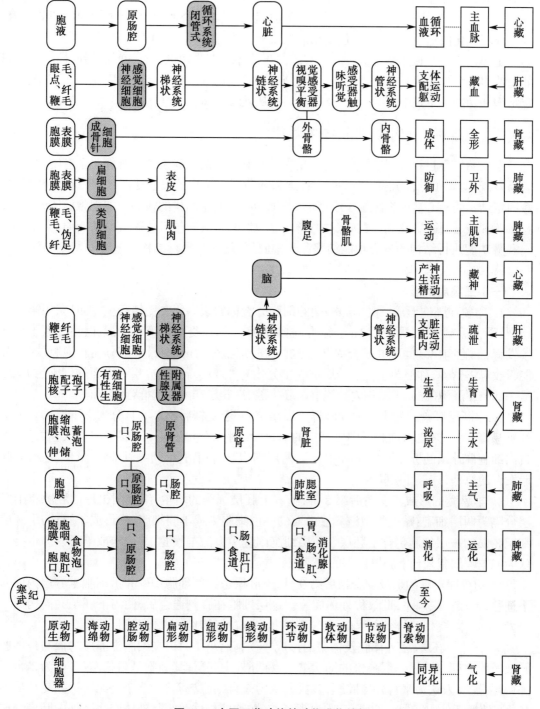

图4-1 中医五藏功能的动物进化特征

纵观整个动物进化历程,从单细胞构成的生命个体(原生动物),到多细胞简单聚集构成的生命个体(海绵动物),再到由于细胞分化而形成的组织、器官、系统构成的复杂生命个体(扁形动物及其以后的动物门类),动物体的固定结构从无差别的简单结构进化到功能专一化的有序度较高的复杂结构,动物体的生命活动从"低级"形式发展为"高级"形式。这种"能够避免衰退为完全均一的、惰性的平衡态"能力称自组织能力,是生命现象有别于非生命现象的重要特征。其中,自组织能力包括维护结构稳定的再生能力、维持功能协同的调节能力、顺应环境变化的适应能力、治愈创伤疾病的修复能力、延续个体种族的繁育能力等。热力学第二定律证明一个孤立系统的发展具有趋向于无序状态或随机状态的时间指向性。自组织能力使得生命现象也具有时间指向性,即结构和功能趋向于更加有序。因此,中医五藏的固定结构和功能并不是平等的,而是体现了动物从低级到高级的进化历程。

二、五藏固定结构的三胚层分布规律

在胚胎发育过程中,胚胎细胞的分化方向与其所处的空间位置或毗邻关系有密切关系。容易发现,对于脏腑性五藏功能而言,脾藏和肺藏固定结构的核心功能细胞源于内胚层,肾藏固定结构的核心功能细胞源于中胚层,肝藏和心藏固定结构的核心功能细胞源于外胚层,且按照脾藏、肺藏、肾藏、肝藏、心藏的五行相生顺序排列;对于五体性五藏功能而言,皮、脉、肉和骨功能执行结构的核心功能细胞源于中胚层,筋功能执行结构的核心功能细胞源于外胚层,且按照皮、脉、肉、骨、筋的顺序排列。

(一) 三胚层的形成

1. 卵裂和胚泡形成　受精卵初期的细胞分裂称卵裂。约在受精后30小时完成第一次卵裂;受精后第3天,卵裂为16个细胞,称桑椹胚。约在受精后第4日,桑椹胚进入子宫继续发育,细胞间出现间隙并融合为胚泡腔。这时细胞分为两部分,一部分在胚泡腔的外围,能吸收母体营养,称滋养层。滋养层进一步分化为外面的合体滋养层和内面的细胞滋养层;另一部分在胚泡腔的一侧,称内细胞群。胚泡腔、滋养层和内细胞群合称胚泡。

2. 二胚层胚盘的发生　内细胞群分裂增殖,并于受精后第7~8日分为上下两层。上层细胞呈高柱状,来自内细胞群中央部位的非极性细胞,称上胚层。下层细胞呈低立方形,来自内细胞群外围的极性细胞,称下胚层。两层细胞紧密相贴,中间隔以基膜,形似盘状,为胚胎发育的原基,称二胚层胚盘。

3. 羊膜囊的形成　受精后第8日,随着上胚层细胞的增生,细胞间出现的腔隙将上胚层分隔为两层细胞:贴近细胞滋养层内面的一层细胞为成羊膜细胞,后形成羊膜;与下胚层细胞相贴的一层细胞仍称上胚层。两层细胞围绕中央的羊膜腔,共同构成羊膜囊。也有人认为成羊膜细胞来自上胚层顶部的细胞滋养层。

4. 初级卵黄囊的形成　受精后第9日,下胚层边缘的细胞增生并沿细胞滋养层内面向下迁移,形成一层扁平细胞,称外体腔膜。这层细胞在腹侧遇合后,便与下胚层共同构成一个囊,称外体腔囊,即初级卵黄囊,其囊腔就是原来的胚泡腔,下胚层就是其顶。

5. 胚外中胚层、胚外体腔及体蒂的形成　受精后第11日,在细胞滋养层内面与外体腔膜及羊膜之间出现了一层疏松的网状结构,称胚外中胚层,其细胞呈星状,有人认为来自上胚层尾端,有人认为来自外体腔膜,多数人认为来自细胞滋养层,至今仍无定论。受精后第12日,随着胚外中胚层的增厚,其中出现了腔隙,称胚外体腔。胚外体腔将胚外中胚层分成两部分:一部分铺衬在滋养层的内表面并覆盖在羊膜囊的外表面,称胚外体壁中胚层;另一部分覆盖在卵黄囊的外表面,称胚外脏壁中胚层。此时,二胚层胚盘连同其上方的羊膜囊和下方的卵黄囊大部被胚外体腔所环绕,只有一束胚外中胚层将其悬吊在滋养层上,称体蒂。

6. **次级卵黄囊的形成** 受精后第2周末,下胚层周缘的细胞增生,并沿外体腔膜向下迁移,最终在初级卵黄囊内形成一个较小的囊,即次级卵黄囊,简称卵黄囊。次级卵黄囊的出现,掐断了初级卵黄囊与下胚层的连接,使其脱离胚盘并逐渐萎缩退化为若干小泡,位于胚外体腔中,称外体腔泡。

7. **三胚层的发生** 受精后第15日,上胚层细胞增生并向胚盘尾端中线迁移,于是在胚盘尾端中轴线上出现了一条纵行的细胞柱,称原条。原条的头端膨大,称原结。原结的背侧凹陷,称原凹。增生的上胚层细胞继续向原条方向迁移,并经原条下陷。下陷的细胞首先迁入下胚层,并逐渐置换了下胚层细胞,从而形成了一层新细胞,称内胚层。经原条迁移的另一部分上胚层细胞在上胚层与新形成的内胚层之间扩展,逐渐形成一层新细胞,称胚内中胚层,简称中胚层。形成内胚层和中胚层之后的上胚层,改称外胚层。于是,内、中、外三个胚层均来自上胚层。由三个胚层构成的头端较宽、尾端较窄的椭圆形盘状结构称三胚层胚盘,乃人体发生的原基。

8. **脊索的发生** 经原凹迁移的上胚层细胞在外胚层与形成中的内胚层之间向头侧扩展而形成一个细胞柱,称头突。头突镶嵌在刚形成的中胚层的中轴线上,但其头侧有一个圆形区域没有中胚层组织,称口咽膜。在原条的尾侧也有一个这样的圆形区域,称泄殖腔膜。

随着原凹向头突中延伸,头突由实心的细胞索变成了空心的细胞管,称脊索管。受精后第20日左右,脊索管的腹侧壁与其下方的内胚层融合并破裂,于是脊索管向背侧通过原凹与未来的神经管相通,向腹侧则通过破裂的腹侧壁与未来的肠管相通,故称神经肠管。至受精后22~24日,原始肠管的背侧壁愈合,脊索管的背侧壁形成一条细胞索,称脊索。

9. **尿囊的发生** 受精后第16日,卵黄囊尾侧的内胚层细胞增生,形成一囊状突起,伸入体蒂中,即尿囊。

(二)三胚层的分化

1. **卵黄囊的分化** 原始生殖细胞最初分布于卵黄囊或尿囊基部,在发育中借变形运动或进入血流而沿肠壁迁移,或进入背肠系膜,最终到达生殖嵴处,并和生殖嵴的中胚层细胞共同组成睾丸或卵巢。

2. **内胚层的分化** 在受精后的第3周末或第4周初,胚盘开始卷折。随着头褶、尾褶和侧褶的形成和加大,胚体由盘状变成圆柱状或圆筒状,内胚层被卷至胚体最里面,成为两端封闭的管状结构,称原始消化管,又称原肠。与内胚层相连的卵黄囊被卷至胚体外,通过卵黄管与原肠相通。卵黄管随着胚胎发育而逐渐变细。与卵黄管相对的原肠称中肠,中肠之前的原肠部称前肠,中肠之后的原肠部称后肠。卵黄管退化后,卵黄囊与消化管分离。前肠、中肠、后肠分化为消化管(从咽至直肠)各段的黏膜上皮、下颌下腺、舌下腺和管壁上的消化腺。前肠头端的原始咽演变为咽,两侧的咽囊演变为咽鼓管和鼓室的铺衬上皮、鼓膜的鼓室面上皮、腭扁桃体上皮、胸腺、甲状旁腺、甲状腺滤泡旁细胞。原始咽底壁正中线处的上皮细胞增生,且向胚胎尾端延伸,形成甲状舌管,是甲状腺的原基。前肠与中肠交界处的内胚层向腹侧增生,形成肝憩室,是肝、胆道和胆囊的原基。肝发生时,前肠腹、背侧内胚层增生,形成背胰芽和腹胰芽,合并为胰腺。第4周初,前肠前端(咽与食管交接处)还向腹面突出一长嵴,成为呼吸系统的原基,将来衍化成喉、气管、各级支气管以及肺泡的上皮。第4~7周,尿殖腔和尿囊的尿殖窦衍化为膀胱、尿道、前列腺、尿道球腺等。

3. 胚内中胚层的分化　受精后第16日左右,胚盘中轴线两侧的中胚层细胞增生,形成两条增厚的中胚层组织带,称轴旁中胚层。胚盘两侧边缘的中胚层仍然较薄,称侧中胚层。轴旁中胚层与侧中胚层之间的中胚层组织称间介中胚层。

(1) 侧中胚层的分化:侧中胚层位于中胚层的边缘部分。随着胚内体腔的出现,侧中胚层被分隔成脏壁中胚层和体壁中胚层。脏壁中胚层覆盖着内胚层,并与卵黄囊壁上的胚外脏壁中胚层相延续,未来分化为消化管、呼吸道上的平滑肌、结缔组织和心包膜、胸膜、腹膜的脏层。心肌由心管周围的脏壁中胚层发育而来。血管和淋巴管壁的平滑肌由内皮周围的脏壁中胚层分化而来。体壁中胚层铺衬在外胚层内面,与羊膜囊外面的胚外体壁中胚层相延续,未来一方面分化为肩带、胸骨、骨盆和四肢长骨,另一方面分化为腹壁、脊柱前侧和四肢的骨骼肌、结缔组织,和心包膜、胸膜、腹膜的壁层。这时,胚内体腔和胚外体腔相通。

(2) 间介中胚层的分化:人胚第4周初,靠近头侧的间介中胚层呈节段性生长,称生肾节,后分化为前肾;靠尾侧的部分不分节,称生肾索;生肾索继续增生,从胚胎后壁突出体腔,沿中轴线两侧形成左右对称的一对纵行隆起,称尿生殖嵴。以后尿生殖嵴的中部出现一纵沟,将其分成外侧粗而长的中肾嵴和内侧细而短的生殖嵴。中肾嵴是中肾和后肾发生的原基,生殖嵴又称生殖腺嵴,未来分化为生殖腺。

(3) 轴旁中胚层的分化:受精后第17日,轴旁中胚层细胞局部增生,并围绕中心放射状排列成涡轮状,称体节球。体节球首先出现于头区,然后向尾端延续。头区的体节球是头部间充质的主要来源。从枕区至尾端的体节球进一步衍化为体节,共有42~44对,包括4对枕节、8对颈节、12对胸节、5对腰节、5对骶节和8~10对尾节。

体节的横断面略呈三角形,中央有一腔隙,称体节腔。体节腔的外侧为生皮节,将分化为真皮和皮下结缔组织。在生皮节分化之前,在其内侧产生了一层新细胞,称生肌节,有两个生肌区,一个在体节的背外侧,该区的细胞向腹侧迁移,构成下胚节,将形成四肢和体壁的骨骼肌,在颈部将形成斜角肌、颏舌肌、椎前肌和舌骨下肌,在胸部将分化为肋间外肌、肋间内肌、肋间最内肌和胸骨肌,在腹侧则形成腹外斜肌、腹内斜肌、腹横肌、腹直肌,在腰部将形成腰方肌,在骶部和尾部则分别形成盆膈和直肠的骨骼肌。另一个生肌区在体节的背内侧,该区的细胞向生皮节细胞所在部位迁移,形成上胚节,将形成脊柱的伸肌。头部骨骼肌包括舌肌、眼肌(不包括虹膜肌)和与鳃弓有关的骨骼肌都来自轴旁中胚层。

体节腔的腹内侧为生骨节,细胞迁至脊索和神经管周围并包绕这些结构,分化为脊椎骨和肋。头节及枕部体节参与了颅骨和颅底的形成。

4. 外胚层的分化

(1) 神经管:在脊索突和脊索的诱导下,第19日左右,胚盘中轴线两侧的外胚层细胞增生,形成头端宽、尾端窄的椭圆形细胞板,称神经板。构成神经板的外胚层组织,称神经外胚层。第20~21日,神经板两侧隆起形成神经褶,中央凹陷形成神经沟。第22日,神经沟深陷,两侧神经褶在背侧中线处合拢,由中部向头尾推进,形成神经管。第4周末,神经管头段形成三个膨大,由前向后分别为前脑泡、中脑泡和后脑泡。第5周时,前脑泡的头端向两侧膨大,形成左、右两个端脑,以后演变为大脑两半球,前脑泡的尾端则形成间脑。中脑泡演变为中脑。后脑泡演变为头侧的后脑和尾侧的末脑,后脑演变为脑桥和小脑,末脑演变为延髓。

随着脑泡的形成和演变,神经管的管腔也演变为各部位的脑室。前脑泡的腔演变为左、右两个侧脑室和间脑中的第三脑室;中脑泡的腔形成狭窄的中脑水管;后脑泡的腔演变为第四脑室。

脑壁的演化与脊髓相似,其侧壁上的神经上皮细胞增生并向外侧迁移,分化为成神经细胞和成胶质细胞,形成套层。由于套层的增厚,使侧壁分成了翼板和基板。端脑和间脑的侧壁大部分形成翼板,基板甚小。端脑套层中的大部分细胞都迁至外表面,形成大脑皮质;少部分细胞聚集成团,形成神经核。中脑、后脑和末脑中的套层细胞多聚集成细胞团或细胞柱,形成各种神经核。翼板中的神经核多为感觉中继核,基板中的神经核多为运动核。

大脑皮质由端脑套层的神经细胞迁移和分化而成。大脑皮质的种系发生分为三个阶段,最早出现的是原皮质,继之出现旧皮质,最晚出现的是新皮质。人类大脑皮质的发生过程重演了皮质的种系发生。海马和齿状回是最早出现的皮质结构,相当于种系发生中的原皮质。胚胎第7周时,在纹状体的外侧,大量成神经细胞聚集并分化,形成梨状皮质,相当于种系发生中的旧皮质。旧皮质出现不久,神经上皮细胞分裂增殖,分批、分期地迁至表层并分化为神经细胞,形成了新皮质,这是大脑皮质中出现最晚、面积最大的部分。由于成神经细胞分批、分期地产生和迁移,因而皮质中的神经细胞呈层状排列。越早产生和迁移的细胞,其位置越深;越晚产生和迁移的细胞,其位置越表浅,即越靠近皮质表层。胎儿出生时,新皮质已形成6层结构。原皮质和旧皮质的分层无一定规律性,有的分层不明显,有的分为三层。

在神经元的发生过程中,最初生成的神经细胞数目远比以后存留的数目多,那些未能与靶细胞或靶组织建立连接的神经元都在一定时间内死亡。事实上,神经细胞的存活及其突起的发生主要受靶细胞或靶组织产生的神经营养因子调控,如神经生长因子(NGF)、成纤维细胞生长因子(FGF)、表皮生长因子(EGF)、类胰岛素生长因子(IGF)等。

(2) 神经嵴:在神经沟闭合为神经管时,神经上皮外侧缘的细胞不进入神经管壁,而是游离于神经管外,形成神经管背外侧的两条纵行细胞索,称神经嵴。将来发育成周围神经系统的脑神经节、脊神经节、交感神经节和副交感神经节及周围神经。另外,神经嵴细胞还远距离迁移,分化为肾上腺髓质嗜铬细胞、黑素细胞、甲状腺滤泡旁细胞、颈动脉小球I型细胞。还可迁移至头部,参与头和面部的骨、软骨、肌肉、结缔组织的形成。并可参与大动脉根部管壁组织的形成。

(3) 表面外胚层:神经沟闭合后,神经管和神经嵴脱离外胚层,并被表面外胚层覆盖。表面外胚层将分化为表皮及其衍生结构,如毛发、指甲、趾甲、皮脂腺、汗腺及乳腺,还分化为眼、耳、鼻中的感觉上皮、腺垂体、牙釉质、腮腺、口腔及肛门部的黏膜上皮等。晶状体、瞳孔括约肌和瞳孔开大肌、乳腺和汗腺的平滑肌来自外胚层。

5. 胚外中胚层的分化　在胚胎发育的第13~15日,卵黄囊、体蒂和绒毛膜等处的胚外中胚层的间充质细胞聚集成团,形成血岛。血岛周边细胞分化成扁平的内皮细胞,且相互连接围成内皮管,即原始血管。血岛中央的游离细胞分化为原始血细胞,即造血干细胞。内皮管不断向外出芽延伸,与相邻血岛形成的内皮管互相融合通连,逐渐形成一个丛状分布的内皮管网。约在胚胎发育的第18~20日,胚体内各处的间充质内出现裂隙,裂隙周围的间充质细胞变扁,围成内皮管,它们也以出芽方式与邻近的内皮管融合通连,形成胚体内的内皮管网。第3周末,胚体外和胚体内的内皮管网经过体蒂彼此沟通。起初形成的是一个弥散的内皮管网,分布于胚体内外的间充质中。此后,其中有的内皮管因相互融合及血液汇流而增粗,有的则因血流减少而萎缩或消失。这样便逐渐形成原始心血管系统并开始血液循环。

(三) 五藏的核心功能细胞

五藏的功能常由系统、器官、组织、细胞、细胞器和分子6个层面的结构联合执行,如肺藏的主气(呼吸)功能由主持呼吸和发音的呼吸系统,主持O_2和CO_2交换的肺泡上皮细胞、毛细血管内皮细胞和体细胞生物膜等执行。但不是所有组成部分在完成某功能的过程中都起到同样重要的作用。其中必有一种组成部分是关键结构,具有源头性和不可替代性,一旦异常将根本性地影响整个功能的实现,称核心功能区,其余部分称辅助功能区。代表核心功能区功能的最活跃或最关键细胞称核心功能细胞,详见表4-3。

1. 脾藏运化(消化吸收)功能的核心功能细胞　脾藏运化(消化吸收)功能的主要目的是为人体提供营养,故主持物质吸收的消化道黏膜上皮细胞是核心功能区。小肠黏膜上皮细胞是营养物质吸收的主要部位,是核心功能细胞。

2. 脾藏散精(转载)功能的核心功能细胞　脾藏散精(转载)功能的主要目的是为人体转载营养,故合成承载介质的肝和小肠等是核心功能区。肝细胞是合成承载介质的主要部位,是核心功能细胞。

3. 脾藏统血(凝血抗凝血)功能的核心功能细胞　脾藏统血(凝血抗凝血)功能的目的是防止出血和血栓形成。产生凝血因子和抗凝血因子的肝、胃肠道、内皮细胞等是核心功能区,肝细胞产生的凝血因子和抗凝血因子最多最关键,是核心功能细胞。

4. 脾藏主肌肉(躯体运动)功能的核心功能细胞　脾藏主肌肉(躯体运动)功能的主要目的是躯体运动,故产生动力的骨骼肌是核心功能区,四肢骨骼肌占全身骨骼肌重量的82.65%,故四肢骨骼肌细胞是核心功能细胞。骨、骨连结、浅筋膜、深筋膜是辅助功能区。

5. 肺藏主气(呼吸)功能的核心功能细胞　肺藏主气(呼吸)功能的主要目的是吸入O_2和呼出CO_2,故肺的呼吸部(包括呼吸性细支气管、肺泡管、肺泡囊、肺泡)是核心功能区,肺泡上皮细胞是核心功能细胞。参与呼吸和发音的骨骼肌、呼吸道、声带、共鸣腔等是辅助功能区。

6. 肺藏卫外(防御)功能的核心功能细胞　肺藏卫外(防御)功能的目的是防御和清除病原微生物和外来异物,防御比清除更重要,故皮肤和黏膜是核心功能区。呼吸道黏膜上皮细胞是病原微生物和外来异物最容易入侵的部位,是核心功能细胞。免疫器官和淋巴组织只在病原微生物和外来异物入侵后发挥作用,是辅助功能区。

7. 肾藏主水(泌尿)功能的核心功能细胞　肾藏主水(泌尿)功能的主要目的是排泄代谢终产物,故生成尿液的肾单位是核心功能区。正常人两肾肾小球毛细血管生成的超滤液每日可达180L,而终尿仅为1.5L左右,故主持重吸收和分泌的肾小管和集合管上皮细胞是核心功能细胞。存储和排泄尿液的输尿管、膀胱、尿道,参与排尿的骨骼肌、平滑肌等是辅助功能区。

8. 肾藏生育(生殖)功能的核心功能细胞　肾藏生育(生殖)功能的主要目的是繁育后代,故产生生殖细胞的睾丸和卵巢是核心功能区,精原细胞和卵原细胞是核心功能细胞,睾丸和卵巢以外的男、女内、外生殖器是辅助功能区。

9. 肾藏全形(成体)功能的核心功能细胞　肾藏全形(成体)功能的目的是维持人体结构稳定,故生成新体细胞的成体干细胞是核心功能区。造血干细胞比非造血干细胞要活跃得多,如白细胞和血小板的平均寿命只有7~14日,故将造血干细胞作为核心功能细胞。成体干细胞分化成熟的环境(红骨髓、壁龛)和对内免疫系统是辅助功能区。

10. 肾藏气化(同化异化)功能的核心功能细胞　肾藏气化(同化异化)功能的主要目的是为生命活动供能,故人体的所有细胞都是核心功能区。生命活动所需能量的95%来自线粒体,在人体的所有细胞中,心肌细胞含有的线粒体最多,一个心肌细胞约有5 000个线粒体,约是肝细胞的2.5倍,骨骼肌细胞的20倍,故将心肌细胞视为核心功能细胞。

11. 肾藏藏精(体液调节)功能的核心功能细胞　肾藏藏精(体液调节)功能的目的是体液调节。所有分泌激素和细胞因子的细胞都是核心功能区。体液调节主要针对人的物质代谢、水盐代谢、生长发育、免疫、生殖和循环,肾上腺皮质分泌糖皮质激素、盐皮质激素和雄激素最重要,且参与了所有功能的调节,故将肾上腺皮质细胞视为核心功能细胞。

12. 肝藏疏泄(支配内脏运动)功能的核心功能细胞　肝藏疏泄(支配内脏运动)功能的目的是支配内脏运动和产生情绪体验。加工内脏感觉信号,产生内脏运动信号和情绪体验的内脏神经系统的中枢部是核心功能区,控制内脏运动的边缘叶(隔区、扣带回、海马回、海马和齿状回)的神经元是核心功能细胞。产生和传导内脏感觉和运动信号的内脏神经系统周围部是辅助功能区。

13. 肝藏藏血(支配躯体运动)功能的核心功能细胞　肝藏藏血(支配躯体运动)功能的主要目的是支配躯体运动。加工躯体感觉信号,产生躯体运动信号的躯体神经系统的中枢部是核心功能区,控制躯体运动的中央前回(4区)和运动前区(6区)的神经元是核心功能细胞。产生和传导躯体感觉和运动信号的躯体神经系统的周围部是辅助功能区。

14. 心藏藏神(产生精神活动)功能的核心功能细胞　心藏藏神(产生精神活动)功能的主要目的是产生精神活动。产生精神活动的大脑和脊髓神经元是核心功能区,大脑皮质联络区的神经元是整合各种感觉信号,策划行为动机的核心功能细胞。对神经元起支持、保护和营养作用的神经胶质细胞是辅助功能区。

15. 心藏主血脉(循环)功能的核心功能细胞　心藏主血脉(循环)功能的主要目的是推动血液和淋巴液循行全身。心肌细胞和血管、淋巴管的平滑肌细胞是产生循环动力的核心功能区,心肌细胞是核心功能细胞。脉管系统的其他细胞和组织,如内皮细胞、弹性纤维、胶原纤维、结缔组织等都是辅助功能区。

表4-3　五藏功能的核心功能区和核心功能细胞

五藏	功能性质	核心功能区	核心功能细胞
脾藏	运化(消化吸收)	消化道黏膜上皮细胞	小肠黏膜上皮细胞
	散精(转载)	肝、小肠等	肝细胞
	统血(凝血抗凝血)	肝、胃肠道、内皮细胞	肝细胞
	主肌肉(躯体运动)	骨骼肌细胞	四肢骨骼肌细胞
肺藏	主气(呼吸)	肺呼吸部	肺泡上皮细胞
	卫外(防御)	皮肤、黏膜	呼吸道黏膜上皮细胞
肾藏	主水(泌尿)	肾单位	肾小管和集合管的上皮细胞
	生育(生殖)	睾丸和卵巢	精原细胞、卵原细胞
	全形(成体)	成体干细胞	造血干细胞

续表

五藏	功能性质	核心功能区	核心功能细胞
	气化(同化异化)	人体所有细胞	心肌细胞
	藏精(体液调节)	分泌激素和细胞因子的细胞	肾上腺皮质细胞
肝藏	疏泄(支配内脏运动)	内脏神经系统的中枢部	边缘叶的神经元
	藏血(支配躯体运动)	躯体神经系统的中枢部	中央前回和运动前区的神经元
心藏	藏神(产生精神活动)	产生精神活动的大脑和脊髓神经元	大脑皮质联络区的神经元
	主血脉(循环)	心肌细胞、血管和淋巴管平滑肌细胞	心肌细胞

以功能性质为线索,将五藏的核心功能细胞与三胚层分化的组织器官作对应,详见图4-2(见文末折页):

容易发现,脏腑性五藏的功能按照运化、散精、统血、主气、气化、藏精、生育、主水、疏泄和藏神的顺序排列,即按照脾藏、肺藏、肾藏、肝藏、心藏的五行相生顺序排列。其中,脾藏和肺藏固定结构的核心功能细胞来自内胚层,肾藏固定结构的核心功能细胞来自中胚层,肝藏和心藏固定结构的核心功能细胞来自外胚层;五体性五藏的功能按照卫外、主血脉、主肌肉、全形和藏血的顺序排列,即按照皮、脉、肉、骨、筋的顺序排列,其中,皮、脉、肉和骨固定结构的核心功能细胞来自中胚层,筋固定结构的核心功能细胞来自外胚层。

五藏的辅助功能区常来自不同胚层,是加强五藏联系的重要结构。如被称为肾不纳气的呼吸表浅、说话咳嗽声低气怯,实为呼吸肌的肌力不足,呼吸肌的功能属于肺藏的主气功能,而呼吸肌却来自衍化为肾藏核心功能细胞的中胚层,从而加强了肺藏与肾藏的联系。

第五章
五藏功能实现的流变结构

根据是否与外界存在物质和能量交换,可将客观存在的系统分为两类:①简单系统,即与外界没有物质和能量交换的系统,如杯子、桌子;②复杂系统,即与外界有物质和/或能量交换的系统,如汽车、生物。

物理学、化学、生物学、生物医学在开展科学研究时都奉行一个重要原则,即"结构决定功能"。可从两个方面解读:①固定结构的改变引起功能性质的改变,常常是物理学和化学揭示的规律。如金刚石的正四面体结构不同于石墨的层状结构,于是金刚石的硬度远大于石墨;②固定结构的改变引起功能态势的改变,常常是生物学和生物医学揭示的规律。如二尖瓣狭窄引起心脏泵血功能的降低。

对于一个与外界没有物质和/或能量交换的简单系统(线性系统)来说,功能态势的改变由且仅由固定结构的改变决定。如玻璃杯的缺口大小与其盛水功能的降低程度一一对应。但对于一个与外界有物质和/或能量交换的复杂系统(非线性系统)来说,功能态势的改变不仅可以由固定结构的改变引起,还可以由物质能量交换的改变引起。如电灯的亮度不仅取决于电灯的结构,还与电压的高低有关。

功能实现,即人体各种功能的启动和运行,如呼吸功能在人出生后才启动和运行。要实现人体的各种功能,不仅需要固定结构,还需要人体内外物质能量的运输和交换。被运输和交换的物质及其承载介质,传统中医学称精、血、津液,即单位时间内流经人体各种固定结构的糖、脂肪、蛋白质、水、矿物质、维生素、血中的代谢产物、血细胞、饮食物、粪便、空气、皮脂、汗液、尿液、生殖细胞、受精卵、母血、母乳、胚胎、胎儿等,又称物质流;被运输和交换的能量传统中医学称气,即单位时间内流经人体各种固定结构的化学能和热能,又称能量流。这些保证人体各种功能实现的物质流和能量流统称流变结构。

本章将讨论流变结构的分类、功能和生物学基础,详见表5-1。

表5-1 流变结构的分类、功能和生物学基础

	分类	功能性质	生物学基础	五藏归属
精	生殖之精	遗传	生殖细胞	肾藏生育功能
	水谷之精	营养	营养物质	脾藏运化功能

续表

	分类	功能性质	生物学基础	五藏归属
精	成形之精	成形	结构性物质	肾藏全形功能
	化气之精	化气	供能性物质	肾藏气化功能
	调节之精	调节	激素、细胞因子	肾藏藏精功能
气	推动之气	推动	化学能	肾藏气化功能
	温煦之气	温煦	热能	肾藏气化功能
血	载气之血	载气	红细胞、血浆	肺藏主气功能
	免疫之血	免疫	免疫细胞、免疫分子	肺藏卫外功能、肾藏全形功能
	摄血之血	摄血	血小板、凝血因子、抗凝系统、纤溶系统	脾藏统血功能
津液	承载津液	承载	血浆、淋巴液、脑脊液、房水、组织液、细胞内液和部分体外体液	脾藏运化和散精、肾藏主水、生育、肝藏疏泄和藏血、心藏藏神功能
	润滑津液	润滑	黏液、浆液、滑液和部分体外体液	脾藏运化和主肌肉、肺藏主气和卫外、肾藏主水和生育、肝藏藏血、心藏主血脉功能

第一节 精

精是构成人体和维持人体生命活动的精微物质。分为5种：①生殖之精，即精子、卵子，具有携带遗传信息、传宗接代的功能；②水谷之精，即糖、脂肪、蛋白质、水、无机盐、维生素、膳食纤维，具有营养功能；③成形之精，即核酸、糖、类脂、蛋白质、钙、磷等结构性物质，是细胞更新、再生、重建和合成细胞产物的原料；④化气之精，即糖、脂肪和蛋白质等供能性物质，能够氧化供能；⑤调节之精，即激素和细胞因子，能借助体液对人体的生殖、成体、同化异化、泌尿、防御和循环起协调作用。

一、生殖之精

携带遗传信息的生殖细胞，即精子、卵子，称生殖之精，属于肾藏生育（生殖）的功能范畴。生殖之精，营养受精卵、胚胎和胎儿的母血，营养婴儿的母乳，连同受精卵、胚胎和胎儿，因为来自父母，统称先天之精。相应地，人出生之后，借助脾藏运化（消化吸收）功能获得的水谷之精，借助肺藏主气（呼吸）功能获得的清气（O_2），统称后天之精。

（一）文献依据

《素问·金匮真言论》："夫精者身之本也。"
《灵枢·本神》："生之来，谓之精。"
《灵枢·决气》："两神相搏，合而成形，常先身生，是谓精。"
《景岳全书》："精合而形始成，此形即精也，精即形也。"
上述文献说明传统中医学已经认识到产生新生命个体的生殖之精。

（二）生殖之精的生物学基础

生殖之精的生成结构详见肾藏生育（生殖）功能的固定结构。

原始生殖细胞最初分布于卵黄囊或尿囊基部，在胚胎发育过程中借变形运动或进入血流而沿肠壁迁移，或进入背肠系膜，最终到达生殖嵴，并和生殖嵴的中胚层细胞共同组成睾丸或卵巢。经历有丝分裂与减数分裂，分化为成熟的生殖细胞。

精子：由睾丸产生，是体内最小的细胞。一个正常成年男性每日可产生0.7亿~1.5亿个精子。在睾丸里产生一般需要74日，在附睾内成熟需要16日。精子在通过女性生殖道、子宫和输卵管时，覆盖在其表面的精浆蛋白被去除，从而获得使卵子受精的能力，称获能。

卵子：由卵巢产生，是人体最大的细胞。新生儿两侧卵巢有70万~200万个原始卵泡，青春期约有4万个，至40~50岁时仅剩几百个。在胎儿及儿童期可偶见少量卵泡生长，但都不能发育成熟。在青春期至绝经期，卵巢在垂体周期性分泌的促性腺激素的影响下，每隔28日左右有1个卵泡发育成熟并排出1个卵细胞，左右卵巢交替排卵。一生中约排卵400余个，其余卵泡均于不同年龄先后退化为闭锁卵泡。一个卵子排出后若不与精子相遇形成受精卵，便在48~72小时后自然死亡。

精子与卵子在输卵管会合，形成受精卵。受精卵不断卵裂形成胚胎，依靠输卵管平滑肌的收缩、输卵管内壁纤毛的摆动和输卵管内液体的润滑进入子宫，发育到第3个月末，各器官系统基本建成，称胎儿。受精卵、胚胎和胎儿依靠母血提供营养。1周岁内的儿童称婴儿，常依靠母乳提供营养。

二、水谷之精

营养功能包括：①为产生人体新的细胞或细胞产物提供结构性物质；②为人体细胞发挥功能提供供能性物质；③直接参与人体功能。通过饮食获取的具有营养功能的精是指营养物质，即水、电解质（如 Na^+、K^+、Ca^{2+}、Mg^{2+}、Cl^-、HCO_3^-、$HPO_4^{2-}/H_2PO_4^-$）、小分子有机化合物（如氨基酸、脂肪酸、甘油、葡萄糖、维生素、乙醇）和膳食纤维，称水谷之精，又称营气，属于脾藏运化（消化吸收）的功能范畴。

（一）文献依据

《素问·痹论》："荣者，水谷之精气也，和调于五藏，洒陈于六府，乃能入于脉也，故循脉上下，贯五藏，络六府也。"

《灵枢·邪客》："营气者，泌其津液，注之于脉，化以为血，以荣四末，内注五脏六腑。"

《灵枢·营气》："营气之道，内（纳）谷为宝。谷入于胃，乃传之肺，流溢于中，布散于外。"

《女科经纶》："血者，水谷之精气也，和调五脏，洒陈六腑。"

《素问悬解》："盖水谷入胃，化气生津，津者，五脏之精也。"

上述文献说明传统中医学已经认识到水谷之精源于饮食，能入脉化血，营养五脏、六腑、四肢。

（二）水谷之精的生物学基础

水谷之精的生成和转载结构详见脾藏运化（消化吸收）和散精（转载）功能的固定结构。

1. 蛋白质　蛋白质是由20多种氨基酸按照基因编码组成的多肽链经过盘曲折叠形成的具有一定空间结构的有机大分子物质。水谷之精中的蛋白质主要从肉、蛋、奶、豆、鱼等膳食中获取。

2. 脂类　脂类是一类难溶或不溶于水而溶于有机溶剂的有机小分子物质。膳食中95%的脂类为三酰甘油，即脂肪，其他包括胆固醇、磷脂和类胡萝卜素等类脂。人体中脂肪的含量随膳食摄入量和活动消耗量的不同而变化较大，又称可变脂。

3. 糖　是多羟基的醛或酮化合物，由碳、氢、氧三种元素组成。根据聚合度，可将糖分为单糖、双糖、寡糖和多糖。可消化吸收的糖，包括所有单糖，其中葡萄糖占80%，果糖、半乳糖等占20%；所有双糖如蔗糖、乳糖、麦芽糖等；多糖中的淀粉、糖原及糊精等。

4. 维生素　是维持人体正常生命活动所必需的一类低分子有机化合物。根据溶解性不同可将维生素分为两类，即脂溶性维生素与水溶性维生素。脂溶性维生素有维生素 A、维生素 D、维生素 E、维生素 K；水溶性维生素有维生素 B_1、维生素 B_2、维生素 B_6、维生素 B_{12}、烟酸、叶酸、泛酸、生物素、维生素 C 等。

维生素的化学结构与性质虽不相同，却有一些共性特点：①存在于天然食物中；②参与体内代谢过程的调控，但非人体结构成分，也不提供能量；③一般不能在体内合成或合成量太少（如维生素 D 可由人体合成，维生素 K 可由肠道细菌合成，但合成的量并不能满足人体的需要），必须由食物提供；④人体只需少量即可满足生理需要，但绝不能缺乏。

维生素 A：天然维生素 A 有 A_1（视黄醇）和 A_2（3-脱氢视黄醇）两种，前者主要存在于哺乳动物和咸水鱼的肝脏，后者存在于淡水鱼肝脏。植物无维生素 A，但含有维生素 A 原，其中以 β- 胡萝卜素最为重要。维生素 A 的活性形式是视黄醇、视黄醛和视黄酸。视黄醛在视网膜杆状细胞中与视蛋白结合发挥其视觉功能，并通过视循环进行转变。维生素 A 缺乏时，视循环中 11- 顺视黄醛补充不足，视紫红质合成减少，对弱光敏感度降低，暗适应视觉延长，严重时可发生"夜盲症"。维生素 A 的另一重要作用是调控细胞的生长与分化，对维持上皮组织的正常形态与生长具有重要作用。维生素 A 和胡萝卜素还具有抗氧化作用，在氧分压较低的条件下，能直接清除自由基，有助于控制细胞膜和富含脂质组织的脂质过氧化。

维生素 D：天然的维生素 D 有 D_2 和 D_3 两种。植物中含有麦角固醇，在紫外线照射下转变成维生素 D_2（麦角钙化醇）；鱼油、蛋黄和肝富含维生素 D_3（胆钙化醇）。在人体皮肤可由胆固醇脱氢生成 7-脱氢胆固醇，即维生素 D_3 原，在紫外线照射下异构化为维生素 D_3。维生素 D 的活性形式是 1,25-二羟维生素 D_3。维生素 D_3 在血浆中与维生素 D 结合蛋白结合而运输。维生素 D 的主要生理功能是调节钙磷代谢和维持正常血钙和血磷水平，可在甲状旁腺激素的协同作用下促进新骨和牙的钙化。

维生素 E：主要为生育酚。自然界以 α- 生育酚分布最广、活性最高。维生素 E 的主要生理功能是抗氧化作用，是体内最重要的脂溶性抗氧化剂和自由基清除剂。维生素 E 可调控多种基因的表达，具有抗炎、维持正常免疫功能、抑制细胞增殖、预防动脉粥样硬化、抗衰老等作用。

维生素 K：维生素 K_1 存在于植物中，维生素 K_2 由肠道菌群合成，在小肠被吸收，随乳糜微粒而代谢，人工合成的为维生素 K_3。体内维生素 K 的储存量有限，脂类吸收障碍可引发的脂溶性维生素缺乏症首先是维生素 K 缺乏症。肝细胞合成的凝血因子 Ⅱ、Ⅶ、Ⅸ、Ⅹ 和抗凝血因子蛋白 C、蛋白 S 无活性前体，在 γ- 羧化酶的作用下生成 γ- 谷氨酸残基，才具有螯合钙、促进凝血的生物学活性。维生素 K 是许多 γ- 谷氨酸羧化酶的辅酶，并参与上述凝血因子的活化过程，因此具有促进凝血的作用。

维生素 B_1：又称硫胺素，主要在肝及脑组织中经硫胺素焦磷酸激酶的作用生成活性形式焦磷酸硫胺素（TPP）。TPP 是 α- 酸脱羧酶的辅酶，参与线粒体内丙酮酸、α- 酮戊二酸和支链氨基酸的氧化脱羧反应。TPP 也是胞液戊糖磷酸途径中转酮酶的辅酶，参与转糖醛基反应。维生素 B_1 催化乙酰胆碱的水解而抑制胆碱酯酶的活性，故具有维持正常的消化腺分泌和胃肠道蠕动的功能。

维生素 B_2：又称核黄素。维生素 B_2 在小肠黏膜黄素激酶的作用下转变成黄素单核苷酸（FMN），后者在焦磷酸化酶的催化下生成黄素腺嘌呤二核苷酸（FAD），FMN 和 FAD 是维生素 B_2 的活性形式。FMN 和 FAD 是体内氧化还原酶的辅基，起递氢体的作用，参与氧化呼吸链、脂肪酸和氨基酸的氧化和三羧酸循环。

维生素 PP：包括烟酸和烟酰胺。烟酸在体内可转变为烟酰胺，后者是辅酶 Ⅰ（NAD^+）和辅酶 Ⅱ（$NADP^+$）的组成成分。NAD^+ 和 $NADP^+$ 是维生素 PP 的活性形式，是多种不需氧脱氢酶的辅酶。

泛酸：因广泛存在于自然界而得名。泛酸在肠道吸收，经磷酸化并与半胱氨酸反应生成 4- 磷酸泛酰巯基乙胺，后者是辅酶 A（CoA）和酰基载体蛋白（ACP）的组成成分。CoA 和 ACP 是泛酸在体内的活性形式，构成酰基转移酶的辅酶，广泛参与糖、脂类、蛋白质代谢和肝的生物转化作用。

生物素：生物素是构成羧化酶如丙酮酸羧化酶、乙酰 CoA 羧化酶等的辅酶，参与体内 CO_2 的固定和羧化过程。另外，已发现人类基因组中含有 2 000 多个依赖生物素的基因。生物素参与细胞信号转导和基因表达，可使组蛋白生物素化，从而影响细胞周期、基因转录和 DNA 损伤的修复等。

维生素 B_6：包括吡哆醇、吡哆醛和吡哆胺，其活性形式是磷酸吡哆醛和磷酸吡哆胺。磷酸吡哆醛和磷酸吡哆胺是转氨酶的辅酶。

叶酸：因绿叶中含量丰富而得名，又称蝶酰谷氨酸。在小肠黏膜上皮细胞二氢叶酸还原酶的作用下，生成 5,6,7,8- 四氢叶酸（FH_4），是叶酸的活性形式。FH_4 是一碳单位转移酶的辅酶，是一碳单位的载体。

维生素 B_{12}：又称钴胺素。维生素 B_{12} 在体内的存在形式有氰钴胺素、羟钴胺素、甲钴胺素和 5'- 脱氧腺苷钴胺素。后两者是维生素 B_{12} 的活性形式。体内 5'- 脱氧腺苷钴胺素以辅酶的形式参与转甲基的反应，又称辅酶 B_{12}。维生素 B_{12} 参与一碳单位的代谢，它与四氢叶酸的作用常相互联系，与多种化合物的甲基化有关。

维生素 C：又称抗坏血酸，是一种强还原剂，也是一些羟化酶的辅酶，维持着体内含铜羟化酶和 α- 酮戊二酸 - 铁羟化酶活性，在苯丙氨酸代谢、胆汁酸合成、肉碱合成等过程中起着重要作用。维生素 C 还可影响含铁羟化酶参与的蛋白质翻译后的修饰作用，与胶原脯氨酸、赖氨酸的羟化相关。维生素 C 作为抗氧化剂可直接参与体内氧化还原反应，具有保护巯基的作用。维生素 C 在谷胱甘肽还原酶的作用下，能清除细胞膜的脂质过氧化物，起到保护细胞膜的作用。维生素 C 的抗氧化作用与血红蛋白、Fe 离子处于还原状态密切相关。另外，还影响细胞内活性氧敏感的信号转导系统，调节基因表达和细胞功能，促进细胞分化。

5. 矿物质　是地壳中自然存在的化合物或天然元素，是人体内无机物的总称。人体由多种元素组成，其中碳、氢、氧、氮主要构成蛋白质、脂类、糖等有机化合物及水，其余 60 多种元素统称矿物质，亦称无机盐或灰分，占体重不到 5%。含量占人体 0.01% 及以上或膳食摄入量大于等于 100mg/d 的矿物质称常量元素，含量占人体 0.01% 以下或膳食摄入量小于

100mg/d 的矿物质是微量元素。钙、磷、镁、钾、钠、硫、氯 7 种为必需的常量元素,铁、锌、铜、钴、钼、硒、碘、铬 8 种为必需的微量元素。

钙:成人体内钙总量约占体重 1.5%,即 700~1 400g。99.7% 以上的钙以羟磷灰石的形式存在于骨和牙齿中。体内的钙主要来自食物,大部分在小肠的上段吸收。摄入的钙 80% 从粪便排出,20% 从肾排出。血浆中的钙每 100ml 仅 9~11mg,以 3 种形式存在,游离钙（Ca^{2+}）约 45%,与其他离子结合的复合物约 5%,与血浆蛋白结合的约 50%,前两者可通过肾小球滤过而进入肾小管中。细胞内钙浓度极低,且 90% 以上存在于线粒体和内质网中。细胞内钙离子作为第二信使在信号转导中发挥重要的调节作用。细胞内钙离子对许多参与细胞代谢的酶具有重要的调节作用,如鸟苷酸环化酶、磷酸二酯酶等。钙离子可与细胞膜的蛋白和各种阴离子基团结合,具有调节细胞受体结合、离子通道通透性及神经信号传递物质释放等作用,从而维持神经肌肉的正常生理功能,包括神经肌肉的兴奋性、神经冲动的传导和心脏的搏动等。钙还参与血液凝固、激素分泌、维持体液酸碱平衡以及调节细胞正常生理功能等作用。

磷:成人体内磷的总量约为 400~800g。87.6% 以上的磷以羟基磷灰石的形式存在于骨和牙齿中。磷的吸收部位在小肠的上段。摄入的磷从粪与尿中排出,后者占 60%。血浆中的磷以无机磷酸盐的形式存在,成人的含量为每 100ml 约 3~4.5mg。体内的磷主要以磷酸根的形式构成许多重要的高分子化合物,如核苷酸、磷脂、辅酶等,发挥各自重要的生理功能。磷酸根参与 ATP 的形成,后者为生理活动提供能量。许多生化反应和代谢的调节均需要磷酸根的参与。此外,体液中的磷酸氢盐缓冲体系能调节酸碱平衡。

铁:铁是人体含量、需要量最多的微量元素,约占体重的 0.005 7%,成年男性平均含铁为 50mg/kg 体重,女性为 30mg/kg 体重。75% 的铁存在于铁卟啉化合物中,25% 存在于非铁卟啉含铁化合物中。成年男性和绝经后妇女每日约需铁 10mg,生育期妇女每日约需 15mg,儿童在生长发育期、妇女在妊娠哺乳期对铁的需要量增加。铁的吸收部位主要在十二指肠及空肠上段。无机铁仅以 Fe^{2+} 形式被吸收,Fe^{3+} 难以吸收。络合物中的铁的吸收大于无机铁。铁进入血液与运铁蛋白结合而运输。铁蛋白和含铁血黄素是铁的储存形式,主要储存于肝、脾、骨髓、小肠黏膜等器官。铁主要从粪便中排出体外,来自肠黏膜细胞的脱落。生殖期妇女由于月经失血可排出铁,而尿、汗、消化液、胆汁中几乎不含铁。27% 的铁组成血红蛋白,3% 的铁组成肌红蛋白,也是细胞色素系统、铁硫蛋白、过氧化物酶及过氧化氢酶等多种含铁蛋白和酶的重要组成部分,在气体运输、生物氧化和酶促反应中均发挥重要作用。当急性大量出血、慢性小量出血以及儿童生长期和妇女妊娠、哺乳期得不到铁的额外补充等情况下均可引起体内缺铁。由于铁的缺乏,血红蛋白合成受阻,导致小细胞低血色素性贫血,即缺铁性贫血的发生。多年铁摄入过多或误服大量铁剂,可发生铁中毒。体内铁沉积过多可引起肺、肝、肾、心、胰等处的含铁血黄素沉着而出现血色素沉积症,并可导致栓塞性病变和纤维变性,出现肝硬化、肝癌、糖尿病、心肌病、皮肤色素沉着、内分泌紊乱、关节炎等。

锌:人体内含锌约 2~3g,遍布全身,但眼睛含锌达 0.5%。成人每日需要量为 15~20mg,主要在小肠吸收。锌在血中与白蛋白结合而送输。血锌浓度约为 0.1~0.15mmol/L。锌与金属硫蛋白结合是锌在体内储存的主要形式。锌主要随胰液、胆汁排泄入肠腔由粪便排出,部分锌可从尿及汗排出。锌是 80 多种酶的组成成分或激动剂,参与体内多种物质的代谢,在免疫调节、抗氧化、抗细胞凋亡和抗炎中起着十分重要的作用。缺锌会导致多种代谢障碍,如儿童缺锌可引起生长发育迟缓、生殖器发育受损、伤口愈合迟缓等。另外,缺锌还可致皮肤干燥、味觉减退、神经精神障碍等。

铜:成人体内含铜量约为 50~100mg,在肝、肾、心、毛发及脑中含量较高。人体每日需要量为 1~3mg。食物中铜主要在十二指肠吸收,吸收后送至肝脏,在肝脏中参与铜蓝蛋白的组成。肝脏是调节体内铜代谢的主要器官。铜可经胆汁排出,极少部分由尿排出。体内铜作为辅基参与多种酶的构成。铜蓝蛋白可催化 Fe^{2+} 氧化为 Fe^{3+},有利于铁的运输。铜的缺乏会导致结缔组织中胶原交联障碍,以及小细胞低色素贫血、白细胞减少、动脉壁弹性减弱及神经系统症状等。

碘:正常成人体内碘含量为 25~50mg,大部分集中于甲状腺中。成人每日需要量为 0.15mg,主要由食物中摄取。吸收入血的碘与蛋白结合而送输,主要浓集于甲状腺被利用。体内碘主要由肾排泄,约 90% 随尿排出,约 10% 随粪便排出。碘主要参与合成三碘甲腺原氨酸(T_3)和四碘甲腺原氨酸(T_4)。甲状腺激素在调节代谢及生长发育中均有重要作用。成人缺碘可引起甲状腺肿大,称甲状腺肿。胎儿及新生儿缺碘则可引起呆小病、智力迟钝、体力不佳等严重发育不良。常用的预防方法是食用含碘盐或碘化食油等。若摄入碘过多可导致高碘性甲状腺肿,表现为甲状腺功能亢进及一些中毒症状。

硒:硒在体内含量约为 14~21mg,广泛分布于除脂肪组织以外的所有组织中。主要以含硒蛋白质形式存在。人体每日硒的需要量为 30~50μg。硒是谷胱甘肽过氧化物酶及磷脂过氧化氢谷胱甘肽氧化酶的组成成分。谷胱甘肽过氧化物酶在人体内起抗氧化作用,能催化谷胱甘肽(GSH)与胞液中的过氧化物反应,防止过氧化物对人体的损伤。磷脂过氧化氢谷胱甘肽氧化酶活力下降,线粒体不可逆地失去容积控制和收缩能力并最后破裂。缺硒所致肝坏死可能是过氧化物代谢受损的结果。近年发现硒与多种疾病的发生有关,如克山病、心肌炎、扩张型心肌病、大骨节病及碘缺乏病等。硒具有抗癌作用,是肝癌、乳腺癌、皮肤癌、结肠癌、鼻咽癌及肺癌等的抑制剂。硒还具有促进人体细胞内新陈代谢、核酸合成和抗体形成、抗血栓及抗衰老等多方面作用。但硒过多也会对人体产生毒性作用,如脱发、指甲脱落、周围性神经炎、生长迟缓及生育力降低等。

锰:成人体内含锰量约为 10~20mg,主要储存于肝和肾中。在细胞内则主要集中于线粒体中,每日需要量为 3~5mg。锰在肠道中吸收与铁吸收机制类似,吸收率较低。吸收后与血浆中的 γ 球蛋白和清蛋白结合而运输。主要由胆汁和尿中排出。锰参与一些酶的构成,不仅参加糖和脂类代谢,而且在蛋白质、DNA 和 RNA 合成中起作用。锰在自然界分布广泛,以茶叶中含量最丰富。锰的缺乏较少发生。若吸收过多可出现中毒症状,主要由于生产及生活中防护不善,以粉尘形式进入人体所致。锰是一种原浆毒,可引起慢性神经系统中毒,表现为锥体外系的功能障碍,并可引起眼球集合能力减弱、眼球震颤、睑裂扩大等。

钴:钴的作用主要以维生素 B_{12} 和 B_{12} 辅酶形式储存于肝脏发挥其生物学作用。人体对钴的最小需要量为 1μg/d,来自食物中的钴必须在肠内经细菌合成维生素 B_{12} 后才能被吸收利用。钴主要从尿中排泄,且排泄能力强,很少出现钴蓄积过多的现象。钴可激活很多酶,如能增加人体唾液中淀粉酶的活性,增加胰淀粉酶和脂肪酶的活性。钴参与造血,可以治疗多种贫血症,但必须增加肠道对维生素 B_{12} 的吸收才能有效。

氟:在人体内氟含量约为 2~3g,其中 90% 积存于骨及牙中。每日需要量为 0.5~1.0mg。氟主要经胃肠和呼吸道吸收,吸收后与球蛋白结合而运输,少量以氟化物形式运输。氟主要经尿和粪便排泄,体内氟约80%从尿排出。氟能与羟磷灰石吸附,取代其羟基形成氟磷灰石,能加强对龋齿的抵抗作用。此外,氟还可直接刺激细胞膜中G蛋白,激活腺苷酸环化酶或磷脂酶C,启动细胞内cAMP或磷脂酰肌醇信号系统,引起广泛生物效应。长期饮用高氟(>2mg/L)水,牙釉质受损出现斑纹,牙变脆易破碎等。

铬:铬在成人中总量为6mg左右,每日需要量为30~40μg。铬是铬调素的组成部分,铬调素通过促进胰岛素与细胞受体的结合,增加胰岛素的生物学效应,对调节体内糖代谢、维持体内正常的葡萄糖耐量起重要作用。缺铬主要表现为葡萄糖耐量受损,并可能伴有高血糖、尿糖。缺铬导致脂质代谢失调,易诱发冠状动脉硬化导致心血管病。细胞内的铬50%存在于细胞核内,23%存在于胞质,其余部分均分布在线粒体和微粒体中,这表明铬在核酸代谢中起重要作用。铬是核酸类(DNA和RNA)的稳定剂,可防止细胞内某些基因的突变并预防癌症。

6. 水 是一种由氢、氧两种元素组成的无机物,常温常压下为无色无味的透明液体。成人体内60%~70%是水,儿童则高达80%,失水20%就会危及生命。

(1) 溶解功能:水具有很强的溶解能力和电离能力(水分子极性大),可使水溶性物质以溶解状态和电解质离子状态存在,甚至一些脂肪和蛋白质也能在适当条件下溶解于水中,构成乳浊液或胶体溶液。

(2) 参与代谢功能:水不仅是生化反应的介质,而且也参与合成和分解过程。

(3) 载体功能:水的溶解性好,流动性强,是体内各种物质的载体。如运送氧气、维生素、葡萄糖、氨基酸、酶、激素到全身;把尿素、尿酸等代谢废物运往肾脏,随尿液排出体外。

(4) 调节功能:水的比热高,具有调节体温的作用。此外,水还能维持渗透压和酸碱平衡。

(5) 润滑功能:水的黏度小,可使体内摩擦部位润滑,减少摩擦,防止损伤。

(6) 排毒功能:肾脏排泄水的同时可将体内代谢废物、毒素一并排出,减少肠道对毒素的吸收,防止有害物质在体内蓄积引发中毒。

7. 膳食纤维 是一种不被消化酶消化且不被吸收利用的多糖,又称非淀粉多糖。根据能否溶于水,膳食纤维可分为水溶性纤维与非水溶性纤维。果胶和树胶等属于水溶性纤维,来自大麦、豆类、胡萝卜、柑橘、亚麻和燕麦等食物;纤维素、半纤维素和木质素是非水溶性纤维,来自芹菜、果皮和根茎蔬菜等食物。

(1) 吸水作用:膳食纤维有很强的吸水能力或与水结合的能力。此作用可使肠道中粪便的体积增大,加快其转运速度,减少其中有害物质接触肠壁的时间。

(2) 黏滞作用:一些膳食纤维具有很强的黏滞性,能形成黏液型溶液,包括果胶、树胶、海藻多糖等。

(3) 结合有机化合物作用:膳食纤维具有结合胆酸和胆固醇的作用。

(4) 阳离子交换作用:其作用与糖醛酸的羧基有关,可在胃肠内结合无机盐,如钾、钠、铁等阳离子形成膳食纤维复合物,影响其吸收。

(5) 细菌发酵作用:膳食纤维在肠道易被细菌酵解,其中可溶性纤维可完全被细菌酵解,而不溶性膳食纤维则不易被酵解。酵解后产生的短链脂肪酸如乙酯酸、丙酯酸和丁酯酸均可作为肠道细胞和细菌的能量来源,促进肠道蠕动,减少胀气,改善便秘。

三、成形之精

成形即细胞的更新、再生、重建和细胞产物的合成。结构性物质是细胞更新、再生、重建和合成细胞产物的原料,称成形之精,属于肾藏全形(成体)的功能范畴。其中,细胞产物包括激素、细胞因子、白蛋白、球蛋白、载脂蛋白、酶等。

(一) 文献依据

《素问·六节藏象论》:"余闻气合而有形,因变以正名。"

《素问·天元纪大论》:"故在天为气,在地成形,形气相感而化生万物矣。"

《素问·宝命全形论》:"天覆地载,万物悉备,莫贵于人,人以天地之气生,四时之法成,君王众庶,尽欲全形。"

《素问·阴阳应象大论》"阳化气,阴成形。"

《素问·三部九候论》:"必先度其形之肥瘦,以调其气之虚实,实则泻之,虚则补之。"

上述文献说明传统中医学已经认识到形是与气相对的概念,肉眼不可见的无形之气可聚而成有形之体。

(二) 成形之精的生物学基础

合成结构性物质的原料主要是水谷之精,还来自体内损伤、衰亡、变性和突变细胞的分解产物。成形之精的生成结构详见肾藏气化(同化异化)功能的固定结构。

1. 核酸　核酸分为脱氧核糖核酸(DNA)和核糖核酸(RNA)两种,它们是分别由脱氧核苷酸和核苷酸为基本单位聚合而成的生物信号大分子。DNA 是遗传信息的载体,其一级结构系指脱氧核苷酸的排列顺序,DNA 的全部核苷酸序列组成基因组。DNA 的二级结构是由两条碱基互补(A:T,G:C)的多聚核苷酸链组成的双螺旋。双螺旋 DNA 在真核细胞内绕组蛋白盘旋、折叠成为染色质。RNA 包括 mRNA、tRNA、rRNA 和 snmRNA。单链的 RNA 分子具有局部双链结构。成熟 mRNA 含有 5′-末端帽结构和 3′-末端的多聚 A 尾结构。中间每 3 个核苷酸为一氨基酸密码子。mRNA 是蛋白质生物合成的模板。tRNA 是蛋白质合成过程中的氨基酸运载体。rRNA 与核糖体蛋白构成核糖体,是蛋白质合成的场所。细胞内的 snmRNA 具有种类、结构和功能多样性。核酸在酸、碱或加热情况下可发生变性,即双链解离。变性的核酸可以复性。核酸变性和复性是核酸分子杂交的基础。

2. 糖　每个细胞都有糖,其含量为 2%~10%。核糖与脱氧核糖是细胞中核酸的成分,糖与脂类形成的糖脂是组成神经组织和生物膜的成分,黏多糖是细胞间质和结缔组织基质的成分。糖与蛋白质结合成的糖蛋白是一些具有重要生理功能的抗体和某些激素的组成物质。

3. 类脂　包括磷脂(卵磷脂、脑磷脂、肌醇磷脂)、糖脂(脑苷脂类、神经节苷脂)、脂蛋白(乳糜微粒、极低密度脂蛋白、低密度脂蛋白、高密度脂蛋白)、类固醇(胆固醇、麦角固醇、胆汁酸和胆汁醇、维生素 D、肾上腺皮质激素、雄激素、雌激素、孕激素),在体内的含量通常不受人体营养状况影响,又称固定脂。其中:①磷脂和胆固醇是细胞的结构成分,特别是生物膜(质膜、核膜、线粒体膜等)的结构成分,也是血浆脂蛋白的成分;②胆固醇是体内类固醇激素和胆汁酸的前体。

4. 蛋白质　人体的毛发、皮肤、肌肉、骨、内脏、大脑、血液、神经、内分泌等组织器官中都含有大量蛋白质,约占体重的 16%~20%。胶原蛋白占人体蛋白质的 1/3,大量存在于结缔组织,构成骨、血管、韧带等,起到支撑、保护屏障和维持弹性的作用。白蛋白可维持人体内的渗透压平衡及体液的酸碱平衡。载脂蛋白对脂类的体内输送至关重要。有的蛋白质参与构成神经递质,维持神经系统的味觉、视觉和记忆等功能。有的蛋白质构成抗体(免疫球蛋白),参与人体的免疫。有的则参与构成酶、激素及部分维生素。

另外,钙、磷等矿物质(骨的重要成分),也属于成形之精。

四、化气之精

化气即为生命活动提供能量。具有化气功能的精是指能够氧化供能的糖、脂肪和蛋白质,即供能性物质,称化气之精,属于肾藏气化(同化异化)的功能范畴。

(一) 文献依据

《灵枢·营卫生会》:"人受气于谷。"

《灵枢·五味》:"故谷不入,半日则其衰,一日则气少矣。"

上述文献说明传统中医学已经认识到气来自水谷之精。

(二) 化气之精的生物学基础

化气之精主要来自脾藏运化(消化吸收)功能吸收的水谷之精,少量来自肾藏气化(同化异化)功能分解损伤、衰亡、变性或突变细胞的产物。

1. 糖　人体所需能量的50%~70%由糖类物质氧化分解提供,而糖作为能源的存储量只占体重的0.3%左右。在氧供应充足的情况下,葡萄糖进行有氧氧化,生成CO_2和水,1mol葡萄糖完全氧化所释放的能量可合成38mol ATP;在缺氧的情况下,葡萄糖进行无氧酵解,生成乳酸,此时1mol葡萄糖只能合成2mol ATP。糖酵解虽然只能释放少量能量,但在人体处于缺氧状态(如剧烈运动)时极为重要,因为这是人体的能源物质唯一不需O_2的供能途径。成熟红细胞由于缺乏有氧氧化的酶系,也主要依靠糖酵解来供能。

糖原是由葡萄糖结合而成的支链多糖。糖原主要存在于骨骼肌(约占整个身体糖原的2/3)和肝脏(约占整个身体糖原的1/3)中,心肌、肾、脑等也含有少量糖原。

2. 脂肪　主要分布在皮下、骨骼肌之间、体腔和骨髓腔,约占成人体重的10%~20%。

脂肪在体内的主要功能是储存和供给能量。每克脂肪在体内氧化所释放的能量约为糖的2倍。通常成年人储备的肝糖原在饥饿24小时后即被耗尽,而储存的脂肪所提供的能量可供人体使用十多日至两个月。当人体需要时,储存的脂肪首先在脂肪酶的催化下分解为甘油和脂肪酸。甘油主要在肝脏被利用,经过磷酸化和脱氢而进入糖的氧化分解途径供能,或转变为糖。脂肪酸的氧化分解可在心、肝、骨骼肌等许多组织细胞内进行。脂肪酸与辅酶A结合后,经过β-氧化,逐步分解为乙酰辅酶A而进入糖的氧化途径,同时释放能量。

3. 蛋白质　人体内蛋白质氧化分解后,可产生生命活动所需要的能量。但只有在长期不能进食或体力极度消耗的特殊情况下,人体才会依靠由组织蛋白质分解所产生的氨基酸供能,以维持基本的生理功能。

五、调节之精

体液调节即借助体液,对人体的生育(生殖)、全形(成体)、气化(同化异化)、主水(泌尿)、卫外(防御)和主血脉(循环)功能起协调作用。具有体液调节功能的精是指激素和细胞因子,称调节之精,属于肾藏藏精(体液调节)的功能范畴。

(一) 文献依据

《素问·上古天真论》:"女子七岁,肾气盛,齿更发长;二七而天癸至,任脉通,太冲脉盛,月事以时下,故有子;三七,肾气平均,故真牙生而长极;四七,筋骨坚,发长极,身体盛壮;

五七,阳明脉衰,面始焦,发始堕;六七,三阳脉衰于上,面皆焦,发始白;七七,任脉虚,太冲脉衰少,天癸竭,地道不通,故形坏而无子也。丈夫八岁,肾气实,发长齿更;二八,肾气盛,天癸至,精气溢泻,阴阳和,故能有子;三八,肾气平均,筋骨劲强,故真牙生而长极。四八,筋骨隆盛,肌肉满壮;五八,肾气衰,发堕齿槁;六八,阳气衰竭于上,面焦,发鬓颁白;七八,肝气衰,筋不能动,天癸竭,精少,肾藏衰,形体皆极;八八,则齿发去。"

上述文献说明传统中医学已经认识到具有调节生殖和生长发育功能的调节之精。

(二) 调节之精的生物学基础

调节之精的生成结构详见肾藏藏精(体液调节)功能的固定结构。

1. **激素** 又称荷尔蒙,是由内分泌腺或内分泌组织的内分泌细胞合成与分泌,以体液为介质,在细胞之间传递调节信号的高效能生物活性物质。按化学性质,激素可分为含氮激素(包括氨基酸衍生物、胺类、肽类和蛋白质类激素)和类固醇激素两大类。每种激素作用的器官或器官内细胞称激素的靶器官或靶细胞。靶细胞具有与相应激素相结合的受体。含氮激素受体位于靶细胞的质膜上,类固醇激素受体一般位于靶细胞的胞质内。常见的激素有近50种。

(1) 促甲状腺素释放激素(TRH):由下丘脑促垂体区肽能神经元分泌,是下丘脑-垂体-甲状腺轴的重要组成部分。作用:①促腺垂体作用,促进促甲状腺激素(TSH)、胰岛素、催乳素(PRL)、生长激素、黄体生成素、卵泡激素分泌;②对中枢神经系统的作用,TRH是大脑中的一种神经递质,其在脑内可能是兴奋性调质,对自主神经中枢有直接的兴奋作用,可引起急性心动过速与血压升高;③镇痛作用。

(2) 促性腺激素释放激素(GnRH):由下丘脑弓状核等部位肽能神经元分泌,是下丘脑-垂体-性腺轴的重要组成部分。作用:①经垂体门脉系统直接作用于腺垂体,促进腺垂体促性腺细胞合成与分泌卵泡刺激素(FSH)与黄体生成素(LH);②促性腺激素释放激素类似物(GnRHa)可以直接作用于肿瘤组织,引起细胞的凋亡。

(3) 生长激素释放激素(GHRH):是由下丘脑弓状核神经元合成。作用:①释放入垂体门脉系统后,与垂体生长激素细胞表面的生长激素释放激素受体(GHRHR)结合,活化非选择性离子通道,使生物膜去极化,促进钙离子内流和生长激素(GH)分泌;②刺激少量泌乳素(PRL)分泌;③促进胰岛素分泌;④促进卵泡的成熟和排卵。

(4) 生长激素释放抑制激素(生长抑素)[GHIH(SS)]:由下丘脑及胃体、胃窦、小肠黏膜和胰岛内D细胞分泌,是一种脑-肠肽。作用:①抑制生长激素(GH)、黄体生成素(LH)、卵泡刺激素(FSH)、促甲状腺素释放激素(TRH)、促甲状腺激素(TSH)、催乳素(PRL)、促肾上腺皮质激素(ACTH)、胰岛素、胰高血糖素的分泌;②抑制由试验餐和5肽胃泌素刺激的胃酸分泌,抑制胃蛋白酶、胃泌素的释放;③显著减少内脏血流,降低门静脉压力,降低侧支循环的血流和压力,减少肝脏血流量;④减少胰腺的内外分泌以及胃、小肠和胆囊的分泌,降低酶活性,保护胰腺细胞;⑤影响胃肠道吸收和营养功能;⑥抑制肠嗜铬样细胞(ECL细胞)释放组胺;⑦直接抑制壁细胞的分泌;⑧具有免疫调节作用。

(5) 促肾上腺皮质激素释放激素(CRH):由下丘脑室旁核小细胞合成。作用:①对腺垂体激素的调节作用。CRH经正中隆起的垂体门脉系统到达腺垂体,促进腺垂体ACTH的合成和释放。还可抑制腺垂体生长激素的释放,促进生长抑素的功能。可间接通过β-内啡肽抑制促性腺激素的释放,从而抑制腺垂体黄体生成素的释放,使摄食和性行为受到抑制。②对免疫功能的调节作用。淋巴细胞存在 CRH 及其 mRNA，其释放的 CRH 可通过旁分泌影响其他免疫细胞的功能。CRH 还可以促进白细胞阿黑皮素原(POMC)来源的肽类释放。中枢注射 CRH 可导致 NK 细胞活性降低，可能是应激引起 NK 细胞活性降低的机制之一。炎症部位生成的 CRH 可以刺激白细胞生成 ACTH 及其他 POMC 衍生物，对炎症、免疫反应和痛觉等发挥调制作用。③对心血管的调节作用。静脉给予大剂量 CRH 可导致血管扩张和血压下降，这可能是由于 CRH 促进 β-内啡肽释放所介导；中枢给予 CRH 所产生的心血管效应与外周相反，它通过激活交感神经、抑制副交感神经系统和抑制压力感受性反射而使得心率加快、静脉回流量增加、每搏输出量增加、血压升高。④对应激行为的调节作用。在应激状态下，可促进腺垂体 ACTH 的合成和释放，进而刺激肾上腺皮质分泌糖皮质激素，作用于全身呈现应激反应的各种表现。⑤在妊娠中的作用。妊娠期母体血浆 CRH 主要来源于胎盘的合体滋养层细胞。可扩张胎盘血管，还能促进前列腺素、催产素和雌激素发挥作用，启动分娩。

(6) 催乳素释放因子(PRF)：由下丘脑分泌，促进腺垂体分泌催乳素(PRL)。

(7) 催乳素释放抑制因子(PIF)：由下丘脑分泌，抑制腺垂体分泌催乳素(PRL)。平时以 PIF 的抑制作用为主。

(8) 血管升压素(VP)：又称抗利尿激素(ADH)、精氨酸血管升压素(AVP)，在下丘脑视上核和室旁核大细胞神经元胞体内合成。主要作用是促进肾小管和集合管对水分的重吸收，从而使尿量减少、尿液浓缩。另外还参与蛋白质、脂类、糖类的合成、转化与分解，参与体温调节；在中枢神经系统可调节颅内压和脑组织代谢；使血管平滑肌收缩、调节动脉血压。

(9) 催产素：又称缩宫素(OT)，主要由下丘脑室旁核和视上核大细胞合成，然后经轴突运送到垂体后叶，释放入血。催产素可以催产、催乳，加强子宫肌收缩及促进排乳。对垂体的作用是促进 ACTH、催乳素和促性腺激素的分泌，并调节生长激素分泌。视上核的镇痛作用由催产素介导，并通过 5-HT 和 NA 系统发挥作用。催产素对脐动脉和脐静脉有强烈的收缩作用，刺激中枢的催产素神经元可抑制胃的运动，促进胃液的分泌。催产素也有调节肾脏排水和排钠的作用，可影响水、盐代谢。

(10) 促黑(素细胞)激素释放因子(MRF)：由下丘脑分泌。促进垂体促黑激素(MSH)分泌。

(11) 促黑(素细胞)激素抑制因子(MIF)：由下丘脑分泌。抑制垂体 MSH 的释放，用于治疗抑郁和帕金森病。

(12) 神经降压素(NT)：广泛分布于中枢神经系统和胃肠道内。①具有降压作用，包括中枢降压和外周扩血管的作用；②使血糖升高；③降低体温；④镇痛作用；⑤对胃肠分泌和胃肠运动具有调节作用。

(13) 生长激素(GH)：由腺垂体分泌。作用：①促进神经组织以外的所有其他组织生长，尤其是骨、肌肉和内脏器官；②使人体的能量来源由糖代谢向脂肪代谢转移，有助于促进生长发育和组织修复；③增强 DNA、RNA 的合成；④刺激产热，升高血糖，促进蛋白质合成，促进红细胞生成；⑤参与人体的应激反应；⑥参与人体钙、磷代谢的调节。

(14) 催乳素(PRL)：由腺垂体分泌。作用：①能促进乳腺发育，发动并维持乳腺泌乳；②参与应激反应；③调节免疫功能；④ PRL 影响黄体功能，调控黄体生成素的分泌，刺激黄体生成素受体的生成，促进孕酮生成，降低孕酮的分解过程；⑤在睾酮存在的条件下，PRL 对男性前列腺及精囊的生长有促进作用，还可增强黄体生成素(LH)对睾丸间质细胞的作用，使睾酮合成增加。

（15）促性腺激素（Gn）：由腺垂体嗜碱性细胞分泌，包括卵泡刺激素（FSH）、黄体生成素（LH）2种。作用：①卵泡刺激素在男女两性体内都是很重要的激素，调控青春期性成熟；②女性黄体生成素参与卵泡刺激素的促排卵，促进雌激素、孕激素的形成和分泌，男性黄体生成素促进睾丸合成分泌雄激素。

（16）促甲状腺激素（TSH）：由腺垂体的远侧部和结节部（合称垂体前叶）储存的FSH释放，是下丘脑-垂体-甲状腺轴的重要组成部分，是G蛋白偶联受体的配体。维持甲状腺的生长并促进甲状腺激素合成和释放，刺激甲状腺增生，细胞增大，数量增多。

（17）促肾上腺皮质激素（ACTH）：由腺垂体ACTH细胞合成和分泌，是下丘脑-垂体-肾上腺皮质轴的重要组成部分。作用：①与肾上腺皮质生物膜上高亲和力受体结合，主要促进肾上腺皮质细胞内核酸（DNA、RNA）和蛋白质的合成，且能促使肾上腺皮质增生、肥大；促进肾上腺皮质合成和分泌皮质醇；促进肾上腺皮质分泌雄激素和雌激素；促进肾上腺素和去甲肾上腺素的释放；也可促进醛固酮的分泌。②ACTH在中枢神经系统有多种功能，包括学习记忆、动机行为、体温调节、心血管功能的调节、神经损伤修复与再生及拮抗阿片功能等。③ACTH几乎对各种发育中的中枢神经元均有营养作用。④免疫调节作用。ACTH通过两种途径发挥其免疫调节作用：间接刺激糖皮质激素的分泌，引起免疫抑制；直接与生物膜上的ACTH受体结合调节免疫细胞的功能。⑤刺激胰岛素释放和降低血糖的作用。

（18）黑素细胞刺激素（MSH）：又称促黑激素，由垂体中叶产生，主要作用于黑素细胞。体内黑素细胞分布于皮肤及毛发、眼球虹膜色素层及视网膜色素层、软脑膜。皮肤黑素细胞位于表皮与真皮之间。黑素细胞胞浆内的黑色素小体内含酪氨酸酶，可促进酪氨酸转变为黑色素。作用：①激活酪氨酸酶，并促进酪氨酸酶合成，从而促进黑色素合成，使皮肤及毛发颜色加深；②游离脂肪组织的脂肪酸，改善人的视觉滞留，改变神经应激性，提高智力迟钝者的注意力和记忆力。

（19）褪黑素（MT）：由松果体分泌，由色氨酸经羟化、脱羧、乙酰化和甲基化等步骤而合成。作用：①镇静、催眠、镇痛、抗惊厥、抗抑郁；②抑制下丘脑-垂体-靶腺轴的活动，特别是性腺轴，因此MT作用与性激素呈负相关，在性腺发育、性腺激素分泌和生殖周期活动调节中可能起抗衡作用；③参与人体的免疫调节、生物节律（如紊乱的生物钟重建和时差恢复）的调整；④影响心血管、肾、肺、胃肠、消化等器官和系统的功能。

（20）8-精缩宫素（AVT）：由松果体分泌，AVT通过抑制下丘脑GnRH和垂体促性腺激素的合成和释放，抑制生殖系统活动。

（21）甲状腺激素（TH）：包括四碘甲状腺原氨酸，即甲状腺素（T_4）和3,5,3'-三碘甲状腺原氨酸（T_3）两种。以碘和酪氨酸为原料在甲状腺腺泡上皮细胞中合成和分泌。作用：①促进能量代谢。甲状腺激素使绝大多数组织耗氧率和产热增加，基础代谢率升高。蛋白质代谢：生理剂量促进蛋白质的合成，过多引起蛋白质分解，过少引起黏液性水肿；糖代谢：甲状腺激素促进小肠黏膜对糖的吸收，增强糖原的分解，加强肾上腺素、胰高血糖素、皮质醇和生长激素升高血糖的作用，同时加强外周组织对糖的利用，甲亢时表现为血糖升高；脂肪的代谢：促进脂肪酸氧化，加强儿茶酚胺和胰高血糖素对脂肪的分解。T_3、T_4既能促进胆固醇的合成，又能通过肝加速胆固醇的降解，分解速度大于合成速度。②促进生长发育，对骨和脑发育尤为重要。③促进神经系统的发育，提高神经系统的兴奋性。

(22) 降钙素(CT)：甲状腺滤泡旁细胞分泌降钙素，主要由肾脏代谢。主要靶器官为骨、肾，是甲状旁腺激素的拮抗物。作用：①降低血浆中钙、磷浓度，抑制钙、磷的吸收；②抑制破骨细胞对骨的吸收，使骨释放钙减少，增加尿中钙和磷的排泄；③抑制肠道转运钙。

(23) 甲状旁腺激素(PTH)：由甲状旁腺主细胞分泌，靶器官是骨与肾，能升高血钙，降低血磷。它一方面抑制肾小管对磷的重吸收，促进肾小管对钙的重吸收，另一方面促进骨细胞放出钙和磷进入血液，因而使血液中钙与磷保持适宜的比例。PTH 的分泌主要受血浆钙浓度变化的调节。血钙浓度下降时，直接刺激甲状旁腺主细胞释放 PTH，PTH 动员骨钙入血，增强肾重吸收钙，使血钙浓度迅速回升。血钙浓度升高时，PTH 分泌减少。此外，血磷升高可使血钙降低而刺激 PTH 分泌，血 Mg^{2+} 浓度很低时可使 PTH 分泌减少，生长抑素也能抑制 PTH 的分泌。

(24) 胆钙化醇(维生素 D_3)：由皮肤、肝和肾等器官联合作用而形成。作用：①促进小肠黏膜对钙的吸收。1,25- 二羟维生素 D_3 [$1,25-(OH)_2-D_3$]可促进小肠黏膜上皮细胞对钙的吸收。$1,25-(OH)_2-D_3$ 进入小肠黏膜细胞内，通过其特异性受体促进 DNA 转录，生成与钙有很高亲和力的钙结合蛋白，直接参与小肠黏膜上皮细胞吸收钙的转运过程；$1,25-(OH)_2-D_3$ 也能促进小肠黏膜细胞对磷的吸收。因此，它既能升高血钙，也能升高血磷。②调节骨钙的沉积和释放。$1,25-(OH)_2-D_3$ 对动员骨钙入血和钙在骨的沉积都有作用。一方面，$1,25-(OH)_2-D_3$ 可通过增加破骨细胞的数量，增强骨的溶解，使骨钙、骨磷释放入血，从而升高血钙和血磷；另一方面，$1,25-(OH)_2-D_3$ 又能刺激成骨细胞的活动，促进骨钙沉积和骨的形成。但总的效应是升高血钙；可协同 PTH 的作用，如缺乏 $1,25-(OH)_2-D_3$，则 PTH 对骨的作用明显减弱。在骨质中还存在一种可与钙结合的多肽，称骨钙素。骨钙素由成骨细胞合成并分泌至骨基质中，在调节和维持骨钙中起重要的作用。骨钙素的分泌受 $1,25-(OH)_2-D_3$ 的调节。③促进肾小管对钙和磷的重吸收，使尿钙、磷的排出量减少。

(25) 胸腺素、胸腺生长素、胸腺刺激素：由胸腺分泌，可促进 T 细胞分化成熟，具有增强细胞免疫功能和调节免疫平衡等作用。

(26) 胰高血糖素：α 细胞约占胰岛细胞的 20%，分泌胰高血糖素。主要靶器官是肝，为胰岛素的主要拮抗激素。作用：①能促进糖原分解和糖异生，使血糖明显升高；②激活脂肪酶，促进脂肪分解，同时加强脂肪酸氧化，使酮体生成增多；③促进胰岛素和胰岛生长抑素的分泌；④药理剂量的胰高血糖素使心肌细胞内 cAMP 增加，增强心肌的收缩力。

(27) 胰岛素：β 细胞占胰岛细胞的 60%~70%，分泌胰岛素。作用：①胰岛对糖代谢的调节。胰岛素促进组织、细胞对葡萄糖的摄取和利用，加速葡萄糖合成为糖原，贮存于肝和肌肉中，并抑制糖异生，促进葡萄糖转变为脂肪酸，贮存于脂肪组织，导致血糖下降。促进葡萄糖氧化生成高能磷酸化合物。胰岛素缺乏时，血糖浓度升高，如超过肾糖阈，尿中将出现糖，引起糖尿病。②对脂肪代谢的调节。胰岛素促进肝合成脂肪酸，然后转运到脂肪细胞贮存。在胰岛素的作用下，脂肪细胞也能合成少量的脂肪酸。胰岛素还促进葡萄糖进入脂肪细胞，除了用于合成脂肪酸外，还可转化为 α- 磷酸甘油，脂肪酸与 α- 磷酸甘油形成甘油三酯，贮存于脂肪细胞中，胰岛素还抑制脂肪酶的活性，减少脂肪的分解。胰岛素缺乏时，出现脂肪代谢紊乱，脂肪分解增强，血脂升高，动脉硬化，加速脂肪酸在肝内氧化，生成大量酮体，由于糖氧化过程发生障碍，不能很好地处理酮体，以致引起酮血症与酸中毒。③对蛋白质代谢的调节。胰岛素促进氨基酸通过膜的转运进入细胞；可使细胞核的复制和转录过程加快，增加

DNA 和 RNA 的生成；作用于核糖体，加速翻译过程，促进蛋白质合成；可抑制蛋白质分解和肝糖异生。④对人体的生长也有促进作用，但胰岛素单独作用时，对生长的促进作用并不很强，只有与生长激素共同作用时，才能发挥明显的效应。

(28) 胰多肽(PP)：PP 细胞数量很少，分泌胰多肽。作用：①抑制胆囊收缩素和胰酶的排放，使胆囊平滑肌松弛，可降低胆囊内的压力，胆总管括约肌紧张加强，抑制胆汁向十二指肠的排放；②抑制餐后胰液和胆汁分泌；③对五肽胃泌素引起的胃酸分泌有抑制作用；④抑制血浆胃动素的分泌，增加食管下括约肌的压力，抑制胃体部肌电活动。

(29) 糖皮质激素(GC)：由肾上腺皮质束状带与网状带细胞分泌，主要是皮质醇(又称氢化可的松)，构成下丘脑-腺垂体-肾上腺皮质轴。①对物质代谢的作用：升高血糖、促进脂肪分解、抑制肝外组织细胞内蛋白质合成，加速其分解、促进肝外组织产生的氨基酸转运入肝和肝细胞内蛋白质的合成。②参与应激反应。③对血细胞的作用：使血液中红细胞、血小板、中性粒细胞数量增加，淋巴细胞和嗜酸性粒细胞数量减少。④对脉管系统的作用：通过对儿茶酚胺类激素的允许作用(permissive action，是指有些激素并不能直接作用于器官、组织或细胞而产生生理作用，但是它的存在却为另一种激素的生理学效应创造了条件的现象。例如，糖皮质激素本身对血管平滑肌没有收缩作用，但可增强儿茶酚胺的血管收缩作用和胰高血糖素的血糖升高作用；孕激素的生物作用需要雌激素的存在)，增加心肌、血管平滑肌细胞肾上腺素能受体的数量，并使受体与儿茶酚胺的亲和力增加，加强心肌收缩力，增加血管紧张度，参与正常血压的维持；抑制前列腺素的合成，降低毛细血管的通透性，减少血浆滤过，维持循环血量。⑤对消化系统的影响：促进胃腺分泌盐酸和胃蛋白酶原，增高胃腺细胞对迷走神经与促胃液素的敏感性。⑥对水盐代谢的影响：促进肾远曲小管和集合管保 Na^+ 排 K^+；降低入球小动脉的血流阻力，增加肾血浆流量和肾小球滤过率；抑制血管升压素的分泌，有利于肾排水。⑦对神经系统的影响：维持中枢神经系统的正常兴奋性，改变行为和认知能力，影响胎儿和新生儿的脑发育。⑧对生长发育的影响：促进胎儿肺、脑、胸腺、胃肠道、肝和肾的发育与成熟。⑨其他：抗炎、抗毒、抗过敏、抗休克；促进胎儿肺表面活性物质的生成，防治新生儿呼吸窘迫综合征；参与分娩的启动和过程；增强 GH 基因转录，使 GH 生成增加；抑制 TSH 的分泌；在女性青春期，协同 PRL 调节乳腺活动。

(30) 盐皮质激素(MC)：由肾上腺皮质球状带细胞分泌，包括醛固酮、11-去氧皮质酮、11-去氧皮质醇。其中，醛固酮生物活性最强，其次是去氧皮质酮。作用：①醛固酮可促进肾远端小管和集合管对 Na^+ 及水的重吸收和对 K^+ 的排泄，即有保 Na^+、保水和排 K^+ 作用，维持细胞外液量和循环血量的稳态。②醛固酮促进汗腺和唾液腺导管对汗液和唾液中 NaCl 的重吸收，并排出 K^+ 和 HCO_3^-；促进大肠对 Na^+ 的吸收，减少粪便中 Na^+ 的排出量。当醛固酮分泌异常过多时可导致人体 Na^+、水潴留，引起高血钠、低血钾和碱中毒，以及顽固的高血压；相反，醛固酮缺乏则 Na^+、水排出过多，可出现低血钠、高血钾和酸中毒和低血压。此外，醛固酮也能增强血管平滑肌对儿茶酚胺的敏感性。

(31) 肾上腺雄激素：主要有脱氢表雄酮、雄烯二酮和硫酸脱氢表雄酮。与性腺不同，肾上腺皮质可终生合成雄激素，而不仅是在性腺发育以后。肾上腺雄激素生物学活性很弱，主要在外周组织转化为活性更强的形式而产生效应。肾上腺雄激素对两性不同。对于性腺功能正常男性，其作用甚微，即使分泌过多也不表现出临床体征，但对男童却能引起性早熟性阴茎增大和第二性征过早出现。对于女性，肾上腺雄激素是体内雄激素来源的基础，在女性的一生中都发挥作用。其中40%~65%在外周组织进一步活化的激素可促进女性腋毛和阴毛生长等,维持性欲和性行为。肾上腺皮质雄激素分泌过量的女性患者可表现痤疮、多毛和一些男性化变化。

(32) 肾上腺素、去甲肾上腺素:肾上腺髓质嗜铬细胞主要分泌肾上腺素(E)、去甲肾上腺素(NE)和少量的多巴胺。E和NE比例约为4:1。血中的NE除由髓质分泌外,主要来自肾上腺素能神经纤维末梢,E则主要来自肾上腺髓质。参与应激反应:①提高中枢神经系统的兴奋性,使人体处于警觉状态,反应灵敏;②呼吸功能加强,肺通气量增加;③心血管活动加强,心输出量增加,血压升高,血液循环加快,内脏血管收缩,骨骼肌血管舒张,而血流量增多,全身血液重新分配以利于应激时重要器官得到更多的血液供应;④增加能量代谢,增加供能,肝糖原分解增强而血糖升高,脂肪分解加速而血中游离脂肪酸增多,葡萄糖与脂肪氧化过程增强,以适应在应激情况下对能量的需要。

(33) 肾上腺髓质素(ADM):肾上腺髓质嗜铬细胞、内皮细胞可能是合成和分泌肾上腺髓质素的主要部位。受交感神经节前纤维直接支配,在肾内生成PGE_2和PGI_2刺激颗粒细胞释放肾素。作用:①利尿,利钠,抑制血管紧张素Ⅱ和醛固酮的释放,舒张血管、降低血压;②扩张支气管平滑肌;③促进胃酸分泌;④扩张肾动脉。

(34) 肾素:由肾小球旁器(也称球旁复合体)的球旁颗粒细胞释放,也称血管紧张素原酶。肾素作用于肝脏合成的血管紧张素前体,生成十肽血管紧张素Ⅰ(AngⅠ),AngⅠ在血管紧张素转换酶(ACE)的作用下,生成血管紧张素Ⅱ(AngⅡ)。AngⅡ则可在ACE2、氨基肽酶和中性内肽酶(NEP)的作用下,生成七肽血管紧张素Ⅲ(AngⅢ)。AngⅡ对尿生成的调节包括直接作用于肾小管影响其重吸收功能、改变肾小球滤过率和间接通过血管升压素和醛固酮而影响尿的生成。AngⅡ和AngⅢ均可刺激肾上腺皮质分泌醛固酮。醛固酮作用于远曲小管和集合管的上皮细胞,可增加K^+的排泄和增加Na^+、水的重吸收。

(35) 雄激素:男性由睾丸的间质细胞(也称Leydig细胞)分泌,主要包括睾酮(T)、脱氢表雄酮(DHEA)、雄烯二酮和雄酮。肾上腺皮质束状带与网状带也分泌少量活性较低的雄激素。睾酮的生物活性最强,其余几种雄激素的生物活性不及睾酮的1/5;但睾酮在进入靶组织后可转变为活性更强的双氢睾酮(DHT)。正常男子血中睾酮以20~50岁含量最高,50岁以上则随年龄增长逐渐减少。睾酮水平还表现有年节律、日节律及脉冲式分泌的现象,但个体差异较大。作用:①影响胚胎性分化,雄激素可诱导含Y染色体的胚胎向男性分化,促进内、外生殖器的发育;②维持生精作用,睾酮自间质细胞分泌后,可直接与生精细胞的雄激素受体结合,或进入支持细胞并转变为双氢睾酮,随后进入曲细精管,促进生精细胞的分化和精子的生成过程;③刺激附性器官的生长和维持性欲,睾酮能刺激附性器官的生长发育,也能促进男性第二性征的出现并维持在正常状态。在男性,雄激素可刺激性欲和维持性行为,引起自发性阴茎勃起。

女性雄激素主要由卵泡内膜细胞和肾上腺皮质网状带细胞所产生。作用:①刺激女性腋毛和阴毛生长;②维持性欲和性行为;③睾酮水平较高的女性,其阴道对性刺激的敏感性较高。

(36) 抑制素:男性由睾丸支持细胞分泌,选择性作用于腺垂体,对卵泡刺激素(FSH)的合成和分泌具有很强的抑制作用,而生理剂量的抑制素对黄体生成素(LH)的分泌却无明显影响。女性由卵巢颗粒细胞分泌。①卵泡期,其抑制FSH合成和释放的作用不如雌二醇强;

②在黄体期,抑制素的浓度增高,可明显抑制 FSH 的合成;③在妊娠期,抑制素主要来源于胎盘。抑制素的作用通过诱导 FSH 受体的表达,促进卵泡内膜细胞分泌雄激素,抑制颗粒细胞分泌孕激素等多种方式,调控卵泡的生长发育。

(37) 雌激素:卵巢是分泌雌激素的主要器官,睾丸、胎盘和肾上腺也能分泌少量雌激素。包括雌二醇(E_2)、雌酮和雌三醇(E_3),三者中以雌二醇活性最强,雌酮的活性仅为雌二醇的10%,雌三醇活性最低。雌三醇是雌二醇在肝内降解的主要代谢产物,肝功能障碍可导致体内雌激素过多。作用:①协同 FSH 促进卵泡发育,诱导排卵前夕 LH 峰的出现而诱发排卵,是卵泡发育、成熟、排卵不可缺少的调节因素;②促进子宫发育,使子宫内膜发生增生期变化,增加子宫颈黏液的分泌,促进输卵管上皮增生、分泌及输卵管运动,有利于精子与卵子的运行;③促进阴道、外阴等生殖器官的发育和成熟,维持生殖器官的正常功能;④使阴道黏膜上皮细胞增生、角化,糖原含量增加,使阴道分泌物呈酸性而增强阴道的抗菌能力;⑤雌激素促进乳房发育,维持女性第二性征。

(38) 孕激素:由卵巢、排卵后的黄体和胎盘的合体滋养层细胞分泌,主要有孕酮(P)、20α-羟孕酮和 17α-羟孕酮,其中以孕酮的生物活性为最强。排卵前,颗粒细胞和卵泡膜即可分泌少量孕酮,排卵后黄体细胞在分泌雌激素的同时,还大量分泌孕酮,并在排卵后 5~10 日达到高峰,以后分泌量逐渐降低。妊娠两个月左右,胎盘开始合成大量孕酮。作用:①调节腺垂体激素的分泌。排卵前,孕酮可协同雌激素诱发 LH 分泌出现高峰,而排卵后则对腺垂体促性腺激素的分泌起负反馈抑制作用。②影响生殖器官的生长发育和功能活动。孕酮可使处于增生期的子宫内膜进一步增厚,并进入分泌期,从而为受精卵的生存和着床提供适宜的环境。此外,孕酮还具有降低子宫肌生物膜的兴奋性、抑制母体对胎儿的排斥反应,以及降低子宫肌对缩宫素的敏感性等作用,有利于安宫保胎。③促进乳腺腺泡的发育。在雌激素作用的基础上,孕酮可促进乳腺腺泡的发育和成熟,并与缩宫素等激素一起,为分娩后泌乳做准备。④升高女性基础体温。女性的基础体温在卵泡期较低,排卵日最低,排卵后可升高 0.5℃左右,直至下次月经来临。临床上常将基础体温的变化作为判断排卵的标志之一。排卵影响基础体温的机制可能与孕酮和去甲肾上腺素对体温中枢的协同作用有关。⑤孕激素可抑制输卵管的节律性收缩,减少分泌宫颈黏液,增大黏稠度,使精子难以通过。

(39) 松弛素:松弛素主要由妊娠期间卵巢中的黄体分泌,子宫、胎盘也可产生。松弛素的单独作用很小,它必须在雌激素和孕激素预先作用后才能发挥显著的作用。作用:①由于松弛素参与体内硫酸黏多糖的解聚作用,因而可以使骨盆韧带、耻骨联合松弛,以利于分娩时胎儿产出;②在雌激素作用下,松弛素还能促进乳腺的发育;③降血糖;④升高体温。

(40) 人绒毛膜促性腺激素(hCG):由胎盘绒毛组织的合体滋养层细胞分泌,到妊娠 8~10 周时达到高峰,随后分泌逐渐减少,到妊娠 20 周左右降至较低水平,并一直维持到妊娠末期。作用:①维持月经黄体的寿命,使月经黄体增大成为妊娠黄体;②可吸附于滋养细胞表面,以免胚胎滋养层细胞被母体淋巴细胞攻击;③在胎儿垂体分泌 LH 以前,刺激胎儿睾丸分泌睾酮促进男性性分化;还可促进性腺发育,对男性能刺激睾丸中间质细胞的活力,增加雄性激素(睾酮)的分泌;④能与母体甲状腺细胞 TSH 受体结合,刺激甲状腺活性。

(41) 人绒毛膜生长激素(hCS):又称人胎盘催乳激素(hPL),由人绒毛膜组织的合体滋养层细胞分泌。作用:①促进胎儿生长;②促进乳腺的生长和发育;③促黄体功能;④促糖原、蛋白质的合成和红细胞的生成;⑤抑制血纤维蛋白溶解和抑制母体对胎儿的排斥。

(42) 心房钠尿肽(ANP)：心房肌细胞分泌心房钠尿肽，又称心钠素(ANP)。作用：①降低血压。ANP 可使血管舒张，外周阻力降低；也可使搏出量减少，心率减慢，故心输出量减少。②利钠、利尿和调节循环血量。ANP 作用于肾脏可增加肾小球滤过率，也可抑制肾小管重吸收，使肾排水和排 Na^+ 增多；它还能抑制肾近球细胞释放肾素，抑制肾上腺球状带细胞释放醛固酮；在脑内，ANP 可抑制血管升压素的释放。这些作用都可导致体内细胞外液量减少，循环血量减少。③调节细胞增殖。ANP 可抑制内皮细胞、平滑肌细胞、心肌成纤维细胞和肾小球细胞等多种细胞的增殖，是一种细胞增殖的负调控因子。④ANP 还具有对抗肾素-血管紧张素系统(RAS)、内皮素和交感神经系统等缩血管作用。

(43) 脑利钠肽(BNP)，又称脑钠肽，由心室肌细胞分泌。作用：促进排钠、排尿，具较强的舒张血管作用；对抗肾素-血管紧张素-醛固酮系统(RAAS)的缩血管作用，是人体抵御容量负荷过重及高血压的一个重要内分泌系统。

(44) 内皮素(ET)：主要有 ET_1、ET_2 和 ET_3 三种亚型，内皮素-1 由内皮细胞产生，内皮素-2 产生于肾脏，内皮素-3 主要产生于神经组织。不仅存在于血管内皮，也广泛存在于各种组织和细胞中。作用：①有强烈而持久的缩血管效应和促进细胞增殖与肥大的效应；②参与心血管细胞的凋亡、分化、表型转化。

(45) 促胰液素：由十二指肠、空肠、回肠和胃窦的 S 细胞分泌。作用：①强烈刺激胰脏外分泌腺分泌水和碳酸氢钠；②刺激胆汁分泌；③抑制胃泌素释放和胃酸分泌，抑制生长抑素的局部释放；④抑制胃肠蠕动，并延缓胃液和固体食物的排空，增强胆囊收缩素的胆囊收缩作用。

(46) 缩胆囊素(CCK)：由小肠黏膜 I 细胞释放，是一种脑-肠肽。作用：①刺激胰腺分泌胰酶和碳酸氢盐，增强胰酶的活性，刺激胰岛释放胰岛素。②与胃泌素竞争壁细胞上的共同受体，对胃泌素引起的胃酸分泌反应产生抑制作用。③刺激十二指肠的分泌，对肝胆汁分泌也有一定的刺激作用。④有强烈的收缩胆囊的作用；兴奋胃肠平滑肌，引起休息状态下的胃和幽门括约肌收缩；抑制食管下括约肌和 Oddi 括约肌的收缩。

(47) 促胃液素：由胃窦部、十二指肠上段的 G 细胞分泌。①促进食管和胃的括约肌以及消化道平滑肌的收缩；②刺激胃酸、胰酶、胆汁、小肠液等的分泌。

(48) 瘦素(LP)：主要由白色脂肪组织合成和分泌，褐色脂肪组织、胎盘、肌肉和胃黏膜也有少量合成。作用：①主要在于调节体内的脂肪储存量并维持人体的能量平衡；②作用于下丘脑弓状核，通过抑制神经肽 Y 神经元的活动，减少摄食量，与参与摄食平衡调节的兴奋性因素相抗衡；③具有其他较广泛的生物效应，不但可影响下丘脑-垂体-性腺轴的活动，对 GnRH、LH 和 FSH 的释放有双相调节作用，也影响下丘脑-垂体-甲状腺轴和下丘脑-垂体-肾上腺轴的活动。

(49) 前列腺素(PG)：全身许多组织型体细胞都能产生前列腺素。前列腺素的作用极为广泛复杂。按结构可分为 A、B、C、D、E、F、G、H、I 等类型。

1) 各类型的前列腺素对不同的细胞可产生完全不同的作用。①血管内皮产生的前列环素(PGI_2)：抑制血小板聚集、舒血管、舒张支气管平滑肌、降低肺通气阻力、预防刺激因素诱发哮喘；②血小板产生的血栓烷 A_2(TXA_2)：聚集血小板、缩血管；③前列腺素 E_2(PGE_2)：舒张支气管平滑肌、降低肺通气阻力、舒血管、抑制胃酸分泌、增加肾血流量、促进排钠利尿、保护胃黏膜；④前列腺素 $F_{2\alpha}$($PGF_{2\alpha}$)：收缩支气管平滑肌；⑤前列腺素 A_1(PGA_1)：舒血管；⑥前

列腺素 A_2（PGA_2）、前列腺素 B（PGB）、前列腺素 D_2（PGD_2）、6-酮前列腺素 $F_{1\alpha}$（6-K-$PGF_{1\alpha}$）、前列腺素 H（PGH）：缩血管。

2）前列腺素对各个系统的作用。循环系统：升高或降低血小板聚集，影响血液凝固，使血管平滑肌收缩或舒张。呼吸系统：使气管平滑肌收缩或舒张。消化系统：抑制胃腺分泌，保护胃黏膜，加快小肠运动。泌尿系统：调节肾血流量，促进水、钠排出。神经系统：调节神经递质的释放和作用，影响下丘脑体温调节，参与睡眠活动，参与疼痛和镇痛过程。内分泌系统：加快皮质醇的分泌，加快组织对激素的反应性，参与神经内分泌调节过程。生殖系统：调节生殖道平滑肌活动，加快精子在男、女生殖道的运行，参与调制月经、排卵、胎盘及分娩等生殖活动。脂代谢：抑制脂肪分解。防御系统：参与炎症反应，如发热和疼痛的发生等。

（50）铃蟾素（BN）：由胃肠道和胰腺的神经系统分泌。包括胃泌素释放肽（GRP）、神经介素 B（NMB）、神经介素 C（NMC）。作为中枢神经系统的神经递质，刺激各种胃肠激素的释放，调节胃肠运动，以及刺激消化道正常黏膜组织的生长等，在其所有的生物学效应中，最为重要的是它作为自分泌或旁分泌生长因子促进各类细胞特别是肿瘤细胞的增殖。

2. 细胞因子（CK）　是由免疫细胞（如单核细胞、巨噬细胞、T 细胞、B 细胞、NK 细胞等）和某些非免疫细胞（内皮细胞、上皮细胞、成纤维细胞等）经刺激而合成、分泌的一类具有广泛生物活性的小分子可溶蛋白质。细胞因子具有调节固有免疫和适应性免疫，促进造血，刺激细胞活化、增殖和分化等功能。根据功能，目前发现的细胞因子可分为 6 类：

（1）白细胞介素（IL）：是由淋巴细胞、单核/巨噬细胞、骨髓和胸腺中的基质细胞、内皮细胞、成纤维细胞等多种细胞产生的细胞因子。目前已经发现的白细胞介素有 30 多种，能促进免疫细胞的成熟、活化和增殖，刺激骨髓造血干/祖细胞发育分化，促进肿瘤细胞凋亡。

IL-1：由活化的单核细胞/巨噬细胞、树突状细胞、上皮细胞产生，参与 T 细胞、NK 细胞和巨噬细胞活化，诱导急性期反应蛋白和发热。

IL-2：主要由 Th1 细胞和 NK 细胞产生，活化 T 细胞、促进细胞因子的产生；刺激 NK 细胞增殖，增强 NK 杀伤能力，诱导 LAK 细胞产生；促 B 细胞增殖和分泌抗体。

IL-3：由 T 细胞产生，刺激骨髓造血干/祖细胞发育分化，参与早期造血。

IL-4：主要由 Th2 细胞、肥大细胞及 NKT 细胞产生，促 B 细胞增殖分化；诱导 IgG1 和 IgE 产生；促进 Th0 向 Th2 细胞分化；抑制 Th1 细胞活化、分泌细胞因子；协同 IL 3 刺激肥大细胞增殖等；促进 IgG 向 IgE 转换。

IL-5：由 Th2 细胞、活化的肥大细胞产生，参与 B 细胞分化和嗜酸性粒细胞的生成，促进 IgA 的生成，刺激 T、B 细胞生长和分化，促进细胞毒性 T 淋巴细胞（CTL）功能，诱导急性期反应。

IL-6：主要由单核/巨噬细胞、Th2 细胞、内皮细胞、成纤维细胞产生，刺激活化 B 细胞增殖，分泌抗体；刺激 T 细胞增殖及 CTL 活化；刺激肝细胞合成急性期蛋白，参与炎症反应；促进血细胞发育（造血干细胞）。

IL-7：由骨髓基质细胞和胸腺细胞产生，促进早 B 及前 B 细胞增殖；选择性促进巨核细胞成熟；协同或直接刺激 DN 或 DP 胸腺细胞增殖；刺激活化 T 细胞增殖；维持控制 TCPβ 链基因重排的基因表达；促进 CTL 增殖、分化并加强其杀伤性；刺激 LAK 细胞活性；诱导单核细胞表达 IL-1、IL-6 和 MIP 等。

IL-8：单核/巨噬细胞、上皮/内皮细胞产生，募集活化中性粒细胞、T 细胞和肥大细胞。

IL-9：由 CD4$^+$T 细胞产生，刺激活化 Th 细胞生长，与 IL-3 协同促进肥大细胞增殖，增强 IL-4 诱导 B 细胞产生 IgM、IgG 和 IgE，刺激造血。

IL-10：主要由 Th2 细胞产生，还可来源于 Th0 细胞、某些 Th1 细胞、单核/巨噬细胞、肥大细胞、角质细胞、上皮细胞，抑制前炎症细胞因子产生，抑制 MHC-Ⅱ类分子和 B-7 分子的表达，抑制 T 细胞合成 IL-2、IFN-γ 等细胞因子，促 B 细胞分化增殖及抗体产生。

IL-11：由骨髓和胸腺基质细胞产生，参与早期造血；刺激依赖于 T 细胞的抗体形成 B 细胞的发育；协同 IL-3 促进多系祖细胞扩增和分化；抑制脂肪细胞分化。

IL-12：主要由单核/巨噬细胞、T 细胞、B 细胞、NK 细胞、专职 APC 细胞产生，激活和增强 NK 细胞杀伤活性及 IFN-γ 产生；促 Th0 细胞向 Th1 细胞分化，分泌 IL-2、IFN-γ；增强 CD8$^+$CTL 细胞杀伤活性；可协同 IL-2 诱生 LAK 细胞；抑制 Th0 细胞向 Th2 细胞分化和 IgE 合成。

IL-13：由 T 细胞（主要 Th2 细胞）产生，诱导 B 细胞增殖、分化和抗体类型转换，促进 IgG、IgM 和 IgE 生成；促进 B 细胞表达 CD23、CD72 和 MHC Ⅱ类分子；增强 NK 细胞杀伤活性；协同 G-CSF 及 GM-CSF 的细胞集落形成效应；抑制 Th1 细胞的活性，抑制巨噬细胞产生炎性细胞因子；减弱 IL-1 和 TNF-α 的致热原作用等。

IL-14：由 T 细胞产生，调控 B 细胞的增殖及记忆 B 细胞的产生和维持；抑制丝裂原刺激 B 细胞分泌抗体。

IL-15：由单核细胞、巨噬细胞、树突状细胞、基质细胞产生，刺激 T 细胞生长，促进 NK 细胞分化，刺激肥大细胞增殖。

IL-16：由活化的 T 细胞、肥大细胞、嗜酸性粒细胞产生，趋化 CD4$^+$T 细胞、单核细胞、嗜酸性粒细胞；诱导 CD4$^+$T 细胞表达 IL-2R，继而在 IL-2 作用下，使之从 G_0 期进入 G_1 期；上调 HLA-DR 表达；抑制 HIV 复制。

IL-17：主要由外周血 T 细胞（尤其是 CD4$^+$T 细胞）产生，诱导多种细胞炎性细胞因子、趋化因子和 G-CSF、GM-CSF 产生；促进人成纤维细胞表达 ICAM-1；参与血管形成。

IL-18：由巨噬细胞产生，激活 NK 细胞和 T 细胞，诱生 IFN-γ，参与 Th1 生长和分化，作为促炎细胞因子参与炎症反应；参与抗瘤效应及缓解慢性移植物抗宿主病。

IL-19：由单核细胞、巨噬细胞产生，促进 IL-6 与 TNF-α 合成，诱导单核细胞产生活性氧和发生凋亡。

IL-20：由 T 细胞、NK 细胞、角质形成细胞、单核细胞产生，调节角质形成细胞的增殖和分化。

IL-21：由 Th 细胞（主要 Th2）产生，刺激 NK 细胞和 CTL 的增殖，抑制 IFN-γ 介导的 Th1 细胞分化。

IL-22：由 Th1 细胞产生，诱生急性期反应蛋白；抑制 Th2 细胞产生 IL-4。

IL-23：由树突状细胞、巨噬细胞产生，维持 Th17 亚群的存活和扩增，促进 APC 抗原提呈能力。

IL-24：由黑素细胞、巨噬细胞、Th2 细胞产生，促进肿瘤细胞凋亡。

IL-25：由 Th2 细胞产生，诱生 IL-4、IL-5 和 IL-13 等。

IL-26：由 T 细胞、NK 细胞产生，参加黏膜免疫和皮肤炎症，促进角质形成细胞产生 IL-10 和 IL-8。

IL-27：由树突状细胞、吞噬细胞产生，协同 IL-2 和 / 或用 IL-12 促进初始 CD4⁺T 细胞和 NK 细胞、IFN-γ 的产生；协同 IL-12 诱导 Th1 分化。

IL-28：由 T 细胞产生，具有抗病毒效应。

IL-29：由树突状细胞产生，抗病毒感染。

IL-30：由巨噬细胞产生，调节 B 淋巴细胞和 T 淋巴细胞的活性。

IL-31：由活化的 Th2 细胞产生，参与皮肤的炎症，促进造血干细胞存活。

IL-32：由 T 细胞、NK 细胞、上皮细胞产生，刺激单核 / 巨噬细胞产生 TNF-α、IL-S 和 CXCL2。

IL-33：由多种细胞产生，诱导 Th2 应答，刺激肥大细胞。

IL-35：由调节性 T 细胞（Treg）产生，促进 Treg 分化，抑制 Th17。

(2) 干扰素（IFN）：是免疫细胞和某些非免疫细胞经过刺激（包括接触病毒）后合成、分泌的一类具有广泛生物学活性的小分子蛋白质或糖蛋白，具有抗肿瘤、抗病毒和免疫调节作用。根据结构特征及生物活性可分为Ⅰ型、Ⅱ型和Ⅲ型。Ⅰ型 IFN 主要包括 IFN-α 和 IFN-β，其他如表皮角质细胞表达的 IFN-κ、子宫基蜕膜表达的 IFN-ω 也属于Ⅰ型 IFN 家族。Ⅱ型 IFN 即 IFN-γ。Ⅲ型 IFN 也被称为 IFN 样细胞因子，例如 IFN-λ1（IL-29）、IFN-λ2（IL-28A）、IFN-λ3（IL-28B）等。其中比较重要的有以下三种：

IFN-α：由浆细胞样树突状细胞、淋巴细胞、单核 / 巨噬细胞产生。抗病毒，免疫调节，促进 MHC 分子的表达；抗寄生虫；抗肿瘤。

IFN-β：由成纤维细胞产生。抗病毒，抗细胞增殖，免疫调节，促进 MHC 分子的表达；抗寄生虫；抗肿瘤。

IFN-γ：由活化 T 细胞、NK 细胞产生。抗病毒，激活巨噬细胞，促进 MHC 分子表达和抗原提呈，促进 Th1 细胞分化，抑制 Th2 细胞分化，促进 CTL 功能；抗肿瘤。

(3) 肿瘤坏死因子（TNF）：肿瘤坏死因子是指能使肿瘤组织发生出血性坏死的细胞因子。TNF 超家族包括 TNF-α、TNF-β、LTβ、CD27L、TRAIL、FasL、CD40L 等。

TNF-α：由单核 / 巨噬细胞、T 细胞、NK 细胞和肥大细胞产生，诱导炎症反应，促进 MHC 分子的表达。抑制骨髓造血干细胞的分裂；杀伤肿瘤细胞。

TNF-β：又名淋巴毒素（LT），由软骨细胞、单核细胞、T 细胞等多种细胞产生，促 MIIC-Ⅰ类分子表达，促进损伤组织修复。

(4) 集落刺激因子（CSF）：集落刺激因子是指能刺激多能造血干细胞和不同发育阶段的造血母细胞增殖、分化的生长因子。

粒细胞 - 巨噬细胞集落刺激因子（GM-CSF）：由活化 T 细胞、单核 / 巨噬细胞、内皮细胞、成纤维细胞（成纤维细胞是疏松结缔组织的主要细胞成分，由胚胎时期的间充质细胞分化而来。成纤维细胞较大，轮廓清楚，多为突起的纺锤形或星形的扁平状结构，其细胞核呈规则的卵圆形，核仁大而明显。根据不同功能活动状态，可将细胞划分为成纤维细胞和纤维细胞，成纤维细胞功能活动旺盛，细胞质嗜弱碱性，具有明显的蛋白质合成和分泌活动，在一定条件下，它可以实现与纤维细胞的互相转化。成纤维细胞对不同程度的细胞变性、坏死和组织缺损以及骨创伤的修复有着十分重要的作用）等产生，刺激骨髓各系前体细胞生长和分化；刺激骨髓前体细胞向粒细胞和单核细胞分化。

粒细胞集落刺激因子（G-CSF）：由活化的 T 细胞、单核 / 巨噬细胞、内皮细胞、成纤维细胞等产生,刺激粒细胞前体细胞的分化和成熟;刺激成熟的粒细胞的吞噬杀伤功能,延长其存活时间。

巨噬细胞集落刺激因子(M-CSF):由单核/巨噬细胞、淋巴细胞、成纤维细胞、内皮细胞、上皮细胞等产生,刺激单核/巨噬细胞增殖分化;延长单核/巨噬细胞存活时间,增强其功能。

多能集落刺激因子(multi-CSF,又称IL-3):由活化的 $CD4^+Th1$ 和 Th2 细胞、活化的 NK 细胞产生,刺激多谱系造血干细胞增殖、分化、成熟,并形成集落;增强不同靶细胞的功能;促进肥大细胞、嗜酸性粒细胞、嗜碱性粒细胞增殖分化。

促红细胞生成素(EPO):肾小管基膜外侧肾小管周围毛细血管的内皮细胞是产生 EPO 的主要部位,但 5%~10% 的 EPO 由肾外组织(婴幼儿时期主要由肝脏合成,成年后主要由肾脏合成)产生。与一般内分泌细胞不同的是,肾内没有 EPO 的储存。缺氧可迅速引起 EPO 基因表达增加,从而使 EPO 的合成和分泌增多。生理情况下,血浆中有一定量的 EPO,可维持正常的红细胞生成。完全缺乏 EPO 时,骨髓中几乎没有红细胞生成,而存在大量 EPO 时,只要提供足够的造血原料,红细胞的生成可比正常时提高 10 倍。EPO 主要是促进红细胞集落形成单位(CFU-E)的增殖,并向原红细胞分化。EPO 也可作为存活因子抑制 CFU-E 的凋亡而促进红细胞的生成。此外,EPO 还可加速幼红细胞的增殖和血红蛋白的合成,促进网织红细胞的成熟与释放,对早期红系祖细胞的增殖与分化也有一定的促进作用。睾丸分泌的雄激素可提高血浆中 EPO 的浓度,促进红细胞的生成。此外,雄激素也可直接刺激骨髓,促进红细胞生成。卵巢分泌的雌激素可降低红系祖细胞对 EPO 的反应,抑制红细胞的生成。雄激素和雌激素对红细胞生成的不同效应,可能是成年男性红细胞数高于女性的原因之一。

血小板生成素(TPO):主要由肝细胞产生,肾也可少量产生,是体内血小板生成调节最重要的生理性调节因子(90%),TPO 能刺激造血干细胞向巨核系祖细胞分化,并特异地促进巨核祖细胞增殖、分化,以及巨核细胞的成熟与释放血小板。与 EPO 不同,TPO 的生成速率并不受血小板数目的影响。无论血小板数目是否正常,肝脏的 TPO 都以恒定的速率生成并释放。血小板膜上含有高亲和力的 TPO 受体,该受体可与 TPO 结合而将 TPO 从循环中清除。当外周血的血小板计数正常时,血浆中大量的 TPO 结合于血小板上而被清除,以维持正常的血浆 TPO 浓度。当外周血的血小板计数降低时,血浆中 TPO 清除减少,使得血浆 TPO 浓度增高,进而促进骨髓血小板的生成。

白血病抑制因子(LIF):由同种异体反应性 T 细胞、正常骨髓基质细胞、外周血淋巴细胞和脾细胞、单核细胞、成纤维细胞、胸腺上皮细胞、脐带静脉内皮细胞、子宫粒状腺细胞、膀胱癌 5 637 细胞、黑色素瘤 SEKI 细胞、单核细胞、白血病 THP-1 细胞、鳞状细胞癌 Colo-16 细胞产生。抑制胚胎干细胞的分化,并促进干细胞存活和增殖;诱导肝脏急性期蛋白的合成;可增加血小板数量;调节细胞的增殖、分化和表型。

干细胞因子(SCF):由骨髓基质细胞、成纤维细胞、内皮细胞、胚胎组织细胞产生,刺激多能造血干细胞发育。

FiT3 配体(FL):由基质细胞产生,刺激原始造血干细胞的增殖和分化。

(5) 趋化因子:是一类结构具有较大同源性、对白细胞具有趋化和激活作用的小分子细胞因子。由于它们具有诱导附近免疫细胞沿浓度梯度定向趋化的能力,因而命名为趋化因子。分为 4 个亚家族:

1) CC 亚家族:对单核细胞、T 淋巴细胞、嗜碱性粒细胞和树突状细胞有趋化和激活作用。

CCL1/I-309：由 T 细胞产生，趋化调节性 T 细胞、单核细胞、T 细胞，转运 Th2 细胞和 Treg 细胞。

CCL2/MCP-1（单核细胞趋化蛋白 -1）：由单核细胞、成纤维细胞、上皮细胞产生，趋化 T 细胞、单核细胞、嗜碱性粒细胞。

CCL3/MIP-1α（巨噬细胞炎症蛋白 -1α）：由 T 细胞、B 细胞产生，趋化单核/巨噬细胞、辅助性 T 细胞(Th1>Th2)、NK 细胞、嗜碱性粒细胞、未成熟树突状细胞、骨髓细胞；参与 T 细胞 - 树突状细胞互作。

CCL4/MIP-1β（巨噬细胞炎症蛋白 -1β）：由 B 细胞、树突状细胞、巨噬细胞产生，趋化单核/巨噬细胞、辅助性 T 细胞(Th1>Th2)、NK 细胞、嗜碱性粒细胞、未成熟树突状细胞、骨髓细胞；参与 T 细胞 - 树突状细胞互作。

CCL5/RANTES：由 T 细胞、单核细胞、NK 细胞、成纤维细胞、上皮细胞、内皮细胞、巨噬细胞产生，趋化单核/巨噬细胞、树突状细胞、T 细胞、NK 细胞、嗜酸性粒细胞、嗜碱性粒细胞；参与 T 细胞 - 树突状细胞互作。

CCL7/MCP-3（单核细胞趋化蛋白 -3）：由成纤维细胞产生，趋化树突状细胞、单核细胞、NK 细胞、嗜碱性粒细胞、嗜酸性粒细胞、T 细胞。

CCL8/MCP-2（单核细胞趋化蛋白 -2）：由成单核细胞、成纤维细胞产生，趋化单核细胞、嗜碱性粒细胞、嗜酸性粒细胞、T 细胞、NK 细胞。

CCL11/Eotaxin（EOT）（嗜酸性粒细胞趋化因子）：由内皮细胞、成纤维细胞、单核细胞、树突状细胞产生，趋化嗜酸性粒细胞、嗜碱性粒细胞、树突状细胞、NK 细胞、T 细胞。

CCL13/MCP-4（单核细胞趋化蛋白 -4）：由上皮细胞、内皮细胞产生，趋化树突状细胞、单核细胞、NK 细胞、嗜酸性粒细胞、嗜碱性粒细胞、Th2 细胞。

CCL14/HCC-1：由单核细胞产生，趋化单核细胞、树突状细胞、NK 细胞、Th1 细胞。

CCL15/MIP-5（巨噬细胞炎症蛋白 -5）：由单核细胞、T 细胞产生，趋化树突状细胞、单核细胞、NK 细胞、嗜酸性粒细胞、嗜碱性粒细胞、T 细胞。

CCL16/HCC-4：由 T 细胞、中性粒细胞产生，趋化单核细胞、树突状细胞、嗜碱性粒细胞、嗜酸性粒细胞、Th2 细胞、Th1 细胞、NK 细胞。

CCL17/TARC（胸腺和活化调节的趋化因子）：由淋巴细胞、单核细胞产生，趋化嗜酸性粒细胞、嗜碱性粒细胞、未成熟树突状细胞、NK 细胞、调节性 T 细胞、辅助性 T 细胞(Th2>Th1)、胸腺细胞。

CCL18/DC-CK1（树突状细胞来源的趋化因子 1）/PARC：由树突状细胞产生，趋化初始 T 细胞；Th2 反应。

CCL19/MIP-3β（巨噬细胞炎症蛋白 -3β）/ELC：由单核细胞产生，趋化初始 T 细胞、成熟树突状细胞、B 细胞。

CCL20/MIP-3α（巨噬细胞炎症蛋白 -3α）/LARC：由内皮细胞产生，趋化 T 细胞、B 细胞、树突状细胞。

CCL21/SLC（二级淋巴组织来源趋化因子）：由内皮细胞产生，趋化 T 细胞、树突状细胞。

CCL22/MDC（巨噬细胞来源的趋化因子）：由树突状细胞、巨噬细胞、单核细胞产生，趋化嗜酸性粒细胞、嗜碱性粒细胞、未成熟树突细胞、胸腺细胞、调节性 T 细胞、辅助性 T 细胞

（Th2>Th1）。

CCL23/MPIF-1（髓样前体抑制因子-1）：由树突状细胞产生，趋化单核细胞、树突状细胞、NK细胞、T细胞。

CCL24/EOT-2（嗜酸性粒细胞趋化因子-2）：由T细胞产生，趋化嗜酸性粒细胞、碱性粒细胞、T细胞。

CCL25/TECK（胸腺表达的趋化因子）：由树突状细胞产生，趋化巨噬细胞、胸腺细胞、树突状细胞。

CCL26/EOT-3（嗜酸性粒细胞趋化因子-3）：由内皮细胞产生，趋化嗜酸性粒细胞、嗜碱性粒细胞、调节性T细胞、Th2细胞。

CCL27/CTACK（皮肤T细胞趋化因子）：由成纤维细胞、内皮细胞、巨噬细胞、色素细胞产生，趋化T细胞。

CCL28/MEC（黏膜上皮细胞趋化因子）：由上皮细胞产生，趋化T细胞、嗜酸性粒细胞、嗜碱性粒细胞。

2) CXC亚家族

CXCL1.2.3/GRO-α,-β,-γ（生长相关癌基因-α,-β,-γ）：由单核细胞、中性粒细胞、内皮细胞产生，趋化中性粒细胞。

CXCL4/PF-4（血小板因子-4）：由血小板产生，趋化成纤维细胞，参与肿瘤血管生成。

CXCL5/ENA-78（上皮中性粒细胞激活肽-78）：由上皮细胞、成纤维细胞、内皮细胞、单核细胞产生，趋化中性粒细胞。

CXCL6/GCP-2（粒细胞趋化蛋白-2）：由成纤维细胞产生，趋化中性粒细胞。

CXCL7/NAP-2（中性粒细胞激活蛋白-2）：由血小板产生，趋化中性粒细胞、成纤维细胞。

CXCL8/IL-8（白细胞介素8）：由成纤维细胞、单核细胞、内皮细胞、上皮细胞产生，趋化中性粒细胞、嗜碱性粒细胞、T细胞。

CXCL9/MIG（γ干扰素诱导的单核因子）：由巨噬细胞、单核细胞产生，趋化辅助性T细胞（Th1>Th2）、NK细胞、浆细胞样树突状细胞。

CXCL10/IP-10（γ干扰素诱导的蛋白-10）：由单核细胞、成纤维细胞、内皮细胞产生，趋化辅助性T细胞（Th1>Th2）、NK细胞、浆细胞样树突状细胞。

CXCL11/I-TAC（干扰素诱导的T细胞趋化剂）：由单核细胞产生，趋化辅助性T细胞（Th1>Th2）、NK细胞、浆细胞样树突状细胞。

CXCL12/SDF-1α/β（基质细胞来源的因子-1α/β）：由基质细胞产生，趋化B细胞、树突状细胞、单核细胞、嗜碱性粒细胞、T细胞、$CD34^+$造血干细胞。

CXCL13/BCA-1（活化B细胞趋化因子-1）：由基质细胞产生，趋化B细胞、活化$CD4^+T$细胞。

CXCL14/BRAK：巨噬细胞的皮肤归巢。

CXCL16/SR-PSOX（结合磷脂酰丝氨酸和氧化脂蛋白的清道夫受体）：由内皮细胞产生，趋化成熟T细胞、NKT细胞、固有淋巴样细胞。

CXCL17/DMC：趋化巨噬细胞和树突状细胞。

3) C亚家族

XCL1/LTN（淋巴细胞趋化因子）：由胸腺细胞、T细胞产生，趋化T细胞、NK细胞。

XCL2/SCM-1β：由 T 细胞产生，趋化 NK 细胞。

4) CX3C 亚家族

CX3CL-1/FLK（分形素）：由内皮细胞、成纤维细胞产生，趋化单核细胞、T 细胞、NK 细胞。

(6) 生长因子（GF）：是一类由细胞分泌的具有刺激细胞生长活性的信号分子，多数为肽类物质，目前已发现的肽类生长因子有数十种。

表皮生长因子（EGF）：主要在颌下腺颗粒曲管（GCT）上皮细胞合成。人的十二指肠黏膜 Brunner 腺和胰腺导管细胞、角膜上皮细胞、胃黏膜、肾、乳腺、卵巢、睾丸、前列腺、肝脏等处也可合成 EGF，促进上皮细胞、成纤维细胞和内皮细胞的增殖。

血小板源生长因子（PDGF）：由体内单核/巨噬细胞产生，能刺激停滞于 G_0/G_1 期的成纤维细胞、神经胶质细胞、平滑肌细胞等多种细胞进入分裂增殖周期。

成纤维细胞生长因子（FGF）：由内皮细胞、平滑肌细胞、巨噬细胞产生，促进多种细胞增殖，有利于慢性软组织溃疡的愈合。

肝细胞生长因子（HGF）：是存在于急性肝损伤动物血浆中的蛋白因子，它能刺激肝细胞的 DNA 合成，且在肝再生过程中起重要作用，启动肝再生，具有促细胞分裂作用、细胞运动作用、肿瘤坏死作用。

胰岛素样生长因子-Ⅰ（IGF-Ⅰ）：由人体内肝细胞、肾细胞、脾细胞等十几种细胞自分泌和旁分泌的产物，具有降血糖、降血脂、舒张血管、促进骨的合成代谢保持其正常结构功能、促生长、促细胞分化、创伤修复等功能。神经生长因子（NGF）：在组织中主要以前体的形式存在，在颌下腺中加工形成成熟的 NGF，调节周围和中枢神经元的生长发育，维持神经元的存活。

转化生长因子-α（TGF-α）：由巨噬细胞、脑细胞与上皮细胞产生，能诱导上皮细胞、成纤维细胞、间质细胞和内皮细胞等的增殖，刺激神经细胞在受损的成人大脑中增殖，促进伤口愈合等。

转化生长因子-β（TGF-β）：是一组调节细胞生长和分化的超家族分子，主要由淋巴细胞和单核细胞产生，其生物活性极为广泛，可抑制所有淋巴细胞增殖及功能，并抑制巨噬细胞激活。此外，TGF-β 还可促进基质蛋白的合成与分泌、促进伤口愈合、参与胚胎发育、影响原癌基因表达等。

血管内皮细胞生长因子（VEGF）：由肿瘤细胞等多种细胞产生，促进血管和淋巴管的生成，参与胚胎发育、创伤愈合。

抑瘤素 M（OSM）：由激活的巨噬细胞和 T 细胞产生。主要生物学功能是抑制多种肿瘤细胞的生长，并能诱导某些肿瘤细胞的分化。

第二节　气

气是维持人体生命活动的能量。分为两种：①推动之气，即化学能，具有推动作用；②温煦之气，即热能，具有温煦作用。

一、推动之气

人的生命活动，如肌肉的舒缩，细胞组分及生物活性物质的合成，产生生物电活动的某些离子转运，神经传导，小肠和肾小管细胞对某些物质的主动转运，腺体的分泌和递质的释放等都需要动力。推动即为人的生命活动提供动力。

具有推动作用的气即化学能,称推动之气,传统中医学称元气、原气、肾气,是生命活动的原动力,由肾藏的气化(同化异化)功能化生。其中,控制腠理(即小汗腺的肌上皮细胞)开阖,使汗液有节制地排泄需要的化学能,属于中医的卫气范畴。

(一)文献依据

1. 源于水谷之精

《灵枢·营卫生会》:"人受气于谷,谷入于胃,以传与肺,五脏六腑皆以受气。"

《灵枢·五味》:"故谷不入,半日则气衰,一日则气少矣。"

《灵枢·刺节真邪论》:"真气者,所受于天与谷气,并而充身也。"

《四圣心源》:"水谷入胃,化生气血。"

2. 具有推动作用

《难经》:"气者,人之根本也。"

《难经》:"命门者……原气之所系也。"

《类经》:"人之有生,全赖此气。"

《血证论》:"运血者即是气。"

《医学真传》:"气非血不和,血非气不运。"

上述文献说明传统中医学已经认识到气来源于水谷之精,且与命门有关,具有推动作用。

(二)推动之气的生物学基础

推动之气的生成结构详见肾藏气化(同化异化)功能的固定结构。

化学能:存储在糖、脂肪和蛋白质化学键中的能量,在生物氧化过程中释放出来,近50%用以维持细胞的各种功能,称化学能。在生命活动过程中,化学能常表现为机械能(如运动、呼吸)、电能(如心电、脑电、肌电及其形成的磁场)、光能(如红外线)和声能(如发音)。

(三)推动之气的承载结构

1. 三磷酸腺苷(ATP) ATP 的分子简式为 A-P~P~P,式中 A 表示腺苷,T 表示三个,P 代表磷酸基团,"-"表示普通的磷酸键,"~"称高能磷酸键(即能量大于 29.32kJ/mol 的磷酸键)。合成 ATP 的能量来自生物氧化释放的能量。ATP 在 ATP 水解酶的作用下离 A 最远的高能磷酸键断裂,可释放多达 51.6kJ/mol 的能量。

通过 ATP 的水解和合成而使放能反应所释放的能量用于吸能反应的过程称 ATP 循环。因为 ATP 是细胞中普遍应用的能量载体,所以常被称为细胞中的能量"通货"。

2. 磷酸肌酸(CP) 主要存在于肌肉和脑组织中。当物质氧化释放的能量过剩时,ATP 将高能磷酸键转给肌酸,在肌酸激酶催化下合成磷酸肌酸。当组织的 ATP 消耗量超过生成量时,磷酸肌酸的高能磷酸键又可快速转给二磷酸腺苷(ADP)生成 ATP,以补充 ATP 的消耗。因此磷酸肌酸是体内 ATP 的储存库。

人体有的合成代谢不直接利用 ATP 供能,如糖原的合成需要尿苷三磷酸(UTP)提供能量,磷脂的合成需要胞苷三磷酸(CTP)提供能量,蛋白质的合成需要鸟苷三磷酸(GTP)提供能量。但是,UTP、CTP、GTP 的高能磷酸键并非在生物氧化过程中直接生成,而是来源于 ATP。即生物氧化释放的能量首先合成 ATP,再由 ATP 将高能磷酸根转给 UDP、CDP、GDP 生成相应的 UTP、CTP、GTP。

二、温煦之气

人属于恒温动物,人体核心部分温度的相对稳定,是保证生命活动正常进行的必要条件。体温过高或过低都会降低酶促反应的速度。资料显示,体温每降低1℃,代谢率下降5%。

温煦即维持体温。具有温煦作用的气即热能,是人体所有分子的动能(包括平动能和转动能)之和,称温煦之气,传统中医学又称元阳、原阳、肾阳,由肾藏的气化(同化异化)功能化生。

(一) 文献依据

《难经》:"气主煦之。"

《医碥》:"阳气者,温煦之气也。"

《丹溪心法》:"气有余,便是火。"

上述文献说明传统中医学已经认识到气具有温煦作用。

(二) 温煦之气的生物学基础

温煦之气的产生和散失结构详见肾藏气化(同化异化)功能的固定结构。

热能:人体生物氧化过程中释放的能量50%以上是热能,产生的化学能除骨骼肌收缩对外界物体做一定量的机械功外,各种生理功能所做的功几乎都转化为热能。

温煦之气的承载结构是体液,因为体液的主要成分是水,液态水的比热容较大,为 $4.2 \times 10^3 \text{J}/(\text{kg} \cdot \text{℃})$。

第三节 血

血即血液,分为3种:①载气之血,即红细胞和血浆,能承载 O_2 和 CO_2;②免疫之血,即免疫细胞和免疫分子,能对病原微生物及其产物、外来异物免疫防御和免疫耐受,对自身细胞及其产物免疫耐受、免疫自稳和免疫监视;③摄血之血,即血小板、凝血因子、抗凝系统和纤溶系统,能防止出血和血栓形成。

一、载气之血

载气即承载 O_2 和 CO_2。具有载气功能的血是指红细胞和血浆,称载气之血,属于肺藏的主气功能范畴。

(一) 文献依据

《血证论》:"血为气之守。"

《张氏医通》:"气不得血,则散而无统。"

《医原》:"气行亦资乎血行,盖血能载气以行也。"

上述文献说明传统中医学已经认识到血具有载气功能。

(二) 载气之血的生物学基础

载气之血中红细胞的生成结构详见肾藏全形(成体)功能的固定结构。载气之血中血浆的生成结构详见脾藏运化(消化吸收)和散精(转载)功能的固定结构。

红细胞数量占血细胞总数的99%,平均寿命约120日,具有可塑变形性(在外力作用下具有变形)、悬浮稳定性(稳定地悬浮于血浆中)和渗透脆性(在低渗盐溶液中膨胀破裂)。成熟的红细胞无核，也没有线粒体，ATP只由无氧糖酵解产生。一旦缺乏ATP供能，则导致红细胞的生物膜结构改变，细胞的形态也随之由圆盘状变为棘球状。

红细胞的主要功能是承载O_2和CO_2。血液中98.5%的O_2是与血红蛋白结合成氧合血红蛋白的形式存在的。红细胞承载的O_2约为溶解于血浆中O_2的65倍。红细胞承载O_2时呈鲜红色，承载CO_2时呈暗紫色。血行通畅时血液的二氧化碳分压(PCO_2)较低，表现为唇、甲、舌、面红润，血行不畅时血液的PCO_2较高，表现为唇、甲、舌、面紫暗，传统中医学称血瘀。

血红蛋白(Hb)：是红细胞内运输氧的特殊蛋白质，由珠蛋白和血红素组成。血红蛋白减少，常表现为面、唇、龈、舌、睑、甲淡白，月经色淡、质稀，传统中医学称血虚。

碳酸酐酶(CA)：是一组参与体内酸碱平衡调节及离子交换的含锌蛋白，在红细胞中的地位仅次于血红蛋白。除了红细胞外，还分布于人体的肾小管上皮细胞、胃黏膜、胰腺、中枢神经细胞和睫状体上皮细胞等组织中。

血液中的CO_2主要以碳酸氢盐和氨基甲酰血红蛋白的形式存在，分别占CO_2承载总量的88%和7%。在碳酸酐酶的催化下，CO_2迅速与H_2O反应生成碳酸，后者再解离为HCO_3^-和H^+。在红细胞的参与下，血液承载CO_2的能力可提高18倍。

另外，红细胞还具有酸碱平衡作用。红细胞产生4个缓冲对：$KHCO_3/H_2CO_3$、K_2HPO_4/KH_2PO_4、K-Hb/H-Hb、$K-HbO_2/H-HbO_2$，血红蛋白缓冲对(K-Hb/H-Hb和$K-HbO_2/H-HbO_2$)最为重要。当固定酸进入血液时，首先由$NaHCO_3$与之反应，生成固定酸钠盐和H_2CO_3，在血液流经肺时，H_2CO_3分解成H_2O和CO_2，后者由肺呼出。当碱性物质(BOH)进入血液后，主要被$NaHCO_3/H_2CO_3$中的H_2CO_3缓冲。H_2CO_3含量相对较少，但由于体内不断产生CO_2，所以仍是对碱起缓冲作用的主要成分。缓冲后生成的碳酸氢盐由肾排出体外。

二、免疫之血

免疫即对病原微生物及其产物、外来异物、自身细胞及其产物的免疫防御、免疫耐受、免疫自稳和免疫监视。具有免疫功能的血是指免疫细胞和免疫分子，称免疫之血。对病原微生物及其产物、外来异物免疫防御和免疫耐受的免疫之血，属于肺藏的卫外功能范畴；对自身细胞及其产物免疫耐受、免疫自稳和免疫监视的免疫之血，属于肾藏的全形功能范畴。

(一) 文献依据

《素问·五藏生成》："卧出而风吹之，血凝于肤者为痹，凝于脉者为泣，凝于足者为厥。此三者，血行而不得反其空，故为痹厥也。"

《素问·痹论》："痹在于骨则重，在于脉则血凝而不流。"

上述文献说明传统中医学已经认识到血具有免疫功能。

(二) 免疫之血的生物学基础

免疫细胞又称白细胞，为无色、有核的细胞，约占血细胞总数的1%，是人体与疾病斗争的"卫士"，包括固有免疫细胞和适应性免疫细胞两类。免疫细胞的生成和成熟结构详见肾藏全形(成体)功能的固定结构。免疫分子是指免疫细胞或其他细胞产生的具有免疫作用的物质，包括固有免疫分子、适应性免疫的效应分子、抗体(Ab)和溶菌酶。

1. 固有免疫细胞

(1) 中性粒细胞：占白细胞总数的50%~70%，是血液中主要的吞噬细胞。当细菌入侵时，中性粒细胞在炎症区域产生的趋化因子作用下，自毛细血管渗出而被吸引到病灶。当中性粒细胞吞噬数十个细菌后,其本身即解体,释放的各种溶酶体酶可溶解周围组织而形成脓液。当血液中的中性粒细胞数减少到 $1 \times 10^9/L$ 时,人体的抵抗力就会明显降低,容易发生感染。此外,中性粒细胞还可吞噬和清除抗原-抗体复合物。

(2) 单核-巨噬细胞:由造血系统的髓系祖细胞分化而来,占外周血白细胞总数的3%~8%,是血液中最大的血细胞。从骨髓进入血液的单核细胞仍是尚未成熟的细胞。单核细胞在血液中停留2~3日后迁移入组织中,继续发育成巨噬细胞。与寿命较短的中性粒细胞不同,巨噬细胞的寿命可达数个月至数年不等。巨噬细胞具有比中性粒细胞更强的吞噬能力,可吞噬更多的细菌(约5倍于中性粒细胞)、更大的细菌和颗粒。此外,巨噬细胞的溶酶体还含有大量的酯酶,可消化某些细菌(如结核杆菌)的脂膜。单核细胞还可在组织中发育成树突状细胞,有微弱的吞噬活性,但抗原呈递能力远强于巨噬细胞,为目前所知功能最强的抗原提呈细胞,是人体特异免疫应答的始动者。

也有研究证明,大多数组织内的巨噬细胞是在出生前播种的,在胚胎发育过程中从卵黄囊中发生,独立于单核细胞,具有自我更新能力,每个器官都有自己独特的胚胎和成年来源的巨噬细胞组合。根据解剖位置和功能表型,巨噬细胞可分为小胶质细胞、破骨细胞、肺巨噬细胞、脾脏组织细胞和间质结缔组织、肝间质结缔组织和库普弗细胞。

巨噬细胞分泌的细胞因子有:IL-1、IL-6、IL-10、IL-12、IL-I5、IL-18、IL-19、IL-23、IL-24、IL-27、IL-30、IFN-α、CCL4/MIP-1β、CCL5/RANTES、CCL22/MDC、CCL27/CTACK、CXCL9/MIG、血小板源生长因子(PDGF)、成纤维细胞生长因子(FGF)、抑瘤素M(OSM)、粒细胞集落刺激因子(G-CSF)、巨噬细胞集落刺激因子(M-CSF)、TNF-α、转化生长因子-α(TGF-α)、粒细胞-巨噬细胞集落刺激因子(GM-CSF)。

(3) 树突状细胞:也称DC细胞,是目前所知的功能最强的抗原提呈细胞,因其成熟时伸出许多树突样或伪足样突起而得名。DC细胞起源于造血干细胞,有两条途径:①髓样干细胞在GM-CSF的刺激下分化为DC,称为髓样DC(MDC),也称DC1,与单核细胞和粒细胞有共同的前体细胞;包括朗格汉斯细胞(LCs),间皮(或真皮)DCs以及单核细胞衍生的DCs等;②来源于淋巴样干细胞,称为淋巴样DC(LDC)或浆细胞样DC(piX),即DC2,与T细胞和NK细胞有共同的前体细胞。树突状细胞(DC)尽管数量不足外周血单核细胞的1%,但表面具有丰富的抗原递呈分子(MHC-Ⅰ和MHC-Ⅱ),共刺激因子(CD80/B7-1、CD86/B7-2、CD40、CD40L等)和黏附因子(ICAM-1、ICAM-2、ICAM-3、LFA-1、LFA-3等),是功能强大的专职抗原提呈细胞(APC)。DC自身具有免疫刺激能力,是目前发现的唯一能激活未致敏的初始型T细胞的APC,能诱导特异性的细胞毒性T淋巴细胞(CTL)生成。它们通常分布于与外界接触的皮肤(黏膜)部位,以及鼻腔、肺、胃与肠的内层。血液中也可发现其未成熟型式。被活化时,会移至淋巴组织中与T细胞、B细胞互相作用,以刺激与控制适当的免疫反应。树突状细胞分泌的细胞因子有IL-1、IL-15、IL-23、IL-27、IL-29、IFN-α、CCL4/MIP-1β、CCL11/EOT、CCL18/DC-CK1、CCL22/MDC、CCL23/MPF-1、CCL25/TECK。

(4) NK细胞:即自然杀伤细胞。其确切来源还不十分清楚,一般认为直接从骨髓中衍生,其发育成熟依赖于骨髓的微环境。由于NK细胞具有部分T细胞分化抗原,因此一般认为NK细胞与T细胞在发育上关系更密切。NK细胞主要分布于外周血中,淋巴结和骨髓中也有NK细胞。自然杀伤细胞是人体重要的免疫细胞,不仅与抗肿瘤、抗病毒感染和免疫调节有关,而且在某些情况下参与超敏反应和自身免疫病的发生,能够识别靶细胞、杀伤介质。

(5) 固有样淋巴细胞：包括 γδT 细胞、NKT 细胞、B1 细胞。γδT 细胞、NKT 细胞可直接识别和杀伤某些肿瘤、胞内寄生菌或病毒感染细胞。B1 细胞能产生泛特异性抗体，在人体早期抗革兰氏阴性菌感染和清除自身抗原过程中发挥重要作用。

(6) 嗜碱性粒细胞 / 嗜酸性粒细胞：嗜碱性粒细胞占白细胞总数的 0~1%。嗜碱性粒细胞的胞质中存在较大的碱性染色颗粒，颗粒内含有肝素、组胺、嗜酸性粒细胞趋化因子 A 等。参与 I 型超敏反应和抗寄生虫免疫应答。嗜酸性粒细胞占白细胞总数的 0.5%~5%，虽有较弱的吞噬能力，可选择性地吞噬抗原 - 抗体复合物，但吞噬缓慢，基本上无杀菌作用，在抗细菌感染防御中不起主要作用。能限制嗜碱性粒细胞和肥大细胞在 I 型超敏反应中的作用，参与对蠕虫的免疫反应。

(7) 肥大细胞：来自骨髓造血干细胞，由骨髓进入外周血液循环的肥大细胞仍处于未成熟状态，只有当它们的前体细胞迁移到最终定居的地方时才分化成熟。肥大细胞具有较长的生存期，在适当的刺激下，可以再次进入细胞周期并增殖。分为两类：一类主要分布于皮下小血管周围的结缔组织，即结缔组织肥大细胞；另一类主要分布于黏膜下，称为黏膜肥大细胞，即肥大细胞主要分布于人体与外界环境相通的地方，为免疫系统中首先与病原微生物和外来异物发生作用的细胞。当肥大细胞的 IgE 抗体与抗原接触时，常使其崩解释放出颗粒以及颗粒中的肝素、组胺（HA）、5- 羟色胺，引起速发型过敏反应。肥大细胞分泌的细胞因子有 IL-4、IL-5、IL-16、TNF-α。

2. 适应性免疫细胞 适应性免疫细胞是指表面具有特异性抗原识别受体，即 T 细胞抗原受体（TCR）和 B 细胞抗原受体（BCR）的 T/B 淋巴细胞，包括 $CD4^+Th1$ 细胞、$CD4^+Th2$ 细胞、$CD4^+Th17$ 细胞、$CD4^+Tfh$ 细胞、$CD8^+CTL$、$CD4^+Treg$ 细胞、B2 细胞（即通常所说的 B 细胞）。

淋巴细胞由造血系统的淋巴系祖细胞分化而来，占白细胞总数的 20%~40%，是体积最小的白细胞，由淋巴器官产生，其生存期长短不等，从几小时到几年。T 淋巴细胞随血循环到胸腺，在胸腺素等的作用下成熟，而 B 细胞在骨髓中分化成熟。当受抗原刺激后，T 淋巴细胞即转化为淋巴母细胞，再分化为致敏 T 淋巴细胞，参与细胞免疫，其免疫功能主要是抗胞内感染、瘤细胞与异体细胞等；B 淋巴细胞是先转化为浆母细胞，再分化为浆细胞，产生并分泌免疫球蛋白（抗体），参与体液免疫。

魏茨曼科学研究院免疫所的 Ronen Alon 教授研究了免疫细胞穿过血管内皮细胞的机制：免疫细胞通过其细胞核产生动力，使其进入血管内皮细胞间或者细胞内，通过解除内皮细胞的细胞骨架，创造微米级大孔，进入组织。

3. 固有免疫分子

(1) 模式识别受体（PRR）：存在于吞噬细胞和树突状细胞等固有免疫细胞表面、胞内器室膜上、胞浆和血液中，可直接识别病原体某些高度保守的共有特定分子，即病原体相关分子模式（PAMP），迅速产生应答。

(2) 主要组织相容性复合体（MHC）及其编码的抗原系统：在抗原提呈细胞（APC）内质网中形成，能启动适应性免疫应答。

(3) 黏附分子（AM）：是介导细胞间或细胞与胞外基质间相互作用的跨膜分子，通常以受体 - 配体结合形式发挥作用，参与细胞的识别活化、增殖分化、趋化迁徙等活动。

(4) 补体系统：是一个具有精密调节机制的蛋白质反应系统，是体内重要的免疫效应放大系统。广泛存在于血清、组织液和生物膜表面，包括 30 余种成分。根据功能，可将其分为补体固有成分、补体调节蛋白和补体受体三类。体内许多组织细胞均能合成补体蛋白,包括肝细胞、单核/巨噬细胞、角质形成细胞、内皮细胞、肠道上皮细胞和肾小球细胞等,其中肝细胞和巨噬细胞是补体的主要产生细胞,血浆中补体固有成分主要由肝细胞合成分泌;炎症部位补体成分主要由巨噬细胞合成分泌。不同补体成分的主要合成部位各不相同,例如C1主要由肠黏膜上皮细胞和内皮细胞产生。补体成分及其裂解产物的生物活性见表5-2。

表5-2 补体成分及其裂解产物的生物活性

补体成分或裂解产物	生物活性	作用机制
C5~C9	细胞毒作用,溶菌、杀菌作用	嵌入细胞膜的磷脂双层结构中,使细胞膜穿孔、细胞内容物渗漏
C3b	调理作用	与细菌或细胞结合使之易被吞噬
C3b	免疫黏附作用	与抗原抗体复合物结合后,黏附于红细胞或血小板,使复合物易被吞噬
C1、C4	中和病毒作用	增强抗体的中和作用,或直接中和某些RNA肿瘤毒
C2a	补体激肽	增强血管通透性
C3a、C5a	过敏毒素	与肥大细胞或嗜碱性粒细胞结合后释放同组胺等介质,使毛细胞血管扩张
C3a、C5a	趋化因子	借其梯度浓度吸引中性粒细胞及单核细胞

补体系统的功能包括:①产生调理作用,有助于吞噬细胞对微生物的俘获;②产生趋化作用,有助于吞噬细胞进入感染部位;③增强局部毛细血管通透性;④损伤靶细胞、革兰氏阴性菌、囊膜病毒或其他微生物表面的被膜,导致细胞裂解;⑤释放炎症介质。

4. 适应性免疫的主要效应分子 包括IFN-γ、IL-2、TNF-α/β、IL-4、IL-5、IL-13、IL-17、IL-21、IL-10、穿孔素、颗粒酶、FasL、TGF-β、IL-10抗体。

5. 抗体(Ab) 是人体免疫系统在抗原刺激下诱导B细胞活化,使之增殖分化为浆细胞后产生的一类能与相应抗原特异性结合介导产生免疫效应的球蛋白,又称免疫球蛋白(Ig)。抗体识别的特定外来物质称抗原。分为IgC、IgM、IgA、IgE、IgD五类。

(1) IgG是血清中含量最多的免疫球蛋白,是唯一能通过胎盘的抗体,具有抗菌、抗病毒、抗毒素等特性,对毒性产物起中和、沉淀、补体结合作用。

(2) IgM是分子量最大的免疫球蛋白,是个体发育中最先合成的抗体,因为它是一种巨球蛋白,故不能通过胎盘。血清中检出特异性IgM是传染病早期诊断的标志,揭示新近感染或持续感染。

(3) IgA有两型。分泌型IgA存在于鼻、支气管分泌物、唾液、胃肠液及初乳中。其作用是将病原体黏附于黏膜表面,阻止扩散。血清型IgA的免疫功能尚不完全清楚。

(4) IgE是出现最晚的免疫球蛋白,可致敏肥大细胞及嗜碱性粒细胞,使之脱颗粒,释放组胺。寄生虫感染时,血清IgE含量增高。

(5) IgD免疫功能不清。

6. 溶菌酶 又称胞壁质酶或N-乙酰胞壁质聚糖水解酶,主要由吞噬细胞(即中性粒细胞和单核/巨噬细胞)产生,泪腺、唾液腺也可产生。溶菌酶是一种能水解致病菌中黏多糖的碱性酶。主要通过破坏细胞壁中的 N-乙酰胞壁酸和 N-乙酰氨基葡糖之间的 β-1,4 糖苷键，使细胞壁不溶性黏多糖分解成可溶性糖肽，导致细胞壁破裂、内容物逸出而使细菌溶解。溶菌酶还可与带负电荷的病毒蛋白直接结合，与 DNA、RNA、脱辅基蛋白形成复盐，使病毒失活。因此，该酶具有抗菌、消炎、抗病毒等作用。

另外，红细胞能免疫黏附细菌、病毒等病原微生物，一方面通过过氧化物酶对它们直接产生杀伤作用，另一方面使吞噬细胞对它们的吞噬作用增强 4~5 倍。血小板能产生 IgG，参与体液免疫。血浆蛋白也能抵御病毒、细菌、真菌等病原微生物的入侵。

(三) 免疫之血的功能分类

1. 免疫防御 免疫防御是指对外免疫系统防止病原微生物和外来异物入侵人体，识别和清除入侵人体的病原微生物和外来异物的功能，属于肺藏的卫外（防御）功能。免疫防御功能过低易导致病原微生物入侵人体发生感染，可发生免疫缺陷病；但若应答过强或持续时间过长，则在清除病原体的同时，也可导致机体的组织损伤或功能异常。免疫防御主要由中性粒细胞、巨噬细胞和 B 淋巴细胞执行。

2. 免疫耐受 免疫耐受是指对外免疫系统对病原微生物和外来异物，对内免疫系统对自身细胞及其产物不产生较强的应答或无应答的功能。免疫应答是指免疫活性细胞（T 淋巴细胞，B 淋巴细胞）识别抗原，产生应答（活化、增殖、分化等）并将抗原破坏和/或清除的过程。免疫耐受主要由 T 细胞、B 细胞、肥大细胞、嗜碱性粒细胞和嗜酸性粒细胞执行。

免疫耐受在胎儿或新生儿期接触抗原时形成。引起免疫耐受的抗原称耐受原。包括：①自身组织抗原，自身抗原引起的免疫耐受属于肾藏的全形功能范畴；②非自身抗原（如病原微生物和异种组织抗原等），在一定条件下可以是免疫原，也可以是耐受原，非自身抗原引起的免疫耐受属于肺藏的卫外功能范畴。对自身抗原免疫耐受功能异常，可引发风湿性关节炎和系统性红斑狼疮等自身免疫病。对非自身抗原免疫耐受功能异常，或表现为由特异性 IgE 抗体介导的速发型超敏反应（如青霉素过敏性休克），或表现为由效应 T 细胞介导的迟发型超敏反应（如接触性皮炎）。

3. 免疫监视 体细胞的突变率一般为 0.1×10^{-6}/代 ~ 1×10^{-6}/代。免疫监视是指免疫系统识别、杀伤并及时清除体内突变细胞的功能。免疫监视在维持人体结构的稳定中发挥作用，属于肾藏的全形功能。免疫监视功能异常可引发肿瘤。

免疫监视主要由细胞免疫所介导，发挥免疫效应的细胞主要有 T 细胞、NK 细胞、树突状细胞和巨噬细胞。抗体参与的体液免疫不是抗肿瘤免疫的主要成分，体液免疫仅在某些情况下起协同作用，有时甚至能促进肿瘤的生长。另外，红细胞能阻止癌细胞在循环中播散。在外周血中癌细胞遇到红细胞比遇到白细胞的机会多 500~1 000 倍。

4. 免疫自稳 免疫自稳是指对内免疫系统识别和清除损伤、衰亡和变性体细胞的功能。免疫自稳在维持人体结构的稳定中发挥作用，属于肾藏的全形功能。

（1）组织型体细胞的免疫自稳：细胞凋亡是指为维持内环境稳定，由基因控制的细胞自主的有序的死亡。线粒体跨膜电位的耗散与细胞凋亡有密切关系。组织型细胞凋亡转变成凋亡小体。

凋亡细胞的识别、吞噬和清除对防止发生全身性炎症失控至关重要。巨噬细胞是清除凋亡细胞的主力，上皮细胞、成纤维细胞、肝细胞也能吞噬凋亡细胞。巨噬细胞在体内怎样快速识别和吞噬凋亡细胞的机制目前了解尚少。一些细胞因子如 IFN-γ、IL-1、TNF-α、

GM-CSF、TGF-β、CD36(巨噬细胞黏附分子)等增强巨噬细胞对凋亡细胞的识别能力而促进其吞噬作用。

(2) 游走型体细胞的免疫自稳

1) 红细胞的清除:红细胞的平均寿命为120日,每日约有0.8%的衰老红细胞被破坏。90%的衰老红细胞被巨噬细胞吞噬。由于衰老红细胞的变形能力减退,脆性增高,难以通过微小的孔隙,因此容易滞留于脾和骨髓中而被巨噬细胞所吞噬,这被称为血管外破坏。巨噬细胞吞噬红细胞后,将血红蛋白消化,释出铁、氨基酸和胆红素,其中铁和氨基酸可被重新利用,而胆红素则由肝排入胆汁,最后排出体外。此外,还有10%的衰老红细胞在血管中受机械冲击而破损,此称血管内破坏。血管内破坏所释放的血红蛋白立即与血浆中的触珠蛋白结合,进而被肝摄取,经胆汁排出。

2) 白细胞的清除:衰老的白细胞主要被肝、脾内的单核/巨噬细胞吞噬分解。还有一部分白细胞可由黏膜上皮(口腔、气管、消化道和泌尿生殖道)渗出,随分泌物一起排出体外。

3) 血小板的清除:衰老的血小板主要由脾、肝和骨髓的单核/巨噬细胞吞噬和破坏。

三、摄血之血

摄血包括凝血和抗凝血。具有摄血功能的血是指血小板、凝血因子、抗凝系统和纤溶系统,称摄血之血,属于脾藏的统血功能范畴。

(一) 文献依据

1. 出血

《素问·阴阳别论》:"结阴者便血一升,再结二升,三结三升。"

《素问·脉要精微论》:"肺脉搏坚而长,当病唾血。"

《素问·四时刺逆从论》:"涩则病积溲血。"

2. 瘀血

《素问·缪刺论》:"人有所堕坠,恶血留内,腹中满胀,不得前后。"

《素问·生气通天论》:"大怒则形气绝,而血菀于上,使人薄厥。"

《素问·调经论》:"经有留血。"

《灵枢·周痹》:"大络之血结而不通。"

3. 放血治疗

《素问·阴阳应象大论》:"血实宜决之。"

《素问·调经论》:"视其血络,刺出其血,无令恶血得入于经,以成其疾。"

《素问·针解》:"菀陈则除之者,出恶血也。"

《针灸大成》:"人之气血凝滞而不通,犹水之凝滞而不通也。水之不通,决之使流于湖海,气血不通,针之使周于经脉。"

上述文献说明传统中医学已经认识到便血、咳血、尿血、外伤瘀血等各种出血瘀血现象,且将放血作为一种治疗方法。

(二) 摄血之血的生物学基础

1. 具有凝血功能的摄血之血　凝血即血液凝固,是指血液由流动的液体状态变成不能流动的凝胶状态的过程,是生理性止血的重要环节,能防止过度出血。血液凝固的实质也是血浆中的可溶性纤维蛋白原变成不可溶的纤维蛋白的过程。

（1）血小板：血小板是从骨髓成熟的巨核细胞胞浆脱落下来的小块胞质，是血液中体积最小的血细胞，有质膜，没有细胞核，形状不规则，约占血液体积的 0.3%。血小板的寿命一般不超过 10 日。约 2/3 的血小板存在于末梢血循环，1/3 存在于脾脏。血管创伤而失血时，由于内皮下胶原的暴露，1~2 秒内即有少量血小板黏附于内皮下的胶原上，形成较松软的止血栓子，再促进血凝并形成坚实的止血栓子，通过血小板的黏附，可"识别"损伤部位，使止血栓子能正确定位。

血小板还可释放血管内皮生长因子和血小板源生长因子，促进内皮细胞、平滑肌细胞和成纤维细胞的增殖，有利于受损血管的修复和维持血管壁的完整性。血小板减少到一定数量时即可发生漏出性出血。

（2）凝血因子：主要由肝细胞、内皮细胞、血小板合成，胃肠道吸收凝血因子 IV（即 Ca^{2+}），详见表 5-3。

表 5-3　凝血因子

因子	同义名	合成部位	主要激活物	主要抑制物	主要功能
I	纤维蛋白原	肝细胞			形成纤维蛋白，参与血小板聚集
II	凝血酶原	肝细胞（需要维生素 K）	凝血酶原酶复合物	抗凝血酶	凝血酶促进纤维蛋白原转变为纤维蛋白；激活 FV、FVIII、FXI、FXIII 和血小板，正反馈促进凝血；与内皮细胞上的凝血酶调节蛋白结合而激活蛋白 C 和凝血酶激活的纤溶抑制物（TAFI）
III	组织因子（TF）	内皮细胞和其他细胞			作为 FVIIa 的辅因子，是生理性凝血反应过程的启动物
IV	钙离子（Ca^{2+}）				辅因子
V	前加速素易变因子	内皮细胞和血小板	凝血酶和 FXa，以凝血酶为主	活化的蛋白质 C	作为辅因子加速 FXa 对凝血酶原的激活
VII	前转变素稳定因子	肝细胞（需要维生素 K）	FXa、FIXa、FVIIa	TFPI，抗凝血酶	与 TF 形成 VIIa-组织因子复合物，激活 FX 和 FIX
VIII	抗血友病因子	肝细胞	凝血酶，FXa	不稳定，自发失活；活化的蛋白质 C	作为辅因子，加速 FIXa 对 FX 的激活
IX	血浆凝血活酶	肝细胞（需要维生素 K）	FXIa、VIIa-组织因子复合物	抗凝血酶	FIXa 与 VIIIa 形成 FX 酶复合物激活物激活 FX 为 FXa
X	Stuart-Prower 因子	肝细胞（需要维生素 K）	VIIa-TF 复合物，FIXa-VIIIa 复合物	抗凝血酶，TFPI	与 FVa 结合形成凝血酶原酶复合物激活凝血酶原，FXa 还可激活 FVII、FVIII 和 FV
XI	血浆凝血活酶前质	肝细胞	FXIIa，凝血酶	α_1 抗胰蛋白酶，抗凝血酶	激活 FIX 为 FIXa
XII	接触因子或 Hageman 因子	肝细胞	胶原、带负电的异物表面	抗凝血酶	激活 FXI 为 FXIa，激活纤溶酶原，激活前激肽释放酶
XIII	纤维蛋白稳定因子	肝细胞和血小板	凝血酶		使纤维蛋白单体相互交联聚合形成纤维蛋白网

因子	同义名	合成部位	主要激活物	主要抑制物	主要功能
—	高分子量激肽原	肝细胞			辅因子,促进FXIIa对FXI和对PK的激活,促进PK对FXII的激活
—	前激肽释放酶	肝细胞	FXIIa	抗凝血酶	激活FXII为FXIIa

此外,血管受损出血时,红细胞释放的ADP和局部凝血过程中生成的凝血酶均可使血小板活化而释放内源性ADP和血栓素A2(TXA2),进而促使血小板发生不可逆聚集,使血流中的血小板不断地聚集、黏着在已黏附固定于内皮下胶原的血小板上,形成血小板止血栓堵塞伤口,达到初步的止血作用。

凝血过程见图5-1。

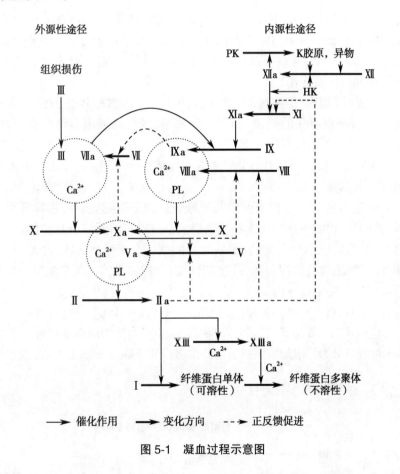

图5-1 凝血过程示意图

2. 具有抗凝血功能的摄血之血 生理情况下,人体总是有少量凝血因子、血小板被激活或内皮细胞受损等现象发生,因此人体内存在抗凝系统和纤溶系统来抗凝血。

(1) 抗凝系统

1) 蛋白C系统:由蛋白C(PC)、蛋白S(PS)、蛋白C抑制物(PCI)和血管内皮细胞表面的血栓调节蛋白(TM)组成。PC和PS是肝脏合成的维生素K依赖性血浆蛋白。

凝血发生后,PC及凝血酶可在Ca^{2+}参与下分别与血栓调节蛋白结合,然后由凝血酶激活PC产生活化的PC(APC),APC以血浆中游离型PS为辅因子,促使因子Ⅴa或Ⅷa从膜磷脂上脱落并被降解灭活。APC亦能阻碍因子Ⅹa与血小板膜上因子Ⅴa的结合,从而大大降低因子Ⅹa的凝血活性。因此,PC系统主要发挥防止正常血管内皮部位凝血反应的发生及凝血块形成的作用。

2) 血浆抗凝因子:组织因子途径抑制物(TFPI),主要由内皮细胞产生,广泛分布于肺、肝、肾、胎盘等组织,是外源性凝血途径的特异性抑制物。TFPI是体内主要的生理性抗凝物质,能抑制因子Ⅹa和Ⅶa-的活性。

抗凝血酶Ⅲ(ATⅢ):由肝脏(主要)和内皮细胞(次要)合成,与因子Ⅹa或凝血酶形成复合物并灭活它们。ATⅢ是最重要的抑制物,负责灭活60%~70%的凝血酶。

肝素辅因子Ⅱ(HCⅡ):可灭活30%的凝血酶。在肝素、硫酸皮肤素B存在下,HCⅡ的抗凝作用可增强1 000倍。

肝素:是一种酸性黏多糖,主要由肠黏膜肥大细胞和嗜碱性粒细胞产生,能被吸附于血管内皮细胞(VEC)和血小板表面。生理情况下血浆中几乎不含肝素。肝素具有较强的抗凝作用,但在缺乏抗凝血酶的条件下,肝素的抗凝作用很弱。因此,肝素主要通过增强抗凝血酶的活性而发挥间接抗凝作用。

3) 非特异性抗凝细胞:细胞抗凝主要包括单核/巨噬细胞和血小板。单核/巨噬细胞吞噬并清除某些与凝血有关的物质,如凝血酶原激活物、红细胞溶解产物、内毒素、纤维蛋白(原)降解产物等。血小板有助于维持血管壁的完整性。血小板释放血管内皮生长因子(VEGF)和血小板源生长因子(PDGF),促进内皮细胞、平滑肌细胞和成纤维细胞的增殖,也有利于受损血管的修复。

(2) 纤溶系统:血液凝固过程中形成的纤维蛋白被分解液化的过程称纤维蛋白溶解,简称纤溶。参与纤溶过程的一系列化学物质组成的系统称纤溶系统,包括纤溶酶原(Plg)、纤溶酶原激活物(组织型纤溶酶原激活物t-PA、尿激酶型纤溶酶原激活物u-PA)、纤溶抑制物(纤溶酶抑制物、纤溶酶原激活物抑制物、纤溶拮抗物)和相关受体。纤溶酶原由肝脏合成,组织型纤溶酶原激活物主要由血管内皮细胞合成。

与凝血过程一样,纤溶是体内重要的抗凝血过程,也是人体的一种保护性生理反应,对体内血液经常保持液体状态与管道畅通起着重要的作用,也参与组织的修复和血管的再生。纤维蛋白溶解的基本过程可分为纤溶酶原的激活与纤维蛋白的降解两个阶段。抗凝血过程见图5-2。

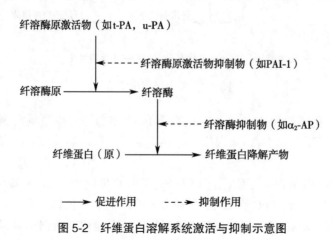

图5-2 纤维蛋白溶解系统激活与抑制示意图

第四节　津　液

津液即体液,分为两种:①承载津液,即血浆、淋巴液、脑脊液、房水、组织液、细胞内液和部分体外体液,具有承载物质能量的功能;②润滑津液,即浆液、滑液和部分体外体液,具有减少摩擦和湿润暴露部位的功能。

一、承载津液

承载即在物质和能量运输和交换过程中充当介质。具有承载功能的津液包括血浆、淋巴液、脑脊液、房水、组织液、细胞内液和部分体外体液,称承载津液,属于脾藏的运化和散精、肾藏的主水和生育、肝藏的疏泄和藏血、心藏的藏神功能范畴。

(一)文献依据

1. 津液源于中焦,入脉化血

《灵枢·决气》:"中焦受气,取汁变化而赤,是谓血。"

《灵枢·邪客》:"营气者,泌其津液,注之于脉,化以为血。"

《灵枢·营卫生会》:"此所受气者,泌糟粕,蒸津液,化其精微,上注于肺脉,乃化而为血。"

《灵枢·痈疽》:"中焦出气如露,上注溪谷,而渗孙脉,津液和调,变化而赤为血。"

2. 承载营养物质、代谢产物和热量

《素问·生气通天论》:"体若燔炭,汗出而散。"

《素问·阴阳别论》:"阳加于阴谓之汗。"

《灵枢·五癃津液别》:"水谷入于口,输于肠胃,其液别为五,天寒衣薄,则为溺与气,天热衣厚则为汗,悲哀气并则为泣,中热胃缓则为唾……故三焦出气,以温肌肉,充皮肤,为其津;其流而不行者为液。天暑衣厚则腠理开,故汗出。"

上述文献说明传统中医学已经认识到津液源于脾胃化生的水谷之精,能入脉化血充当介质,能承载营养物质、代谢产物和热量。

(二)承载津液的生物学基础

体液由水和分散于水中的各种物质组成,约占体重的60%。根据存在部位,体液可分为两类,一类是存在于体内的体液,称体内体液,包括血浆、淋巴液、脑脊液、房水、浆液、滑液、组织液和细胞内液;另一类是存在于体外的体液,称体外体液,包括黏液(涕、痰)、消化液(唾液、胃液、胆汁、胰液、肠液)、饮食物和粪便中的水和脂质、汗液、皮脂、大汗腺分泌物、尿液、月经、白带、乳汁、精浆和输卵管分泌液、羊水、泪液、耵聍、呼吸水气、渗出液和漏出液。占体重5%的血浆既是血液的组成部分,又是体液的组成部分。

被承载的物质包括水和钠离子(Na^+)、氯离子(Cl^-)、钾离子(K^+)、钙离子(Ca^{2+})、碳酸氢根(HCO_3^-)和磷酸根(PO_4^{3-})等无机物,葡萄糖、氨基酸、脂类物质和维生素等有机物,O_2和CO_2等气体,激素和细胞因子、白细胞、抗体、补体和溶菌酶、消化酶和胆盐、尿素、尿酸等代谢废物,血小板、凝血因子、抗凝血因子和纤溶系统,生殖细胞,红细胞。被承载的能量包括化学能和热能(水是体液的主要成分,导热系数较高)。特别地,O_2和CO_2的承载分为血液承载和体液承载两个阶段。

1. 承载物质和能量的体内体液　承载物质和能量的体内体液包括血浆、淋巴液、脑脊液、房水、组织液和细胞内液。组织液与血浆之间由毛细血管管壁隔开,组织液与淋巴液之间由毛细淋巴管管壁隔开,组织液与细胞内液之间由生物膜隔开,脑脊液和房水存在于独立的体内的特殊的腔中。

(1) 血浆:是血液的组成部分(男性血浆占血液容积的50%~60%,女性占52%~63%),呈半透明淡黄色黏稠状,约占体液的1/12。内含血浆蛋白、脂蛋白等各种营养成分,以及无机盐、激素、维生素、酶、抗体和细胞代谢产物等。在循环脉管系统提供管道和动力的条件下,血浆将从肠道吸收的营养物质运送到各器官、细胞,将内分泌腺产生的激素运输到相应的靶细胞,将细胞代谢产生的最终代谢产物运送到肺、肾等排泄器官排出体外。血浆中的白蛋白、脂蛋白、载脂蛋白在物质承载中起到重要作用。

1) 白蛋白:血浆蛋白是血浆中多种蛋白的总称。用盐析法可将血浆蛋白分为白蛋白、球蛋白和纤维蛋白原三类。正常成年人血浆蛋白含量为65~85g/L,其中白蛋白为40~48g/L,球蛋白为15~30g/L。球蛋白又分为α_1-球蛋白、α_2-球蛋白、β-球蛋白和γ-球蛋白。除γ-球蛋白来自浆细胞外,白蛋白、纤维蛋白原和大多数球蛋白由肝脏产生。血浆的黏度主要取决于血浆蛋白的含量(全血的黏度主要取决于血细胞比容的高低)。

血浆渗透压的高低取决于血浆中分子或离子数目的多少,而与分子或离子的种类和颗粒的大小无关。血浆渗透压约为300mOsm/(kg·H_2O),相当于770kPa或5 790mmHg。血浆渗透压主要来自溶解于其中的晶体物质,称晶体渗透压,晶体渗透压的80%来自Na^+和Cl^-。由于晶体物质可自由通过毛细血管壁,故血浆与组织液的晶体渗透压基本相等。血浆中虽含有多量蛋白质,但因蛋白质的分子量大,分子数量少,所形成的渗透压小,一般为1.3mOsm/(kg·H_2O),约相当于3.3kPa或25mmHg,称胶体渗透压。在血浆蛋白中,白蛋白的分子量小,其分子数量远多于球蛋白,故血浆胶体渗透压的75%~80%来自白蛋白。血浆蛋白不易通过毛细血管壁,所以虽然血浆胶体渗透压较低,但在调节血管内、外水平衡和维持正常血浆容量中起重要的作用。

血浆有3个缓冲对,$NaHCO_3/H_2CO_3$、$NaHPO_4/NaH_2PO_4$、Na-Pr/H-Pr(Pr为血浆蛋白)。血浆pH值主要取决于$NaHCO_3/H_2CO_3$浓度的比值。正常人血浆$NaHCO_3$浓度为24mmol/L,H_2CO_3浓度为1.2mmol/L,两者比值为20∶1。只要血浆$NaHCO_3/H_2CO_3$比值保持在20∶1,血液pH值即为7.4。

当固定酸进入血液时,首先由$NaHCO_3$与之反应,生成固定酸钠盐和H_2CO_3,在血液流经肺时,H_2CO_3分解成H_2O和CO_2,后者由肺呼出。Na-Pr和Na_2HPO_4也对固定酸起到缓冲作用。当碱性物质(BOH)进入血液后,主要被$NaHCO_3/H_2CO_3$中的H_2CO_3缓冲。H_2CO_3含量相对较少,但由于体内不断产生CO_2,所以仍是对碱起缓冲作用的主要成分。缓冲后生成的碳酸氢盐由肾排出体外。经体液对人体酸碱平衡的调节称体液性酸碱平衡。

2) 载脂蛋白(apo):是构成血浆脂蛋白的重要组分,主要在肝(部分在小肠)合成。载脂蛋白赋予脂类以可溶的形式,能促进脂类运输,调节酶活性,引导血浆脂蛋白同细胞表面受体结合。

载脂蛋白A族包括apoAⅠ、AⅡ、AⅣ。apoAⅠ和AⅡ大部分分布在高密度脂蛋白(HDL)中,是HDL的主要载脂蛋白。

apoAⅠ:是apoA族最多的一种组分。由肝和小肠合成,生物半寿期(物质在体内的量减少到原有量的一半所需要的时间)为45日。主要存在于HDL中,在HDL_3中apoAⅠ占载脂蛋白的65%,在HDL_2中apoAⅠ占载脂蛋白的62%,在CM、VLDL和LDL中也有少量存在。生理功能:组成载脂蛋白并维持其结构的稳定性与完整性;apoAⅠ可以激活卵磷脂胆固醇酰基转移酶(LCAT)的活性;apoAⅠ可作为HDL受体的配体,可以和转铁蛋白及铜蓝蛋白形成大分子复合物以运输铁和铜离子。

apoAⅡ:是HDL中第二种含量多的载脂蛋白,由肝和小肠合成,血浆中的apoAⅡ生物半寿期为4.4日。在HDL_2中占载脂蛋白的15%,在HDL_3中占载脂蛋白25%,在CM中占载脂蛋白的7%~10%,VLDL中也存在少量。生理功能:维持HDL结构,激活肝脂酶,抑制LCAT活性。

apoAⅣ:由肝和小肠合成,生物半寿期为10小时。apoAⅣ生理功能目前尚不完全清楚,据推测apoAⅣ在胆固醇逆向转运过程中起着重要作用。

载脂蛋白B族包括$apoB_{48}$和$apoB_{100}$。$apoB_{100}$主要在肝,少数在小肠合成。生理功能:合成装配和分泌富含甘油三酯的VLDL;是LDL的结构蛋白;LDL受体的配体,并可调节LDL从血浆中的清除速率。$apoB_{48}$在小肠合成,是组装CM所必需的载脂蛋白,生物半寿期仅5~10分钟。进食丰富的脂肪后,$apoB_{48}$/$apoB_{100}$比值明显增加。

载脂蛋白C族有apoCⅠ、Ⅱ、Ⅲ三种亚型。apoC主要由肝合成,小肠也合成少量,是目前所知载脂蛋白中分子量最小的一类,生理功能:同磷脂相互作用,维持脂蛋白结构;对酯酶有激活作用;apoCⅡ可以激活LPL。

载脂蛋白E主要由肝脏合成,脑、肾、骨、肾上腺及巨噬细胞也能合成apoE。生理功能:是LDL受体的配体,也是肝细胞CM残粒受体的配体,它与脂蛋白代谢密切相关;apoE具有多态性,与个体血脂水平及动脉粥样硬化发生发展密切相关。

与载脂蛋白结合形成的脂蛋白包括:

乳糜微粒(CM):是血液中颗粒最大的脂蛋白,含甘油三酯(TG)近90%。正常人空腹12小时后血清中无CM。

极低密度脂蛋白(VLDL):由肝脏合成,TG含量约占55%,胆固醇含量为20%,磷脂含量为15%,蛋白质含量约为10%。由于CM和VLDL中都是以含TG为主,所以统称富含TG的脂蛋白。

低密度脂蛋白(LDL):由VLDL转化而来,LDL颗粒中含胆固醇酯40%、游离胆固醇10%、TG6%、磷脂20%、蛋白质24%,是血液中胆固醇含量最多的脂蛋白,故称富含胆固醇的脂蛋白。LDL中载脂蛋白95%以上为$apoB_{100}$。LDL将胆固醇运送到外周组织,大多数LDL是由肝细胞和肝外的LDL受体进行分解代谢。

高密度脂蛋白(HDL):主要由肝脏和小肠合成。HDL是颗粒最小的脂蛋白,其中脂质和蛋白质部分几乎各占一半。HDL中的载脂蛋白以apoAⅠ为主。HDL将胆固醇从周围组织(包括动脉粥样硬化斑块)转运到肝脏进行再循环或以胆酸的形式排泄,此过程称胆固醇逆转运。

脂蛋白(a)[Lp(a)]:其脂质成分类似于LDL,但其所含的载脂蛋白部分除一分子$apoB_{100}$外,还含有另一分子apo(a)。有关Lp(a)合成和分解代谢的机制目前了解尚少。

(2)淋巴液:组织液进入淋巴管即为淋巴液,是人体内的无色透明液体,其蛋白质为血浆的1/4,其他成分与血浆相似。淋巴液在淋巴管内循环,最后流入静脉。功能:①回收蛋白质。组织液中的蛋白质分子不能通过毛细血管壁进入血液,但比较容易透过毛细淋巴管壁而形成淋巴液的组成部分。每日约有 75~200g 蛋白质由淋巴液带回血液,使组织液中蛋白质浓度保持在较低水平。②运输脂肪和其他营养物质。由肠道吸收的脂肪 80%~90% 是由小肠绒毛的毛细淋巴管吸收。③调节血浆和组织液的液体平衡。每日生成的淋巴液约 2~4L 回到血浆,大致相当于全身的血浆量。

(3) 脑脊液:为充满于各脑室、蛛网膜下隙和脊髓中央管内的无色透明液体,主要产生于两个侧脑室、第三脑室和第四脑室的脉络丛,经蛛网膜颗粒渗入于脑膜静脉窦。脑脊液与血浆和淋巴液的性质相似,略带黏性。主要成分是水,还含有糖、蛋白质、氯化物、腺苷脱氨酶等。成年人的脑脊液约 100~150ml,偶见红细胞,每立方毫米(mm^3)中约含有 5 个淋巴细胞。

脑脊液在脑和脊髓周围形成水垫,起着缓冲和保护作用。脑、脊髓缺乏形态明确的淋巴管道,没有淋巴液,而代之以脑脊液,对脑和脊髓起着营养、运输代谢产物和维持正常颅内压的作用。

(4) 房水:为充满于角膜和虹膜之间的无色透明液体,约有 0.15~0.3ml,主要成分为水,还有少量的蛋白质、维生素 C、尿素和无机盐。由睫状体产生,自眼后房经瞳孔进入眼前房,再由虹膜角膜角入巩膜静脉窦,再经睫前静脉汇入眼静脉。房水需要经常循环更新,为角膜和晶状体提供营养,且维持眼内压力。房水具有一定的折光功能,与角膜、晶状体、玻璃体共同组成眼球折光系统。角膜、晶状体缺乏形态明确的淋巴管道,没有淋巴液,而代之以房水。

(5) 组织液:存在于组织间隙中的体液,是细胞生活的内环境。绝大部分组织液呈凝胶状态,不能自由流动,因此不会因重力作用流到身体的低垂部位。但凝胶中的水及溶解于水和各种溶质分子的弥散运动并不受凝胶的阻碍,仍可与血液和细胞内液进行物质交换。凝胶的基质主要是胶原纤维和透明质酸。邻近毛细血管的小部分组织液呈溶胶状态,可自由流动。组织液是血浆在毛细血管动脉端滤过管壁而生成的,在毛细血管静脉端,大部分又透过管壁吸收回血液。除大分子的蛋白质以外,血浆中的水及其他小分子物质均可滤过毛细血管壁以完成血浆与组织液之间的物质交换。影响组织液生成的因素:①有效滤过压,其计算公式为:有效滤过压 =(毛细血管血压 + 组织液胶体渗透压)-(血浆胶体渗透压 + 组织液静水压);②毛细血管通透性;③静脉和淋巴回流。

(6) 细胞内液:细胞内液存在于细胞内,约占成人体液的 2/3(约占体重的 40%)。主要含有小分子的水、无机离子,中等分子的脂类、氨基酸、核苷酸,大分子的蛋白质、核酸、脂蛋白、多糖。

2. 承载物质和能量的体外体液

(1) 消化液:即消化腺的外分泌液,包括唾液、胃液、胆汁、胰液和肠液,约占体重的 1%~3%,直接参与了饮食物的消化吸收。人每日分泌的消化液总量达 6~8L,其中胃液量达 2.5~3L。

胃酸:由胃壁细胞分泌,其 pH 值为 1.5~3.5,由盐酸(HCl)和大量的氯化钾(KCl)、氯化钠(NaCl)组成。作用:①将无活性的胃蛋白酶原激活为有活性的胃蛋白酶,并为其发挥分解蛋白质的作用提供合适的酸性环境;②促使食物中的蛋白质变性,使之易于被消化;③与 Ca^{2+} 和 Fe^{2+} 结合形成可溶性盐,促进它们在小肠内的吸收;④进入十二指肠促进促胰液素、缩胆囊素的释放,进而促进胰液、胆汁和小肠液的分泌。

内因子：由胃壁细胞分泌，有两个活性部位，一个部位与进入胃内的维生素 B_{12} 结合，形成内因子 - 维生素 B_{12} 复合物，保护维生素 B_{12} 不被小肠内水解酶破坏；另一部位与远侧回肠黏膜上的受体结合，促进维生素 B_{12} 的吸收。

胆汁：由肝细胞合成和分泌，经胆总管排入十二指肠，或由肝管转入胆囊储存并排至十二指肠。胆汁中含有胆盐。作用：①乳化脂肪，促进脂肪消化分解。胃的食物糜进入十二指肠，直接或间接刺激胆汁及胰液的分泌。胆汁酸盐使食糜中的脂类乳化，分散成小微团，在胰腺分泌的脂类水解酶作用下水解。②促进脂肪的吸收。脂类的消化产物，甘油三酯、脂肪酸、胆固醇、溶血磷脂可与胆汁酸乳化成更小的水溶性复合物，以促进吸收。③促进脂溶性维生素（维生素 A、D、E、K）的吸收。④在十二指肠内可中和胃酸。

消化酶：是由唾液腺、食管腺、贲门腺、胃腺、肝脏、胰脏外分泌部、十二指肠的一部分腺、消化道黏膜的单细胞腺、小肠腺、大肠腺分泌的胞外酶。主要包括胃蛋白酶、胰蛋白酶、糜蛋白酶、弹性蛋白酶、淀粉酶、脂酶、胆固醇酯酶、磷脂酶 A_2、核糖核酸酶、去氧核糖核酸酶。

(2) 饮食和粪便中的水和脂质

水：饮食和粪便中的水是水溶性营养物质如葡萄糖、氨基酸、矿物质、维生素 B 族、维生素 C 等的良好载体，这些营养物质随同水被吸收。

脂质：饮食和粪便中的脂质是脂溶性维生素（维生素 A、D、E、K）的良好溶剂，这些维生素随同脂类而被吸收。

(3) 汗液：由小汗腺分泌，其中水占 99.0%~99.5%，固体成分占 0.5%~1.0%，大部分为氯化钠、极少量的氯化钾和尿素等，葡萄糖和蛋白质几乎为零，乳酸则为血浆中的 4 倍。汗液中的氯化钠低于血浆中的氯化钠，表明汗液不是血浆的超滤液，而是汗腺细胞主动分泌的产物。汗液为低渗液，当人体大量出汗时，主要丢失的为水分，使人体形成高渗性脱水。蒸发是水分从体表汽化时吸收热能而散发体热的一种方式。在正常体温条件下，蒸发 1g 水可使人体散发 2.43kJ 的热能。因此，体表水分的蒸发是一种十分有效的散热形式。

(4) 皮脂：是皮脂腺分泌的一种混合物，其成分主要为甘油三酯和游离脂肪酸（占 57.5%）、蜡脂（占 26.0%）、鲨烯（占 12.0%）及少量的胆固醇和胆固醇酯，故也是体内脂类排泄的方式之一。

(5) 大汗腺分泌物：是一种乳状物，其成分除水外，还含有少量的蛋白质、糖类、脂类等。某些人的大汗腺还能分泌一些有色物质，呈黄、绿、红或黑色，可污染衣服使之变色，临床上称色汗症。

(6) 尿液：是肾脏分泌的体液，一般呈淡黄色，正常成人每日的尿量为 1~2L。尿液的主要成分是 95% 的水、1.8% 的尿素、0.05% 的尿酸、1.1% 的无机盐等。

(7) 乳汁：是乳腺分泌的白色或淡黄色液体，富含脂肪、蛋白质、糖和无机盐。

(8) 精浆和输卵管液：精浆主要是精囊腺（分泌液占比 50%~80%）、前列腺（15%~30%）、尿道球腺（2%~3%）和尿道旁腺（2%~3%）分泌的混合液，还包括少量睾丸液、附睾液等。精浆中除含有大量水、果糖、蛋白质和多肽外，还含有糖类（如葡萄糖）、酶类（如前列腺素）、无机盐和有机小分子，可为精子提供营养和能源。精液指男性在射精时从尿道射出的体液。由精子和精浆组成，精浆约占精液体积的 95%。

输卵管液为浆液性的漏出液,主要来自输卵管黏膜的无纤毛细胞,但渗出的血浆也是来源之一。含有优质蛋白质,是精子和卵子的运载工具。含有淀粉酶和乳酸脱氢酶等多种酶,能使糖原分解为丙酮酸和葡萄糖,丙酮酸是受精卵分裂和生长必需的底物,而葡萄糖则是精子和受精卵的主要能源。

(9) 羊水:妊娠初期,羊水主要由羊膜上皮分泌,少量从胎盘和脐带表面渗出。当胎儿血循环建立后,胎儿体内的水分和小分子物质可经尚未角化的胎儿皮肤渗出。妊娠11~14周时胎儿的尿液也混入羊水。羊水中水占90%以上,另外含有矿物质、尿素、尿酸、肌酐、胎脂和胎儿上皮细胞等。羊水能提供浮力让胚胎自由活动,在生产时润滑阴道。

(10) 月经:子宫内膜分为致密层、海绵层和基底层。致密层和海绵层称功能层,受卵巢性激素影响而周期性坏死脱落,形成月经。月经的成分主要是血液(3/4是动脉血,1/4是静脉血)、子宫内膜组织碎片、各种活性酶及生物因子,纤维蛋白溶解酶使月经呈液态。初次月经称初潮,标志女性步入青春期,初潮多出现在12~15岁。月经停止标志女性步入绝经期,绝经期的平均年龄为51岁,35岁之前绝经为早衰。月经周期一般为21~35日,也有3个月一行者,称居经。出血时间一般为3~7日,每次月经出血总量为30~50ml。月经可使女性排出过量的铁并刺激造血。

(11) 呼吸水气:人每日通过呼吸蒸发水分约350ml,散热量约占2%。

根据承载的物质和能量不同,承载津液分属五藏的不同功能范畴,详见图5-3(见文末折页)。

3. 承载益体微生物的体外体液　寄生体液内的微生物包括对人体有益的益体微生物和对人体有害的病原微生物。

(1) 消化液:包括唾液、胃液、胆汁、胰液、肠液,寄生的消化道微生物有细菌、真菌、病毒等。成人消化道内的微生物数量高达10^{14}个,接近人体体细胞数量的10倍;质量达到1.2kg,接近人体肝脏的质量;其包含的基因数目约是人体自身的150倍,具有人体自身不具备的代谢功能。

消化道微生物与人类共同进化,形成了相互依存的共生关系,与代谢性疾病、神经精神疾病、免疫相关病、肿瘤等许多慢性疾病有关。消化道菌群大致分为以下几类:①益生菌:主要是各种双歧杆菌、乳酸菌等厌氧菌,常紧贴黏液层,促进肠道蠕动,是人体健康不可缺少的要素;②条件致病菌:如大肠埃希菌、肠球菌等具有双重作用的细菌,正常情况下对健康有益,一旦增殖失控,或从消化道转移到身体其他部位,就引发疾病;③有害菌:如志贺菌属、沙门菌等,一旦大量生长,就会引发多种疾病,或者影响免疫系统的功能。

消化道微生物的主要功能有:①代谢功能。可分泌复杂的蛋白酶,具有氧化还原作用,可促进分解食物中的成分,并对内源性及外源性其他物质进行分解、代谢或转化。②营养功能。可合成多种维生素(B_1、B_2、B_6、B_{12}、K)、氨基酸、多肽、短链脂肪酸。微生物的代谢产物可促进矿物质(铁、镁、锌等)的吸收,从而影响人体的营养代谢。③免疫功能。能调节免疫器官的发育成熟,并作为广谱抗原刺激人体产生免疫应答,包括体液免疫和细胞免疫。④消化道防御功能。是消化道黏膜屏障的重要组成部分,能阻止潜在致病菌的入侵或定植,维护肠膜屏障功能和结构完整性。

(2) 皮脂、汗液:在皮脂寄生的微生物主要为亲脂性的丙酸杆菌类,在汗液寄生的微生物主要为葡萄球菌和棒状杆菌。躯体和手部皮肤的真菌主要为马拉色菌属,而脚部皮肤的真菌种类较多,包括马拉色菌属、曲霉属、隐球菌属、红酵母属和附球菌属。另外,皮肤表面还含有 DNA 和 RNA 病毒,如丙酸杆菌属噬菌体、接触传染性软疣病毒等。

不同皮肤环境中的微生物具有适应和利用特定环境中营养物质的能力,如兼性厌氧痤疮丙酸杆菌能产生蛋白酶和脂肪酶,从皮肤中释放精氨酸并降解甘油三酯而在缺氧的皮脂腺生存,同时释放的游离脂肪酸又增加了菌群间的黏附性;皮肤上的葡萄球菌也产生很多适应性的进化,包括耐盐、利用尿素作为氮源等。

(3) 呼吸道分泌物:如涕、痰,寄生的微生物包括甲型溶血性链球菌、表皮葡萄球菌、淋病奈瑟球菌、结核硬脂酸棒状杆菌、流感嗜血杆菌。细菌之间通过群体感应系统和局部产生的抗微生物多肽调节细菌种类和数量,使之保持动态平衡。

另外,泌尿和生殖道的分泌物,如白带也是微生物寄生的场所。

根据分布部位不同,承载益体微生物的体外体液分属五藏的不同功能范畴,详见图5-3(见文末折页)。

二、润滑津液

润滑是指减少人体运动部位的摩擦和湿润暴露部位。具有润滑功能的津液包括浆液、滑液和部分体外体液,称润滑津液,属于脾藏的运化和主肌肉、肺藏的主气和卫外、肾藏的生育和主水、肝藏的藏血、心藏的主血脉功能范畴。

(一) 文献依据

《素问·六元正纪大论》:"汗濡玄府。"

《灵枢·决气》:"谷入气满,淖泽注于骨,骨属屈伸,泄泽,补益脑髓,皮肤润泽,是谓液。"

《读医随笔》:"津亦水谷所化,其浊者为血,清者为津,以润脏腑、肌肉、脉络,使气血得以周行通利而不滞者此也。"

《冯氏锦囊秘录》:"夫人之有津液,犹天之有雨露,海之有潮汐也。"

上述文献说明传统中医学已经认识到津液有润滑汗孔、皮肤、关节、脏腑、肌肉、脉络的功能。

(二) 润滑津液的生物学基础

1. 具有润滑作用的体内体液

(1) 浆液:浆膜是衬在体腔壁和内脏器官表面的薄膜,贴于体腔壁表面的部分为浆膜壁层,盖于内脏器官表面的部分为浆膜脏层。浆膜壁层和脏层之间的间隙称浆膜腔,人的浆膜腔主要有胸膜腔、腹膜腔和心包腔。浆膜腔内有浆膜分泌的少许无色、透明浆液,起润滑作用。

(2) 滑液:由滑膜囊、腱鞘滑膜层、关节囊滑膜层的滑膜上皮分泌,透明,呈蛋清样,对骨骼肌和关节起润滑作用。

2. 具有润滑作用的体外体液

(1) 黏液:是黏膜杯状细胞分泌的湿滑液体。由悬浮于水中的黏蛋白及无机盐组成。一般比较浓稠,含有溶菌酶,有抑制和溶解细菌的能力。涕是一种黏液,能湿润鼻腔黏膜和空气,吸附吸入空气中的灰尘和微生物。痰也是一种黏液,常因呼吸道感染产生。

(2) 皮脂:由皮脂腺分泌,在皮肤上形成酸性(pH5.2 左右)皮脂膜,能润滑皮肤角质层和毛发,防止皮肤干裂。

(3) 饮食和粪便中的水和脂质

水：在将肠道内容物向远端推送的过程中，饮食和粪便中的水是重要润滑成分。

脂质：饮食和粪便中的脂质能润滑肠道，有利于肠道内容物的排泄。粪便中脂质过多则表示脂质消化吸收不良，俗称脂肪泻。

(4) 白带：为女性阴道分泌物，由阴道黏膜渗出物、宫颈管及子宫内膜腺体分泌液混合而成，其形成与雌激素有关。正常情况下，白带的质与量随月经周期而改变：行经前白带增多，行经后白带减少，色白，呈糊状；临近排卵期，由于宫颈腺体分泌旺盛，量多，透明，稀薄似蛋清；排卵 2~3 日后，混浊、黏稠、量少；妊娠期量多，绝经期量少。

(5) 泪液：由泪腺分泌。泪液从泪腺排出后，进入位于结膜内的泪囊，然后再排入泪管。泪中 99% 为水，还有 0.6% 的盐，能溶解细菌的溶菌酶，少量蛋白，免疫球蛋白 A 等。泪液能湿润结膜与角膜表面，还具有消毒和杀菌作用。

(6) 耵聍：由外耳道耵聍腺分泌出的淡黄色黏稠液体遇空气干燥后而成，有的在空气中干燥后呈薄片状，有的耵聍呈黏稠的油脂状。耵聍具有保护外耳道皮肤和黏附外物的作用，平时借助咀嚼、张口等运动，耵聍多自行排出。

另外，消化液、尿液、汗液、渗出液和漏出液等也都具有润滑作用。

概言之，精、气、血和津液的产生部位、分类、生物学基础、功能性质和五藏归属，详见图 5-3（见文末折页）。

第五节　精、气、血、津液的相互关系

来自父母的生殖之精（精子、卵子）交媾形成人的雏形（受精卵），经过母体十月怀胎产生具有固定结构的形（脏腑、五体、官窍、经络）。出生后，人体一方面借助脾藏的运化（消化吸收）功能将饮食物变成水谷之精（糖、脂肪、蛋白质、水、无机盐、维生素、膳食纤维），并以津液（体液）为承载介质布散周身，并将食物残渣以粪便形式排出体外；另一方面借助肺藏的主气（呼吸）功能从空气中摄取清气（O_2），并以血（红细胞、血浆）为承载介质布散周身。布散周身的水谷之精一方面在肾藏的藏精（体液调节）功能调节下借助肾藏的全形功能化生细胞成分（蛋白质、核酸、核糖、结构多糖、磷脂、糖脂、胆固醇等），即成形之精为非造血干细胞提供原料生成新的组织型体细胞以充形，借助肾藏的生育（生殖）功能化生生殖之精（精子、卵子）繁育后代，为造血干细胞提供原料生成新的血细胞；另一方面在肾藏的藏精（体液调节）功能调节下借助精的化气功能与清气（O_2）结合（生物氧化）化生的能量分为维持体温的热能（元阳）和为人体各种生命活动（神）提供动力的化学能（元气）。损伤、衰亡、变性和突变的体细胞借助精的成形功能分解成结构性物质或供能性物质参与全身代谢，以维持组织型体细胞和游走型体细胞（血细胞）的稳定。生物氧化过程产生的代谢废物（尿酸、尿素）以津液（体液）为承载介质，主要借助肾藏的主水（泌尿）功能排出体外，少量到达皮肤形成汗液排出体外，产生的浊气（CO_2）以血（红细胞、血浆）为承载介质借助肺藏主气（呼吸）功能排出体外。维持生命活动的化学能最终主要转化为热能，与维持体温的热能一起以津液（体液）为承载介质到达皮肤排出体外，少量热能通过呼吸水气和粪尿排出体外。精、气、血、津液的关系详见图 5-4。

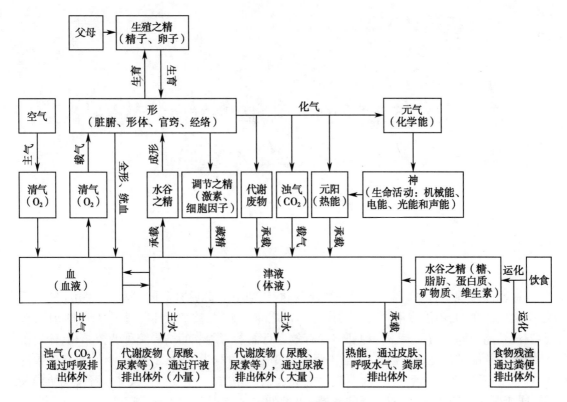

图 5-4 精、气、血、津液的关系

第六章
五藏功能协同的调控结构

在功能实现过程中,同一藏同一功能的执行结构内部的协同、同一藏不同功能的执行结构之间的协同、不同藏不同功能的执行结构之间的协同、整个人体与外界环境的协同,统称五藏功能协同。为了人体各种功能的有效运行而参与调节的结构统称调控结构,体现了传统中医学的整体性。根据调控结构不同,调节方式可分为三类:①神经调节,是指产生感觉和运动信号,借助神经通路影响人体功能的一种调节方式,主要调控人体与环境的协同关系,属于肝藏的疏泄、藏血和心藏的藏神功能范畴。特点是作用迅速、准确,作用范围窄,作用时间短。②体液调节,是指产生激素和细胞因子,借助体液循环影响人体功能的一种调节方式,主要调控人体内部的协同关系,属于肾藏的藏精功能范畴。特点是作用较缓慢、温和,作用范围宽,作用时间久。③自身调节,是指许多组织器官不依赖神经或体液调节而自身也能对周围环境变化产生的适应性反应。转载系统、凝血抗凝血系统和免疫系统应是以自身调节为主的系统。特点是作用幅度较小,也不十分灵敏。

本章将讨论同一藏同一功能的执行结构内部协同的调控结构,详见表6-1,其他功能协同的调控结构将在第七章介绍。

表 6-1　同一藏同一功能执行结构内部协同的调控结构

五藏	功能性质	调节方式	主要调控结构
脾藏	运化(消化吸收)	神经调节	肝藏疏泄(支配内脏运动)、心藏藏神(产生精神活动)功能的执行结构
		自身调节	肠神经系统
	主肌肉(躯体运动)	神经调节	心藏藏神(产生精神活动)、肝藏藏血(支配躯体运动)功能的执行结构
肺藏	主气(呼吸)	神经调节	肝藏疏泄(支配内脏运动)、心藏藏神(产生精神活动)功能的执行结构
	卫外(防御)	体液调节	肾藏藏精(体液调节)功能的执行结构
肾藏	主水(泌尿)	体液调节	肾藏藏精(体液调节)功能的执行结构
		神经调节	肝藏疏泄(支配内脏运动)功能的执行结构

续表

五藏	功能性质	调节方式	主要调控结构
肾藏	生育(生殖)	体液调节	肾藏藏精(体液调节)功能的执行结构
	全形(成体)	体液调节	肾藏藏精(体液调节)功能的执行结构
	气化(同化异化)	体液调节	肾藏藏精(体液调节)功能的执行结构
		神经调节	肝藏疏泄(支配内脏运动)、心藏藏神(产生精神活动)功能的执行结构
心藏	藏精(体液调节)	神经调节	肝藏疏泄(支配内脏运动)功能的执行结构
	主血脉(循环)	神经调节	肝藏疏泄(支配内脏运动)功能的执行结构
		体液调节	肾藏藏精(体液调节)功能的执行结构

第一节　脾藏功能协同的调控结构

脾藏功能协同的调节主要表现为神经调节和自身调节,体液调节也发挥一定作用。

一、脾藏运化(消化吸收)功能协同的调控结构

脾藏运化(消化吸收)功能协同的调节主要表现为自身调节和神经调节。神经调节包括肝藏疏泄(支配内脏运动)功能和心藏藏神(产生精神活动)功能的调节。另外,体液调节也发挥一定作用。

(一) 自身调节

肠神经系统是分布于食管中段到肛门管壁的消化道特有神经系统。包含胃肠道的黏膜下神经丛(迈斯纳神经丛)和肌间神经丛(奥尔巴赫神经丛)的神经节细胞、中间连结纤维,以及从神经丛发出支配胃肠道平滑肌、腺体和血管的神经纤维。肠壁内的神经节细胞超过1亿个,与脊髓所含神经元的总数相近。进入肠壁的交感神经节后纤维和副交感神经节前纤维,只能与部分肠神经节细胞形成突触联系,传递中枢神经系统的信号,影响兴奋性或抑制性神经递质的释放,从而调节胃肠道功能。还有大量肠神经节细胞并不直接接受来自中枢神经系统的冲动。因此,肠神经系统是相对独立的整合系统,可独立地调节胃肠运动、分泌、血流量以及水、电解质平衡。

肠神经系统与躯体神经系统和内脏神经系统的神经元和胶质细胞同源于外胚层的神经嵴。在胚胎发育过程中,颈部和骶部的神经嵴细胞沿着身体纵轴移到肠壁,形成肠神经系统。故肠神经系统的结构与中枢神经系统相似:①肌间神经丛的神经纤维外无神经束膜和神经内膜等结缔组织包裹,而有神经胶质细胞支持;②分布于肌间神经丛内的神经元及其胞突相互间构成神经网络,与神经胶质细胞交织在一起,留下的细胞外间隙很小;③肌间神经丛内部几乎没有血管,供应神经营养的毛细血管分布在神经胶质鞘之外;④毛细血管壁厚,内皮细胞间的连接紧密,使得蛋白质和其他大分子不能通过,构成的血-肠肌间神经丛屏障与中枢神经系统的血-脑屏障类似;⑤肠神经系统内的神经元有多种类型,有可感受黏膜表面的压力和牵张刺激的神经元,还有能加工输入信号和产生传出冲动的中间神经元,以及兴奋性和抑制性运动神经元;⑥肠神经系统内的神经递质也多种多样,除了乙酰胆碱和去甲肾上

腺素外,肠神经系统的神经递质还有 5-羟色胺(5-HT)以及多种神经肽,其中包括血管活性肠肽(VIP)、P 物质、生长抑素、铃蟾素、脑啡肽、缩胆囊素、胰多肽和神经降压肽等。

(二)肝藏疏泄(支配内脏运动)功能对脾藏运化(消化吸收)功能的调节

表现为内脏神经系统产生和传导内脏感觉和运动信号,调节消化系统的功能,是中医"肝气乘脾""肝气犯胃"的形态学基础。

1. 消化吸收功能相关内脏感受器和传入神经

味觉感受器:又称味蕾、接触性化学感受器,分布于口腔,特别是舌,信号经特殊内脏感觉纤维传入。

痛觉感受器:位于腹膜,痛觉信号经一般内脏感觉纤维传入。

触觉感受器:又称环层小体、麦斯纳小体、梅克尔盘,位居口唇、消化道黏膜,信号经内脏感觉纤维传入。

温度觉感受器:即 Aδ 和 C 类传入纤维的末梢,感受冷觉、热觉,位居消化道黏膜,信号经内脏感觉纤维传入。

机械、化学感受器:位居胃肠道,感受疼痛、牵拉、化学(分布在肌层或黏膜层内的游离神经末梢)刺激,信号经一般内脏感觉纤维传入。

葡萄糖感受器:位居下丘脑,与饥饿有关。

肝内特殊感受器:与饥饿有关,信号经一般内脏感觉纤维传入。

直肠壁内感受器:位居直肠壁,产生排大便欲望,信号经一般内脏感觉纤维传入。

2. 消化吸收功能相关内脏运动神经中枢

(1)脊髓:脊髓对消化吸收功能相关内脏活动的调节中枢在脊髓 T_5~L_3 节段(交感神经)和脊髓 S_2~S_4 节段(副交感神经)。

(2)低位脑干:由延髓发出的自主神经传出纤维支配食管、胃、胰腺、肝和小肠等。

(3)边缘系统:刺激扣带回前部可出现胃运动抑制;刺激杏仁核可引起咀嚼、唾液和胃液分泌增加、胃蠕动增强、排便。

(4)大脑新皮质:刺激大脑新皮质内侧面 4 区一定部位,会使直肠产生运动的变化;刺激 4 区底部,可使消化道运动及唾液分泌产生变化。

3. 内脏运动神经

(1)交感神经:支配消化道的交感神经的节前纤维在腹腔神经节、肠系膜神经节或腹下神经节内更换神经元,而后发出节后纤维主要终止于壁内神经丛内的胆碱能神经元;少数交感节后纤维直接支配消化道平滑肌、血管平滑肌和消化道腺细胞。交感神经兴奋时,可引起消化道运动减弱,腺体分泌抑制和血流量减少,消化道括约肌收缩。

(2)副交感神经:支配消化道的副交感神经包括迷走神经和盆神经,其节前纤维进入胃肠组织后,主要与肌间神经丛和黏膜下神经丛的神经元形成突触,节后纤维支配腺细胞、上皮细胞、血管和消化道平滑肌细胞。消化道内副交感节后纤维主要为胆碱能纤维,兴奋时释放乙酰胆碱,通过激活 M 受体,可使消化道收缩,腺体分泌增多,消化道括约肌松弛。

4. 脑-肠-菌轴　自主神经系统、肠神经系统、消化道以及种类繁多的肠道菌群是一个重要的调节系统,即脑-肠-菌轴。

(1)下-上调节:肠道上皮细胞、肠壁集合淋巴小结、肠道固有层内分泌细胞和嗜铬细胞都可以在肠道菌群的刺激下产生各种信号分子,如脑-肠肽、胺类,这类物质经过血运上行,可以顺利通过血脑屏障作用于中枢神经系统,也可以直接作用于外源性第1级神经元胞体的特异性受体间接发挥作用。另外,肠道微生物还可通过释放某些特定的信号分子,如肠道菌群代谢产物、病原体相关分子和细菌相关分子,如脂多糖(LPS)和肽聚糖,既可以通过激活肠道上皮细胞特异性受体发挥作用,也可以直接进入血液循环,刺激远位器官,产生相应的精神和情绪症状。

(2)上-下调节:中枢神经系统对消化系统的调节,除了交感神经和迷走神经两大分支外,还包括下丘脑-垂体-肾上腺轴、交感-肾上腺轴以及调节脊髓反射和背角兴奋性的下行单胺能投射通路。在大脑情绪中枢和内脏感觉中枢的双重调控下,内侧额前皮质区接受外侧额前皮质和额眶叶皮质区的双重信号投射。其中,额眶叶皮质区可整合包括与消化道相关的摄食行为、内脏疼痛等感觉信号,将信号输入至岛叶和前扣带回皮质。当我们面对环境刺激时,相应产生各种情绪波动,可能是负面的、正面的情绪。这些情绪刺激大脑情绪中枢,通过下行信号转导通路,最终调节胃肠动力、分泌、肠黏膜通透性和信号分子在肠腔内的释放,达到影响肠道菌群的作用。

(三)心藏藏神(产生精神活动)功能对脾藏运化(消化吸收)功能的调节

该调节是指有意识的精神活动对消化吸收功能的调节,是传统中医学"心脾两虚"的形态学基础。

1. 消化吸收功能相关神经中枢

摄食中枢:又称饥饿中枢,位于下丘脑外侧区(LH)。破坏此中枢出现食欲丧失、拒食。

饱中枢:位于下丘脑腹内侧核(VMH)。破坏此中枢出现食欲亢进、食量增加。

饮水中枢:位于下丘脑外侧区、未名质一部分、视前区和前下丘脑室周区等。其中,下丘脑外侧区、未名质及外侧视前区,通过渗透压的感受而检测细胞性脱水状况;前下丘脑室周器官,特别是第三脑室前端背侧的穹隆下器官,则通过对血管紧张素的感受而检测血容量是否过低。

味觉中枢(可能在中央后回下部,即43区,舌和咽的一般感觉区附近)、视觉中枢:对食物的形状、颜色、气味、味道、进食的环境乃至语言文字描述产生有意识的感受。

摄食中枢、疑核和舌下神经核:位于下丘脑外侧区,是消化道的躯体运动中枢。产生运动信号调控位于口腔、咽、食管上端的骨骼肌及肛门外括约肌的运动,产生咀嚼、吞咽、呕吐、排便动作。

大脑皮质联络区、基底神经节和皮层小脑:接受消化道躯体感觉中枢的信号,策划随意运动,策动消化道躯体运动中枢产生运动信号支配消化道的随意运动。

2. 消化吸收功能相关特殊内脏运动纤维 特殊内脏运动纤维是指支配由鳃弓分化来的骨骼肌,如胸锁乳突肌、面肌、咀嚼肌、咽肌、喉肌的内脏运动纤维。参与咀嚼和吞咽的骨骼肌及其神经支配包括:

口轮匝肌:面神经。

舌肌:舌下神经。

颊肌、咀嚼肌:面神经颊支。

颞肌:颞深神经。

翼内肌:翼内肌神经。

翼外肌:翼外肌神经。

茎突咽肌:茎突咽肌神经。

咽鼓管咽肌:迷走神经咽支。
咽腭肌:迷走神经咽支。
咽缩肌:支配神经由迷走神经和舌咽神经的分支混合组成。
食管上括约肌:支配神经由舌咽神经组成,有一部分纤维走行于迷走神经内。

3. 消化吸收功能相关躯体运动纤维

(1) 参与呕吐和排便骨骼肌的神经支配

膈:膈神经。

腹外斜肌:第 5~11 肋间神经及肋下神经,髂腹下神经,髂腹股沟神经。

腹内斜肌:第 5~11 肋间神经及肋下神经,髂腹下神经,髂腹股沟神经。

腹横肌:第 5~11 肋间神经及肋下神经,髂腹下神经,髂腹股沟神经。

腹直肌:第 5~11 肋间神经及肋下神经。

肛门外括约肌:受直肠下神经、阴部神经、骶丛和 S_2、S_3 神经根支配。还存在来自骶丛和 S_4 神经根的直接分支。

(2) 排便的调节过程:正常人的直肠内通常没有粪便,当肠蠕动将粪便推入直肠,刺激直肠壁内的感受器,冲动经盆神经和腹下神经传入脊髓腰、骶段的初级排便中枢,并同时上传到大脑皮质引起便意。当条件许可时,即可发生排便反射。此时,传出冲动沿盆神经下传,使降结肠、乙状结肠和直肠收缩,肛门内括约肌舒张;同时,阴部神经的冲动减少,使肛门外括约肌舒张,于是将粪便排出体外。在排便过程中,支配膈肌和腹肌的神经也参与活动,这些神经的兴奋可使膈肌和腹肌收缩,腹内压升高,促使粪便排出。

(四) 肾藏藏精(体液调节)功能对脾藏运化(消化吸收)功能的调节

体内的一些细胞能生成并分泌某些特殊的化学物质,经体液运输到达胃肠道的组织细胞发挥调节作用。

1. 消化系统分泌的激素　主要包括胰岛 PP 细胞合成和释放的胰多肽(PP),十二指肠、空肠、回肠和胃窦的 S 细胞分泌的促胰液素,小肠黏膜 I 细胞释放的缩胆囊素,胃窦部、十二指肠上段的 G 细胞分泌的促胃液素,胃肠道和胰腺的神经系统分泌的铃蟾素(BN),以及胃肠道(占 85%)和中枢神经系统(占 10%)开放型的 N 细胞分泌的神经降压素(NT),详见第五章第一节第五部分调节之精。

2. 消化系统以外组织分泌的激素　下丘脑外侧区和穹隆周围核分泌增食因子,能增加食欲、刺激摄食和减少能量消耗,这与肥胖的发生密切相关。中枢神经系统、胰腺、甲状腺、肾上腺髓质、腺垂体分泌生长抑素、血管活性肠肽、脑啡肽和 P 物质,能调节胃肠功能。甲状腺分泌甲状腺激素(TH),增加肠蠕动,增加食欲。肾上腺皮质分泌盐皮质激素(MC)、肾上腺髓质嗜铬细胞分泌肾上腺髓质素(ADM)、肾小球旁器的球旁细胞分泌肾素,调节胃肠吸收水、钠。肾上腺皮质分泌糖皮质激素促进胃腺分泌盐酸和胃蛋白酶原,增高胃腺细胞对迷走神经与促胃液素的敏感性。人体各种组织都能分泌的前列腺素(PG)能抑制胃腺分泌,保护胃黏膜,促进小肠运动。白色脂肪组织分泌瘦素(LP),作用于下丘脑弓状核,通过抑制神经肽 Y 神经元的活动,减少摄食量,与参与摄食平衡调节的兴奋性因素相抗衡。

二、脾藏主肌肉(躯体运动)功能协同的调控结构

脾藏主肌肉(躯体运动)功能协同的调节主要为神经调节。神经调节包括心藏藏神(产

生精神活动)功能和肝藏藏血(支配躯体运动)功能的调节。

人的躯体感觉和运动中枢由3个水平的神经结构组成。大脑皮质联络区、基底神经节和皮层小脑居于最高水平,负责运动的总体策划,这一水平的神经结构属于心藏藏神(产生精神活动)功能对脾藏主肌肉(躯体运动)功能的调节;运动皮质和脊髓小脑居于中间水平,负责运动的协调、组织和实施;脑干和脊髓处于最低水平,负责运动的执行,这两种水平的神经结构属于肝藏藏血(支配躯体运动)功能对脾藏主肌肉(躯体运动)功能的调节。

(一)心藏藏神(产生精神活动)功能对脾藏主肌肉(躯体运动)功能的调节

躯体感觉和运动信号的产生和传导通路详见肝藏藏血(支配躯体运动)功能的执行结构。心藏藏神(产生精神活动)功能对脾藏主肌肉(躯体运动)功能的调节是指大脑皮质联络区、基底神经节和皮层小脑对随意运动的总体策划,详见第四章第六节心藏藏神(产生精神活动)功能的随意运动策划结构。

(二)肝藏藏血(支配躯体运动)功能对脾藏主肌肉(躯体运动)主持躯体运动功能的调节

1. 策划好的运动指令被传送到大脑皮质运动区和脊髓小脑,负责运动的协调和组织　详见第四章第五节肝藏藏血(支配躯体运动)功能的躯体运动信号产生结构。

2. 运动中枢产生的运动指令,经运动传出通路到达脑干和脊髓运动神经元,最终到达它们所支配的骨骼肌而产生运动　运动信号由皮质发出,经内囊、脑干下行,到达脊髓前角运动神经元的传导束称皮质脊髓束;由皮质发出,经内囊到达脑干内各脑神经运动神经元的传导束称皮质脑干束。皮质脊髓束分为皮质脊髓侧束(80%)和皮质脊髓前束(20%)。皮质脊髓前束在种系发生上较古老,其功能是控制躯干和四肢近端肌肉,尤其是屈肌的活动,与姿势的维持和粗略的运动有关;而皮质脊髓侧束在种系发生上较新,其功能是控制四肢远端肌肉的活动,与精细的、技巧性的运动有关。

此外,上述通路发出的侧支和一些直接起源于运动皮质的纤维,经脑干某些核团接替后形成顶盖脊髓束、网状脊髓束和前庭脊髓束,其功能与皮质脊髓前束相似,参与对近端肌肉粗略运动和姿势的调节;而红核脊髓束的功能可能与皮质脊髓侧束相似,参与对四肢远端肌肉精细运动的调节。

在随意运动的策划和执行过程中,运动调控中枢各级水平都需要不断接受感觉信号,用以调整运动中枢的活动。在运动发起前,运动调控中枢在策划运动以及在一些精巧动作学习过程中编制程序时都需要感觉信号,基底神经节和皮层小脑在此过程中发挥重要作用;在运动过程中,中枢又需要根据感觉反馈信号及时纠正运动的偏差,使执行中的运动不偏离预定的轨迹,脊髓小脑利用它与脊髓、脑干和大脑皮质之间的纤维联系,将来自肌肉、关节等处的感觉信号与皮质运动区发出的运动指令反复进行比较,以修正皮质运动区的活动;在脊髓和脑干,感觉信号可引起反射,调整运动前和运动中的身体姿势,以配合运动的发起和执行。

(三)肝藏藏血(支配躯体运动)功能对脾藏主肌肉(躯体运动)维持躯体姿势功能的调节

1. 脑干

(1)脑干对肌紧张的调节:脑干网状结构中存在抑制或加强肌紧张和肌运动的区域,分别称抑制区和易化区。抑制区较小,位于延髓网状结构的腹内侧部分;易化区较大,分布于广大的脑干中央区域,包括延髓网状结构的背外侧部分、脑桥的被盖、中脑的中央灰质及被盖,也包括脑干以外的下丘脑和丘脑中线核群等部位。与抑制区相比,易化区的活动较强,在肌紧张的平衡调节中略占优势。此外,大脑皮质运动区、纹状体、小脑前叶蚓部等部位也有抑制肌紧张的作用;前庭核、小脑前叶两侧部和后叶中间部等部位则有易化肌紧张的作用。这些区域的功能可能都是通过脑干网状结构内的抑制区和易化区来完成的。

(2) 脑干对姿势的调节:中枢神经系统通过反射改变骨骼肌紧张度或产生相应的动作,以保持或改变身体的姿势以免发生倾倒,称姿势反射。由脑干整合而完成的姿势反射有状态反射、翻正反射、直线和旋转加速度反射等。

1) 状态反射:头部在空间的位置发生改变以及头部与躯干的相对位置发生改变,都可反射性地改变躯体肌肉的紧张性,称状态反射。状态反射是在低位脑干整合下完成的,但受高位中枢的控制而不易表现出来。状态反射包括迷路紧张反射和颈紧张反射。迷路紧张反射是内耳迷路的椭圆囊和球囊的传入冲动对躯体伸肌紧张性的反射性调节,反射中枢主要是前庭核。颈紧张反射是颈部扭曲时颈部脊椎关节韧带和肌肉本体感受器的传入冲动对四肢肌肉紧张的反射性调节,反射中枢位于颈部脊髓。当头向一侧扭转时,下颏所指一侧的伸肌紧张性加强;若头后仰时,则前肢伸肌紧张性加强,而后肢伸肌紧张性降低;若头前俯时,则前肢伸肌紧张性降低,而后肢伸肌紧张性加强。

2) 翻正反射:正常动物可保持站立姿势,若将其推倒则可翻正过来,这种反射称翻正反射。这一反射包括一系列的反射活动,最初是由于头部空间位置的不正常,刺激视觉与平衡觉感受器,从而引起头部的位置翻正;头部翻正后,头与躯干的位置不正常,刺激颈部的本体感受器,导致躯干的位置也翻正。

2. 脊髓小脑　脊髓小脑也具有调节肌紧张的功能。小脑对肌紧张的调节具有抑制和易化双重作用,分别通过脑干网状结构抑制区和易化区而发挥作用。抑制肌紧张的区域是小脑前叶蚓部,加强肌紧张的区域是小脑前叶两侧部和后叶中间部。在进化过程中,小脑的肌紧张抑制作用逐渐减退,而易化作用逐渐增强,所以,脊髓小脑受损后可出现肌张力减退、四肢乏力。

3. 前庭小脑　主要由绒球小结叶构成,与之邻近的小部分蚓垂也可归入此区。前庭小脑主要接受来自前庭核纤维的投射,传出纤维均在前庭核交换神经元,再经前庭脊髓束抵达脊髓前角内侧部分的运动神经元,控制躯干和四肢近端肌肉的活动。因此,前庭小脑参与身体姿势平衡功能的调节。此外,前庭小脑可通过脑桥核接受外侧膝状体、上丘和视皮质等处的视觉传入信号,调节眼外肌的活动,从而协调头部运动时眼的凝视运动。

4. 脊髓　脊髓的牵张反射可以产生一定的肌紧张,但远不足以维持人体的姿势和平衡。正常情况下,脊髓的牵张反射要受高位中枢的调控。故其自身所具有的功能不易表现出来。

对姿势反射的调节:由脊髓能完成的姿势反射有对侧伸肌反射、牵张反射和节间反射。

(1) 对侧伸肌反射:人的一侧肢体皮肤受到伤害性刺激时,可反射性引起受刺激侧肢体关节的屈肌收缩而伸肌舒张,使肢体屈曲,称屈肌反射。该反射具有保护意义,但不属于姿势反射。若加大刺激强度,则可在同侧肢体发生屈曲的基础上出现对侧肢体伸展,称对侧伸肌反射。对侧伸肌反射是一种姿势反射,在保持身体平衡中具有重要意义。

(2) 牵张反射:是指有完整神经支配的骨骼肌在受外力牵拉伸长时引起的被牵拉的同一

肌肉发生收缩的反射。牵张反射的感受器是肌梭。牵张反射包括腱反射和肌紧张两种类型。

腱反射:是指快速牵拉肌腱时发生的牵张反射。如叩击髌骨下方的股四头肌肌腱引起股四头肌收缩的膝反射、叩击跟腱引起小腿腓肠肌收缩的跟腱反射等。腱反射的效应器主要是收缩较快的快肌纤维。腱反射的传入纤维直径较粗,传导速度较快,反射的潜伏期很短,是单突触反射。

肌紧张:是指缓慢持续牵拉肌腱时发生的牵张反射,表现为受牵拉的肌肉处于持续、轻度的收缩状态。肌紧张是维持躯体姿势最基本的反射,是姿势反射的基础。肌紧张的效应器主要是收缩较慢的慢肌纤维。肌紧张常表现为同一肌肉的不同运动单位进行交替性的收缩,而不是同步收缩,因此不表现为明显的动作,并且能持久地进行而不易发生疲劳。肌紧张中枢的突触接替不止一个,因而为多突触反射。

(3)节间反射:是指脊髓某一节段神经元发出的轴突与邻近节段的神经元发生联系,通过上、下节段之间神经元的协同活动而发生的反射,如在脊髓动物恢复后期刺激腰背皮肤引起后肢发生的搔爬反射。

另外,肌肉收缩需要 K^+。人体内的 K^+ 大约98%存在于细胞内,因而细胞外钾浓度的轻微变化就可能对肌肉系统产生严重影响。

第二节 肺藏功能协同的调控结构

肺藏功能协同的调节主要表现为神经调节,同时体液调节也发挥一定作用。

一、肺藏主气(呼吸)功能协同的调控结构

肺藏主气(呼吸)功能协同的调节主要表现为神经调节。神经调节包括肝藏疏泄(支配内脏运动)、心藏藏神(产生精神活动)功能对肺藏呼吸功能(主气)的调节。另外,体液调节也发挥一定作用。

(一)肝藏疏泄(支配内脏运动)功能对肺藏主气(呼吸)功能的调节

1. 化学感受性呼吸反射　调节呼吸运动的化学物质包括动脉血液、组织液或脑脊液中的 O_2、CO_2 和 H^+。人体通过呼吸运动调节血液中 O_2、CO_2 和 H^+ 的水平,而血液中 O_2、CO_2 和 H^+ 水平的变化又通过化学感受性反射调节呼吸运动,从而维持人体内环境中这些化学物质的相对稳定和人体代谢活动的正常进行。

(1)化学感受器:化学感受器是指适宜 O_2、CO_2 和 H^+ 等化学物质刺激的感受器。根据所在部位不同,化学感受器分为外周化学感受器和中枢化学感受器。

1)外周化学感受器:位于颈动脉小球和主动脉小球,在动脉血 PO_2 降低、PCO_2 或 H^+ 浓度升高时受到刺激,冲动分别经窦神经(舌咽神经的分支,分布于颈动脉小球)和迷走神经(分支分布于主动脉小球)传入延髓,反射性地引起呼吸加深加快和血液循环功能的变化。

2)中枢化学感受器:位于延髓腹外侧部的浅表部位,脑脊液和局部细胞外液中 H^+ 浓度升高时受到刺激引起呼吸中枢兴奋。

(2) CO_2、H^+ 和低氧对呼吸运动的影响

1) CO_2 对呼吸运动的影响:一定水平的 PCO_2 对维持呼吸中枢的基本活动是必需的。吸入气中 CO_2 增加时,肺泡气 PCO_2 随之升高,动脉血 PCO_2 也升高,因而呼吸加深、加快,肺

通气量增加。肺通气增加可使 CO_2 排出增加,使肺泡气和动脉血 PCO_2 重新接近正常水平。但当吸入气 CO_2 含量超过一定水平时,肺通气量不能相应增加,使肺泡气和动脉血 PCO_2 显著升高,导致中枢神经系统包括呼吸中枢活动的抑制,引起呼吸困难、头痛、头昏,甚至昏迷,出现 CO_2 麻醉。

2) H^+ 对呼吸运动的影响:动脉血液 H^+ 浓度升高时,呼吸运动加深、加快,肺通气量增加;H^+ 浓度降低时,呼吸运动受到抑制,肺通气量降低。中枢化学感受器对 H^+ 的敏感性较外周化学感受器高出 25 倍。

3) 低氧对呼吸运动的影响:吸入气 PO_2 降低时,肺泡气和动脉血 PO_2 都随之降低,因而呼吸运动加深、加快,肺通气量增加。但动脉血 PO_2 的降低对正常呼吸运动的调节作用不大,仅在特殊情况下低氧刺激才有重要意义,并通过外周化学感受器实现。

2. **肺牵张反射** 由肺扩张或肺萎陷引起的吸气抑制或吸气兴奋的反射称肺牵张反射。

(1) 肺扩张反射:是肺扩张时抑制吸气活动的反射。感受器位于从气管到细支气管的平滑肌中,属牵张感受器,其阈值低,适应慢。肺扩张时,牵拉呼吸道,使呼吸道扩张,牵张感受器受到刺激,其传入纤维为有髓鞘纤维,传入冲动沿迷走神经进入延髓,在延髓内通过一定的神经联系,促使吸气转为呼气。肺扩张反射的生理意义在于加速吸气过程向呼气过程的转换,使呼吸频率增加。但平静呼吸时,肺扩张反射一般不参与呼吸运动的调节。

(2) 肺萎陷反射:是肺萎陷时增强吸气活动或促进呼气转换为吸气的反射。感受器位于气道平滑肌内。平静呼吸时肺萎陷反射不参与呼吸调节,但在防止呼气过深以及在肺不张等情况下可能起一定作用。

3. **防御性呼吸反射**

(1) 咳嗽反射:咳嗽反射的感受器位于喉、气管和支气管的黏膜。大支气管以上部位的感受器对机械刺激敏感,二级支气管以下部位对化学刺激敏感。传入冲动经迷走神经传入延髓,触发咳嗽反射。咳嗽时,先是一次短促的或较深的吸气,继而声门紧闭,呼气肌强烈收缩,肺内压和胸膜腔内压急剧上升,然后声门突然开放,由于肺内压很高,气体便由肺内高速冲出,将呼吸道内的异物或分泌物排出。剧烈咳嗽时,可因胸膜腔内压显著升高而阻碍静脉回流,使静脉压和脑脊液压升高。

(2) 喷嚏反射:类似于咳嗽反射,不同的是刺激作用于鼻黏膜的感受器,传入神经是三叉神经,反射效应是腭垂下降,舌压向软腭,而不是声门关闭,呼出气主要从鼻腔喷出,以清除鼻腔中的刺激物。

除受上述反射性调节外,呼吸运动还受其他多种感受器的传入性影响。例如,肺毛细血管充血或肺泡壁间质积液时,肺毛细血管旁感受器(简称 J 感受器)受到刺激,冲动经迷走神经无髓纤维传入延髓,引起反射性呼吸暂停,继以呼吸浅快、血压降低、心率减慢;颈动脉窦、主动脉弓、心房、心室等处的压力感受器受到刺激时,可反射性抑制呼吸运动。但是,这些反射活动的调节作用较弱,生理意义有限。

(二) 心藏藏神(产生精神活动)功能对肺藏主气(呼吸)功能的调节

1. **心藏藏神(产生有意识精神活动)功能对肺藏主气(呼吸)功能的调节** 表现为大脑皮质联络区、基底神经节和皮层小脑策划随意运动对呼吸属动力系统的调节。

(1) 对随意呼吸的调节:大脑皮质通过皮质脊髓束和皮质脑干束在一定程度上控制脑桥、延髓和脊髓呼吸神经元的活动,实现随意屏气或呼吸的加深加快。随意呼吸的下行通路

(体现心藏产生有意识精神活动功能对肺藏呼吸功能的调节)与自主呼吸(体现肝藏支配内脏运动功能对肺藏呼吸功能的调节)的下行通路是分开的。

脊髓中有支配呼吸肌的运动神经元,它们的胞体位于第3~5颈段脊髓前角(支配膈肌)和胸段脊髓前角(支配肋间肌和腹肌等)。颈神经前支支配颈深肌外侧群(前斜角肌、中斜角肌、后斜角肌)。胸前神经、胸长神经支配胸大肌、胸小肌。肋间神经支配肋间外肌、肋间内肌、肋间最内肌、胸横肌。膈神经支配膈肌。下六对胸神经和腰神经支配腹外斜肌、腹内斜肌、腹横肌、腹直肌、腰方肌。

(2)对呼吸运动相关功能的调节:大脑皮质通过皮质脊髓束和皮质脑干束随意控制低位脑干和脊髓呼吸神经元的活动,以保证说话、唱歌、哭笑、喷嚏、咳嗽、吞咽、排便等呼吸运动相关功能的实现。

2. 心藏藏神(产生下意识精神活动)功能对肺藏主气(呼吸)功能的调节

(1)自主呼吸的神经中枢:自主呼吸的神经中枢是指中枢神经系统产生非随意呼吸运动信号对呼吸功能的调节。传统中医学称自主呼吸为"肺主治节"。

1)低位脑干:在延髓内有喘息中枢产生最基本的呼吸节律,在脑桥下部有长吸中枢对吸气活动产生紧张性易化作用,在脑桥上部有呼吸调整中枢对长吸中枢产生周期性抑制作用,在三者的共同作用下,形成正常的自主呼吸节律。

延髓和脑桥存在呈节律性自发放电的呼吸神经元,主要集中分布于左右对称的三个区域:延髓背内侧的背侧呼吸组,相当于孤束核腹外侧部。该区主要含吸气神经元,主要作用是使吸气肌收缩而引起主动吸气。延髓腹外侧的腹侧呼吸组,从尾端到头端相当于后疑核、疑核和面神经后核及其邻近区域。该区含有多种类型的呼吸神经元,主要作用是使呼气肌收缩而引起主动呼气,还可调节咽喉部辅助呼吸肌的活动以及延髓和脊髓内呼吸神经元的活动。脑桥头端背侧分的脑桥呼吸组,相当于臂旁内侧核(NPBM)及其相邻的Kölliker-Fuse(KF)核,二者合称PBKF核群,为呼吸调整中枢所在部位。该区主要含呼气神经元,其作用是限制吸气,促使吸气向呼气转换。

另外,在疑核的头端平面,存在一个被称为前包钦格复合体(PBC)的区域,可能是呼吸节律起源的关键部位。

由延髓发出的自主神经传出纤维支配支气管、喉等;同时,脑干网状结构中存在许多与内脏活动调节有关的神经元,其下行纤维支配脊髓,调节脊髓的自主神经功能。许多基本生命现象(如呼吸等)的反射调节在延髓水平已初步完成,因此,延髓有"生命中枢"之称。

2)边缘系统:刺激扣带回前部可出现呼吸抑制或加速;刺激隔区可出现呼吸暂停或加强。

3)大脑新皮质:刺激新皮质外侧面一定部位,可引发呼吸运动的变化。

(2)呼吸肌本体感受性反射:肌梭和腱器官是骨骼肌的本体感受器。肌梭受到牵张刺激时,可反射性引起其所在的骨骼肌收缩,这种反射称骨骼肌牵张反射,属于本体感受性反射。呼吸肌本体感受性反射参与正常呼吸运动的调节,在呼吸肌负荷增加时能发挥较明显的作用。

(三)体液调节对肺藏主气(呼吸)功能的调节

肾上腺素、去甲肾上腺素能使呼吸功能加强,肺通气量增加。

肾上腺髓质素(ADM)能扩张支气管平滑肌。

肠道神经元分泌血管活性肠肽(VIP),又名舒血管肠肽,借助血液循环能松弛支气管平滑肌。

各种组织分泌前列腺素(PG),使气管平滑肌收缩或舒张。

二、肺藏卫外(防御)功能协同的调控结构

肺藏卫外(防御)功能协同的调节主要表现为体液调节。肾藏的藏精(体液调节)功能对肺藏卫外(防御)功能协同的调节属于体液调节。传统中医学认为肾居下焦,故有"卫出下焦"的论断。

(一)细胞因子的调节

参与肺藏卫外(防御)功能调节的集落刺激因子包括粒细胞-巨噬细胞集落刺激因子(GM-CSF)、粒细胞集落刺激因子(G-CSF)、巨噬细胞集落刺激因子(M-CSF)和多能集落刺激因子(multi-CSF,又称IL-3)。参与肺藏卫外(防御)功能调节的白细胞介素包括IL-1、IL-2、IL-4等。参与肺藏卫外(防御)功能调节的干扰素包括IFN-α、IFN-β和IFN-γ等。参与肺藏卫外(防御)功能调节的趋化因子包括CCL1/I-309、CCL2/MCP-1、CCL3/MIP-1α等。参与肺藏卫外(防御)功能调节的肿瘤坏死因子包括TNF-α和TNF-β。详见第五章第一节第五部分调节之精。

(二)激素的调节

1. 抗利尿激素　又称血管升压素、精氨酸血管升压素。由下丘脑分泌,参与免疫调节。

2. 生长激素(GH)　由腺垂体分泌,刺激B淋巴细胞产生抗体,提高自然杀伤细胞(NK细胞)和吞噬细胞的活性,因而维护免疫系统的功能。

3. 催乳素(PRL)　由腺垂体分泌,具有免疫调节功能。

4. 褪黑素(MT)　由松果体分泌,能拮抗由精神因素(急性焦虑)所诱发的应激性免疫抑制效应。

5. 糖皮质激素　由肾上腺皮质分泌,能使中性粒细胞增加,嗜酸性粒细胞、淋巴细胞减少。

另外,组胺(HA)是一种广泛存在于人体组织中的活性胺化合物,以肥大细胞内含量最高。作为身体内的一种化学传导物质,可以影响许多细胞的反应,包括过敏、炎性反应、胃酸分泌等,也可以影响脑部神经传导,会造成人体想睡觉等效果。在多数情况下,HA是由肥大细胞受抗原抗体复合物致伤而释放,即细胞受外伤或外界特异性抗原的激发后,存在于细胞内的HA经组胺酸脱羧酶的作用,释放出一个CO分子所演变而成。这种释放的结果,可使平滑肌收缩、毛细血管扩张和通透性改变,促使血压下降,引起速发型超敏性的典型血管损伤,即疹块与潮红应答。

第三节　肾藏功能协同的调控结构

肾藏功能协同的调节主要表现为体液调节,神经调节也发挥一定作用。

一、肾藏主水(泌尿)功能协同的调控结构

肾藏主水(泌尿)功能协同的调节主要表现为体液调节和神经调节。肾藏的藏精(体液

调节)功能对肾藏主水(泌尿)功能协同的调节属于体液调节;肝藏疏泄(支配内脏运动)功能对肾藏主水(泌尿)功能协同的调节属于神经调节;另外,自身调节也发挥一定作用。

(一)肾藏的藏精(体液调节)功能对肾藏主水(泌尿)功能协同的调节

参与肾藏主水(泌尿)功能调节的激素包括血管升压素(VP)、盐皮质激素(MC)、糖皮质激素、肾上腺髓质素(ADM)和肾素-血管紧张素-醛固酮系统(RAAS)、8-精缩宫素(AVT)、内皮素、心房钠尿肽(ANP)、脑利钠肽(BNP)和前列腺素(PG),详见第五章第一节第五部分调节之精。

(二)肝藏疏泄(支配内脏运动)功能对肾藏主水(泌尿)功能的调节

1. 影响尿液生成　肾交感神经节前神经元胞体位于脊髓 $T_{12} \sim L_2$ 节段的中间外侧核,其纤维进入腹腔神经节和位于主动脉、肾动脉部的神经节。节后纤维与肾动脉伴行,支配肾动脉(尤其是入球小动脉和出球小动脉的平滑肌)、肾小管和球旁细胞。节后纤维末梢释放去甲肾上腺素,调节肾血流量、肾小球滤过率、肾小管的重吸收和肾素的释放。肾交感神经中有一些纤维释放多巴胺,引起肾血管舒张。肾脏各种感受器的感觉信号可经肾传入神经纤维传至中枢,调节肾脏的功能。一般认为肾脏无副交感神经末梢分布。

肾交感神经兴奋时:①通过肾脏血管平滑肌的 α 受体,引起肾血管收缩而减少肾血流量。入球小动脉比出球小动脉收缩更明显,使肾小球毛细血管血浆流量减少,毛细血管血压下降,肾小球滤过率下降;②通过激活 β 受体,使近球小体的近球细胞释放肾素,导致血液循环中血管紧张素Ⅱ和醛固酮浓度增加,血管紧张素Ⅱ可直接促进近端小管重吸收 Na^+,醛固酮可使髓袢升支粗段、远端小管和集合管重吸收 Na^+,并促进 K^+ 的分泌;③可直接刺激近端小管和髓袢(主要是近端小管)对 Na^+、Cl^- 和水的重吸收。

肾交感神经活动受许多因素的影响,如血容量改变(通过心肺感受器反射)和血压改变(通过压力感受器反射)等均可引起肾交感神经活动改变,从而调节肾脏的功能。

2. 影响储尿和排尿

(1) 感受器:位于输尿管和膀胱,包括痛、压力、化学、容量、渗透压感受器。

(2) 中枢:高位中枢位于大脑第二感觉区及边缘系统。脊髓对内脏活动的调节是初级的,排尿反射可在脊髓水平完成,但受高位中枢的控制。

(3) 传导神经:膀胱逼尿肌和内括约肌受副交感和交感神经的双重支配。

1) 副交感神经:节前神经元的胞体位于脊髓第 2~4 骶段,节前纤维行走于盆神经中,在膀胱壁内交换神经元,节后纤维分布于逼尿肌和内括约肌,其末梢释放乙酰胆碱,能激活逼尿肌上的 M 受体,使逼尿肌收缩。

2) 交感神经:起自腰段脊髓,经腹下神经到达膀胱。刺激交感神经可使膀胱逼尿肌松弛,内括约肌收缩(通过 α 受体)和血管收缩。交感神经含感觉传入纤维,可将引起痛觉的信号传入中枢。

(4) 排尿反射:排尿反射是一种脊髓反射,但脑的高级中枢可抑制或加强其反射过程。膀胱平滑肌和其他平滑肌被牵拉时,起初平滑肌张力加大,以后平滑肌松弛,张力恢复到原先水平,称应力舒张。当膀胱内的尿液量大于 300~400ml 时,膀胱内压才明显升高,在此基础上,尿量稍有增加就会引起膀胱内压迅速升高。当膀胱内尿量达到一定充盈度(400~500ml)时,膀胱壁上,特别是后尿道的感受器受牵张刺激而兴奋,冲动沿盆神经传入纤维传至脊髓骶段的排尿反射初级中枢,同时,冲动也上传到达脑干(脑桥)和大脑皮质的排尿反射高位中枢,并产生尿意。高位中枢可发出强烈抑制或兴奋冲动控制骶髓初级排尿中枢。脑桥可产生抑制和兴奋冲动,大脑皮质中枢主要产生抑制性冲动。

在发生排尿反射时,骶段脊髓排尿中枢的传出信号经盆神经传出,引起逼尿肌收缩,尿道内括约肌舒张,于是尿液被压向后尿道。进入后尿道的尿液又刺激尿道的感受器,冲动沿传入神经再次传至骶段脊髓排尿中枢,进一步加强其活动,这是一个正反馈过程,使逼尿肌收缩更强,尿道外括约肌开放,于是尿液被强大的膀胱内压(可高达 $150cmH_2O$)驱出。这一正反馈过程可反复进行,直至膀胱内的尿液被排完为止。排尿后残留在尿道内的尿液,在男性可通过球海绵体肌的收缩将其排尽,而在女性则依靠尿液的重力而排尽。

(三)自身调节

肾脏的一个重要特性是安静情况下,当肾动脉灌注压在一定范围内(80~180mmHg)变动时,肾血流量能保持相对稳定。当肾动脉灌注压在一定范围内降低时,肾血管阻力将相应降低;反之,当肾动脉灌注压升高时,肾血管阻力则相应增加,因而肾血流量能保持相对恒定。在没有外来神经支配的情况下,肾血流量在动脉血压一定的变动范围内能保持恒定的现象称肾血流量的自身调节。肾血流量的这种调节不仅使肾血流量保持相对恒定,而且使肾小球滤过率(GFR)保持相对恒定。这可防止肾排泄(如水和钠等)因血压波动而出现大幅度波动。当肾动脉灌注压超出上述范围时,肾血流量将随灌注压的改变而发生相应的变化。肾血流量主要取决于肾血管阻力,包括入球小动脉、出球小动脉和叶间动脉的阻力,其中最重要的是入球小动脉的阻力。

二、肾藏生育(生殖)功能协同的调控结构

肾藏生育(生殖)功能协同的调节主要表现为体液调节。肾藏的藏精(体液调节)功能对肾藏生育(生殖)功能协同的调节属于体液调节。另外,神经调节也发挥一定作用。

(一)肾藏的藏精(体液调节)功能对肾藏生育(生殖)功能协同的调节

主要表现为下丘脑-垂体-性腺轴对生育(生殖)功能的调节。包括褪黑素(MT)、8-精缩宫素(AVT)、催产素(OT)、卵泡刺激素(FSH)、黄体生成素(LH)、催乳素(PRL)、雌激素、孕激素、雄激素、人绒毛膜促性腺激素(hCG)、人绒毛膜生长激素(hCS)和甲状腺激素(TH),详见第五章第一节第五部分调节之精。

(二)肝藏疏泄(支配内脏运动)和心藏藏神(产生有意识精神活动)功能对肾藏生育(生殖)功能的调节

1. 感受器　包括位于子宫和阴道的痛、压力、化学、容量、渗透压感受器,以及位于外生殖器的触觉、温度觉感受器。

2. 神经中枢

脊髓:对内脏活动的调节是初级的,阴茎勃起反射等可在脊髓水平完成,但受高位中枢的控制。

边缘系统:边缘系统在进化上是脑的古老部分,能调节性活动。

大脑皮质联络区:产生性意识。

性行为主要是在中枢神经系统的控制下,通过条件反射和非条件反射来实现的。阴茎勃起的基本反射中枢位于脊髓腰骶段,同时受大脑皮质的性功能中枢及间脑、下丘脑的皮质下中枢调节。阴茎受自主神经系统和躯体神经系统的支配,自主神经来自盆神经丛,包括交

感和副交感神经纤维；躯体神经纤维起自脊髓骶段，构成阴部神经。阴茎海绵体上有肾上腺素能胆碱能和非肾上腺素能非胆碱能的神经纤维分布，并有多种神经递质及受体。

另外，交感神经兴奋还能促进妊娠子宫收缩，或未孕子宫舒张。

三、肾藏全形（成体）功能协同的调控结构

肾藏全形（成体）功能协同的调节主要表现为体液调节，肾藏的藏精（体液调节）功能对肾藏全形（成体）功能协同的调节属于体液调节。

（一）激素的调节

参与肾藏全形（成体）功能调节的激素包括褪黑素（MT）、生长激素（GH）、促甲状腺激素（TSH）、甲状腺激素（TH）、甲状旁腺激素（PTH）、降钙素（CT）、睾酮、雌激素、糖皮质激素、胰岛素和铃蟾素（BN），详见第五章第一节第五部分调节之精。

另外，肝、乳、鱼肝油等食物中含量较多的钙三醇，作用靶器官为小肠、骨和肾，能直接抑制破骨细胞对骨的吸收，使骨释放钙减少，同时促进骨吸收血浆中的钙，使血钙降低；可对抗甲状旁腺激素促进骨吸收的作用并使血磷降低；抑制肾小管对钙和磷的重吸收，使尿中钙和磷的排泄增加，血钙也随之下降；可抑制肠道转运钙。胆钙化醇又称维生素 D_3，是由皮肤中的 7-脱氢胆固醇经紫外线照射转化而来，能促进小肠黏膜细胞对磷的吸收，调节骨钙的沉积和释放，促进肾小管对钙和磷的重吸收。

（二）细胞因子的调节

参与肾藏全形（成体）功能调节的集落刺激因子包括促红细胞生成素（EPO）、血小板生成素（TPO）、粒细胞-巨噬细胞集落刺激因子（GM-CSF）、白血病抑制因子（LIF）、干细胞因子（SCF）和 FiT3 配体（FL）。参与肾藏全形（成体）功能调节的白细胞介素包括 IL-3、IL-6、IL-7、IL-9、IL-11 和 IL-24。参与肾藏全形（成体）功能调节的干扰素包括 IFN-α、IFN-β 和 IFN-γ。参与肾藏全形（成体）功能调节的趋化因子包括 CCL3/MIP-1α、CCL4/MIP-1β、CXCL4/PF-4 和 CXCL12/SDF-1α/β。参与肾藏全形（成体）功能调节的肿瘤坏死因子包括 TNF-α 和 TNF-β。参与肾藏全形（成体）功能调节的生长因子包括表皮生长因子（EGF）、血小板源生长因子（PDGF）、成纤维细胞生长因子（FGF）、肝细胞生长因子（HGF）、胰岛素样生长因子-Ⅰ（IGF-Ⅰ）、神经生长因子（NGF）、转化生长因子-α（TGF-α）、血管内皮细胞生长因子（VEGF）和抑瘤素 M（OSM）。详见第五章第一节第五部分调节之精。

四、肾藏气化（同化异化）功能协同的调控结构

肾藏气化（同化异化）功能协同的调节主要表现为体液调节和神经调节。肾藏的藏精（体液调节）功能对肾藏气化（同化异化）功能协同的调节属于体液调节；肝藏疏泄（支配内脏运动）、心藏藏神（产生有意识精神活动）功能对肾藏气化（同化异化）功能协同的调节属于神经调节。

（一）肾藏藏精（体液调节）功能对肾藏气化（同化异化）功能协同的调节

参与肾藏气化（同化异化）功能调节的激素包括抗利尿激素（ADH）、生长激素（GH）、催乳素（PRL）、甲状腺激素（TH）、胰岛素、胰高血糖素、糖皮质激素（GC）、肾上腺素、去甲肾上腺素、多巴胺、前列腺素（PG）、瘦素（LP）和神经降压素（NT）。

另外，胰岛素样生长因子-Ⅰ（IGF-Ⅰ）也具有降血糖、降血脂功能，详见第五章第一节第五部分调节之精。

（二）肝藏疏泄（支配内脏运动）功能对肾藏气化（同化异化）功能的调节

体温调节是指温度感受器接受体内、外环境温度的刺激,通过体温调节中枢的活动,引起内分泌腺、骨骼肌、皮肤血管和汗腺等组织器官活动的改变,从而调整人体的产热和散热过程,使体温保持在相对恒定的水平。

肝藏疏泄（支配内脏运动）对肾藏气化（同化异化）功能的体温调节属于自主性体温调节,即人体通过调节其产热和散热的生理活动,如寒战、发汗、血管舒缩等,以保持体温相对恒定的调节过程。

1. 外周温度感受器　外周温度感受器是指存在于皮肤、黏膜和内脏中的对温度变化敏感的游离神经末梢。温度感受器在皮肤呈点状分布,冷感受器较多,大约是热感受器的5~11倍。

2. 体温调节中枢　体温调节的主要中枢部位位于下丘脑。一般认为它应包括视前区-下丘脑前部（PO/AH）和下丘脑后部。在视前区-下丘脑前部存在着较多的热敏神经元和少数冷敏神经元。视前区-下丘脑前部接受温度刺激后,把信号传到下丘脑后部进行整合,调节产热和散热的过程,使体温保持相对稳定。

3. 发汗中枢　位于视前区-下丘脑前部,由下丘脑前部发汗中枢发出的神经纤维大部分在脑桥上部交叉,少数纤维在颈部脊髓交叉,然后到达脊髓灰质侧角的中间外侧核形成突触,由此再发出纤维支配汗腺。

4. 汗腺的神经支配　汗腺由交感神经支配,通过其节后纤维末梢释放乙酰胆碱而引起汗腺分泌活动。支配汗腺的交感节前纤维来自脊髓灰质侧角的中间外侧核,它们在交感神经链的神经节中形成突触,交换神经元后发出节后纤维分布到汗腺。

支配头面部汗腺的是由 T_1 和 T_2 段脊髓灰质侧角的中间外侧核发出的节前纤维,在颈上神经节中形成突触,由此发出节后纤维进入三叉神经的分支分布到面部的汗腺。这些纤维也与颈丛的分支一起到达第2和第4颈皮节,然后由颈中神经节发出,交感节后纤维支配颈部和胸部上区的汗腺。支配上肢汗腺的交感神经是从 T_1~T_8 段发出的节前纤维进入颈下神经节和 T_1~T_2 神经节,由此发出节后纤维分布到上肢的汗腺。支配躯干汗腺的神经来自 T_5~T_{12} 段发出的节前纤维,节后纤维的分布大致与皮节的感觉神经分布一致。下肢的汗腺则接受由 T_{12} 段发出的节前纤维支配,这些纤维通过交感干的下部到 L_2~L_4 神经节交换神经元后,发出节后纤维分布到下肢的汗腺。

（三）心藏藏神（产生有意识精神活动）功能对肾藏气化（同化异化）的调节

1. 行为性体温调节　即人体通过其行为使体温不致过高或过低的调节过程。如人在寒冷时原地踏步、跑动、趋向日光以取暖,炎热时躲在树荫下。

2. 前馈体温调节　控制部分在反馈信号尚未到达前已受到纠正信号（前馈信号）的影响,及时纠正其指令可能出现的偏差,这种自动控制形式称前馈。如人借助视、听等感觉器官,掌握了气温升降信号,信号传递到脑,脑发出指令增减衣着,创设人工气候环境以祛暑御寒。

另外,乳酸是体内一种不完全氧化的代谢中间产物。在供氧充足的情况下,可以继续氧化提供能量。在微循环范畴内,乳酸是参与局部调节生理机制的重要物质。

五、肾藏藏精（体液调节）功能协同的调控结构

肾藏藏精（体液调节）功能协同的调节主要表现为神经调节,肝藏疏泄（支配内脏运动）

功能对肾藏藏精(体液调节)功能协同的调节属于神经调节。

下丘脑是内分泌系统的最高中枢。下丘脑的一些神经元兼有神经元和内分泌细胞的功能,这类细胞既能产生和传导神经冲动,又能合成和释放激素,故称神经内分泌细胞,它们产生的激素称神经激素,即各种释放因子(RF)或释放抑制因子(RIF),能支配垂体的激素分泌。神经激素可沿神经细胞轴突借轴浆流动运送至末梢而释放,这种方式称神经分泌,可将来自中枢神经系统其他部位的神经活动电信号转变为激素分泌的化学信号,以协调神经调节与激素调节的关系。

垂体是人体最重要的内分泌腺,又称"内分泌腺之首",分前叶和后叶。垂体由外胚叶原始口腔顶部向上突起的颅颊囊与第三脑室底部间脑向下发展的漏斗小泡结合而成。颅颊囊下端形成垂体管(颅咽管),后由于颅骨闭合,使得颅咽管与口腔顶部隔开。颅颊囊前壁发育成垂体前叶远侧部及结节部,后壁形成中间部,而漏斗小泡发育成垂体后叶、漏斗柄、正中隆起。因此,垂体前叶和垂体后叶组织学来源不同,其功能也不同。垂体通过释放促激素控制甲状腺、肾上腺皮质、性腺、胰岛等的激素分泌。

下丘脑与垂体在结构与功能上的联系非常密切,又称下丘脑-垂体功能单位,包括:

1. 下丘脑-腺垂体系统　下丘脑与腺垂体之间并没有直接的神经联系,但存在独特的血管网络,即垂体门脉系统。垂体上动脉先进入正中隆起,形成初级毛细血管网,然后再汇集成几条垂体长门脉血管进入垂体,并再次形成次级毛细血管网。这种结构可经局部血流直接实现腺垂体与下丘脑之间的双向沟通,而不需通过体循环。下丘脑的内侧基底部,包括正中隆起、弓状核、腹内侧核、视交叉上核和室周核,以及室旁核内侧的小细胞神经元组成小细胞神经分泌系统。这些神经元胞体发出的轴突多终止于下丘脑基底部正中隆起,与初级毛细血管网密切接触,其分泌物可直接释放到垂体门脉血管血液中。因为能产生多种调节腺垂体分泌的激素,故又将这些神经元胞体所在的下丘脑内侧基底部称为下丘脑的促垂体区。

2. 下丘脑-神经垂体系统　神经垂体不含腺细胞,其自身不能合成激素。神经垂体激素实际是由下丘脑视上核和室旁核等部位的大细胞神经元合成的。大细胞神经元轴突向下投射到神经垂体,形成下丘脑-垂体束。视上核和室旁核合成的血管升压素(VP)和缩宫素(OT)经轴浆运输到神经垂体的末梢并储存。人体需要时由此释放入血。神经垂体与腺垂体的毛细血管网之间还存在垂体短门脉血管联系。

神经激素包括促甲状腺素释放激素(TRH)、促性腺激素释放激素(GnRH)、生长激素释放激素(GHRH)、生长激素释放抑制激素(生长抑素)[GHIH(SS)]、促肾上腺皮质激素释放激素(CRH)、催乳素释放因子(PRF)、催乳素释放抑制因子(PIF)、促黑(素细胞)激素释放因子(MRF)、促黑(素细胞)激素抑制因子(MIF)。

第四节　心藏功能协同的调控结构

心藏功能协同的调节主要表现为神经调节和体液调节,自身调节也发挥一定作用。

心藏主血脉(循环)功能协同的调控结构

心藏主血脉(循环)功能协同的调节主要表现为神经调节和体液调节。肝藏疏泄(支配内脏运动)功能对心藏主血脉(循环)功能协同的调节属于神经调节。肾藏藏精(体液调节)功能对心藏主血脉(循环)功能协同的调节属于体液调节。另外,自身调节也发挥一定作用。

(一) 肝藏疏泄(支配内脏运动)功能对心藏主血脉(循环)功能的调节

1. 支配心血管的中枢

大脑新皮质:刺激大脑新皮质外侧面的一定部位可引发血管运动的变化。刺激大脑新皮质6区的一定部位可出现上、下肢血管的舒缩反应。

边缘系统:刺激扣带回前部或隔区可出现血压下降或上升、心率减慢,刺激杏仁核可出现心率减慢。

下丘脑:室旁核(PVN)在心血管活动的整合中起重要作用。

延髓:是心血管活动的最基本中枢。延髓头端腹外侧区(RVLM)是产生和维持心交感神经和交感缩血管神经紧张性活动的重要部位,兴奋时引起交感神经活动加强和血压升高。延髓尾端腹外侧区(VVLM)并不直接投射到脊髓中间外侧核,而是到达和抑制RVLM的心血管神经活动,兴奋时抑制交感神经活动并降低血压。延髓孤束核(NTS)是压力感受器、化学感受器和心肺感受器等传入前卫的接替站,并对多种心血管活动的传入信号进行整合。

脊髓:脊髓第1胸段至第2~3腰段的中间外侧核有支配心脏和血管的交感节前神经元,脊髓骶段还有支配血管的副交感节前神经元。脊髓对内脏活动的调节是初级的,基本的血管张力反射可在脊髓水平完成,但受高位中枢的控制。

2. 支配心脏的神经

心交感神经:节前神经元位于脊髓第1~5胸段的中间外侧核,交换神经元后的节后纤维支配窦房结、心房肌、房室结、房室束和心室肌。节前纤维为胆碱能纤维,节后纤维为肾上腺素能纤维,末梢释放去甲肾上腺素。心交感神经兴奋使心率加快,房室传导加速,心肌收缩力加强。

心迷走神经:节前纤维起源于延髓的迷走神经背核和疑核,交换神经元后节后纤维支配窦房结、心房肌、房室结、房室束及其分支。心室肌只有少量迷走神经纤维支配。节后纤维释放乙酰胆碱,可引起心率减慢、心内传导速度降低、心房肌收缩力减弱。

支配心脏的肽能神经纤维:心脏中有多种肽类神经纤维存在,它们释放的肽类递质如神经肽Y、血管活性肠肽、降钙素基因相关肽、阿片肽,可与单胺和乙酰胆碱共存于同一神经元内,说明这些肽类递质可能参与对心肌和冠状血管的调节。如血管活性肠肽对心肌有正性变力作用和舒张冠状血管的作用,降钙素基因相关肽有加快心率的作用。

心脏的传入神经纤维:其神经末梢主要感受来自心脏的化学、机械牵张和容量刺激。

3. 支配血管的神经

交感缩血管神经纤维:节前神经元位于脊髓第1胸段至第2~3腰段的中间外侧核,交换神经元后节后纤维支配体内几乎所有血管平滑肌,节后纤维释放去甲肾上腺素。

舒血管神经纤维:体内多数血管仅接受交感缩血管神经纤维的单一支配,部分血管同时接受舒血管神经纤维支配。舒血管神经纤维主要有:①交感舒血管神经纤维,分布于骨骼肌血管,平时无紧张性活动,只有当情绪激动、恐惧、发怒和准备做剧烈肌肉活动时才发放冲动。兴奋时其末梢释放乙酰胆碱,使骨骼肌血管舒张,血流量增多。②副交感舒血管神经纤维,末梢释放乙酰胆碱,分布于脑膜、唾液腺、胃肠腺和外生殖器等部位的血管,作用范围局限,平时也无紧张性活动,兴奋时才引起这些器官的血管舒张,血流量增多。

肽类舒血管神经纤维:含有降钙素基因相关肽或血管活性肠肽,可引起局部血管舒张。

4. 心血管的神经反射

(1) 颈动脉窦和主动脉弓压力感受性反射:压力感受器位于颈动脉窦和主动脉弓血管外膜下的感觉神经末梢,感受血管壁的机械牵张刺激。颈动脉窦压力感受器的传入神经纤维组成窦神经加入舌咽神经进入延髓,主动脉弓压力感受器的传入神经纤维行走于迷走神经干内并随之进入延髓,然后与心血管中枢的多级神经元发生联系,产生运动信号影响效应器。

当动脉血压升高时,压力感受性反射增强,心迷走神经紧张加强,心交感紧张和交感缩血管紧张减弱,表现为心率减慢、心输出量减少、外周阻力降低,血压下降;当动脉血压降低时,压力感受性反射减弱,引起心率加快,心输出量增多,外周阻力增大,血压回升。

(2) 颈动脉小球和主动脉小球化学感受性反射:颈动脉小球和主动脉小球的化学感受器感受动脉血中的 O_2 分压降低、CO_2 分压升高和 H^+ 浓度升高等刺激,冲动经窦神经和迷走神经上行至延髓孤束核,然后使延髓内呼吸运动神经元和心血管活动神经元的活动改变而引起化学感受性反射。血中 CO_2 分压升高时,CO_2 可通过血-脑脊液屏障,使脑脊液中 H^+ 浓度升高,H^+ 作用于延髓腹外侧的中枢化学感受器,也引起化学感受性反射。化学感受性反射的效应主要是引起呼吸加深加快,再通过呼吸运动的改变反射性影响心血管。

(3) 心肺感受器引起的心血管反射:心肺感受器是一些位于心房、心室和肺循环大血管壁内的感受器,能感受机械牵张刺激或前列腺素、腺苷和缓激肽等化学物质的刺激,其传入神经纤维行走于迷走神经或交感神经内。反射活动引起交感神经抑制,使心率减慢,心输出量减少,外周阻力降低,血压下降,肾血流量增加,肾排水和排钠量增多。

容量感受性反射:当心房压升高,尤其是血容量增多时,心房壁的牵张感受器(又称容量感受器或低压力感受器)兴奋,冲动经迷走神经传到中枢,引起交感神经抑制和迷走神经兴奋,不仅使心率减慢,心输出量减少,外周阻力降低和血压下降,还降低血浆血管升压素和醛固酮水平,减少肾远曲小管和集合管对钠、水的重吸收,降低循环血量和细胞外液量。

心交感传入反射:心室壁的交感神经传入末梢能感受缓激肽、过氧化氢和腺苷等内源性或外源性化学物质的刺激,感受心室扩张引起的机械刺激,经心交感神经传入,反射性引起交感神经活动增强和动脉血压升高。

(4) 躯体感受器引起的心血管反射:皮肤的冷热刺激、各种伤害刺激和骨骼肌活动都刺激躯体传入神经引起心血管反射。

腹心反射:上腹部突然受钝力压迫或打击可引起心率减慢和血压下降,甚至出现心脏骤停。

眼心反射:压迫眼球可反射性引起心率减慢。

(5) 内脏感受器引起的心血管反射:扩张肺、胃、肠、膀胱等空腔器官或挤压睾丸可引起心率减慢和外周血管舒张。

脂肪传入反射:白色脂肪组织受到瘦素、缓激肽、腺苷或辣椒素等化学刺激可反射性引起交感神经系统激活,促进脂肪分解,并伴有血压升高。

脑缺血反应:急性大出血、动脉血压过低或颅内压过高时,脑血流量明显减少,可引起脑缺血反应,表现为交感缩血管中枢紧张性显著升高,外周血管强烈收缩,血压升高。

此外,心内肽能神经纤维能分泌 P 物质和神经降压素。肠道神经元分泌血管活性肠肽

(VIP),又名舒血管肠肽,是神经递质,能扩张心血管,降低血压。

(二)肾藏藏精(体液调节)功能对心藏主血脉(循环)功能协同的调节

参与心藏主血脉(循环)功能调节的激素包括血管升压素(VP)、肾素-血管紧张素系统(RAS)、肾上腺素和去甲肾上腺素、肾上腺髓质素(ADM)、肾上腺皮质激素、胰岛素、胰高血糖素、甲状腺激素和神经降压素(NT),详见第五章第一节第五部分调节之精。

参与心藏主血脉(循环)功能调节的心血管活性多肽包括:

心房钠尿肽(ANP):主要由心房肌细胞合成。作用:①舒张血管,降低血压;②利钠、利尿、减少循环血量;③抑制内皮细胞、平滑肌细胞、心肌成纤维细胞等多种细胞的增殖;④对抗RAS、内皮素和交感系统的缩血管作用。

脑利钠肽(BNP):由心室肌产生,能对抗RAS,利钠和利尿,降低血容量。

抗心律失常肽:由心脏分泌,能减慢心律,延长心电图Q-T间期,对抗高钙、低钾和G-毒毛旋花苷引起的心律失常。

此外,由垂体分泌的β-内啡肽可降低血压。由感觉神经末梢释放的降钙素基因相关肽(CGRP)能舒张血管,并对心肌具有正性变力、变时作用,使心率加快,心肌收缩力增强,心排血量增加。

参与心藏主血脉(循环)功能调节的血管活性物质包括:

一氧化氮(NO):由L-精氨酸在一氧化氮合酶的作用下生成,能舒张血管;抑制血小板黏附,防止血栓形成;抑制平滑肌细胞的增殖。

前列环素:是各种组织内皮生物膜上花生四烯酸的代谢产物,半衰期仅1~2分钟,能舒张血管,抑制血小板聚集。

内皮超极化因子(EDHF):由血管内皮生成,能舒张血管。

内皮素(ET):由血管内皮生成,具有强烈而持久的缩血管效应。

参与心藏主血脉(循环)功能调节的气体信号分子包括:

一氧化碳(CO):血红素在血红素加氧酶作用下生成内源性CO,能快速自由透过生物膜产生舒血管作用。

硫化氢(H_2S):由L-半胱氨酸为底物产生,能舒张血管,维持正常血压。

另外,由红细胞、甲状旁腺分泌高血压因子和抗高血压因子能调节血压。尾加压素Ⅱ能持续、高效地收缩血管。心脏的正常收缩离不开钾,人体内的K^+大约98%存在于细胞内,因而细胞外钾浓度的轻微变化就可能对心脏产生严重影响。

(三)自身调节

1. 代谢性自身调节　当组织代谢活动增强时,局部组织中氧分压降低,CO_2、腺苷、乳酸、H^+、K^+等多种代谢产物积聚,都能使局部的微动脉和毛细血管前括约肌舒张,引起局部的血流量增多,向组织提供更多的氧,并带走引起血管舒张的多种代谢产物,这又使微动脉和毛细血管前括约肌收缩,如此周而复始。

2. 肌源性自身调节　许多血管平滑肌经常保持一定的紧张性收缩,称肌源性活动。血管平滑肌被牵张时其肌源性活动加强。当供应某一器官血管的灌注压突然升高时,血管平滑肌受到牵张刺激,毛细血管前阻力血管肌源性活动增强,使器官血管的血流阻力增大,器官的血流量不致因灌注压升高而增多。反之,当器官血管的灌注压突然降低时,阻力血管舒张,血流量仍保持相对稳定。

第七章
五藏功能节律的关系结构

地球自转和围绕太阳公转引起光照和气候的节律性变化,月球自转和围绕地球公转引起反射光和引潮力的节律性变化。在太阳、地球和月球形成的节律性变化环境中,五藏功能也适应性地表现为节律性变化,称五藏功能节律,传统中医学称"藏气法时""四气调神""生气通天""天人相应"。

一事物对另一事物的作用方式可以是亲和性的、建设性的、化生性的,传统中医学称"生"或"化",也可以是排斥性的、破坏性的、抵制性的,传统中医学称"克"或"制"。太阳与地球之间、月球与地球之间、人体与环境之间、人体各组成部分之间的生克制化方式,统称关系结构。这种关系结构在数学上通常描述为非线性系统。计算机数值仿真显示,非线性系统能自发产生节律性变化,又称自激振荡,即不管从什么初始条件出发,非线性系统的运动都趋向于一个持续振荡。

本章将在第六章明确的同一藏同一功能执行结构内部协同的调控结构基础上,讨论不同藏不同功能执行结构之间协同的调控结构和五藏功能节律的关系结构,五藏功能节律的相位分布和观察指标见表 7-1。

表 7-1　五藏功能节律的相位分布

五藏	功能性质	峰/谷值相位	观察指标	峰/谷值相位	观察指标
脾藏	运化(消化吸收)	15:00/03:00	摄食、饮水、酪氨酸、色氨酸、磷酸烯醇丙酮酸羧化激酶	03:00/15:00	酪氨酸转氨酶、色氨酸羟化酶、β-羟基-β-甲基戊二酰辅酶A还原酶、鸟氨酸脱羧酶、葡萄糖激酶、血清淀粉酶、胆汁
		夏末秋初/冬末春初	食物供给量、细菌性痢疾	冬末春初/夏末秋初	消化性溃疡
	散精(转载)	15:00/03:00		03:00/15:00	甘油三酯
	统血(凝血抗凝血)	15:00/03:00	血小板聚集性	03:00/15:00	

续表

五藏	功能性质	峰/谷值相位	观察指标	峰/谷值相位	观察指标
脾藏	主肌肉(躯体运动)	15:00/03:00	运动量	03:00/15:00	
肺藏	主气(呼吸)	21:00/09:00	气管平滑肌舒张、呼吸深度	09:00/21:00	血红蛋白、红细胞比容
	卫外(防御)	21:00/09:00	病毒引发的发热、过敏性皮炎患者的皮肤瘙痒、皮下注射组胺、组胺释放剂、青霉素、屋尘螨提取液或结核菌素等引起的皮肤反应	09:00/21:00	细菌引发的发热、花粉症、结核菌素纯蛋白衍生物引起的迟发型皮肤反应、赛庚啶对给健康志愿者皮内注射粉尘提取物所产生的红斑、肿痕的治疗作用
		春末夏初/秋末冬初	水痘、流行性腮腺炎、麻疹、风疹、过敏性鼻炎、过敏性哮喘	秋末冬初/春末夏初	尿中17-羟皮质类固醇、过敏性鼻炎、过敏性哮喘、IgA、IgE
		03:00/15:00	总白细胞、总淋巴细胞、B细胞、总T细胞、辅助性T淋巴细胞(TH)、巨噬细胞、嗜酸性粒细胞的数量,过敏性哮喘、过敏性哮喘患者的血浆组胺含量	15:00/03:00	外周血中中性粒细胞、单核细胞、杀伤细胞、自然杀伤细胞、某些T细胞的数量
		冬末春初/夏末秋初	中性粒细胞数、巨噬细胞、感冒、流感、肺炎、支气管炎	夏末秋初/冬末春初	总淋巴细胞数、B淋巴细胞
肾藏	主水(泌尿)	03:00/15:00	抗利尿激素、血清尿素氮、尿渗透压、尿磷酸盐	15:00/03:00	尿量、尿钠、尿钾、尿肌酐、尿酸、血清钾、血压
	生育(生殖)	03:00/15:00	雌激素、孕激素、睾酮、催乳素	15:00/03:00	
		冬末春初/夏末秋初	血浆催乳素	夏末秋初/冬末春初	受孕率
	全形(成体)	03:00/15:00	甲状腺激素、生长激素、总白细胞、总淋巴细胞、B细胞、总T细胞、辅助性T淋巴细胞(TH)、巨噬细胞、嗜酸性粒细胞的数量、无机磷	15:00/03:00	外周血中中性粒细胞、单核细胞、杀伤细胞、自然杀伤细胞、某些T细胞的数量

续表

五藏	功能性质	峰/谷值相位	观察指标	峰/谷值相位	观察指标
肾藏		冬末春初/夏末秋初	中性粒细胞数、巨噬细胞	夏末秋初/冬末春初	总淋巴细胞数、B淋巴细胞
	气化(同化异化)	03:00/15:00	血糖、甲状腺激素、生长激素、胰岛素、四肢的皮肤血流量	15:00/03:00	能量消耗、体核温度、前额的皮肤血流量
		冬末春初/夏末秋初	基础代谢率	夏末秋初/冬末春初	人体对冷热刺激的阈值
	藏精(体液调节)	03:00/15:00		15:00/03:00	而四肢的皮肤血流量节律相位则与体核温度相反
肝藏	疏泄(支配内脏运动)	09:00/21:00	情绪、醛固酮、皮质醇	21:00/09:00	
		春末夏初/秋末冬初	自杀率/周期性精神病	秋末冬初/春末夏初	图书馆的借阅人数、尿中17-羟皮质类固醇
	藏血(支配躯体运动)	09:00/21:00		21:00/09:00	自发性脑出血
心藏	藏神(产生精神活动)	15:00/03:00	觉醒	03:00/15:00	睡眠
		夏末秋初/冬末春初	避暑	冬末春初/夏末秋初	"猫冬"
	主血脉(循环)	15:00/03:00	血压、心率、心输出量、每搏输出量、血流量、血容量、脾调节血量	03:00/15:00	ST段升高、洋地黄类强心药物的敏感性、左室射血前期指数、左室射血时间指数、血管阻力
		夏末秋初/冬末春初	心绞痛、心肌梗死		

第一节 五藏功能节律的授时因子

能够为人的生命活动提供时间参考的环境因素称为授时因子(zeitgeber)。根据信号的来源不同,影响五藏功能节律的授时因子可分为3类:一类来自太阳的光照,称太阳授时因子,产生太阳日节律和太阳年节律信号;一类来自月球的反射光和引潮力,称月球授时因子,产生月球太阴月节律、月球半太阴日节律、月球半太阴月节律和月球半太阴年节律信号;还有一类来自地球对太阳光照的反应,即地球的气候,称地球授时因子,产生地球日节律和地球年节律信号。

(一) 文献依据

1. 自然环境的日节律

《素问·金匮真言论》:"平旦至日中,天之阳,阳中之阳也;日中至黄昏,天之阳,阳中之阴也;合夜至鸡鸣,天之阴,阴中之阴也;鸡鸣至平旦,天之阴,阴中之阳也。"

2. 自然环境的年节律

《素问·厥论》:"春夏则阳气多而阴气少,秋冬则阴气盛而阳气衰。"

《素问·脉要精微论》:"万物之外,六合之内,天地之变,阴阳之应,彼春之暖,为夏之暑,彼秋之忿,为冬之怒。"

《素问·阴阳应象大论》:"天有四时五行,以生长收藏,以生寒暑燥湿风。"

《灵枢·顺气一日分为四时》:"以一日分为四时,朝则为春,日中为夏,日入为秋,夜半为冬。"

3. 自然环境的月节律

《素问·八正神明论》:"月始生……月郭满……月郭空……"

4. 五藏功能的日节律

《素问·生气通天论》:"平旦人气生,日中而阳气隆,日西而阳气已虚。"

《灵枢·顺气一日分为四时》:"朝则人气始生,病气衰,故旦慧。日中人气长,长则胜邪,故安。夕则人气始衰,邪气始生,故加。夜半人气入藏,邪气独居于身,故甚也。"

《灵枢·卫气行》:"卫气之行,一日一夜五十周于身,昼日行于阳二十五周,夜行于阴二十五周,周于五藏。"

5. 五藏功能的年节律

《素问·四气调神大论》:"春三月,此谓发陈,天地俱生,万物以荣,夜卧早起,广步于庭,被发缓形,以使志生,生而勿杀,予而勿夺,赏而勿罚,此春气之应,养生之道也。逆之则伤肝,夏为寒变,奉长者少。夏三月,此谓蕃秀,天地气交,万物华实,夜卧早起,无厌于日,使志无怒,使华英成秀,使气得泄,若所爱在外,此夏气之应,养长之道也。逆之则伤心,秋为痎疟,奉收者少,冬至重病。秋三月,此谓容平,天气以急,地气以明,早卧早起,与鸡俱兴,使志安宁,以缓秋刑,收敛神气,使秋气平,无外其志,使肺气清,此秋气之应,养收之道也。逆之则伤肺,冬为飧泄,奉藏者少。冬三月,此谓闭藏,水冰地坼,无扰乎阳,早卧晚起,必待日光,使志若伏若匿,若有私意,若已有得,去寒就温,无泄皮肤,使气亟夺,此冬气之应,养藏之道也。逆之则伤肾,春为痿厥,奉生者少。"

《灵枢·顺气一日分为四时》:"春生夏长,秋收冬藏,是气之常也,人亦应之……肝为牡藏,其色青,其时春,其音角,其味酸,其日甲乙。心为牡藏,其色赤,其时夏,其日丙丁,其音徵,其味苦。脾为牝藏,其色黄,其时长夏,其日戊己,其音宫,其味甘。肺为牝藏,其色白,其音商,其时秋,其日庚辛,其味辛。肾为牝藏,其色黑,其时冬,其日壬癸,其音羽,其味咸,是为五变。"

《素问·六节藏象论》:"心者,生之本,神之变也,其华在面,其充在血脉,为阳中之太阳,通于夏气。肺者,气之本,魄之处也,其华在毛,其充在皮,为阳中之太阴,通于秋气。肾者,主蛰,封藏之本,精之处也,其华在发,其充在骨,为阴中之少阴,通于冬气。肝者,罢极之本,魂之居也,其华在爪,其充在筋,以生血气,其味酸,其色苍,此为阳中之少阳,通于春气。脾胃大肠小肠三焦膀胱者,仓廪之本,营之居也,名曰器,能化糟粕,转味而入出者也,其华在唇四白,其充在肌,其味甘,其色黄,此至阴之类,通于土气。"

《素问·藏气法时论》:"肝主春……心主夏……脾主长夏……肺主秋……肾主冬。"

6. 五藏功能的月节律

《素问·八正神明论》:"月始生,则血气始精,卫气始行;月郭满,则血气实,肌肉坚;月郭空,则肌肉减,经络虚,卫气去,形独居。"

上述文献说明传统中医学已经认识到:①自然界存在日节律、月节律和年节律;②五藏功能存在日节律、月节律和年节律;③脾藏、肺藏、肾藏、肝藏、心藏年节律的峰值相位位于夏季、秋季、冬季、春季和夏季,即后一藏比前一藏的峰值相位延迟1/4周期。

(二)太阳授时因子

太阳授时因子是指主要由太阳产生的影响五藏功能节律的信号。

1. **太阳日节律** 太阳日是指以地球自转为基础,太阳连续两次经过上中天的时间间隔。由于公转速度不等和黄赤交角的存在,太阳日长短不一,冬至前后最长,秋分前后最短,两者相差51秒。在一太阳日中,太阳光照度对五藏功能的影响可分为4个标志时点,分别为太阳光照度突然增大的平旦(06:00),太阳光照度最大的日中(12:00),太阳光照度突然减小的日夕(18:00),太阳光照度最小的夜半(24:00)。其中,光照度是指被射主体表面单位面积上受到的光通量。

围绕4个标志时点,一日可分为4个标志时段,分别为03:00~09:00的平旦时段,09:00~15:00的日中时段,15:00~21:00的日夕时段,21:00~03:00的夜半时段。

2. **太阳年节律** 太阳年又称回归年,是在地球上观察太阳再次回到黄道上相同的点所经历的时间。因为在地球上的观察地点不同而长短不一,平均约为365.242 2日,即365日5小时48分46秒。中国用的回归年是从冬至再次回到冬至所经历的时间。在一回归年中,太阳光照时间对五藏功能的影响分为4个标志时点,分别为白天与夜间等长的春分(公历3月20~22日),白天最长的夏至(公历6月20~22日),白天与夜间等长的秋分(公历9月22~24日),夜间最长的冬至(公历12月21~23日)。

围绕4个标志时点,一年可分为4个标志时段,分别为公历2月3~5日(立春)至5月4~6日(立夏)的春季,公历5月4~6日(立夏)至8月7~9日(立秋)的夏季,公历8月7~9日(立秋)至11月6~8日(立冬)的秋季,公历11月6~8日(立冬)至2月3~5日(立春)的冬季。

一日与一年的4个标志时点具有对应关系,分别是平旦对应春分,日中对应夏至,日夕对应秋分,夜半对应冬至。一日与一年的4个标志时段也具有对应关系,分别是平旦时段对应春季,日中时段对应夏季,日夕时段对应秋季,夜半时段对应冬季。

(三)月球授时因子

月球授时因子是指主要由月球产生的影响五藏功能节律的信号。

1. **月球太阴月节律** 太阳、地球和月球的位置关系使得月球反射的太阳光线呈节律性变化。完全看不见月亮的阴历初一称朔日,月亮最圆的阴历十五(或十六)称望日。两个朔日或望日的时间间隔称太阴月,又称朔望月,有时长达29日19小时,有时仅为29日6小时,平均长度约为29.53日,即29日12小时44分3秒。

2. **月球半太阴日节律** 以月球为参考点度量的地球自转周期称太阴日,平均为24小时50分。潮汐(tide)是地球上的海水在引潮力作用下产生的周期性运动。发生于午前的一次海水涨落称潮,发生于午后的一次海水涨落称汐。引潮力 $F=2Gmr/d^3$。其中,m 为天体质量,d 为天体间隔,r 为地球半径。地球的引潮力来源于月球、太阳和其他行星,但主要来自月球,月球的引潮力是太阳的2.17倍。由月球引起的潮汐,叫太阴潮;由太阳引起的潮汐,叫太阳潮。一次潮汐涨落经历半个太阴日,即12小时25分。

3. **月球半太阴月节律** 每次潮汐的水位差称潮差。潮差最大的潮汐称大潮,潮差最小的潮汐称小潮。新月或满月时,太阳和月球在同一方向或相反方向施加引力,产生大潮,即"初一月半看大潮";上弦或下弦时,月球的引力作用对抗太阳的引力作用,产主小潮,即"初八、二十三,处处见海滩"。两次大潮或小潮的时间间隔为半太阴月,即14.77天。

4. **月球半太阴年节律** 与回归年不同,太阴年以12个太阴月为周期,其中,6个月为30日,另6个月为29日,全年共354日,闰年355日。在春分、秋分前后的朔望,太阳和月球都在二分点附近,太阳潮和太阴潮的潮汐拱起最近,潮差特大,称二分潮。反之,在冬至、夏至前后的朔望,潮差较小,称为二至潮。二分潮和二至潮说明引潮力存在半太阴年节律。

(四)地球授时因子

气象是指发生在天空中的风、云、雷、电、雨、雪、霜、露、虹等物理现象。气候是指整个地球或其某一地区一段时期内气象的稳定特征。气候是地球产生的影响五藏功能节律的信号,称地球授时因子。

1. **地球日节律** 气温即大气的温度,是指在野外空气流通、不受太阳直射下测得的空气温度。多时点测量容易发现一日内的最高气温一般出现在15:00,最低气温一般出现在早晨06:00。一日之中光照度最高的时点是12:00,而最高气温出现在15:00,延迟1/8周期。理论上,一日之中光照度最低的时点是00:00,最低气温应该出现在03:00,这在出现极昼(又称永昼,即24小时全是白天)的北极圈和南极圈内可以观察到,延迟1/8周期。但在其他地区,因地球不透光,而使最低气温的出现时间延迟到凌晨06:00,较一日之中光照度最低的时点延迟1/4周期。

2. **地球年节律** 在一年之中,光照度最大的时点是6月20~22日的夏至,而气温最高的时点发生在8月7~9日(立秋),地球的反应时点较之太阳的影响时点延迟1/8周期。同样地,在一年之中,光照度最小的时点是12月21~23日的冬至,而气温最低的时点发生在2月3~5日(立春),地球的反应时点较之太阳的影响时点延迟1/8周期。

另据遍布中国36个气象台站1951—1980年30年间的平均气象资料,存在季夏(夏季的第三个月,7月末8月初)气温最高且降雨量最大、季秋(秋季的第三个月,10月末11月初)降雨量骤减、季冬(冬季的第三个月,1月末2月初)气温最低且降雨量最少、季春(春季的第三个月,4月末5月初)风速最大的规律,即季夏潮湿、季秋干燥、季冬寒冷、季春多风、季夏炎热的气候特点依次延迟1/4周期,详见图7-1。其中,干燥气候始于季秋,盛于季冬,较季秋延迟1/4周期。这种时间延迟可影响肺藏的卫外功能,使其峰值相位较季秋延迟1/4周期。

(五)五藏功能的节律类型

客观事物重复出现的变动称节律(rhythm)。客观事物每变动一次所需的时间称周期(period)。表征客观事物节律性变动的量称节律变量(rhythmical variable)。节律变量的某一特征值在节律周期内出现的时点称相位(phase),峰值对应的相位称峰值相位(acrophase),谷值对应的相位称谷值相位(bathyphase)。

对环境节律性变化的适应过程,使得五藏功能节律与太阳、月球和地球授时因子同步。

1. **五藏日节律(diurnal rhythm)** 是指五藏功能以近24小时为周期的波动,又称昼夜节律。根据峰、谷值的相位所在,五藏日节律分为昼-夜型日节律和朝-夕型日节律。

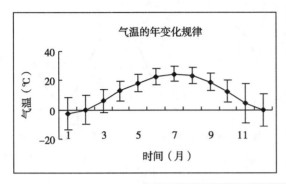
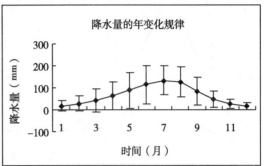
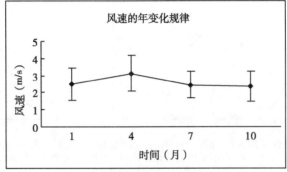

图 7-1　气温、降水量、风速的年变化规律

(1) 昼 - 夜型日节律：是指节律变量的峰值或谷值分别在 03:00 或 15:00 的日节律（图 7-2）。

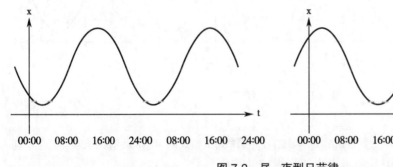

图 7-2　昼 - 夜型日节律

(2) 朝 - 夕型日节律：是指节律变量的峰值或谷值分别在 09:00 或 21:00 的日节律（图 7-3）。

2. 五藏年节律（annual rhythm）　是指五藏功能以近 1 年为周期的波动，又称四季节律。根据峰、谷值的相位所在，分为冬 - 夏型年节律和春 - 秋型年节律。

(1) 冬 - 夏型年节律：是指节律变量的峰值或谷值分别在夏末秋初或冬末春初的年节律（图 7-4）。

(2) 春 - 秋型年节律：是指节律变量的峰值或谷值分别在春末夏初或秋末冬初的年节律（图 7-5）。

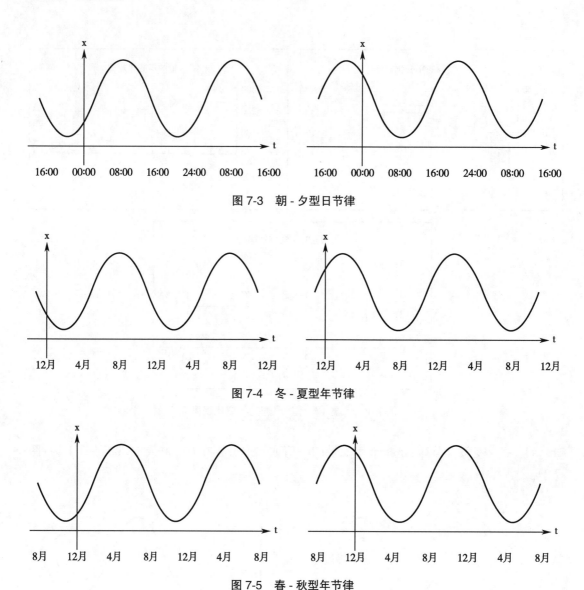

图 7-3　朝 - 夕型日节律

图 7-4　冬 - 夏型年节律

图 7-5　春 - 秋型年节律

3. 五藏太阴月节律、半太阴日节律、半太阴月节律和半太阴年节律是指五藏功能分别以太阴月、半太阴日、半太阴月和半太阴年为周期的节律。

第二节　五藏功能节律的执行结构

五藏功能节律的执行结构包括授时因子同步信号的产生结构、五藏功能节律的启动结构、五藏功能节律的反相结构、五藏功能节律的协动结构，以及这些结构产生的信号分子，如神经递质、激素和细胞因子。

一、授时因子同步信号的产生结构

授时因子同步信号的产生结构是指产生太阳、月球和地球授时因子同步信号的人体结构。

1. 蓝紫光感受器　根据视网膜的感受器不同,可将光照信号分为两种。一种是视觉信号,视杆、视锥细胞通过胞体位于内核层的双极细胞与常规的神经节细胞相连,然后经视神经传入外侧膝状体。外侧膝状体发出纤维组成视辐射投射到端脑的视区皮质,产生视觉。另一种是生物钟感光信号,视网膜还存在约 3 000 个特殊的神经节细胞,称内在光敏感视神经节细胞(ipRGC),含黑视蛋白(Opn4),能感受蓝紫光(蓝靛光波长为 492~455nm,紫光波长为 455~390nm),是生物钟的光感受器。ipRGC 的感光信号经过视网膜下丘脑束(RHT),进入下丘脑视交叉上核(SCN)腹外侧部神经元,并通过密集的轴突与 SCN 的背内侧部神经元相连,由于该通路不产生视觉,又称非视觉光通路。ipRGC 产生的蓝紫光类太阳和月球授时因子信号,包括太阳日节律、太阳年节律和太阴月节律信号,能校正人体的自激振荡信号。

2. 引潮力感受器　引潮力来源于月球、太阳和其他行星。体液约占体重的 60%,在引潮力的影响下,人体也会产生"生物潮汐"。感受"生物潮汐"的人体感受器可能是位于颈动脉窦、主动脉弓、心房和肺循环大血管壁的压力感受器。这些感受器产生的引潮力类太阳和月球授时因子信号,包括月球半太阴日节律、月球半太阴月节律和月球半太阴年节律信号,可校正人体的自激振荡信号。

3. 气候感受器　风、暑、燥、寒是稳定的大气物理特征。感受气候特征的人体感受器应该是位于皮肤的触-压觉和温度觉感受器。这些感受器产生的地球授时因子信号,包括地球日节律和地球年节律信号,可校正人体的自激振荡信号。

二、五藏功能节律的启动结构

五藏功能节律的启动结构是指接受授时因子信号,产生自激振荡信号,并通过神经递质使五藏功能节律与地球授时因子节律同步的人体结构。

SCN 是一对位于下丘脑前侧、视交叉上方、第三脑室底部两侧的核团。每一核团约由 10 000 个神经元组成,20% 的神经元能自发产生节律信号。

根据信号来源不同,SCN 的传入纤维可分为两类:一类是来自视网膜的纤维和来自外侧膝状体腹侧部的纤维,这些纤维使 SCN 获得蓝紫光信号。另一类是来自中脑中缝核的 5- 羟色胺能纤维、来自黑质的多巴胺能纤维、来自脑干的去甲肾上腺素能纤维、来自大脑边缘系统(如海马)的纤维等,这些纤维可能使 SCN 获得引潮力和气候信号。

SCN 通过 4 路神经纤维传给其他功能系统:第一路向后下方行走,主要到弓状核;第二路向两侧行走到视上核及其周围;第三路从背侧发出,到室旁核等部;第四路向前方投射到视前区。

用手术方法切断包括 SCN 在内的下丘脑区域与脑的其他部位间的联系,制备成所谓的"下丘脑岛",则岛内 SCN 神经元的活动仍保持原有节律不变,而岛外其他脑区的活动不再具有昼夜节律。用电解法、化学方法或免疫学方法破坏 SCN 后,夜行性动物大鼠几乎所有生命活动的近似昼夜节律都会因之消失。提示 SCN 具有自主发生节律性振荡的能力,因而是脑内节律性活动的起搏点,而其他结构都不是启动结构。

用金属微电极连续记录大鼠的 SCN 神经元的多单位活动(MUA),可见其具有明显的昼夜节律,峰值出现于 15:00,谷值出现于 03:00,人也如此。因此,人的 SCN 功能活动为昼-

夜型日节律,峰值相位出现于 15:00,谷值相位出现于 03:00,较 ipRGC 获得的太阳授时因子节律延迟 1/8 周期。

SCN 的神经递质包括精氨酸加压素(AVP)、促胃泌素释放肽(GRP)、神经调节肽 S、神经肽 Y(NPY)、乙酰胆碱(ACH)、谷氨酸(Glu)、γ-氨基丁酸(GABA)、5-羟色胺(5-HT)、血管活性肠肽(VIP)、组异肽(PHI)、生长抑素(SS)等。其中,VIP、GRP 和神经调节肽 S 分布于 SCN 的腹外侧部,而 AVP 主要分布于 SCN 的背内侧部。

在光信号从视网膜经 RHT 传至 SCN 的过程中,谷氨酰胺(在谷氨酰胺合成酶作用下由谷氨酸转化而来)和垂体腺苷酸环化酶激活肽(PACAP,主要由下丘脑的视上核和室旁核分泌,靶细胞是腺垂体的滤泡星形细胞)是两种最基本的神经递质。谷氨酰胺和 PACAP 发挥功能的时间存在差异,对于夜行性啮齿类动物来说,光信号在夜晚时段可经由谷氨酰胺传递至 SCN 使相位改变,而 PACAP 则在白天具有使相位改变的作用。另外,P 物质、一氧化氮(NO)、左旋天冬氨酸、N-乙酰天冬氨酰谷氨酸也是 RHT 的神经递质。

三、五藏功能节律的反相结构

五藏功能节律的反相结构是指接受启动结构的节律信号,产生启动结构的反相节律(又称节律倒置)信号,并通过神经递质使五藏功能节律与地球授时因子节律同步的人体结构。

1. 松果体　位于胼胝体压部和上丘脑之间,上丘脑缰连合的后上方,以柄附于第三脑室顶的后部。

松果体接受的暗光信号来自视网膜,中间经过 SCN、下丘脑室旁核、脊髓侧角等结构,最后经由交感神经颈上神经节节后纤维而传给松果体,使之合成褪黑素(MT)。但交感神经可能不是松果体获得暗光信号的唯一途径,有人用荧光组织学方法证实,松果体与脑实质间也有丰富的纤维联系。

松果体是光-神经-内分泌转换器。松果体分泌的 MT 日间量少,夜间量大(可达日间的 10 倍),5-羟色胺(5-HT)则正好相反。松果体借助 MT 向中枢神经系统发放"时间信号",转而引发若干与时间有关的"生物钟"现象,调节睡眠-觉醒日节律和性腺活动的日节律和年节律。

松果体合成 MT 的原料是 5-HT,5-HT 在 5-羟色胺-N-乙酰基转移酶(NAT)的作用下,乙酰化为 N-乙酰基-5-羟色胺,后者又经羟基吲哚氧位甲基转移酶的作用生成 MT。NAT 是合成 MT 的限速酶,其日节律与 MT 同步,因此是标志松果体功能活动的节律变量。血液中 MT 和 NAT 的峰值相位出现于 03:00,谷值相位出现于 15:00;健康成年人夜间睡眠期间 MT 的尿中排出量是白天排出量的 5~7 倍;NAT 的活性夜间比白天高 30~50 倍,故松果体的功能活动为昼-夜型日节律,峰值相位出现于 03:00,谷值相位出现于 15:00,与 SCN 的节律信号正好反相。

松果体的日节律可因 SCN 的破坏而消失,故一般认为在鸟类以下的脊椎动物上曾经由松果体担任生物钟功能,在哺乳动物上已经转移到 SCN。新生儿日节律的建立可能主要由松果体主导,如人的摄食、饮水节律大约在出生后第 17 周出现,与睡眠-觉醒密切相关,但之后转移到 SCN,重现了动物的进化历程。松果体在儿童期极为发达,7 岁后逐渐萎缩,16 岁钙化,形成的钙质小体称脑砂。

2. 中脑网状结构、视前区、下丘脑内侧核、丘脑、黑质　这些结构的节律振幅小,相位正好与 SCN 相反,峰值出现于 03:00,谷值出现于 15:00。

四、五藏功能节律的协动结构

五藏功能节律的协动结构是指接受启动结构和反相结构信号,分泌激素和细胞因子,使五藏功能节律与地球授时因子节律同步的神经 - 内分泌 - 免疫网络。

1. 下丘脑 - 垂体 - 肾上腺皮质分泌皮质激素　下丘脑分泌促肾上腺皮质激素释放激素(CRH),能促进垂体分泌促肾上腺皮质激素(ACTH),后者促进肾上腺皮质分泌盐皮质激素和糖皮质激素。下丘脑 - 垂体 - 肾上腺分泌肾上腺皮质激素的振荡信号可能来源于 SCN。

(1) 盐皮质激素(MC):由肾上腺皮质球状带分泌,包括醛固酮和少量去氧皮质酮,后者的作用只有醛固酮的 3%。

血浆醛固酮浓度的峰值出现于清晨,谷值出现于黄昏,说明下丘脑 - 垂体 - 肾上腺皮质分泌醛固酮的节律是朝 - 夕型日节律,峰值出现于 09:00,谷值出现于 21:00。

醛固酮可促进肾远端小管和集合管对 Na^+ 及水的重吸收和对 K^+ 的排泄,分泌过多时可导致人体 Na^+、水潴留,引起高血钠、低血钾、碱中毒和顽固的高血压。此外,醛固酮也能增强血管平滑肌对儿茶酚胺的敏感性,反映了中医肝藏的疏泄功能对血管和血容量的调节作用,故中医肝藏的疏泄功能呈朝 - 夕型日节律,峰值相位在 09:00,谷值相位在 21:00。

(2) 糖皮质激素:由肾上腺皮质束状带和网状带分泌,包括皮质醇和皮质酮,人类以皮质醇为主。

皮质醇的分泌有两个特点:①分泌呈阵发性。其血浆和尿中的浓度常出现突发的、较大的峰形波动,而没有一个"基础水平",也不会长时间稳定于同一水平。②分泌呈日节律性。入睡前后的 6~8 小时,是 ACTH 和皮质醇分泌的低潮期;随后逐渐增加,在睡眠的后半段进入高峰期,高峰期持续约 4 小时,直到清晨觉醒后的 1 小时左右,峰值出现于清晨,此后分泌量减少,转入一个持续约 11 小时的觉醒间歇期。实验证明,由黑暗向光明转换对下丘脑 - 垂体 - 肾上腺皮质分泌皮质醇的昼夜节律来说是很强的同步因子。手术前盲人的血浆皮质醇在一日中都较低且较平稳。经手术重见光明后,其皮质醇值早晨高,从黄昏至深夜降低,表现出完全正常的节律模式。可见,下丘脑 - 垂体 - 肾上腺皮质分泌皮质醇的节律为朝 - 夕型日节律,峰值出现于 09:00,谷值出现于 21:00。

皮质醇对儿茶酚胺的允许作用,能提高中枢神经的兴奋性,加强呼吸、心血管功能和能量代谢,使人产生应激反应,反映了中医肝藏的疏泄功能变化,故中医肝藏的疏泄功能呈朝 - 夕型日节律,峰值相位在 09:00,谷值相位在 21:00。

皮质醇对儿茶酚胺的允许作用,能使支气管平滑肌舒张,呼吸深度的峰值出现于 21:00,谷值出现于 09:00,但表达血氧承载能力的血红蛋白、红细胞比容的峰值出现于 09:00,谷值出现于 21:00,说明中医肺藏的主气功能节律是朝 - 夕型日节律,峰、谷值相位在 21:00 或 09:00。

皮质醇对胰高血糖素和儿茶酚胺的允许作用和对胰岛素的拮抗作用,能使血糖昼低夜高,而能量消耗昼高夜低,故中医肾藏的气化功能是昼 - 夜型日节律,峰、谷值相位在 03:00 或 15:00。

2. 下丘脑-垂体-甲状腺分泌甲状腺激素(TH) 下丘脑-垂体-甲状腺分泌 TH 的振荡信号源于 SCN。下丘脑分泌促甲状腺激素释放激素(TRH),能促进腺垂体分泌促甲状腺激素(TSH),后者促进甲状腺分泌 TH。关于腺垂体促甲状腺激素的峰值相位,各研究者的报告不尽一致,其中多数人认为该激素血中浓度的夜间值高于白天值。有实验表明,TSH 的浓度从睡前 3~4 小时开始增加,入睡后不久达到高峰,随后迅速下降,即入睡前后(22:00~02:00)是其分泌高峰期,其余时间分泌较少,说明下丘脑-垂体-甲状腺分泌甲状腺激素的节律是昼-夜型日节律,峰值出现于 03:00,谷值出现于 15:00。

甲状腺激素能促进能量代谢,促进生长发育,对骨和脑发育尤为重要,故中医肾藏的气化和全形功能是昼-夜型日节律,峰值出现于 03:00,谷值出现于 15:00。

3. 下丘脑-垂体-性腺分泌性激素 下丘脑-垂体-性腺分泌性激素的昼夜节律振荡信号源于松果体。下丘脑分泌促性腺激素释放激素(GnRH),能促进腺垂体分泌卵泡刺激素(FSH)和黄体生成素(LH),LH 能促进性腺分泌性激素(如雌激素、孕激素、睾酮)。松果体通过褪黑素对下丘脑促性腺区活动的抑制作用,参与对性腺活动的日节律和年节律调节。

青春期前的 LH 分泌很少,血中浓度全天都保持一个稳定的低水平。进入青春期后,LH 的分泌量迅速增加,在青春期的前 2/3 出现明显的日节律,夜间睡眠期出现分泌高峰,整个夜间的血中浓度都保持在较高水平,而白天觉醒期的分泌量较少,峰值出现于 03:00,谷值出现于 15:00。到青春期的后 1/3,虽然夜间睡眠期仍保持较高的分泌水平,但白天觉醒期也出现几次分泌高峰,使昼夜节律减弱。成人的 LH 分泌无明显的昼夜节律。

男性睾酮(T)的分泌节律开始于青春期,但到成人,在 LH 的日节律消失以后,T 的日节律仍然保持着。T 分泌节律的相位特征是睡眠初期(特别是慢波睡眠时)分泌量少,从睡眠后期到觉醒,出现几次逐渐增强的分泌高峰。女性雌二醇的分泌在青春期也可看到日节律,分泌高峰出现于 14:00~16:00,对孕激素具有允许作用。可见,下丘脑-垂体-性腺分泌性激素的节律是昼-夜型日节律,峰值出现于 03:00,谷值出现于 15:00。

雌激素、孕激素、睾酮能调节人体的生殖功能,故中医肾藏的生育功能是昼-夜型日节律,峰值出现于 03:00,谷值出现于 15:00。

4. 下丘脑-垂体分泌生长激素(GH) 下丘脑-垂体分泌 GH 的振荡信号源于松果体。下丘脑分泌的生长激素释放激素(GHRH)和生长抑素(SS),能促进和抑制腺垂体分泌 GH。

睡眠觉醒节律正常的人,其 GH 的分泌具有间歇性和日节律性。在觉醒期,血中 GH 浓度保持于一个稳定的低水平,其间有几次间歇式的少量突发分泌。进入睡眠状态后,GH 的分泌迅速增加,不久后又快速回落,以致其血中浓度在睡眠初期出现一个突出的高峰。可见,下丘脑-垂体分泌生长激素的节律是昼-夜型日节律,峰值出现于 03:00,谷值出现于 15:00。

生长激素可以促进神经组织以外的所有其他组织生长,尤其是骨、肌肉和内脏器官;使人体的能量来源由糖代谢向脂肪代谢转移,有助于促进生长发育和组织修复;增强 DNA、RNA 的合成;刺激产热,升高血糖,促进蛋白质合成,促进红细胞生成;参与人体钙、磷代谢的调节,故中医肾藏的全形和气化功能是昼-夜型日节律,峰值出现于 03:00,谷值出现于 15:00。

5. 下丘脑-垂体分泌催乳素（PRL） 下丘脑-垂体分泌 PRL 的振荡信号源于松果体。下丘脑一方面分泌催乳素释放因子（PRF），促进腺垂体分泌 PRL，另一方面又分泌催乳素抑制因子（PIF），抑制腺垂体分泌 PRL。但在平时，以 PIF 的抑制作用为主。

PRL 的分泌与睡眠强相关，进入睡眠后即开始增加，而且在整个夜间睡眠期间出现多次分泌高峰，因此在整个睡眠期间，其血中浓度始终维持于较高水平。觉醒后，血浆中 PRL 的浓度即迅速下降，但在觉醒期间仍有若干次少量的阵发性分泌。可见，下丘脑-垂体分泌 PRL 的节律是昼-夜型日节律，峰值出现于 03:00，谷值出现于 15:00。

PRL 能促进乳腺发育，发动并维持乳腺泌乳，影响黄体功能，促进孕酮生成，在睾酮存在的条件下对男性前列腺及精囊的生长有促进作用，故中医肾藏的生育功能是昼-夜型日节律，峰值出现于 03:00，谷值出现于 15:00。

6. 下丘脑分泌抗利尿激素（ADH） ADH 由下丘脑视上核和室旁核的大细胞神经元胞体合成。人体血浆 ADH 的浓度白天较低，入夜后逐渐升高，峰值出现在 00:00~04:00，其浓度约为白天浓度的 2 倍。可见，下丘脑分泌 ADH 的节律是昼-夜型日节律，峰值出现于 03:00，谷值出现于 15:00。

ADH 主要作用是促进肾小管和集合管对水分的重吸收，从而使尿量减少、尿液浓缩，故中医肾藏的主水功能是昼-夜型日节律，峰值出现于 03:00，谷值出现于 15:00。

7. 中枢免疫器官产生免疫细胞和免疫分子 骨髓是绝大多数执行非特异性免疫作用的固有免疫细胞和具有特异性免疫功能的 B 细胞发育成熟的场所。胸腺是执行特异性免疫功能的 αβT 细胞、调节性 T 细胞和执行非特异性免疫作用的 γδT 细胞发育成熟的场所。

人体外周血中中性粒细胞、单核细胞、杀伤细胞、自然杀伤细胞、某些 T 细胞的数量，白天高于夜间，峰值相位在 12:00 前后，而总白细胞、总淋巴细胞、B 细胞、总 T 细胞、辅助性 T 淋巴细胞（TH）、巨噬细胞、嗜酸性粒细胞的数量，则是夜间睡眠期高于白天活动期，峰值出现于 00:00 左右。

免疫细胞和免疫分子，或用以识别和清除体内衰老损伤细胞（免疫自稳）和突变细胞（免疫监视），对人体自身细胞及其产物不产生较强的应答或无应答（免疫耐受）；或用以识别和清除入侵人体的病原微生物和外来异物（免疫防御），并对存在于体表的病原微生物和外来异物不产生较强的应答或无应答（免疫耐受），故中医肾藏的全形功能和肺藏的卫外功能具有昼-夜型日节律，峰、谷值相位在 03:00 或 15:00。其中，肺藏卫外功能的峰值相位延迟 1/4 周期，可能与降雨量的降低始于季秋，甚于季冬有关。

概言之，五藏功能节律的启动结构是自激振荡的，具有遗传性。其中，启动结构产生的节律信号使五藏功能的节律相位比太阳授时因子的节律相位延迟 1/8 周期，反相结构产生的节律信号使五藏功能的节律相位比启动结构的节律相位延迟 1/2 周期，协动结构产生的节律信号使脾藏、肺藏、肾藏、肝藏、心藏的节律相位依次延迟 1/4 周期。详见图 7-6。

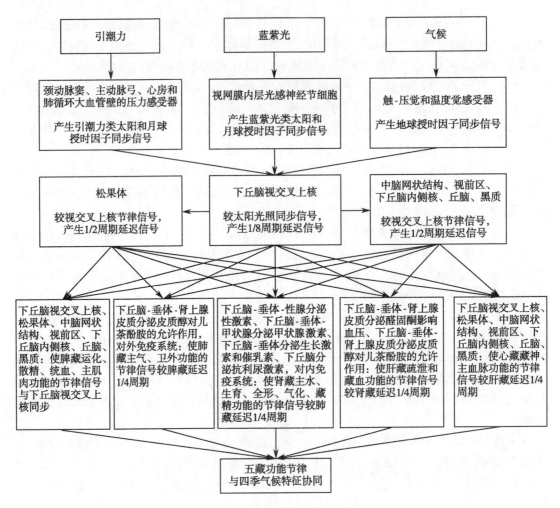

图 7-6 五藏功能节律的执行结构

第三节 五藏功能的节律变量

除了依据五藏功能节律的执行结构确定五藏功能的节律相位外,还有:①生物信号,如唾液分泌量、运动量、呼吸深度、基础代谢率、体温、皮肤血流量、血压、心率;②生化指标,如甘油三酯、血小板聚集性、酶、无机磷;③行为,如睡眠、觉醒、情绪、"猫冬"、避暑;④环境,如食物供应量、冷刺激;⑤病原微生物,如细菌、病毒;⑥疾病,如超敏反应、精神病、自发性脑出血;⑦药物,如洋地黄、巴比妥等,也都是确定五藏功能节律相位的重要指征,统称五藏功能的节律变量。

一、节律变量峰谷值相位的确认方法

节律变量的峰、谷值相位既是五藏功能盛衰的标志时点,又是五藏功能异常的好发时点,还是减少毒副作用、提高疗效的最佳施治时点。但是,五藏功能的节律变量通常不像余弦曲线那样有明显的峰、谷值相位,故明确其峰、谷值相位的确认方法是必要的。

1. 生理状态下,五藏功能节律变量应与地球授时因子同步,故地球授时因子的 4 个标志时点是确认五藏功能节律变量峰、谷值相位的参考时点。

2. 时区(time zone)是为了统一时间,而根据不同国家或地区的经度给出的人为划分。节律变量的峰、谷值相位测量常以时区为时间参照。但是,严格地说太阳授时因子的 4 个标志时点是随着经度、纬度和四季日照长度而连续变化的。如从东到西的中国版图跨越了 5 个时区,以北京时间为准的相位测量,对于地处最西部的被观察者,观察结果就存在至少 2 小时的偏差;同样是北京的 07:30,冬至时刚刚晨辉破晓,夏至时已经艳阳高照,对于日照长度敏感的节律指标,如皮质醇的昼夜节律,就存在很大的观察误差。故只要相位移动(提前或延迟)小于 1/8 周期,则认为五藏功能节律变量的峰、谷值相位为地球授时因子的标志时点。

3. 如果五藏功能节律变量在某一时点出现较高的峰形波动,而在其他时点不出现或仅出现较低的峰形波动,则将较高峰形波动出现的时点临近的地球授时因子标志时点作为峰值相位。如在觉醒期,血中生长激素(GH)浓度保持稳定的低水平,其间仅有几次间歇式的少量突发分泌。进入睡眠状态后,GH 的分泌迅速增加,不久后又快速回落,以致其血中浓度在睡眠初期出现一个突出的高峰,则认为 GH 的峰值相位在 03:00。

4. 如果五藏功能节律变量在某一时段内出现多个突发的、较大的峰形波动,没有一个"基础水平",也不会长时间稳定于同一水平,而在其他时段出现多个突发的、较小的峰形波动,则取峰形波动较大时段的中点临近的地球授时因子标志时点作为峰值相位。CRH、ACTH 和皮质醇的分泌样式就是这样。

5. 如果明确了五藏功能节律变量的峰值相位或谷值相位,则将相对的时点作为谷值相位或峰值相位。如典型的收缩压和舒张压的日节律呈现"双峰一谷",06:00~10:00 出现第一次高峰,此后趋于平稳,又在 16:00~20:00 出现第二个高峰,两个高峰之间的中点是 13:00,但已知血压的谷值相位在 03:00,故取 15:00 作为血压的峰值相位。

二、五藏功能的日节律变量

(一) 昼-夜型日节律变量

1. 睡眠、觉醒　在太阳光照的影响下,人的作息存在着"日出而作,日入而息"的习惯。通常情况下,人的睡眠时间为 23:00~07:00,睡眠时间的中点在 03:00;觉醒时间为 07:00~23:00,觉醒时间的中点在 15:00。15:00 是人经常打盹的时间,小憩 15~30 分钟,能避免下午犯困,提高工作效率。巴比妥类药物的镇静催眠作用峰值在睡眠期间,谷值在觉醒期间,毒性作用则正好相反,峰值在觉醒期间,谷值在睡眠期间,这都说明中医心藏的藏神(产生精神活动)功能节律是昼-夜型日节律,峰值相位在 15:00,谷值相位在 03:00。

2. 摄食、饮水　人的摄食、饮水以 24 小时为周期,间断地节律性进行,大约在出生后第 17 周出现,与睡眠-觉醒密切相关,受 SCN 调控。口腔腺体未受食物刺激时的唾液分泌峰值在 15:00,谷值在 03:00,故中医脾藏的运化(消化吸收)功能节律是昼-夜型日节律,峰值相位在 15:00,谷值相位在 03:00。

3. 酪氨酸、色氨酸　酪氨酸是合成神经递质多巴胺和去甲肾上腺素的原料,色氨酸是合成 5-羟色胺(5-HT)的原料,食物是体内酪氨酸和色氨酸的来源。血浆酪氨酸和色氨酸含量的峰值相位在 15:00,谷值相位在 03:00,由摄食的日节律引起,故中医脾藏的运化(消化吸收)功能节律是昼-夜型日节律,峰值相位在 15:00,谷值相位在 03:00。

4. 肝脏酶的活性 大鼠的酪氨酸转氨酶(TAT,酪氨酸降解的限速酶)、色氨酸羟化酶(TPH,合成 5-羟色胺的限速酶)、β-羟基-β-甲基戊二酰辅酶 A 还原酶(HMG CoA 还原酶,合成胆固醇的限速酶)、鸟氨酸脱羧酶(ODC,多胺合成代谢的限速酶)、葡萄糖激酶的活性都是昼-夜型日节律,峰值相位在 03:00,谷值相位在 15:00,常由摄食的日节律引起,但磷酸烯醇丙酮酸羧化激酶(PEPCK)活性的节律相位正好相反,说明中医脾藏的运化(消化吸收)功能节律是昼-夜型日节律,峰、谷值相位或在 15:00,或在 03:00。

5. 小肠消化酶的活性 大鼠小肠内的蔗糖酶、麦芽糖酶、乳糖酶、亮氨酸氨基肽酶、碱性磷酸酶等水解酶的活性在白天较低,夜间 00:00~04:00 达到峰值。人的血清淀粉酶(胰腺、腮腺分泌,催化淀粉和糖原分解)的峰值在夜间,谷值在午前到午后;20:00 至次日 08:00 排泄的胆汁高于 08:00 至 20:00,说明中医脾藏的运化(消化吸收)功能节律是昼-夜型日节律,峰值相位在 03:00,谷值相位在 15:00。

6. 血清尿素氮、尿渗透压、尿量、尿钠、尿钾、尿肌酐、尿磷酸盐、尿酸、血清钾 血清尿素氮、尿渗透压、尿磷酸盐的峰值相位在 03:00,谷值相位在 15:00。但尿量、尿钠、尿钾、尿肌酐、尿酸、血清钾的峰值相位在 15:00,谷值相位在 03:00,说明中医肾藏的主水(泌尿)功能节律是昼-夜型日节律,峰、谷值相位或在 03:00,或在 15:00。

7. 运动量 人的运动量与睡眠-觉醒密切相关,说明中医脾藏的主肌肉(躯体运动)功能节律是昼-夜型日节律,峰值相位在 15:00,谷值相位在 03:00。

8. 血压 典型的收缩压和舒张压的日节律呈现"双峰一谷",即清晨醒后血压逐渐升高,06:00~10:00 出现第一个高峰,此后趋于平稳,16:00~20:00 出现第二个高峰。入睡后血压逐渐下降,03:00 降至最低。血压的变化反映了脉管系统的动力改变和泌尿系统引发的血容量改变,故中医心藏主血脉(循环)和肾藏的主水(泌尿)功能节律是昼-夜型日节律,峰值相位在 15:00,谷值相位在 03:00。

9. 心率、心输出量、每搏输出量、血流量、血容量 峰值出现在 14:00~16:00;心绞痛患者 ST 段明显升高的峰值相位在 03:00;心脏病患者睡眠期间 ST 段间歇性升高的峰值相位在 03:00;夜间应用洋地黄类强心药物(如地高辛、毛花苷 C),人的敏感性较白昼高出 40 倍。但是,左室射血前期指数(PEPI)、左室射血时间指数(LVETI)、血管阻力的峰值却出现在 04:00,这都说明中医心藏的主血脉(循环)功能节律是昼-夜型日节律,峰、谷值相位或在 15:00,或在 03:00。

10. 血糖、胰岛素 生理状态下,人的血糖浓度表现为"平稳的基础血糖+较高的三餐后血糖"。除进食所导致的餐后血糖升高外,血糖浓度具有夜高昼低的特点,且不受睡眠和进食影响,血中胰岛素浓度也表现为同样的特点。这都说明中医肾藏的气化(同化异化)功能节律是昼-夜型日节律,峰值相位在 03:00,谷值相位在 15:00。

11. 血小板聚集性 血小板聚集性白天较高,夜间较低,说明中医脾藏的统血(凝血抗凝血)功能节律是昼-夜型日节律,峰值相位在 15:00,谷值相位在 03:00。

12. 体温、皮肤血流量 体核温度的变化与睡眠-觉醒强相关,峰值出现在 15:00,谷值出现在 03:00。前额的皮肤血流量节律相位与体核温度相同,而四肢的皮肤血流量节律相位则与体核温度相反,说明中医肾藏的气化(同化异化)功能节律是昼-夜型日节律,峰、谷值相位或在 03:00 或 15:00。

13. 无机磷　无机磷参与骨的发育和形成,峰值出现于午夜,谷值出现于午前到午后,说明中医肾藏的全形(成体)功能节律是昼 - 夜型日节律,峰值相位出现于 03:00,谷值相位出现于 15:00。

14. 甘油三酯　甘油三酯的浓度是肝脏合成载脂蛋白承载脂质的重要指征。血中甘油三酯的峰值出现于夜间,谷值出现于午后,说明中医脾藏的散精(转载)功能节律是昼 - 夜型日节律,峰值相位出现于 03:00,谷值相位出现于 15:00。

(二) 朝 - 夕型日节律变量

1. 细菌、病毒　细菌引发的发热一般出现在 05:00~12:00,病毒引发的发热一般出现在 15:00~22:00。杀灭病原微生物是对外免疫系统的免疫防御作用,故中医肺藏的卫外(防御)功能是朝 - 夕型日节律,峰、谷值相位或在 21:00,或在 09:00。

2. 超敏反应　花粉症(是在花粉的高峰期,主要是春季,出现经常性鼻痒、阵发性喷嚏、大量水样鼻涕、鼻塞、嗅觉减退、双目瘙痒、畏光、灼热、流泪或眼睑肿胀)的症状多出现于清晨(06:00);过敏性皮炎患者的皮肤瘙痒多发生于夜间(21:00)和清晨(06:00);结核菌素纯蛋白衍生物(PPD,用于结核病筛查)在健康人体上引起的迟发型皮肤反应,在 07:00 注射者反应最强,22:00 注射者反应最弱;皮下注射组胺、组胺释放剂、青霉素、屋尘螨提取液或结核菌素等所引起的皮肤反应,峰值都出现于 19:00~23:00,谷值都出现于 07:00 左右,风团块面积的峰值可达谷值的三倍以上;赛庚啶(抗组胺药)对给健康志愿者皮内注射粉尘提取物所产生的红斑、肿痕的治疗作用,07:00 给药的疗效维持时间可长达 15 小时以上,而 19:00 给药仅维持 6~8 小时。

针对外来异物的免疫耐受功能属于中医肺藏的卫外功能,故中医肺藏卫外(防御)功能的日节律是朝 - 夕型日节律,峰、谷值相位或在 21:00,或在 09:00。但是,过敏性哮喘多于 00:00~03:00 发作,其气道阻力增加率夜间高于白天,严重哮喘患者最大呼气流量急剧减少所造成的呼吸、心搏骤停也多发生于 06:00 以前。另外,有些职业性变应原所致哮喘的患者,白天在工作场所接触变应原,但到夜间才发生哮喘,过敏性哮喘患者的血浆组胺含量 04:00 前后较多而白天很少。显然中医肺藏卫外(防御)功能还是昼 - 夜型日节律,峰值出现于 03:00,谷值出现于 15:00。

3. 情绪　人的昼夜情绪反应可能随肾上腺皮质激素的日节律而波动。健康人常在清晨 04:00~08:00 有恐惧情绪,上午或下午情绪最好,19:00 情绪最差;抑郁症患者常表现为晨重暮轻,即早晨情绪低落,下午及晚上逐渐好转,故中医肝藏的疏泄功能节律是朝 - 夕型日节律,峰值相位在 09:00,谷值相位在 21:00。

4. 自发性脑出血　自发性脑出血的主要发生时间在 17:30~21:30,与交感神经兴奋毛细血管前括约肌,调节血液分配有密切关系,故中医肝藏的藏血功能节律是朝 - 夕型日节律,峰、谷值相位或在 09:00,或在 21:00。

三、五藏功能的年节律变量

动物生命活动的年节律已是人们早已熟知的自然现象,如候鸟的冬来春去、某些鱼类的季节性回游、某些动物的冬眠或夏眠、大型动物的季节性繁殖、鹿角的萌生与脱落、雷鸟羽毛颜色的变换、有毛动物的换毛、昆虫的繁殖与休眠、某些蝴蝶和蛾类翅膀形状、纹样和颜色的季节性变化,等等。

(一) 冬-夏型年节律变量

1. 食物供给　绿色植物通常在春季发芽、夏季茂盛、秋季衰黄、冬季枯萎。故在自然状态下，脾藏从环境摄取的食物存在春季渐多、夏季最多、秋季渐少、冬季最少的特点，说明夏末秋初和冬末春初分别是中医脾藏运化功能的峰值和谷值相位。

2. "猫冬"、避暑　冬眠也叫"冬蛰"，是指某些动物在冬季时生命活动处于极度低下状态，以适应冬季寒冷和食物缺乏的自然环境。哺乳纲的冬眠动物有啮齿目的极地松鼠、栗鼠、欧洲睡鼠、金仓鼠，食肉目的熊，翼手目的蝙蝠，猬形目的刺猬。非哺乳纲的冬眠动物有两栖纲的青蛙和爬行纲的蛇和乌龟等。

夏眠也叫"夏蛰"，是指某些动物在夏季时生命活动处于极度低下状态，以适应夏季炎热和食物缺乏的自然环境。如地老虎(一种昆虫)、非洲肺鱼、沙蜥、草原龟、黄鼠等都有夏眠习惯。

北方人在水冰地坼的冬季，尤其是1月19~21日的大寒到2月3~5日的立春时段，不参加户外活动，躲在温热之地以"猫冬"。南方人在天气炎热的夏季，尤其是7月22~24日的大暑到8月7~8日的立秋时段，不参加生产劳动，躲在阴凉之地以"避暑"，故夏末秋初和冬末春初是中医心藏藏神功能的峰值或谷值相位。

3. 基础代谢率　人体基础代谢率的峰值位于1月，比年平均值高8%；谷值位于7月，比年平均值低9%。与此相反，人体对冷热刺激的敏感性也具有明显的年节律，冬末春初阈值较低，夏末秋初阈值较高。基础代谢率反映了人体的同化异化水平，故冬末春初和夏末秋初是中医肾藏气化功能的峰值或谷值相位。

4. 血浆催乳素　妇女血浆催乳素的峰值出现于冬季，谷值出现于夏季。催乳素能促进乳腺发育，发动并维持乳腺泌乳，对男性前列腺及精囊的生长有促进作用，故冬末春初和夏末秋初分别是中医肾藏生育功能的峰值和谷值相位。

5. 免疫细胞　日本人外周血中总淋巴细胞数和B淋巴细胞数在7~9月最多，而12月至次年3月最少；中性粒细胞数和巨噬细胞则在7~9月最少，12月至次年1月最多。总淋巴细胞、B淋巴细胞、中性粒细胞和巨噬细胞一方面具有对体细胞及其产物免疫耐受、免疫自稳、免疫监视功能，故冬末春初和夏末秋初是中医肾藏全形功能的峰值或谷值相位。另一方面具有对病原微生物和外来异物免疫防御和免疫耐受的功能，故冬末春初和夏末秋初分别是中医肺藏卫外功能的峰值和谷值相位，与降雨量季秋骤减、季冬最低的气候特点一致。

6. 心脏病　夏末秋初，天气闷热潮湿，医院收治的心绞痛、心肌梗死患者就会明显增多，故夏末秋初和冬末春初是中医心藏主血脉功能节律的峰值或谷值相位。

7. 婴儿出生率　研究发现，温带地区婴儿的出生率在一年中以春末夏初最高，按照40周(280日)孕期推理，一年中的受孕率峰值发生在夏末秋初，与中医肾藏生育功能节律的峰值和谷值反相。

(二) 春-秋型年节律变量

1. 情绪　研究发现，温带地区的成人自杀率在一年中以春末夏初最高，而此时图书馆的借阅人数却最少；周期性精神病多发生于春季，即民间所说的"菜花黄，疯子忙"，说明春末夏初是人体情绪变化的敏感期，故春末夏初和秋末冬初分别是中医肝藏疏泄功能的峰值和谷值相位。

2. 尿17-羟皮质类固醇　健康男性尿中17-羟皮质类固醇的排泄量具有明显的年节律，

峰值位于秋末冬初,谷值则在 5 月。尿 17- 羟皮质类固醇能反映肾上腺皮质分泌皮质醇的水平,肾上腺皮质分泌糖皮质激素的主要功能是抗炎、抗过敏,故秋末冬初和春末夏初应该是中医肺藏的卫外功能的峰值或谷值相位。

3. 对外免疫　感冒、流感、肺炎、支气管炎等常始于秋季,重于冬季,而夏季最少,可能与夏季气温最高、冬季气温最低、秋季降雨量骤减、冬季降雨量最小有关,因为气温和空气湿度是影响呼吸道菌群平衡的重要因素,说明秋末冬初和春末夏初分别是中医肺藏卫外功能的峰值和谷值相位。水痘、流行性腮腺炎、麻疹、风疹等儿童多发病多在春季暴发,过敏性鼻炎、过敏性哮喘常在春季和秋季发作,说明秋末冬初和春末夏初分别是中医肺藏卫外功能的峰值和谷值相位。

4. 免疫球蛋白　欧美人的 IgA(主要分布于各种外分泌物内)峰值出现于 11 月。美国过敏性疾病患者血清特异性 IgE 的含量 11 月最高而 3 月最低,说明秋末冬初和春末夏初分别是中医肺藏卫外功能的峰值和谷值相位。

5. 细菌性痢疾、消化性溃疡　细菌性痢疾和消化性溃疡的发病具有较明显的季节性。气温较高、降雨量较大的夏末秋初是细菌性痢疾的高发季节,气温变化较大的冬末春初是消化性溃疡的高发季节,故夏末秋初和冬末春初是中医脾藏运化功能节律的峰值相位和谷值相位。

五藏功能节律的峰、谷值相位详见图 7-7。

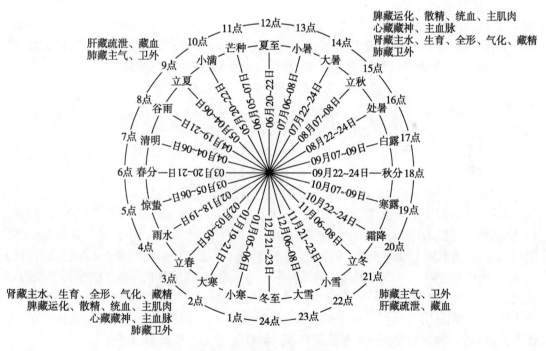

图 7-7　五藏功能节律的相位分布

第四节　阴阳关系结构

传统中医学用太极图来表达太阳对地球的能量供给,用阴平阳秘来表达地球对人体生命稳态的影响,用阴精阳气的太阴月节律来表达月球对人体能量代谢的影响,所有这些由阴阳表达的关系统称阴阳关系结构。

一、阴阳的内涵

(一) 事物的质和属性

质是使事物成为其自身并使之区别于其他事物的内在规定性。世界上的事物之所以千差万别,是因为它们具有不同的质。如事物的化学元素和组成结构等就是质。铁和铜的化学元素不同故有不同的质,金刚石和石墨组成结构不同故有不同的质。所以质是事物本身所固有的,是绝对的。

属性是一事物同其他事物发生联系时其质的外在表现。由于事物之间联系的多样性,同一种质可表现为多种属性。如金属受电场作用具有导电性,受外力作用具有延展性,受高温作用具有可熔性。相对于 +30℃ 的水而言,+20℃ 的水寒凉;相对于 +10℃ 的水而言,+20℃ 的水温热。所以属性不仅取决于事物本身,而且取决于该事物与其他事物的联系,是相对的。

传统中医学中的阴阳具有3种含义:①属性阴阳,是关于事物属性的认识,如动静、寒热、上下,用 $阴_{属性}$ 和 $阳_{属性}$ 表示;②关系阴阳,是关于属性阴阳之间关系的认识,如消长、对立、互根,用 $阴阳_{关系}$ 表示;③事物阴阳,是关于具有阴阳属性的事物的认识,如水火、气血、男女,用 $阴_{事物}$ 和 $阳_{事物}$ 表示。

(二) 属性阴阳的定义

阴、阳的最初含义是指日光的向背,向日为阳,背日为阴。后来引申到寒与热、明与暗、上与下、轻与重等许多方面,而发展为中国传统文化的重要概念。显然,阴、阳是相对的,是关于事物的属性的认识,而不是质的认识,根据文献资料,属性阴阳可定义为

$$阴_{属性} = \{平静,迟缓,柔和,寒凉,湿润,晦暗,有形,$$
$$混浊,沉重,在下,在内,在右,在后……\}$$
$$\cup \{拢缩,下降,向右,向后,功能衰退……\},$$
$$阳_{属性} = \{躁动,迅急,刚烈,温热,干燥,明亮,无形,$$
$$清澈,轻浮,在上,在外,在左,在前……\}$$
$$\cup \{离散,上升,向左,向前,功能亢进……\}。$$

其中,每一集合都表示成事物的静态属性集合和动态属性集合的并集。这些属性之所以这样分类,是因为:①同一集合中的元素在事物的存在和发展过程中常同时并见,如相对于山南,山北具有潮湿、晦暗、寒凉的属性,都属于 $阴_{属性}$。②若甲事物相对于乙事物所具有的属性,与丙事物相对于丁事物所具有的属性属于同一集合,则甲事物与丙事物容易发生相互作用,乙事物与丁事物也容易发生相互作用,这种现象传统中医学称同气相求。如头面(位于人体上部属 $阳_{属性}$)易感受流动不拘的风邪(迅急属 $阳_{属性}$)而出现头痛、面肿,腿脚(位于人体下部属 $阴_{属性}$)容易感受黏滞不畅的湿邪(迟缓属 $阴_{属性}$)而出现股癣、脚气。

属性是对事物所处状态的反映,事物所处状态又是由能量流(单位时间内流过事物的能量,传统中医学称阳气)来维持的。容易发现,传统意义的属性属 $阴_{属性}$ 的事物的能量流较低或正在下降,属性属 $阳_{属性}$ 的事物的能量流较高或正在上升,故属性阴阳也可定义为

$$阴_{属性} = \{能量流较低的事物表现的属性\}$$
$$\cup \{能量流正在下降的事物表现的属性\},$$

$$阳_{属性} = \{能量流较高的事物表现的属性\}$$
$$\cup \{能量流正在上升的事物表现的属性\}。$$

(三) 属性阴阳的同一体

寒凉、温热、晦暗、明亮、湿润、干燥、混浊、清澈等属性阴阳中的元素应是人类借助感官对客观事物的最早而且最直接的感受。寒凉与温热之间、晦暗与明亮之间、湿润与干燥之间、混浊与清澈之间的特殊对应关系被进一步发现后，人类设立了温度、亮度、湿度、透明度等测量指标，并发明了相应的测量工具替代人类的感官。在哲学上，这些指标被称为矛盾的同一体或统一体，这里称为阴阳属性的同一体。如寒凉与温热的同一体为温度，晦暗与明亮的同一体为亮度。

(四) 属性阴阳的消长与转化不是量变质变过程

量变是指事物数量的增减或场所的变更，是一种渐进的、不显著的变化。质变是指事物根本性质的变化，是渐进过程的中断。事物在数量上的增减达到一定程度时引起质变，如液态水变成气态水蒸气。

阴$_{属性}$、阳$_{属性}$是相对的，故用阴$_{属性}$、阳$_{属性}$说明事物的变化规律时，正确认识阴$_{属性}$、阳$_{属性}$的同一体及其与观察者的关系是重要的。对于客观事物的同一变化过程，若观察者位于阴$_{属性}$、阳$_{属性}$同一体之外，则相对于观察者，阴$_{属性}$与阳$_{属性}$同时并见，且为阴$_{属性}$消阳$_{属性}$长或阳$_{属性}$消阴$_{属性}$长的过程；若观察者位于阴$_{属性}$、阳$_{属性}$同一体之中，则相对于观察者，阴$_{属性}$与阳$_{属性}$不同时并见(观察者已居其一)，且如果观察者的最适条件位于事物的实际变化范围之内，则为阴$_{属性}$转化为阳$_{属性}$或阳$_{属性}$转化为阴$_{属性}$的过程，如果观察者的最适条件位于事物的实际变化范围之外，则阴$_{属性}$、阳$_{属性}$双方尚未发生转化。故阴$_{属性}$、阳$_{属性}$的消长与转化只是对于事物的同一变化过程，因观察的角度不同而产生的不同认识，断非事物发展的两个不同阶段，即量变与质变过程。

例如，假设在一定时间内气温由 +30℃ 降至 +10℃。若观察者位于寒凉与温热形成的同一体(温度)之外，可设想观察者位于温度恒定的室内，但通过位于室外的温度计观察气温的变化，则就观察者而言，寒凉与温热同时并见(温度低的一方为寒凉，温度高的一方为温热)，且上述变化过程为寒凉(阴$_{属性}$)长 20℃、温热(阳$_{属性}$)消 20℃ 的过程。若观察者位于寒凉与温热形成的同一体之中，即观察者身临其境地感受气温变化，则就观察者而言，或感到寒凉，或感到温热，或感到不寒凉也不温热，亦即寒凉与温热不同时并见。而且，如果观察者的最适感受温度(即观察者感到不寒凉也不温热，由观察者对寒热的耐受力和穿着决定)位于气温的实际变化范围(+10℃ ~ +30℃)之内，如 +20℃，则上述变化过程对观察者而言为由温热(阳$_{属性}$)转化为寒凉(阴$_{属性}$)的过程。如果观察者的最适感受温度位于气温的实际变化范围之外，如小于 +10℃ 或大于 +30℃，则上述变化过程对观察者而言尚未发生寒凉(阴$_{属性}$)与温热(阳$_{属性}$)的转化，只是感觉不太温热了(最适感受温度小于 +10℃)或更寒凉了(最适感受温度大于 +30℃)。

(五) 属性阴阳的上极限或下极限之和为常数

用寒凉说明气温的变化，与用温热说明气温的变化，与用温度说明气温的变化是等价的。寒凉长(消)20℃ 等价于温热消(长)20℃，等价于温度下降(上升)20℃，即

$$寒凉长 20℃ = 温热消 20℃ = 温度下降 20℃$$
$$寒凉消 20℃ = 温热长 20℃ = 温度上升 20℃$$

寒凉与温热消长的最大值就是温度变化的极限值。由于事物发展规模的有限性，温度

的变化范围是有限的，如热力学第三定律就指出绝对零度（-273.15℃）是不可能达到的，故该极限值是有界的。如果仅考虑温度变化的极限值，则有

$$寒凉的上极限 + 温热的上极限$$
$$= 寒凉的下极限 + 温热的下极限$$
$$= 温度变化的极限$$
$$= 常数$$

该常数的具体数值取决于温标的人为规定。如目前常用的温标是摄氏度，是指在1标准大气压下，冰的熔点为0摄氏度，水的沸点为100摄氏度，中间每一等份为1摄氏度，记作1℃。还有一种温标是华氏度，是指在1标准大气压下，冰的熔点为32华氏度，水的沸点为212华氏度，中间每一等份为1华氏度，记作"1°F"。

一般地，对于阴$_{属性}$中的任一元素，阳$_{属性}$中都有唯一元素与之对应，用以说明表征客观事物变化的某指标相互对立的两个方面。换言之，

$$阴_{属性}的上极限 + 阳_{属性}的上极限$$
$$= 阴_{属性}的下极限 + 阳_{属性}的下极限$$
$$= 常数$$

该常数的具体数值取决于度量衡，是人为规定的。

（六）关系阴阳的定义

关系阴阳是建立在阴$_{属性}$与阳$_{属性}$之间的一种特殊关系。借用点集拓扑的"关系"概念，可将关系阴阳定义为

$$阴阳_{关系} = \{(阴_{属性}中元素, 阳_{属性}中元素) | 使得$$
$$阴_{属性}中元素的上极限 + 阳_{属性}中元素的上极限$$
$$= 阴_{属性}中元素的下极限 + 阳_{属性}中元素的下极限$$
$$= 常数\}$$

即从阴$_{属性}$和阳$_{属性}$中各任取一个元素，若两者的上极限或下极限之和为常数，则两者之间的关系是阴阳关系，阴阳$_{关系}$是以所有这些具体的阴阳关系为元素构成的集合。非严谨地，关系阴阳也可定义为：

$$阴阳_{关系} = \{(平静, 躁动), (迟缓, 迅急), (柔和, 刚烈), (寒凉, 温热), (湿润, 干燥), (晦暗, 明亮), (有形, 无形), (混浊, 清澈), (沉重, 轻便), (在下, 在上), (在内, 在外), (下降, 上升), (收缩, 离散), \cdots\}$$

（七）关系阴阳是一类特殊矛盾

矛盾是表述事物关系的概念，具有同一和斗争两种基本性质。矛盾的同一性是指矛盾双方相互包含、相互依存的性质；矛盾的斗争性是指矛盾双方相互排斥、相互否定的性质。

关系阴阳具有同一性。因为：①阴$_{属性}$、阳$_{属性}$双方相互依存。每一具体的阴阳关系都是由表征客观事物的某指标相互对立的两个方面形成的，显然阴$_{属性}$和阳$_{属性}$都各以对方为己方存在的前提，如没有寒凉就无所谓温热。②阴$_{属性}$、阳$_{属性}$双方相互包含。既然阴$_{属性}$、阳$_{属性}$双方是表征客观事物同一指标相互对立的两个方面，那么由于观察者所处的位置不同，同一状态的事物可能具有不同的属性。例如，如果观察者的最适温度为+30℃，则+20℃对观察者而言为寒凉（阴$_{属性}$）；如果观察者的最适温度为+10℃，则+20℃对观察者而言为温热（阳$_{属性}$）。此即传统中医学所说的阴中有阳，阳中有阴，又称阴阳互根。

关系阴阳具有斗争性。这是由阴_属性、阳_属性双方属性的对立相反性决定的,无须赘述。

因此,凡是阴阳关系必然是矛盾关系。正是由于阴_属性、阳_属性有属性的规定,才使阴阳_关系的内涵大于矛盾。如果把矛盾也以集合表示,那么由于矛盾双方构成的集合包含阴_属性和阳_属性的并集,使得阴阳_关系是矛盾的真子集,即阴阳_关系是一类特殊矛盾,其外延小于矛盾概念。如正气与邪气的关系属于矛盾但不属于阴阳_关系。

(八)事物阴阳的定义

虽然所有事物都具有属性,但不是都可区分为阴_事物和阳_事物。事物能分为阴_事物和阳_事物的条件是其具有的相对属性属于阴_属性和阳_属性。如相对于火,水具有寒凉、湿润、晦暗、趋下的属性,可在阴_属性中找到相应的元素,故水属阴_事物;相反,火即属阳_事物。正气与邪气相比,因找不到对应的属性属于阴_属性和阳_属性,所以不属于阴_事物和阳_事物。事物阴阳可定义为

$$阴_{事物} = \{相对属性属阴_{属性}的事物\}$$
$$阳_{事物} = \{相对属性属阳_{属性}的事物\}$$

或

$$阴_{事物} = \{能量流较低的事物\} \cup \{能量流正在下降的事物\}$$
$$阳_{事物} = \{能量流较高的事物\} \cup \{能量流正在上升的事物\}$$

事物的阴_事物、阳_事物分类存在两个特性:①多层次性,即在某一层次分属阴_事物、阳_事物的一对事物,在其另一层次还可找到属于阴_事物、阳_事物的另一对事物。如白天与夜间相比,则白天明亮、温热属阳_事物,夜间黑暗、寒冷属阴_事物;而就白天来说,则上午是越来越亮、越来越热的过程属阳_事物,下午是越来越暗、越来越冷的过程属阴_事物。②多角度性,同一对事物可从不同角度进行阴_事物、阳_事物分类。如心藏与肾藏,若从解剖部位分,则心藏(精神神经系统、循环系统)居上属阳,肾藏(泌尿系统、生殖系统)位下属阴;若从功能趋向分,因在生理状态下,"心火下行温肾水",故属阴,"肾水上行济心火",故属阳。

二、太阳光照节律的阴阳关系结构

(一)黄赤交角与四季

天文学将以地球为中心,以无限大为半径,内表面分布着天体的虚拟球面称天球。地球自转形成的赤道面与天球相交而成的大圆称天赤道。地球公转形成的轨道面与天球相交而成的大圆称黄道。黄道与天赤道的夹角称黄赤交角,为 23°26′。黄道和天赤道相交于两点,分别叫作春分点和秋分点,白天和夜间等长。黄道上与春分点或秋分点相距 90°的两点分别叫作夏至点和冬至点。在北半球,夏至点白天最长,冬至点白天最短。在南半球,春分点和秋分点,夏至点和冬至点正好与北半球相反。见图 7-8。

(二)四季阴_属性、阳_属性的消长规律

阴_属性的上极限 + 阳_属性的上极限 = 阴_属性的下极限 + 阳_属性的下极限 = 常数,该常数的大小取决于度量衡,是人为规定的,故可沿用六十四卦中每一卦的组成爻数将其取为 6。传统中医学认为冬至阴最盛,夏至阳最盛;春分、秋分属性阴阳均平;春季阳气升发属阳_属性,秋季阳气收敛属阴_属性;《素问·脉要精微论》:"是故冬至四十五日,阳气微上,阴气微下;夏至四十五日,阴气微上,阳气微下。"这里的阴_属性、阳_属性应是单位时间太阳光照度的两个方面,单位时间太阳光照度高时环境温热、明亮、干燥,属阳_属性;单位时间太阳光照度低时环境寒凉、晦暗、湿润,属阴_属性。四季阴_属性、阳_属性的上述变化应是从北半球观察的结果。与现代地图的

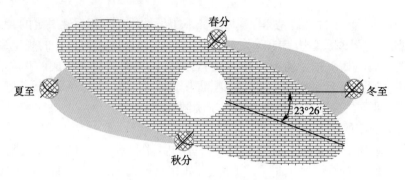

图 7-8 黄赤交角与四季的关系图

上北下南、左西右东布局相反,中国传统文化讲究面南而立,左升(东方、春天)右降(西方、秋天)。据此可将一年四季的阴$_{属性}$、阳$_{属性}$变化排列成图 7-9。其中,因为春分时万物生机盎然,取为阴阳交感的泰卦(☷☰);秋分时万物收敛肃杀,取为阴阳反作的否卦(☰☷)。

根据每一卦中阴$_{属性}$、阳$_{属性}$之多少找出对应点,并把这些点连接起来,便得到图 7-9 中的折线。若把图 7-9 的一年四季分成 24 份,并重复图 7-9 的做法,便得到图 7-10,显然,图 7-10 中的折线比图 7-9 平滑得多。若把一年四季无限等分,并不断重复上述做法,则图 7-10 的折线就变成两条光滑的曲线,如图 7-11。在中国历史上,太极图有多种画法,

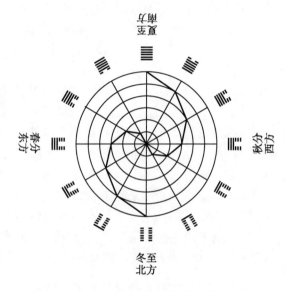

图 7-9 一年四季 12 等分的阴$_{属性}$、阳$_{属性}$变化

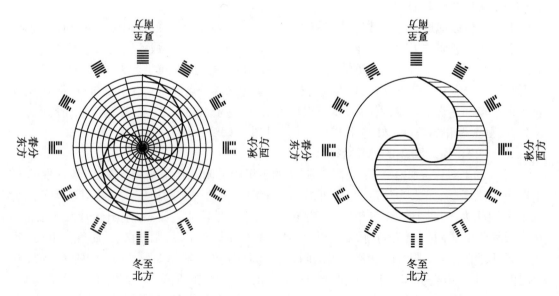

图 7-10 一年四季 24 等分的阴$_{属性}$、阳$_{属性}$变化   图 7-11 一年四季无限等分的阴$_{属性}$、阳$_{属性}$变化

但如果说太极图表征的是自然万物周期性的阴_{属性}、阳_{属性}消长规律,那么由于单位时间太阳光照度的年节律变化是影响自然万物周期性变化的首要因素,可将图 7-11 视为太极图的最佳表示。

以圆心为极点,以极点到夏至的方向为极轴的正方向,顺时针旋转为极角的正方向建立极坐标系,则阴_{属性}、阳_{属性}的大小 ρ 与时间 θ 之间有表 7-2 的数据对应。

表 7-2 θ 与 ρ 数据变化关系表

θ	0	$2\pi/12$	$4\pi/12$	$6\pi/12$	$8\pi/12$	$10\pi/12$	$12\pi/12$
ρ	6	5	4	3	2	1	0
θ	$12\pi/12$	$14\pi/12$	$16\pi/12$	$18\pi/12$	$20\pi/12$	$22\pi/12$	$24\pi/12$
ρ	6	5	4	3	2	1	0

显然,θ 与 ρ 满足关系式

$$\rho = 6 - \frac{6\theta}{\pi}, \quad \text{当 } 0 \leq \theta < \pi$$

$$\rho = 12 - \frac{6\theta}{\pi}, \quad \text{当 } \pi \leq \theta < 2\pi$$

这是两条阿基米德螺线,又称等速螺线。

(三) 太极图的意义

自然界存在着诸如四季、朔望月、昼夜等周期运动,人体也存在着诸如月经、呼吸、心电等周期运动。任一周期运动都可表示成周期函数 $f(t)=f(t+T)$,任一周期函数总能展成级数 $f(t) = A_o + \sum_{n=1}^{\infty} A_n \sin(n\omega t + \alpha_n)$。此展开的物理意义是明确的,即把一个比较复杂的周期运动看成是不同频率的简谐振动的叠加。在电工学上,此展开又称谐波分析。任一简谐振动 $y=A\sin(\omega x+\alpha)$ 都可通过表 7-3 的变换与两条阿基米德螺线建立一一对应关系。因此,太极图与正弦曲线不过是简谐振动在直角坐标系与极坐标系中的两种不同表达方式,其本质是一致的。换句话说,太极图表征了自然界最基本的周期运动——简谐振动。

表 7-3 正弦曲线与阿基米德螺线变换表

正弦曲线	变换	阿基米德螺线
$y=A\sin(\omega x+\alpha)$	$y = \frac{\rho}{3}A, \sin(\omega x+\alpha) = 2 - \frac{2\theta}{\pi}$	$\rho = 6 - \frac{6\theta}{\pi}, \quad \text{当 } 0 \leq \theta \leq \pi$
	$y = \frac{\rho-6}{3}A, \sin(\omega x+\alpha) = 2 - \frac{2\theta}{\pi}$	$\rho = 12 - \frac{6\theta}{\pi}, \quad \text{当 } \pi \leq \theta \leq 2\pi$

单位时间太阳的光照度即自然界的阳气,夏至阳气最盛,夏至到冬至是阳气下降的过程;冬至阳气最衰,冬至到夏至是阳气上升的过程,可用正弦曲线表达,故太极图表达了自然界阳气的变化规律。

昼夜阴_{属性}、阳_{属性}的消长规律与四季阴_{属性}、阳_{属性}的消长规律是一致的,这在出现极昼(又称永昼,即 24 小时全是白天)的北极圈和南极圈内可以观察到,但在其他地区,因地球不透光而不能观察到。

(四)五藏功能的敏感时节

太极图反映了太阳授时因子的日节律和年节律。对太极图中的阿基米德螺线积分,容易发现阳气在一天或一年当中的分布规律,对于认识一天或一年中五藏功能的敏感时节具有重要意义。

从 00:00(冬至)到 12:00(夏至)将一天(一年)分为两份,则前半天(前半年)阳$_{属性}$的面积是 12π,而后半天(后半年)阳$_{属性}$的面积是 6π,两者之比为 2∶1。

从 03:00(立春)到 15:00(立秋)将一天(一年)分为两份,则前半天(前半年)阳$_{属性}$的面积是 $\frac{231}{16}$π,而后半天(后半年)阳$_{属性}$的面积是 $\frac{57}{16}$π,两者之比为 77∶19。

从 06:00(春分)到 18:00(秋分)将一天(一年)分为两份,则前半天(前半年)阳$_{属性}$的面积是 $\frac{27}{2}$π,而后半天(后半年)阳$_{属性}$的面积是 $\frac{9}{2}$π,两者之比为 3∶1。

从 09:00(立夏)到 21:00(立冬)将一天(一年)分为两份,则前半天(前半年)阳$_{属性}$的面积是 $\frac{165}{16}$π,而后半天(后半年)阳$_{属性}$的面积是 $\frac{123}{16}$π,两者之比为 55∶41。

显然,从 03:00(立春)到 15:00(立秋)不是将一天(一年)区分为阴阳差距最大的时节,将一天(一年)区分为阴阳差距最大的时节要向后延迟。容易推知,满足 $\frac{2\pi^3+3\pi^2\theta-6\pi\theta^2+2\theta^3}{\pi^3-3\pi^2\theta+6\pi\theta^2-2\theta^3}$ 取最大值的 θ 是将一天(一年)区分为阴阳差距最大的时节。计算机数值拟合显示 $\theta=0.292\,893\pi$,即发生在 03:00 和 15:00 之后的 0.514 7 小时,立春和立秋之日后的 7.833 天。这时,前半天(前半年)阳$_{属性}$的面积与后半天(后半年)阳$_{属性}$的面积之比最大,为 4.121 3∶1。这一时节的阴阳差距最大,应是五藏功能最敏感的时节。

从 09:00(立夏)到 21:00(立冬)也不是将一天(一年)区分为阴阳差距最小的时节,将一天(一年)区分为阴阳差距最小的时节要向后延迟。容易推知,满足 $4\theta^3-12\pi\theta^2+6\pi^2\theta+\pi^3=0$ 的 θ 是将一天(一年)区分为阴阳差距最小的时节。计算机数值拟合显示 $\theta=0.830\,061\,55\pi$,即发生在 09:00 和 21:00 之后的 0.96 小时,立夏和立冬之日后的 14.41 天,约在 10:00(小满)到 22:00(小雪)时,前半天(前半年)阳$_{属性}$的面积与后半天(后半年)阳$_{属性}$的面积之比为 1∶1。这一时节阴阳的差距最小,也应是五藏功能最敏感的时节。

显然,将一天(一年)区分为阴阳差距最大的时节接近从 03:00(立春)到 15:00(立秋),将一天(一年)区分为阴阳差距最小的时节接近从 09:00(立夏)到 21:00(立冬),较太阳光照度最小[00:00(冬至)]、均平[06:00(春分)、18:00(秋分)]和最大[12:00(夏至)]的时节延迟 1/8 周期,与五藏功能节律的相位分布基本一致。

三、阴平阳秘的形成机制

在日常生活中,人们观察到了"寒极生热,热极生寒"的寒暑往来,观察到了"水曰润下,火曰炎上"的自然走向,也观察到了夏天制冷、冬天取暖需要耗能,传统中医学是用阴平阳秘、阴阳反作和阴阳交感来描述这些现象的。

(一)定义

1. **阴阳交感** 静态属性属阴的事物具有属阳的动态属性和/或静态属性属阳的事物具

有属阴的动态属性,这类现象或过程称阴阳交感。

例如,一般认为大暑和大寒是一年中最热和最冷的节气,但关于两个节气中哪一天最热和最冷并无定论。事实上,立秋和立春当日后的7.833天才是一年之中阴阳差距最大的时点,民间亦有"秋老虎"和"倒春寒"之说,故本书取立秋和立春当日作为一年中最热和最冷的时点。立春当日最冷,具有属阴的静态属性,但立春之后由于太阳光照度的增加使气温逐渐升高,具有属阳的动态属性;立秋当日最热,具有属阳的静态属性,但立秋之后由于太阳光照度的减少使气温逐渐下降,具有属阴的动态属性,这类现象为阴阳交感(图7-12)。

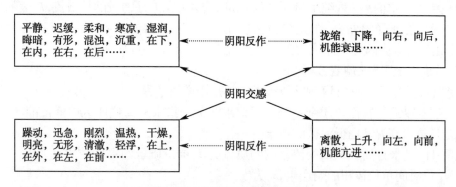

图 7-12 阴阳交感与阴阳反作

2. 阴阳反作　静态属性属阴的事物具有属阴的动态属性和/或静态属性属阳的事物具有属阳的动态属性,这类现象或过程称阴阳反作。

例如,火具有温热、干燥等属阳的静态属性,又具上升、离散等属阳的动态属性;水具有寒凉、湿润等属阴的静态属性,又具下降、拢缩等属阴的动态属性,这类现象为阴阳反作(图7-12)。

3. 阴平阳秘　借助物质和/或能量交换,阴阳交感和阴阳反作过程共同维系的有序稳态称为阴平阳秘。

例如,寒暑往来是地球借助太阳光照等环境条件维系的有序稳态,生理状态是人体借助能量代谢维系的有序稳态,均为阴平阳秘。

(二) 熵平衡方程

人体的所有生理功能和生化反应都是在细胞及其产物的基础上进行,而主要发生于细胞内液之中,所以我们就以细胞内液作为研究的主要系统,不同组织的细胞及细胞中不同细胞器内的液体因组成成分不同而分别称为子系统。在生理状态下,一方面由于体内多种自我调节机制的存在,使得各子系统(即由生物膜保卫的液体)在组成成分上维持着相对平衡状态;另一方面,由于自由扩散的存在,又使得其中粒子的分布趋于均匀化,而这正是建立局域平衡假设的重要依据。

局域平衡假设:设想把各子系统划分成许多很小的体积元,每个体积元在宏观上足够小,以至于从场的分析观点看,在这足够小的尺度范围内,粒子分布均匀性的假设对场论中数学分析所引起的误差可以忽略不计。但所有体积元从微观上讲又足够大,每个体积元内部包含足够多的粒子,因而仍能满足统计处理的要求,使得热力学变量如压力、密度、内能等有确定的物理内涵,并能满足在平衡体系中所满足的一切热力学关系。在人体内环境下这种假设的合理性证明见后文附1。

设子系统含有 n 种不同组份,并同时进行着 m 种化学反应。子系统的边界允许它与外界环境进行物质和能量交换。为以后讨论方便,我们在局域平衡假设的基础上引用熵平衡方程:

$$\frac{dS}{dt} = -\nabla \cdot \left(\frac{J_q}{T} - \sum_i \frac{\overline{\mu_i}}{T} J_i\right) + J_q \cdot \nabla\left(\frac{1}{T}\right) - \sum_i J_i \cdot \left[\nabla\left(\frac{\overline{\mu_i}}{T}\right) - \frac{F_i}{T}\right] - \frac{1}{T}\Pi : \nabla U - \sum_{i,j} \frac{\nu_{ij}\mu_i}{T}\omega_j$$

其中 S 是单位体积介质的总熵,J_q 是热流,T 是绝对温度,$\overline{\mu_i}$、μ_i 是化学势(分别表示单位质量和单位摩尔的第 i 种纯组份所含的 Gibbs 自由能),J_i 是物质的扩散流,F_i 表示单位质量的第 i 种组份所受的外力,Π 是应力张量,U 是介质质心的运动速度,ν_{ij} 是第 i 种组份在的第 j 个化学反应中的化学计量系数,ω_j 是第 j 个化学反应的反应速度。

(三) "水火上下"的熵变分析

引理1:自然发生的水润下和/或火炎上都是熵增加过程。

注:这里"火"可看作热团聚系统。所谓水润下是指水从高位能区向低位能区的流动,火炎上是指热自高温区向低温区的传导。

证明:(1) 设水自高处向低处流动的物质流为 J,单位质量的水所受的重力为 F,由熵平衡方程,单位时间单位体积的熵产生 σ_1 为

$$\sigma_1 = J \cdot \frac{F}{T}$$

因水的向下流动是重力作用的结果,即 J 与 F 同向,又 $T>0$,所以 $\sigma_1>0$。即"水润下"的过程是熵增加过程。

(2) 设由火及其周围环境形成的系统的热流为 J_q,由熵平衡方程,单位时间单位体积的熵产生 σ_2 为

$$\sigma_2 = J_q \cdot \nabla\left(\frac{1}{T}\right) = -\frac{1}{T^2} J_q \cdot \nabla T$$

因热总是沿着温度梯度下降最快的方向传导,即 J_q 与 ∇T 方向相反,所以 $\sigma_2>0$。即"火炎上"的过程也是熵增加过程。

(3) 若把水、火作为一个系统来研究,则由熵的广延性质,单位时间单位体积上的总熵产生 $\sigma=\sigma_1+\sigma_2>0$。即水润下和火炎上的过程仍是熵增加过程。

引理2:非自然发生的水润上和/或火炎下均是熵减少过程。

注:所谓水润上是指水从低位能区向高位能区的流动(如水泵的扬水作用)。火炎下是指热自低温区向高温区的传导(如制冷机的制冷作用)。

证明仿引理1。

(四) 阴阳熵变定理

《灵枢·阴阳系日月》云"且夫阴阳者,有名而无形",故只能通过具体事物的运动变化来认识阴阳。对此,前人的研究方法值得借鉴。《素问·阴阳应象大论》有"水为阴,火为阳","水火者,阴阳之征兆也",即水火在事物的阴阳变化研究中占有特殊地位,可通过水火性能的分析推论一般事物的阴阳变化规律。

水有寒凉、湿润、平静等属阴的静态属性,火有温热、干燥、躁动等属阳的静态属性。如果水润下、火炎上,则由引理1知,这一过程为熵增加过程;反之如果水润上、火炎下,则由引

理2知,这一过程为熵减少过程。可见,静态属性属阴的事物具有属阴的动态属性,和/或静态属性属阳的事物具有属阳的动态属性均为熵增加过程。反之,静态属性属阴的事物具有属阳的动态属性,和/或静态属性属阳的事物具有属阴的动态属性均为熵减少过程。联系定义1、2,可得阴阳熵变定理:

阴阳交感过程是熵减少过程,阴阳反作过程是熵增加过程。

(五) 人体中的阴阳熵变

中医学认为,人体的正常生命活动是阴阳双方协同的结果,任何疾病的产生和发展都是因某种原因使阴阳双方失调所致。即所谓"阴平阳秘,精神乃治;阴阳离绝,精气乃绝"。生物医学研究也表明,人体的生理状态是一种高度有序的稳定状态。故从某种意义上讲,任何疾病的产生和发展都是由于致病因素破坏了人体内部的协调关系致有序度降低的结果,故有如下阴平阳秘公理:生理状态是一种高度有序的稳定状态,任何疾病的产生和发展,都是这种有序稳态的打破,有序度降低(即总熵增加)的结果。

临床实践中,人们常发现一种上热下寒现象,即在上的头面部常出现疮疡、红赤等阳热症状,传统中医学称"心火上炎";在下的腰腹部常出现寒凉、积水等阴寒症状,传统中医学称"肾寒水泛",这些病理过程均为阴阳反作过程,均为熵增加过程。反之,"心火下行温肾水,肾水上行济心火",可被理解为在神经体液的调节下人体克服重力作用使头面部供血减少、腰腹部供血增多,传统中医学称"心肾相交"或"水火既济",这些生理过程均为阴阳交感过程,且是熵不增加过程。事实上,熵是系统有序程度的量度,系统越混乱,熵就越大;系统越有序,熵就越小。所以如果这些过程是熵增加过程,即人体各组成部分间的联系越混乱,就与生理状态是一种高度有序稳态——阴平阳秘相矛盾。可见人体的阴阳变化也遵循阴阳熵变定理。

(六) 人体对负熵流的输入

按热力学第二定律,自然发生的过程如水润下、火炎上、铁生锈都是熵增加过程。那么人体中为什么会出现熵不增加的阴平阳秘状态呢?这是否意味着生命运动违背了热力学第二定律?不是的,原因在于人体是一个开放的复杂巨系统,其总熵的变化包括两部分的贡献:一部分是由生命运动过程中物质的自由扩散、化学变化、黏滞性流动等引起,可以证明这一部分的贡献使总熵增加,不会引起阴阳交感有序现象的发生;另一部分则是由人体与外界环境进行的物质和能量交换引起,如果能证明人体通过这一过程从外界输入负熵使总熵减少,就找到了阴平阳秘的形成机制。

1. 物质交换是人体从环境输入负熵的过程　新陈代谢是生命的基本特征。设人体在新陈代谢过程中有 p 种物质参加反应,生成 q 种物质,则定义 p 种反应物的平均化学势为(合理性证明见后文附 2)

$$\overline{\mu_{\text{反}}} = \frac{\sum_{i=1}^{p} \alpha_i M_i \mu_i}{\sum_{i=1}^{p} \alpha_i M_i}$$

q 种生成物的平均化学势为

$$\overline{\mu_{\text{生}}} = \frac{\sum_{j=1}^{q} \beta_j M_j \mu_j}{\sum_{j=1}^{q} \beta_j M_j}$$

其中 α_i, β_j 为化学计量系数，M_i, M_j 为第 i, j 种组份的分子量，μ_i, μ_j 为化学势，分别表示单位质量的第 i, j 种纯组份所含的 Gibbs 自由能。一般说来，人体内的所有生化反应都是在恒温恒压下进行的，而恒温恒压下能够做功的能量称为 Gibbs 自由能，故人体从新陈代谢中获取的能够做功的能量（主要由 ATP 携带）可以看作是一种 Gibbs 自由能。因此，就整个生化反应序列看，反应物的总 Gibbs 自由能大于生成物的总 Gibbs 自由能。即

$$\sum_{i=1}^{p} \alpha_i M_i \mu_i > \sum_{j=1}^{q} \beta_j M_j \mu_j$$

又由质量守恒定律

$$\sum_{i=1}^{p} \alpha_i M_i = \sum_{j=1}^{q} \beta_j M_j$$

所以有

$$\overline{\mu_{反}} > \overline{\mu_{生}}$$

因为生理状态是一种高度有序的稳定状态，故从一段适当长的时间看，人体从外界摄取的物质和向外界排出的物质是近乎等量的。为了研究方便，假定子系统的每个小体积元以恒定的速度输入营养物质和排出代谢废物，即

$$J_{反} = -J_{生}$$

其中 $J_{反}$ 为营养物质的输入流，$J_{生}$ 为代谢废物的输出流。由熵平衡方程，单位时间单位面积的熵流为

$$J_S = -\left(\frac{\overline{\mu_{反}}}{T} J_{反} + \frac{\overline{\mu_{生}}}{T} J_{生}\right) = \frac{\overline{\mu_{反}} - \overline{\mu_{生}}}{T} J_{生}$$

$$\frac{dS}{dt} = -\int \Sigma \, d\Sigma \cap \cdot J_s = -\int \Sigma \, d\Sigma \cap \cdot \frac{\overline{\mu_{反}} - \overline{\mu_{生}}}{T} J_{生}$$

其中 dS 为由物质交换引起的小体积元的熵变，Σ 为小体积元的表面积，$\cap$ 表示小体积元的外法线方向。

由于 $\overline{\mu_{反}} - \overline{\mu_{生}} > 0$，又 $\cap$ 与 $J_{生}$ 方向相同，于是 $\frac{ds}{dt} < 0$。即小体积元乃至人体与环境的物质交换过程是负熵流的输入过程。

2. 热量扩散是人体向环境输出正熵的过程　外界的能量除通过饮食的代谢可被人体利用外，由于人体的恒温性质，使之不能直接利用热能。相反，人体总是向环境发散热量，因为人体几乎在整个生命过程中体温总高于环境温度，否则生命将难以维持。设人体向环境的热扩散流为 J_q，则单位时间通过单位面积的熵流 J_s 为

$$J_s = \frac{J_q}{T}$$

$$\frac{dS}{dt} = -\int \Sigma \, d\Sigma \cap \cdot J_s = -\int \Sigma \, d\Sigma \cap \cdot \left(\frac{J_q}{T}\right)$$

其中 dS 为由热传导引起的人体的熵变，Σ 为体表面积，$\cap$ 表示体表的外法线方向。由于 $\cap$ 与 $\frac{J_q}{T}$ 的方向相同，于是 $\cap \cdot \frac{J_q}{T} > 0$，$\frac{ds}{dt} < 0$。即人体向环境散发热量的过程是使人体总熵减少的过程。

概言之，新陈代谢过程是人体从外界输入负熵的过程。正因为负熵的输入使人体的总熵减少，才使得阴阳交感现象得以发生，才使阴平阳秘状态得以维系，正如奥地利著名量子物理学家Schrödinger所言："生物体是负熵流喂大的，如果它不能从外界吃进负熵流，那么内部不断产生的正熵将使它趋向极大熵的危险状态，那就是死亡"。

附1　局域平衡假设的合理性

①我们所研究的系统是一种胶体溶液，故不必考虑粒子的自由程问题。②我们所考虑的系统中所进行的生化反应都是酶促反应，其反应速度是一般催化剂的10^6~10^{10}倍，而且在几个立方微米的小空间中可同时发生包括复杂反馈机制在内的几千个化学反应，但是这些反应在发生规模和持续时间上都足够小，不影响介质的时空连续性，否则与我们所研究的子系统在宏观组成上相对恒定的实验结果相矛盾。③一方面，我们假设每个体积元含有足够多的粒子，从统计物理可以证明，系统的能量仅集中于少数粒子身上这种事件发生的概率是非常之小的。另一方面，我们所研究的系统在宏观组成上是相对恒定的。由于自由扩散的存在，使得系统粒子的分布总是趋于均匀化。因此，如果忽略粒子的大小和相互作用，我们有理由认为在每一瞬间每个小体积元内的粒子的能量分布接近于Maxwell-Boltzmann分布。

附2　平均化学势的定义

容易证明，对任一等当量反应，下式成立

$$\sum_i \mu_i J_i = \bar{\mu} \sum_i J_i$$

其中J_i是第i种组份的物质流。此式表明，反应物与生成物的总Gibbs自由能经两种运算结果相同，故该定义是合理的。

四、阴精阳气的内涵

在细胞器合成和分解的有机物中，有的是为细胞供能的，如糖、脂肪和蛋白质，称供能性物质，即化气之精；有的是为细胞的更新、再生和重建提供原料的，如蛋白质、核酸、核糖、磷脂、糖脂、胆固醇，称结构性物质，即成形之精。生理状态下，结构性物质是相对稳定的，如人的体重或体型不会在短时间内发生剧烈变化。但供能性物质却因为人体适应环境的需要可在短时间内发生剧烈变化，如奔跑让人在短时间内消耗大量的糖。故供能性物质的变化更直接反映着人体的功能态势。

能够化生能量维持人体功能活动的供能性物质称阴精。单位时间内流过人体或其组成部分的能量（包括热能和化学能，即元阳和元气）称阳气。生理状态下，阳气越多，人体或其组成部分的功能越强（但在病理状态下，阳气多未必功能强，临床可借以区分生理状态和病理状态）。这样定义的阴精和阳气具有如下特点：

1. 符合中医学的传统认识

（1）依据阴属性、阳属性的定义，有形、平静属阴属性，无形、运动属阳属性。糖、脂肪和蛋白质有形且相对静止，故属于阴事物；单位时间内流过人体或其组成部分的能量无形且相对运动，故属于阳事物。

(2) 阴精具有营养(营养物质)和润滑(外分泌液)作用,阳气具有温煦(热能)和推动(化学能)作用。

(3) 阴精能通过生物氧化(传统中医学称为气化)化生阳气,阳气的消耗(如咀嚼、消化和吸收食物而消耗能量)能使人体从外界摄取阴精,符合阴精和阳气的转化关系。

(4) 在病理状态下,中医有"有形之血不能速生,无形之气所当急固""肥人多痰,瘦人多火"的传统认识,可从阴精和阳气的定义给出解释。事实上,有形的阴精(营养物质)只能通过脾藏的运化从外界慢慢摄取,故不能速生;无形的阳气(能量流)可借用各种手段(如中药、针灸等)迅速调节,故在阳气衰微时能急固;肥人阴精(脂肪)含量较多,化生的阳气相对不足,易聚而成痰;瘦人阴精含量较少,阳气相对亢盛故多火。

2. 容易定量化　依据阴精和阳气的定义,即可借用生物医学关于人体物质代谢和能量代谢的统计数据,给出阴精和阳气的取值。如一个体重65kg的成年男性,体内存贮的可用于供能的糖原(以肝糖原、肌糖原为主,约600kcal)、脂肪(以脂库为主,约58 495kcal)和蛋白质(以骨骼肌为主,约9 599kcal),折合能量约68 694kcal,维持一般生理功能每日约需能量(阳气)1 965kcal。

3. 使五藏具有可比性　五藏的功能性质各不相同,如脾藏的运化、肝藏的疏泄,我们无法比较它们的强弱。但是维持五藏功能的阴精和阳气是统一的,我们可通过比较阴精和阳气的大小来衡量两藏或同一藏在不同时期的功能盛衰。

4. 使五藏具有能观性　所谓能观性(工程控制论概念)是指所用检测指标能足以反映被研究对象的运动规律。显然,五藏的任何生理功能和病理变化都是以阴精和阳气的变化为基础的,故通过检测阴精和阳气,必能全面把握五藏的生理功能和病理变化,具有能观性,即"人之所有者,血与气耳"。生物学亦将新陈代谢视为生命活动的基本特征。

5. 容易实行可操作性检测

(1) 人体每日从外界获取并消化吸收的营养物质量:通过在适当时间内让受试者吃具有固定营养成分的试验饮食(test diet),利用放射性核素技术等定量检测大便中糖、脂肪、蛋白质的吸收利用率即得结果。

(2) 人体每日为维持五藏功能消耗的能量:维持五藏功能所消耗的能量最终将以热或机械能形式释放于体外。依据能量守恒定律,通过直接测热法或间接测热法,获取适当时间内受试者所排放的热能和机械能即得结果。

通过以上两项可操作性检测,一方面,可直接观察人体阳气的变化;另一方面,通过求得人体每日从外界消化吸收的营养物质量与维持五藏功能消耗的能量的差值,可推知体内存储阴精的变化。

五、能量代谢节律的阴阳关系结构

在人体供能物质的分解和合成过程中所伴随的能量释放、转移和利用称为能量代谢。生理状态下,阴精与阳气存在着相互依存和制约关系,阴精能化生阳气,阳气的消耗能使人体从外界摄取阴精,即能量代谢,见图7-13。

阴精与阳气的关系类似于生态学的被捕食与捕食

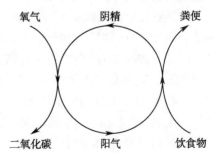

图7-13　人体阴精阳气的关系

(如兔子与老鹰)关系,故仿照 Lotka-Volterra 生态学模型,取 x 代表阴精量,以 kcal 为单位,y 代表阳气量,以 kcal/d 为单位,建立表达阴精阳气关系的数学模型:

$$\begin{aligned} \frac{dx}{dt} &= a_1 x - a_2 xy \\ \frac{dy}{dt} &= -b_1 y + b_2 xy \end{aligned} \quad (1)$$

其中各项系数均为正常数。$a_1 x$ 为营养充分供给时人体对阴精的瞬时吸收量。营养充分供给时,阴精(体重)越多,人体阴精的瞬时增加量越大。$a_2 xy$ 为氧化供能对阴精的瞬时消耗量。阴精越多,维持生命活动每日需要的能量越多,阴精的瞬时消耗量越大。$b_1 y$ 为没有能量供给时阳气的瞬时变化量。没有能量供给时,为维持功能活动每日以热或机械能形式散失的能量越多,阳气的瞬时减少量越大。$b_2 xy$ 为人体每日经生物氧化产生的能量的瞬时变化量。阴精越多,维持生命活动每日需要的能量越多,阳气的瞬时增加量越大。

1. **定性分析** 显然方程(1)有平凡解族

$$x(t)=0, y(t)=0; \quad x(t)=x(0)e^{a_1 t}, y(t)=0; \quad x(t)=0, y(t)=y(0)e^{-b_1 t}$$

和正平衡解

$$x(t) = \frac{b_1}{b_2}, \quad y(t) = \frac{a_1}{a_2}$$

由平凡解知,起始于第一象限的每个解,对于未来的每一时刻,都有 $x>0, y>0$。对于 $x, y>0$,且 $x(t)=\frac{b_1}{b_2}, y(t)=\frac{a_1}{a_2}$ 不同时成立,(1)的相轨线是一阶方程

$$\frac{dy}{dx} = \frac{-b_1 y + b_2 xy}{a_1 x - a_2 xy}$$

的解曲线。经分离变量并积分得:

$$\frac{y^{a_1}}{e^{a_2 y}} \cdot \frac{x^{b_1}}{e^{b_2 x}} = C \quad (2)$$

这是一个超越方程,其中 C 为常数,由初始条件 $x(0), y(0)$ 唯一决定。

引理 方程(2)定义了一族近于封闭的曲线

证明:取 $f(y) = \frac{y^{a_1}}{e^{a_2 y}}, g(x) = \frac{x^{b_1}}{e^{b_2 x}}$。注意到 $f(0)=0, f(\infty)=0$,且当 $y>0$ 时,$f(y)>0$,由

$$\frac{df}{dy} = \frac{y^{a_1 - 1}(a_1 - a_2 y)}{e^{a_2 y}}$$

知 $y=\frac{a_1}{a_2}$ 是 $f(y)$ 的唯一临界点,因此 $f(y)$ 在 $y=\frac{a_1}{a_2}$ 取得最大值

$$M_y = \left(\frac{a_1}{a_2 e}\right)^{a_1}$$

类似地,$g(x)$ 在 $x=\frac{b_1}{b_2}$ 处取得最大值

$$M_x = \left(\frac{b_1}{b_2 e}\right)^{b_1}$$

见图 7-14。

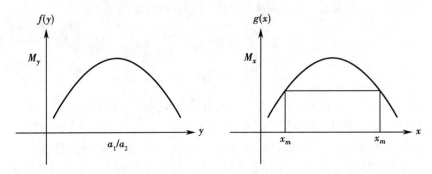

图 7-14　$f(y), g(x)$ 的变化曲线

故当 $C>M_xM_y$ 时，(2) 没有 $x,y>0$ 的解，而当 $C=M_xM_y$ 时，有唯一解 $x(t)=\dfrac{b_1}{b_2}, y(t)=\dfrac{a_1}{a_2}$。于是只需考虑 $C=\lambda M_y$ 的情形，其中 $0<\lambda<M_x$。注意到方程 $\dfrac{x^{b_1}}{e^{b_2x}}=\lambda$ 有一个解 $x=x_m<\dfrac{b_1}{b_2}$，而另一解 $x=x_M>\dfrac{b_1}{b_2}$，故当 $x<x_m$ 或 $x>x_M$ 时，方程

$$\frac{y^{a_1}}{e^{a_2y}} = \frac{\lambda}{\dfrac{x^{b_1}}{e^{b_2x}}} M_y$$

没有 $y>0$ 的解，当 $x=x_m$ 或 $x=x_M$ 时，有唯一解 $y=\dfrac{a_1}{a_2}$，而当 $x_m<x<x_M$ 时有两解，其中较小者 $y_1(x)<\dfrac{a_1}{a_2}$，较大者 $y_2(x)>\dfrac{a_1}{a_2}$，且当 $x\to x_m$ 或 $x\to x_M$ 时，$y_1(x), y_2(x)\to\dfrac{a_1}{a_2}$。因此，(2) 定义了一族近于封闭的曲线，见图 7-15，证毕。

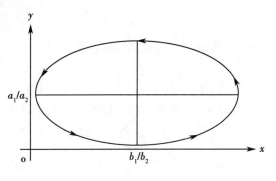

图 7-15　x, y 随时间变化的相轨线

将每一近于封闭的曲线用直线 $x=\dfrac{b_1}{b_2}, y=\dfrac{a_1}{a_2}$ 分成四部分，则阴精阳气的任一波动周期均可分为左下角的阳消阴长、右下角的阳长阴长、右上角的阳长阴消和左上角的阳消阴消四个阶段，此即所谓的"阳生阴长，阳杀阴藏"（《素问·阴阳应象大论》）。

2. 数值仿真　人体一日的总代谢包括基础代谢和行为代谢两个方面。基础代谢是指一日内维持生存所需要的最低能量。行为代谢是指一日内维持各种活动（如工作、学习、跑步）所需要的能量。

经测定，一个体重 65kg 的成年男性，体内存贮的可用于供能的糖原、脂肪和蛋白质折合能量约 68 694kcal，维持一般代谢每日所需能量还会因年龄、身高和劳动强度而变化，这里取

2 315kcal。为了获得各项系数的取值,先令

$$x=68\ 694\text{kcal}$$
$$y=2\ 315\text{kcal/d}$$
(3)

如果不计因肠道内皮、皮肤及毛发等的脱落引起的阴精消耗,则人体每日从外界摄取的阴精几乎都参与生物氧化。故取

$$\int_0^1 a_1 x dt = \int_0^1 a_2 xy dt = 2\ 315$$

得 $a_1=0.033\ 7/$日, $a_2=1.455\ 73\times 10^{-5}/(\text{kcal}\cdot\text{d})$。

据信,成人每日摄取的阴精中,约有3%因未完全氧化随尿排出体外。故取

$$\frac{\int_0^1 b_2 xy dt}{\int_0^1 a_2 xy dt} = 0.97,$$

得 $b_2=1.412\ 06\times 10^{-5}/(\text{kcal}\cdot\text{d})$。

由能量守恒定律知:

$$\int_0^1 b_1 y dt = \int_0^1 b_2 xy dt,$$

$b_1=0.97/$日

由各系数的选取易知,若把初始值取为(3),则 $dx/dt=0, dy/dt=0$,故(3)为人体阴精与阳气在上述取值下波动的平衡值。在平衡值附近,从 x,y 中任选一个,使之大于或小于平衡值,如取 $x=68\ 694\text{kcal}, y=2\ 310\text{kcal/d}$。利用变步长四阶龙格 - 库塔(Runge-Kutta)法求数值解,容易发现, $x(t),y(t)$ 既存在周期性,又存在随机性,周期约为29.53日,见图7-16。

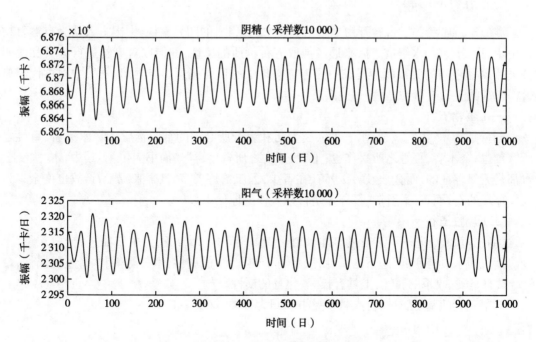

图7-16 阴精阳气的概周期变化

因此，人体的代谢是概周期性的，周期约为 29.53 日，位于女性的 25~35 日月经周期之中。事实上，在女性的月经周期中，基础体温在卵泡期低于黄体期，其中又以排卵日最低。据信，育龄期女性基础体温的月节律性变化，与雌激素和孕激素对中枢神经系统，特别是对体温调节中枢的作用有关。雌激素作用于下丘脑前部的体温调节中枢，使其体温"调定点"降低。因此，在血中雌激素浓度较高的卵泡期，基础体温较低，排卵前夕，血中雌激素浓度出现高峰，体温便进一步降到最低点。孕激素的作用与雌激素相反，它可使体温"调定点"升高。同时，它还可增强甲状腺激素的产热作用，它本身的某些降解产物还有生热效应。在黄体期，与雌激素的降温作用相比，孕激素的升温作用占优势，因此，体温较排卵前高。男性的基础代谢也应具有相应的节律，只是周期较短。此外，男女的褪黑素分泌、睡眠质量和情绪都有 28 日的周期性。

人体能量代谢的 29.53 日周期变化与太阴月周期一致。月球反射太阳的蓝紫光，经内在光敏感视神经节细胞（ipRGC），产生与月球授时因子同步的节律信号，校正人体的代谢周期。

由数值分析易知，无论在平衡值(3)附近怎样选取初始值，都有阳气的峰值(谷值)较阴精的峰值(谷值)延迟 1/4 周期。所以，人体阴精阳气的变化规律亦可表述为带时滞地(1/4 周期)共生共长、共杀共藏。

第五节　五行关系结构

地球影响人体形成的与气候变化的峰值相位协同的五藏功能节律，传统中医学是以五行生克制化关系来表达的，称五行关系结构。

一、五行的内涵

类似于古希腊关于自然万物是由土、气、水、火组成的四元素说，中国古人认为自然万物是由木、火、土、金、水组成。后来通过抽取五种物质的属性，并借以对事物进行分类和说明分类后事物之间的关系而发展成中国传统文化中的重要概念。与阴阳一样，中国古代经典著作记载的五行有事物、属性和关系三种内涵。

（一）事物五行

五行是指木、火、土、金、水五种人类生活和生产所必需的基本物质，即"水火者，百姓之所饮食也；金木者，百姓之所兴作也；土者，万物之所资生也"《尚书大传》。其中，木、火、土、水都是天然存在的，而金（金属）天然存在者少，人工冶炼者多，且金来源于石，故也许金本为天然存在的石，而石刀、石铲、石斧才是百姓兴作的原始工具。

（二）属性五行

《尚书·洪范》记述了五行的基本属性，"水曰润下，火曰炎上，木曰曲直，金曰从革，土爰稼穑"，即水具有寒润、趋下的属性，火具有干热、趋上的属性，木具有柔和、升发的属性，金（石）具有坚硬、收杀的属性，土具有长养、化育的属性。

根据五行的基本属性，古人将常见事物归为五类，见表 7-4。

表 7-4　常见事物的五行分类

五行	木	火	土	金(石)	水
五位	东	南	中	西	北
五时	春	夏	长夏	秋	冬
五气	风	暑	湿	燥	寒
五化	生	长	化	收	藏
五味	酸	苦	甘	辛	咸
五色	青	赤	黄	白	黑
五音	角	徵	宫	商	羽
五星	岁星	荧惑	镇星	太白	辰星
五牲	鸡	羊	牛	犬	豕
河图	三八	二七	五十	四九	一六
五藏	肝	心	脾	肺	肾
五体	筋	脉	肉	皮	骨
五窍	目	舌	口	鼻	耳
神	魂	神	意	魄	志
志	喜	乐	欲	怒	哀
五德	仁	礼	信	义	智
五养	色	味	饮食	臭	声
五欲	欲色	欲味	欲安逸	欲臭	欲声
五声	呼	笑	歌	哭	呻
五液	泪	汗	涎	涕	唾
五元	元性	元神	元气	元情	元精

仔细分析这些依据五行属性归类的常见事物,可将木、火、土、金(石)、水的属性概括为:
木的属性={幼小、萌发、骚动、温和、色青、味酸……},
火的属性={长大、繁茂、激烈、炎热、色红、味苦……},
土的属性={成熟、孕育、敦厚、湿润、色黄、味甜……},
金(石)的属性={衰老、收获、萧条、凉爽、色白、味辣……},
水的属性={消亡、闭藏、蛰伏、寒冷、色黑、味咸……}。

容易发现,五行的本质属性可能是时序,木应春生,火、土应夏长,金(石)应秋收,水应冬藏。传统中医学认为人体的五藏亦具有同样的时序特征,即《素问·水热穴论》:"春者木始治,肝气始生……夏者火始治,心气始长……秋者金始治,肺将收杀……冬者水始治,肾方闭。"

(三)关系五行

1. 正常状态下的五行关系　正常状态下,木、火、土、金(石)、水五行之间存在着图 7-17 所示的递相资生和克制关系。其中的递相资生常解释为草木燃而生火焰,火焰过而剩灰土,灰土内孕育金石,金石中涌动水泉,水泉旁滋生草木;递相克制常解释为:木萌破土,土掩水路,水灭火势,火熔金石,金石削木。尽管这种生克关系的解释有些牵强,却表达了任何一个生物体或其组成部分同其环境间的最常见关系。事实上,一个生物体或其组成部分同其环境间的关系可分为两类,一类是环境对生物体或其组成部分的作用,包括促进和抑制两种作用;另一类是生物体或其组成部分对环境的作用,也包括促进和抑制两种作用,而这恰好是任一行与其余四行之间的关系。

2. 异常状态下的五行关系

(1) 五行过多引起的关系变化

金(石)赖土生,土多金(石)埋;土赖火生,火多土焦;火赖木生,木多火炽;木赖水生,水多木漂;水赖金(石)生,金(石)多水浊。

金(石)能生水,水多金(石)沉;水能生木,木多水缩;木能生火,火多木焚;火能生土,土多火晦;土能生金(石),金(石)多土弱。

金(石)能克木,木坚金(石)缺;木能克土,土重木折;土能克水,水多土流;水能克火,火炎水灼;火能克金(石),金(石)多火熄。详见图7-18。

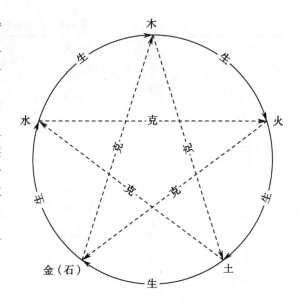

图7-17 正常状态下的五行生克关系

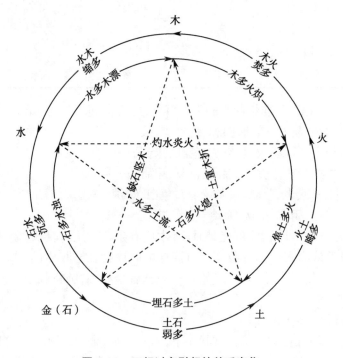

图7-18 五行过多引起的关系变化

(2) 五行过弱过强引起的关系变化

金(石)衰遇火,必见销熔;火弱逢水,必为熄灭;水弱逢土,必为淤塞;土衰逢木,必遭倾陷;木弱逢金(石),必为斫折。

强金(石)得水,方挫其锋;强水得木,方缓其势;强木得火,方泄其英;强火得土,方敛其焰;强土得金(石),方化其顽。详见图 7-19。

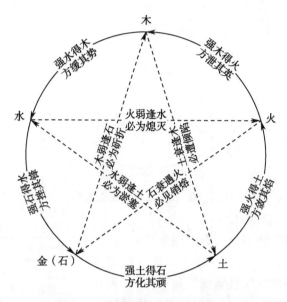

图 7-19 五行过弱、过强引起的关系变化

二、五藏功能节律的五行关系结构

阴精和阳气是五藏功能实现的基础,也是五藏功能调控结构调控效果的表达结构,故可以阴精和阳气为节律变量,认识五藏功能节律的相位分布。以阴精和阳气为实体媒介,反映调控结构调控方式是直接还是间接,调控性质是促进还是抑制,调控力度是较强还是较弱,以使五藏功能呈节律性变化的结构称五藏功能节律的五行关系结构,见图 7-20。其中,具有递相资生关系的相邻两藏分别称母藏和子藏,如脾藏为肺藏之母藏,肺藏为脾藏之子藏;具有递相克制关系的相邻两藏分别称所胜藏和所不胜藏,如肾藏为脾藏的所胜藏,脾藏为肾藏的所不胜藏。

根据五藏之间的生克关系建立数学模型进行计算机数值仿真,容易发现五藏的阴精和阳气变化不仅符合五藏功能节律的传统认识,而且与中国气候的变化具有同样的动力学特征。

(一)数学模型的构建

生态食物链与五藏存在五个类似特点:①绿色植物借助根、茎、叶从环境中吸收营养物质,是食物链的营养来源;脾藏借助胃、小肠、大肠从体外摄取饮食物供养其他各藏。②绿色植物在夏末秋初,由于阳光充足,温度、湿度适宜,发展至最盛。传统中医学认为脾藏盛于夏秋之交;食草动物盛于秋季,传统中医学认为肺藏盛于秋季。③食物链的相邻营养级存在供养关系,传统中医学认为五藏中的相邻两藏存在供养关系。④食物链各营养级间可存在

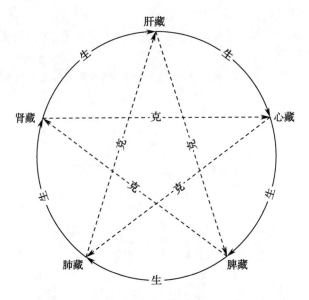

图 7-20 五藏之间的生克关系

偏害关系,即某营养级能抑制另一营养级的生长,却不受另一营养级的直接影响。传统中医学认为五藏间存在相克关系,一藏能抑制其所胜藏的发展,却不受所胜藏的直接影响。⑤两系统的生存环境均处于相对稳定的周期性变化之中,如光照度的年节律性变化,详见图7-21。

依据逻辑学的类比原则,中医五藏可能具有食物链的如下特性:①由于供给某营养级的营养一般不能被全部吸收利用,而吸收利用的营养主要用于氧化供能,使得相邻营养级的营养同化量之比约为10%(又称Linderman"百分之十定律");②在营养供给方向上,相邻营养级的现存量约按一个数量级递减,又由于绿色植物现存量的有限性,使得食物链的长度多为3~4个营养级,一般不超过5级;③食物链的相邻营养级之间的关系可表达为Lotaka-Volterra微分方程模型。

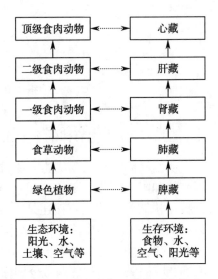

图 7-21 食物链与五藏的对应关系

以 x_1, x_3, x_5, x_7, x_9 分别表示脾藏、肺藏、肾藏、肝藏、心藏存储的供能物质量(即阴精,单位"kcal"),以 $x_2, x_4, x_6, x_8, x_{10}$ 分别表示单位时间内流过脾藏、肺藏、肾藏、肝藏、心藏的能量(即阳气,单位"kcal/a")。考虑到每一藏都可分为阴精和阳气两部分,根据中医"有形之血不能速生,无形之气所当急固"的描述,取五藏间的相生关系为阴精生阴精的关系,五藏间的相克关系是阳气克阳气的关系,见图7-22。

依据阴精与阳气之间的协同关系,脾藏的阴精量越多(如形体高大之人),则其需要和能够从体外摄取阴精的量越大,故称 $a_{10}x_1$ 为脾藏从体外瞬时吸收的阴精量。

类似于捕食种群的营养供给量正比于捕食与被捕食种群相遇的联合概率,某藏阴精

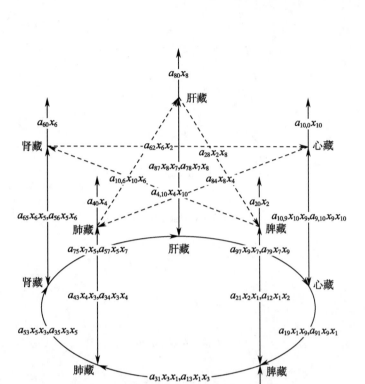

图 7-22 以阴精和阳气为实体媒介的五藏生克关系结构

量越多,则越有条件供养子藏,且对母藏阴精的需求量越大,以维持其功能的消耗,故称 $a_{13}x_1x_3, a_{35}x_3x_5, a_{57}x_5x_7, a_{79}x_7x_9, a_{91}x_9x_1$ 分别为脾藏、肺藏、肾藏、肝藏、心藏因供养子藏瞬时消耗的阴精量, $a_{31}x_3x_1, a_{53}x_5x_3, a_{75}x_7x_5, a_{97}x_9x_7, a_{19}x_1x_9$ 分别为肺藏、肾藏、肝藏、心藏、脾藏因母藏供养瞬时同化的阴精量。

生理状态下,某藏阴精量越多,单位时间内为维持其自身功能(如维持体温及发挥功能)需要化生的能量越多,故称 $a_{12}x_1x_2, a_{34}x_3x_4, a_{56}x_5x_6, a_{78}x_7x_8, a_{9,10}x_9x_{10}$ 分别为脾藏、肺藏、肾藏、肝藏、心藏因维持自身功能瞬时消耗的阴精量, $a_{21}x_2x_1, a_{43}x_4x_3, a_{65}x_6x_5, a_{87}x_8x_7, a_{10,9}x_{10}x_9$ 分别为脾藏、肺藏、肾藏、肝藏、心藏单位时间内消耗自身阴精实际化生的能量的瞬时变化量。

五藏阴精化生的能量,一方面主要用于维持其功能,并最终以热或机械能形式排出体外,因单位时间内维持某藏功能所需能量越多,以热或机械能形式排泄的能量就越多,故称 $a_{20}x_2, a_{40}x_4, a_{60}x_6, a_{80}x_8, a_{10,0}x_{10}$ 分别为维持脾藏、肺藏、肾藏、肝藏、心藏的生理功能,单位时间内以热或机械能形式排泄的能量的瞬时变化量;另一方面,剩余能量用于五藏之间的克制造成的消耗,可视为五藏间功能的非绝对协调引起。生理状态下,所不胜藏功能越强,对所胜藏克制越强;所胜藏功能越强,受所不胜藏的克制亦越强,以维持五藏系统的相对稳定,故称 $a_{28}x_2x_8, a_{4,10}x_4x_{10}, a_{62}x_6x_2, a_{84}x_8x_4, a_{10,6}x_{10}x_6$ 分别为脾藏、肺藏、肾藏、肝藏、心藏单位时间内因所不胜藏的克制消耗的能量的瞬时变化量。

概括起来即得表达五藏阴精阳气关系的五行关系模型:

$$\frac{dx_1}{dt}=a_{10}x_1-a_{12}x_1x_2-a_{13}x_1x_3+a_{19}x_1x_9 \tag{4.1}$$

$$\frac{dx_2}{dt}=-a_{20}x_2+a_{21}x_2x_1-a_{28}x_2x_8 \tag{4.2}$$

$$\frac{dx_3}{dt}=a_{31}x_3x_1-a_{34}x_3x_4-a_{35}x_3x_5 \tag{4.3}$$

$$\frac{dx_4}{dt}=-a_{40}x_4+a_{43}x_4x_3-a_{4,10}x_4x_{10} \tag{4.4}$$

$$\frac{dx_5}{dt}=a_{53}x_5x_3-a_{56}x_5x_6-a_{57}x_5x_7 \tag{4.5}$$

$$\frac{dx_6}{dt}=-a_{60}x_6-a_{62}x_6x_2+a_{65}x_6x_5 \tag{4.6}$$

$$\frac{dx_7}{dt}=a_{75}x_7x_5-a_{78}x_7x_8-a_{79}x_7x_9 \tag{4.7}$$

$$\frac{dx_8}{dt}=-a_{80}x_8-a_{84}x_8x_4+a_{87}x_8x_7 \tag{4.8}$$

$$\frac{dx_9}{dt}=-a_{91}x_9x_1+a_{97}x_9x_7-a_{9,10}x_9x_{10} \tag{4.9}$$

$$\frac{dx_{10}}{dt}=-a_{10,0}x_{10}-a_{10,6}x_{10}x_6+a_{10,9}x_{10}x_9 \tag{4.10}$$

其中 $a_{ij}(i=1,2,\cdots,10, j=0,1,2,\cdots,10)$ 为待定系数矩阵。

(二) 初始值的确定

传统中医学认为脾藏、肺藏、肾藏、肝藏、心藏依次盛于每年的长夏、秋、冬、春、夏，即"肝主春……心主夏……脾主长夏……肺主秋……肾主冬"（《素问·藏气法时论》），即 $x_i(i=1,2,\cdots,10)$ 都具有以1年为周期的节律性，但初相位有季节性延迟。故确定初始值的过程应是常微分方程初值问题的反问题。

模型的右端是双线性的。故存在 2^{10} 个可能的平衡点，但正平衡点只有一个，且由系数矩阵 a_{ij} 唯一决定。对于一个确定的正平衡点，可能存在无穷多个系数矩阵与之对应，但若所有系数的变化仅取决于其中的一个，则系数矩阵与正平衡点是一一对应的，亦即由正平衡点决定的系数矩阵 a_{ij} 是唯一的。

生理状态下，尽管各藏阴精与阳气在一年中的不同季节存在波动，但这种波动的幅度相对于其各自的平衡值来说应该是很小的，否则难以解释各藏于每季都能维持的相对稳定的功能状态，故先令 $x_i(i=1,2,\cdots,10)$ 为正常数。显然，对应于由此获得的系数矩阵 a_{ij}，这时的 x_i 就是平衡值。为了使问题简化[下文(7)、(9)、(15)、(18)式亦做类似处理]，先取各藏对其母藏供给的阴精的吸收利用率均为 p（这里也取脾藏对体外环境供给的阴精的吸收利用率为 p），若设体外环境对人体阴精的瞬时供给量为 A，则有

$$\frac{a_{10}x_1}{A}=\frac{a_{31}x_3x_1}{a_{13}x_1x_3}=\frac{a_{53}x_5x_3}{a_{35}x_3x_5}=\frac{a_{75}x_7x_5}{a_{57}x_5x_7}=\frac{a_{97}x_9x_7}{a_{79}x_7x_9}=\frac{a_{19}x_1x_9}{a_{91}x_9x_1}=p \tag{5}$$

据最新研究，成人每日摄取的食物中约有5%以未消化食物的形式随同粪便排出体外，

故有

$$[(A-a_{10}x_1)+(a_{13}-a_{31})x_1x_3+(a_{35}-a_{53})x_3x_5+(a_{57}-a_{75})x_5x_7+$$
$$(a_{79}-a_{97})x_7x_9+(a_{91}-a_{19})x_9x_1]/A=0.05$$

联系(5)得

$$(1-p)(a_{10}x_1+a_{31}x_3x_1+a_{53}x_5x_3+a_{75}x_7x_5+a_{97}x_9x_7+a_{19}x_1x_9)=0.05a_{10}x_1 \quad (6)$$

流入某藏的阴精,一方面主要用于化生(生物氧化)阳气维持其功能,另一方面供养子藏的阴精一般不能被全部吸收利用,使得阴精在逐藏传递过程中必然越来越少。取

$$\frac{a_{31}x_3x_1}{a_{10}x_1+a_{19}x_1x_9}=\frac{a_{53}x_5x_3}{a_{31}x_3x_1}=\frac{a_{75}x_7x_5}{a_{53}x_5x_3}=\frac{a_{97}x_9x_7}{a_{75}x_7x_5}=\frac{a_{19}x_1x_9}{a_{97}x_9x_7}=d \quad (7)$$

代入(6)得

$$\frac{1-p}{1-d}=0.05 \quad (8)$$

因阴精一般不能完全氧化供能,故取某藏因维持自身功能单位时间内实际化生的能量的瞬时变化量与瞬时消耗的阴精量之比为 q。

$$\frac{a_{21}x_2x_1}{a_{12}x_1x_2}=\frac{a_{43}x_4x_3}{a_{34}x_3x_4}=\frac{a_{65}x_6x_5}{a_{56}x_5x_6}=\frac{a_{87}x_8x_7}{a_{78}x_7x_8}=\frac{a_{10,9}x_{10}x_9}{a_{9,10}x_9x_{10}}=q \quad (9)$$

据信,成人每日摄取的食物中约有 3% 因未完全氧化供能随尿排出体外,故有

$$[(a_{12}-a_{21})x_1x_2+(a_{34}-a_{43})x_3x_4+(a_{56}-a_{65})x_5x_6+(a_{78}-a_{87})x_7x_8+(a_{9,10}-a_{10,9})x_9x_{10}]/A=0.03$$

联系(5)、(9)得

$$p(1-q)(a_{12}x_1x_2+a_{34}x_3x_4+a_{56}x_5x_6+a_{78}x_7x_8+a_{9,10}x_9x_{10})=0.03a_{10}x_1 \quad (10)$$

已知健康成人在适当时间内吸收的营养物质除极少量因肠道内皮及皮肤细胞脱落等丢失外,几乎全部用于氧化供能,故取

$$(a_{12}x_1x_2+a_{34}x_3x_4+a_{56}x_5x_6+a_{78}x_7x_8+a_{9,10}x_9x_{10})/a_{10}x_1=B \quad (11)$$

于是

$$Bp(1-q)=0.03 \quad (12)$$

由 $x_i(i=1,2,\cdots,10)$ 的选取知 $dx_i/dt=0$, $(i=1,3,5,7,9)$,故由(4)联系(5)、(7)得

$$a_{12}x_1x_2=a_{10}x_1(1-d/p)/(1-d^5)$$
$$a_{34}x_3x_4=a_{10}x_1d(1-d/p)/(1-d^5)$$
$$a_{56}x_5x_6=a_{10}x_1d^2(1-d/p)/(1-d^5) \quad (13)$$
$$a_{78}x_7x_8=a_{10}x_1d^3(1-d/p)/(1-d^5)$$
$$a_{9,10}x_9x_{10}=a_{10}x_1d^4(1-d/p)/(1-d^5)$$

(13)式相加并联系(11)得

$$\frac{1-d/p}{1-d}=B \quad (14)$$

将(8)代入(14)知,要使得 d,p 值有意义,即 $0<d<1,0<p<1$,须满足 $0.95<B<1$。据测定,

可取 $B=0.99077$,联立(8)、(12)、(14)解方程得
$$p=0.9588502$$
$$d=0.1770037$$
$$q=0.968421$$

若取某藏因为所不胜藏的克制造成的能耗与维持其自身功能引起的能耗之比为 k,

$$\frac{a_{28}x_2x_8}{a_{20}x_2}=\frac{a_{4,10}x_4x_{10}}{a_{40}x_4}=\frac{a_{62}x_6x_2}{a_{60}x_6}=\frac{a_{84}x_8x_4}{a_{80}x_8}=\frac{a_{10,6}x_{10}x_6}{a_{10,0}x_{10}}=k \tag{15}$$

则因 $dx_j/dt=0,(j=2,4,6,8,10)$,而有

$$\frac{a_{20}x_2}{a_{21}x_2x_1}=\frac{a_{40}x_4}{a_{43}x_4x_3}=\frac{a_{60}x_6}{a_{65}x_6x_5}=\frac{a_{80}x_8}{a_{87}x_8x_7}=\frac{a_{10,0}x_{10}}{a_{10,9}x_{10}x_9}=\frac{1}{1+k} \tag{16}$$

将(5)、(7)、(13)代入(4)得

$$\frac{dx_3}{dx_1}=\frac{dx_5}{dx_3}=\frac{dx_7}{dx_5}=\frac{dx_9}{dx_7}=d \tag{17.1}$$

将(9)、(13)、(15)、(16)代入(4)得

$$\frac{dx_4}{dx_2}=\frac{dx_6}{dx_4}=\frac{dx_8}{dx_6}=\frac{dx_{10}}{dx_8}=d \tag{17.2}$$

从个体发育的角度,可将五藏近似地看作从无到有协同发展起来的。故取

$$x_1(0)=x_3(0)=x_5(0)=x_7(0)=x_9(0)=0$$
$$x_2(0)=x_4(0)=x_6(0)=x_8(0)=x_{10}(0)=0$$

且认为在人体生长发育过程中(17.1)、(17.2)恒成立。由于

$$x_i(m)=\int_0^m dx_i$$

m 代表五藏阴精与阳气的变化年数,$i=1,2,\cdots,10$,故有

$$\frac{x_3(m)}{x_1(m)}=\frac{x_5(m)}{x_3(m)}=\frac{x_7(m)}{x_5(m)}=\frac{x_9(m)}{x_7(m)}=\frac{x_4(m)}{x_2(m)}=\frac{x_6(m)}{x_4(m)}=\frac{x_8(m)}{x_6(m)}=\frac{x_{10}(m)}{x_8(m)}=d \tag{18}$$

一个体重65kg的成年男性,体内存贮的可用于供能的糖原、脂肪和蛋白质折合能量约为68 694kcal。极限状态下的基础代谢(如熟睡无梦状态)每日消耗能量 900kcal。由于上述系数矩阵 a_{ij} 的选取令 $x_i(i=1,2,\cdots,10)$ 为平衡值,故有

$$x_1+x_3+x_5+x_7+x_9=68\ 694\text{kcal}$$
$$x_2+x_4+x_6+x_8+x_{10}=900\times365.24=328\ 725\text{kcal/a}$$

联系(18)得

$$x_1=56\ 544.73\text{kcal}$$
$$x_3=10\ 008.63\text{kcal}$$
$$x_5=1\ 771.56\text{kcal} \tag{19}$$
$$x_7=313.57\text{kcal}$$
$$x_9=55.50\text{kcal}$$

$$x_2 = 270\ 586.47 \text{kcal/yr}$$

$$x_4 = 47\ 894.80 \text{kcal/yr}$$

$$x_6 = 8\ 477.56 \text{kcal/yr}$$

$$x_8 = 1\ 500.56 \text{kcal/yr}$$

$$x_{10} = 265.60 \text{kcal/yr}$$

联系(11),取

$$\int_n^{n+1} a_{10} x_1 dt = 900 \times 365.25/B = 328\ 725 \text{kcal/yr} \tag{20}$$

$$a_{10} = 5.813\ 54/\text{年}$$

将(19)、(20)代入(5)、(7)、(9)、(15)、(16)即可确定系数矩阵 a_{ij} (k 除外)。

在平衡值附近,从 $x_i(i=1,2,\cdots,10)$ 中任选一个,使之大于或小于平衡值,如取 x_1 的振幅 Am 为其平衡值的 1/10 000,即 $x_1 = 56\ 544.73 \times (1+Am) = 56\ 550.39 \text{kcal}$, $x_i(i=2,3,\cdots,10)$ 取平衡值作为初始值。采用四阶龙格-库塔(Runge-Kutta)法求数值解容易发现,当 $k<0.002\ 5$ 时,五藏的阴精和阳气波动稳定,肺藏、肾藏、肝藏、心藏之阴精的峰值(或谷值)相位均较其母藏延迟 1/4 周期,见图 7-23(a);脾藏、肺藏、肾藏、肝藏、心藏之阳气的峰值(或谷值)相位均较其阴精延迟 1/4 周期。

若设 $x_{i,M}, x_{i,0}, x_{i,m}(i=1,2,\cdots,10)$ 分别代表五藏阴精、阳气的波动峰值、平衡值和谷值,则依据上述模拟结果应有

$$\begin{aligned}
x_1(t_0) &= x_{1,M} \\
x_2(t_0) &= x_{2,0} \\
x_3(t_0) &= x_{3,0} \\
x_4(t_0) &= x_{4,m} \\
x_5(t_0) &= x_{5,m} \\
x_6(t_0) &= x_{6,0} \\
x_7(t_0) &= x_{7,0} \\
x_8(t_0) &= x_{8,M} \\
x_9(t_0) &= x_{9,M} \\
x_{10}(t_0) &= x_{10,0}
\end{aligned} \tag{21}$$

其中 t_0 为人体发育成熟时心藏、脾藏阴精的最盛之时。据(21)在平衡值附近重新选取初始值求数值解,记录 t_0 后 $x_i(i=1,2,\cdots,10)$ 出现的第一个峰值和谷值,计算各藏阴精、阳气波动幅度的比例关系,并依据这一比例关系重新调整初始值。这一过程反复进行易知,当五藏阴精、阳气的相对波动幅度之比为下式时,

$$(x_{1,M}-x_{1,m}) : (x_{3,M}-x_{3,m})/d : (x_{5,M}-x_{5,m})/d^2 : (x_{7,M}-x_{7,m})/d^3 : (x_{9,M}-x_{9,m})/d^4 :$$
$$(x_{2,M}-x_{2,m}) : (x_{4,M}-x_{4,m})/d : (x_{6,M}-x_{6,m})/d^2 : (x_{8,M}-x_{8,m})/d^3 : (x_{10,M}-x_{10,m})/d^4$$
$$= 1 : 3.592\ 6 : 10.705 : 19.579 : 29.043 : 1.225 : 2.458\ 7 : 13.426 : 13.83 : 36.428 \tag{22}$$

该比值趋于恒定,且五藏阴精与阳气的波动轨线最规则。容易验证:选取不同时刻的峰值和谷值,可获得类似(22)的不同比例关系;选取不同的 $x_1(t_0)$,只要满足

$$[x_1(t_0)-x_{10}]/x_{10} < 0.2\%$$

(这里 x_{10} 为 x_1 的平衡值)即可确定不同的初始值,但所有这些差别,除引起五藏精气波动幅度的改变外,不产生其他影响。

(三) 数值仿真结果

1. 脾藏、肺藏、肾藏、肝藏、心藏的阴精的波动周期均为 1 年,肺藏、肾藏、肝藏、心藏的峰值相位依次延迟 1/4 周期,脾藏和心藏的阴精同盛一时,见图 7-23(a)。脾藏、肺藏、肾藏、肝藏、心藏的阳气的波动周期也是 1 年,阳气的峰值相位均较其阴精延迟 1/4 周期,脾藏和心藏的阳气也同盛一时。

2. 各藏阴精和阳气的波动至少有两个不同周期。脾藏阴精的主周期和副周期分别为 1 年和 7 年,见图 7-23(b)。脾藏阳气的主周期和副周期分别为 7 年和 1 年,见图 7-23(c)。

3. 在由阴精和阳气张成的相平面上,轨线不断重复但从不完全重复。随着时间的延长,轨线将覆盖平衡解附近的区域,见图 7-23(d)。

(四) 模型的鲁棒(robust)性

上述结果是在(5)、(7)、(9)、(15)、(18)成立且各项系数均为常数时获得的,现将其推广为一般的情形。

对应于(5),取

$$\frac{a_{10}x_1}{A}=p_1, \quad \frac{a_{31}x_3x_1}{a_{13}x_1x_3}=p_2, \quad \frac{a_{53}x_5x_3}{a_{35}x_3x_5}=p_3$$

$$\frac{a_{75}x_7x_5}{a_{57}x_5x_7}=p_4, \quad \frac{a_{97}x_9x_7}{a_{79}x_7x_9}=p_5, \quad \frac{a_{19}x_1x_9}{a_{91}x_9x_1}=p_6 \tag{23}$$

相应地,(6)变为

$$(1/p_1-1)a_{10}x_1+(1/p_2-1)a_{31}x_1x_3+(1/p_3-1)a_{53}x_5x_3+(1/p_4-1)a_{75}x_7x_5+$$
$$(1/p_5-1)a_{97}x_9x_7+(1/p_6-1)a_{19}x_1x_9=0.05a_{10}x_1 \tag{24}$$

对应于(7),取

$$\frac{a_{31}x_3x_1}{a_{10}x_1+a_{19}x_1x_9}=d_1, \quad \frac{a_{53}x_5x_3}{a_{31}x_3x_1}=d_2, \quad \frac{a_{75}x_7x_5}{a_{53}x_5x_3}=d_3, \quad \frac{a_{97}x_9x_7}{a_{75}x_7x_5}=d_4, \quad \frac{a_{19}x_1x_9}{a_{97}x_9x_7}=d_5 \tag{25}$$

代入(24)得

$$(1/p_2-1)d_1+(1/p_3-1)d_2d_1+(1/p_4-1)d_3d_2d_1+(1/p_5-1)d_4d_3d_2d_1+$$
$$(1/p_6-1)d_5d_4d_3d_2d_1=(1-0.95/p_1)(1-d_5d_4d_3d_2d_1) \tag{26}$$

对应于(9),取

$$\frac{a_{21}x_2x_1}{a_{12}x_1x_2}=q_1, \quad \frac{a_{43}x_4x_3}{a_{34}x_3x_4}=q_2, \quad \frac{a_{65}x_6x_5}{a_{56}x_5x_6}=q_3, \quad \frac{a_{87}x_8x_7}{a_{78}x_7x_8}=q_4, \quad \frac{a_{109}x_{10}x_9}{a_{910}x_9x_{10}}=q_5 \tag{27}$$

相应地,(10)变为

$$(1-q_1)a_{12}x_1x_2+(1-q_2)a_{34}x_3x_4+(1-q_3)a_{56}x_5x_6+(1-q_4)a_{78}x_7x_8+$$
$$(1-q_5)a_{910}x_9x_{10}=0.03a_{10}x_1/p_1 \tag{28}$$

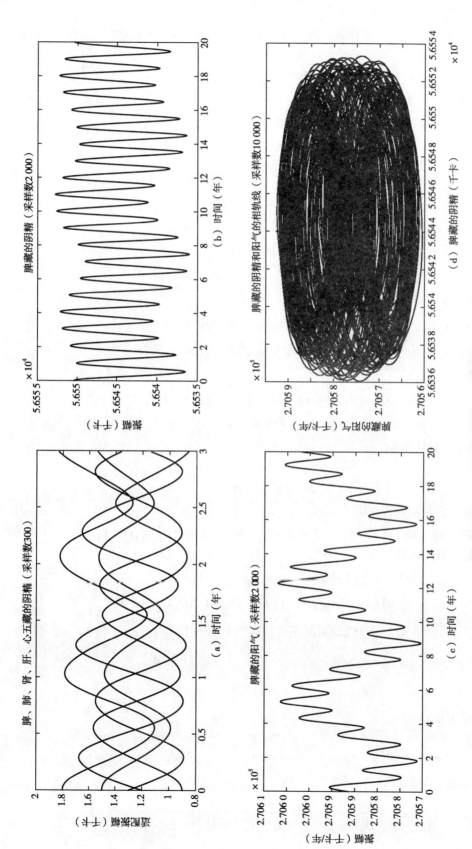

图 7-23 五藏阴精与阳气的波动规律

(13)变为

$$a_{12}x_1x_2 = a_{10}x_1 \frac{1-d_1/p_2}{1-d_5d_4d_3d_2d_1},$$

$$a_{34}x_3x_4 = a_{10}x_1d_1 \frac{1-d_1/p_2}{1-d_5d_4d_3d_2d_1},$$

$$a_{56}x_5x_6 = a_{10}x_1d_2d_1 \frac{1-d_1/p_2}{1-d_5d_4d_3d_2d_1} \qquad (29)$$

$$a_{78}x_7x_8 = a_{10}x_1d_3d_2d_1 \frac{1-d_1/p_2}{1-d_5d_4d_3d_2d_1},$$

$$a_{910}x_9x_{10} = a_{10}x_1d_4d_3d_2d_1 \frac{1-d_1/p_2}{1-d_5d_4d_3d_2d_1}.$$

代入(28)得

$$(1-q_1)(1-d_1/p_2) + (1-q_2)d_1(1-d_2/p_3) + (1-q_3)d_2d_1(1-q_1)(1-d_3/p_4) +$$
$$(1-q_4)d_3d_2d_1(1-d_4/p_5) + (1-q_5)d_4d_3d_2d_1(1-d_5/p_6) = 0.03(1-d_5d_4d_3d_2d_1)/p_1 \qquad (30)$$

由(29)及(11)得

$$(1-d_1/p_2) + d_1(1-d_2/p_3) + d_2d_1(1-d_3/p_4) + d_3d_2d_1(1-d_4/p_5) +$$
$$d_4d_3d_2d_1(1-d_5/p_6) = B(1-d_5d_4d_3d_2d_1) \qquad (31)$$

由(26)、(31)易知

$$p_1 = \frac{0.95}{B}$$

与其他参数的选取无关。

联立(30)、(31),可将 $p_i(i=2,3,4,5,6), d_j(j=1,2,3,4,5)$ 和 $q_m(m=1,2,3,4,5)$ 中的两个表成其他参数的函数,如取

$$p_6 = 1/\{1 + [(1-B)(1-d_5d_4d_3d_2d_1)(1-1/p_2)d_1 + (1-1/p_3)d_2d_1$$
$$+ (1-1/p_4)d_3d_2d_1 + (1-1/p_5)d_4d_3d_2d_1]/d_5d_4d_3d_2d_1.$$

$$q_5 = 1 - [0.03(1-d_5d_4d_3d_2d_1)/p_1 - (1-q_1)(1-d_1/p_2)$$
$$- (1-q_2)d_1(1-d_2/p_3) - (1-q_3)d_2d_1(1-d_3/p_4)$$
$$- (1-q_4)d_3d_2d_1(1-d_4/p_5)/(1-d_5/p_6)]/d_4d_3d_2d_1.$$

对应于(15),取

$$\frac{a_{28}x_2x_8}{a_{20}x_2} = k_1, \quad \frac{a_{410}x_4x_{10}}{a_{40}x_4} = k_2, \quad \frac{a_{62}x_6x_2}{a_{60}x_6} = k_3, \quad \frac{a_{84}x_8x_4}{a_{80}x_8} = k_4, \quad \frac{a_{106}x_{10}x_6}{a_{100}x_{10}} = k_5 \qquad (32)$$

相应地,(16)变为

$$\frac{a_{20}x_2}{a_{21}x_2x_1} = \frac{1}{1+k_1}, \quad \frac{a_{40}x_4}{a_{43}x_4x_3} = \frac{1}{1+k_2}, \quad \frac{a_{60}x_6}{a_{65}x_6x_5} = \frac{1}{1+k_3},$$

$$\frac{a_{80}x_8}{a_{87}x_8x_7}=\frac{1}{1+k_4}, \quad \frac{a_{100}x_{10}}{a_{109}x_{10}x_9}=\frac{1}{1+k_5} \tag{33}$$

将(23)、(25)、(29)代入(4.1)、(4.3)知,可取

$$\frac{dx_3}{dx_1}=\frac{a_{31}x_3x_1}{a_{10}x_1+a_{19}x_1x_9}=d_1,$$

或 $\quad \dfrac{dx_3}{dx_1}=\dfrac{a_{35}x_3x_5}{a_{13}x_1x_3}=\dfrac{d_2p_2}{p_3},$

或 $\quad \dfrac{dx_3}{dx_1}=\dfrac{a_{34}x_3x_4}{a_{12}x_1x_2}=\dfrac{d_1(1-d_2/p_3)}{1-d_1/p_2},$

但由于$(a_{10}x_1+a_{19}x_1x_9)$、$a_{31}x_3x_1$仅代表因环境或脾的供养使x_1、x_3的瞬时增加量,$a_{13}x_1x_3$、$a_{35}x_3x_5$仅代表因供养子藏使x_1、x_3的瞬时减少量,不能全面反映x_1、x_3的实际变化,而$a_{12}x_1x_2$、$a_{34}x_3x_4$既综合了两者的作用,又反映了脾、肺的功能对比,故据阴精与阳气的协调关系,取

$$\frac{dx_3}{dx_1}=\frac{d_1(1-d_2/p_3)}{1-d_1/p_2},$$

同理:

$$\frac{dx_5}{dx_3}=\frac{d_2(1-d_3/p_4)}{1-d_2/p_3},$$

$$\frac{dx_7}{dx_5}=\frac{d_3(1-d_4/p_5)}{1-d_3/p_4},$$

$$\frac{dx_9}{dx_7}=\frac{d_4(1-d_5/p_6)}{1-d_4/p_5}.$$

联系(27)、(29)和(33)代入(4.2)、(4.4)、(4.6)、(4.8)、(4.10)得

$$\frac{dx_4}{dx_2}=\frac{a_{40}x_4}{a_{20}x_2}=d_1\frac{q_2(1+k_1)(1-d_2/p_3)}{q_1(1+k_2)(1-d_1/p_2)},$$

$$\frac{dx_6}{dx_4}=\frac{a_{60}x_6}{a_{40}x_4}=d_2\frac{q_3(1+k_2)(1-d_3/p_4)}{q_2(1+k_3)(1-d_2/p_3)},$$

$$\frac{dx_8}{dx_6}=\frac{a_{80}x_8}{a_{60}x_6}=d_3\frac{q_4(1+k_3)(1-d_4/p_5)}{q_3(1+k_4)(1-d_3/p_4)},$$

$$\frac{dx_{10}}{dx_8}=\frac{a_{100}x_{10}}{a_{80}x_8}=d_4\frac{q_5(1+k_4)(1-d_5/p_6)}{q_4(1+k_5)(1-d_4/p_5)},$$

对应于(18),据阴精与阳气的协调关系,取

$$x_3=\frac{d_1(1-d_2/p_3)}{1-d_1/p_2}x_1+C_1,$$

$$x_5=\frac{d_2(1-d_3/p_4)}{1-d_2/p_3}x_3+C_2,$$

$$x_7 = \frac{d_3(1-d_4/p_5)}{1-d_3/p_4}x_5 + C_3,$$

$$x_9 = \frac{d_4(1-d_5/p_6)}{1-d_4/p_5}x_7 + C_4,$$

$$x_4 = d_1\frac{q_2(1+k_1)(1-d_2/p_3)}{q_1(1+k_2)(1-d_1/p_2)}x_2 + C_1,$$

$$x_6 = d_2\frac{q_3(1+k_2)(1-d_3/p_4)}{q_2(1+k_3)(1-d_2/p_3)}x_4 + C_2,$$

$$x_8 = d_3\frac{q_4(1+k_3)(1-d_4/p_5)}{q_3(1+k_4)(1-d_3/p_4)}x_6 + C_3,$$

$$x_{10} = d_4\frac{q_5(1+k_4)(1-d_5/p_6)}{q_4(1+k_5)(1-d_4/p_5)}x_8 + C_4,$$

令 $p_i(i=2,3,4,5)$, $d_j(j=1,2,3,4,5)$, $q_m(m=1,2,3,4)$, $k_n(n=1,2,3,4,5)$ 在 p,d,q 值附近取值, $C_k(k=1,2,3,4)$ 取常数, 使满足 $0<p_6,q_5<1$, 即可确定 $x_i(i=1,2,\cdots,10)$ 的平衡值及各系数值。采用与获得(22)同样的方法选取初始值, 数值分析表明:

当 $p_i(i=2,3,4,5)<0.9588509$ 时, 均可使 p_6 增大, 且序号越小, 使 p_6 变化越大。只要 $p_6<1$, 模型的波动轨线几乎不变。

当 $p_i(i=2,3,4,5)>0.9588509$ 时, 均可使 p_6 减小, 且序号越小, 使 p_6 变化越大, 最小波动周期缩短。由此引起的轨线紊乱可通过调整初始值而改善。

当 $d_j(j=1,2,3,4,5)>0.1770186$ 时, 均可使 p_6 增大(q_5 略增), 且序号越小, 使 p_6 变化越大。只要 $p_6<1$, 模型的波动轨线几乎不变。

当 $d_j(j=1,2,3,4,5)<0.1770186$ 时, 均可使 p_6 减小(q_5 略减), 且序号越小, 使 p_6 变化越大, 最小波动周期缩短。由此引起的轨线紊乱可通过调整初始值而改善。

当 $q_m(m=1,2,3,4)>0.968421(<0.968421)$ 时, 均可使 q_5 减小(增大), 且序号越小, 使 q_5 变化越大。只要 $0<q_5<1$, 模型的波动轨线几乎不变。

当 $k_n(n=1,2,3,4,5)$ 减小时, 模型的波动轨线几乎不变。

当 $k_n(n=1,2,3,4,5)$ 增大时, 模型波动轨线紊乱, 波动频率骤增进入混沌态且不能通过调整初始值而改善。其中 k_1,k_2,k_4 的变化对模型影响最大(序号越小, 影响越大), k_3,k_5 的变化几乎不影响模型的稳定性。

当 $C_k(k=1,2,3,4)$ 的取值使 $|x_i/x_{i+1}|<50$ 时, 仅引起平衡值的改变, 模型的波动轨线几乎不变。

如果考虑外界环境周期性变化的影响, 可于(20)中加入周期项。相应地, 各系数都成为周期函数, 模型变为时变系统。计算机数值仿真结果显示, 这种外在周期变化几乎不影响模型固有的周期, 模型(4)的节律是由关系结构决定的自激节律。

(五) 讨论

1. 五藏阴精阳气的波动周期具有较大的变化范围　计算机数值仿真显示, 在人体存贮的阴精量不变的前提下, 为了维持能量代谢的太阴月节律, 需要每日消耗的能量较高, 如 2 315kcal/d; 但为了维持五藏阴精阳气的回归年节律, 需要每日消耗的能量较低, 如 900kcal/d。

可能正是在月球的反射光和太阳的直射光影响下，人体的生命节律在一个较大的范围内变动。事实上，人体维持生命活动每日消耗的能量可在900~4 000kcal的范围内变动，使得能量代谢的节律在48.2~22.3日的范围内变动。

2. 五藏阴精阳气的峰值相位位于立秋、立冬、立春、立夏当日　由(19)知，脾藏的阴精量约占全身阴精量的82.3%，而中医脾藏功能的执行结构，如消化系统、躯体运动系统，约占体重的80%，所以可从体重的变化了解脾藏阴精的变化情况。据报道，北美的婴儿及德国的学龄儿童的体重变化具有明显的年节律性，其峰值出现在夏末秋初，故取脾藏阴精的峰值相位位于立秋当日。于是，脾藏、肺藏、肾藏、肝藏、心藏阴精的峰值相位依次位于立秋、立冬、立春、立夏和立秋当日，这与五藏功能节律变量的实际观察数据基本吻合。所不同的是，脾藏、肺藏、肾藏、肝藏、心藏功能节律变量的实际观察数据的峰值相位还依次位于立春、立夏、立秋、立冬和立春当日，详见图7-7。脾藏、肺藏、肾藏、肝藏、心藏阳气的峰值相位依次位于立冬、立春、立夏、立秋和立冬当日，恰恰位于五藏阴精的峰、谷值相位的中间。

3. 五藏阴精的峰值相位与中国四季四方的气候特点对应　将遍布中国36个气象台站1951—1980年30年间的平均气象资料建立数据库，以风速、降水量和气温为指标进行统计分析，观察不同季节风、湿、燥、寒、热的变化。发现存在季夏(公历7月末8月初)多热多湿、季秋(公历10月末11月初)多燥、季冬(公历1月末2月初)多寒、季春(公历4月末5月初)多风的规律，见图7-1。若取脾藏、肺藏、肾藏、肝藏、心藏阴精的峰值相位分别位于公历的7月末8月初、10月末11月初、1月末2月初、4月末5月初、7月末8月初，则一方面明确了传统中医学中的"长夏"就是季夏(夏季的第三个月)，另一方面与中国的季节性气候变化规律完全一致。而且，在由阴精和阳气张成的相平面上，轨线不断重复但从不完全重复，与中国气候的季节性变化，既具有周期性又具有随机性完全一致。

用均连法(average linkage)等11种方法对36个气象台站进行聚类分析，发现只有均连法的分类结果最符合中国地域的分布特点。该法剔除了观测数据过于分散的长沙、三亚、南昌、广州、台北的气象台站，而将剩余的气象台站分为南方的上海、南京、合肥、武汉、杭州、福州、南宁、贵阳、成都、昆明，东方的北京、天津、济南、沈阳、石家庄、太原、呼和浩特、拉萨、长春、哈尔滨、郑州，西方和北方的漠河、兰州、西宁、托托河、西安、银川、乌鲁木齐、吐鲁番、冷湖、噶尔，其中拉萨的高原温带半干旱季风气候使之被聚类到多风的东方地区，作为特例删除。以气温、降水量和风速为指标进行统计分析，观察四方风、湿、燥、寒、热的变化，发现存在东方多风、南方多热多湿、西北方多燥多寒的规律。见图7-24。

故五行、五藏、五气与四季、四方存在表7-5的对应关系，即"天人相应"。

表7-5　五行、五藏、五气与四季、四方的对应关系

五行	木	火、土	金	水
五藏	肝	心、脾	肺	肾
五气(四气)	风	热、湿(暑)	燥	寒
四季	季春	季夏	季秋	季冬
四方	东	南	西	北

表7-5的对应从如下两个方面看是合理的：①就风、寒、暑、湿、燥、火六气而言，暑的功

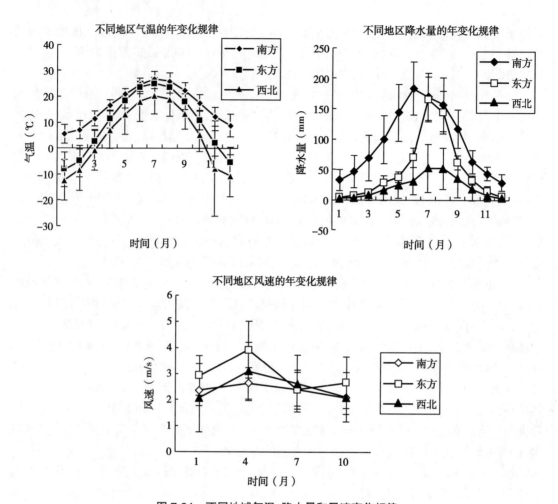

图 7-24 不同地域气温、降水量和风速变化规律

能是"暑以蒸之"(《素问·五运行大论》),但无火不能蒸,无湿不能蒸,故暑、湿、火应合而为暑。这使得六气合而为四气,恰好与四季的气候特点一致。②中央是区分东、西、南、北四方的参考点,而非等同于四方的独立区域。四方本身并不存在先后次序,之所以将四方排序为东、南、西、北,与四气对应的四季次序是分不开的,因此,四方具有四季的时序特点。

当今地图绘制的方位统一于"上北下南、左西右东",但中国古人的方位定标却是"南面而立"(《素问·阴阳离合论》),即"上南下北、左东右西"。正因为肝藏对应多风的东方,是太阳升起的方位,肺藏对应多燥的西方,是太阳降落的方位,传统中医学才有"肝左升,肺右降"的论断,又称"肝生于左,肺藏于右"(《素问·刺禁论》)。

4. 五藏阴精阳气的波动周期男性短于女性　据信,男性的基础代谢 =67+13.73× 体重(kg)+5× 身高(cm)-6.9× 年龄,女性的基础代谢 =661+9.6× 体重(kg)+1.72× 身高(cm)-4.7× 年龄。2012 年中国 18 岁及以上成年男性的平均体重为 66.2kg,平均身高为 167.1cm;女性的平均体重为 57.3kg,平均身高为 155.8cm,故 30 岁男性、女性的平均基础代谢(阳气)分别约为 1 604.4kcal/d 和 1 338.1kcal/d。

在体内存贮的可用于供能的糖原、脂肪和蛋白质(阴精)中,脂肪的贡献度约为 85%。

女性的体脂率(脂肪占体重的百分比)为20%~30%,男性为12%~20%。故如果一个65kg的男性体内存贮的阴精为68 694kcal,那么一个56.26kg的成年女性体内存贮的阴精可能是107 334.4kcal。

计算机数值仿真显示,维持生命活动每日需要的营养物质量(阳气)越大,五藏阴精和阳气的波动周期越短。体内存贮的供能物质量(阴精)越多,五藏阴精和阳气的波动周期越长。故男性五藏阴精和阳气的波动周期要短于女性。

计算机数值仿真还显示,五藏阴精和阳气的波动除了以1年为周期外,还有7年周期,但要维持这两个周期,男性和女性的要求差异很大,如对于女性来说,其体内存贮的阴精量为107 334.4kcal,需要每日消耗能量1 405kcal。而对于男性来说,其体内存贮的阴精量为68 694kcal,需要每日消耗能量900kcal。但是,通常男性每日消耗的能量要大于900kcal,如果为1 604.4kcal/d,则其五藏阴精和阳气的两个周期为0.6年和6年两个周期。

5. 五藏相克对模型的稳定性影响程度不同　k_3表征脾藏对肾藏的克制、k_5表征肾藏对心藏的克制,两者的增大几乎不影响模型的稳定性,可能与脾藏和肾藏分别是后天之本和先天之本有密切关系。k_2表征心藏对肺藏的克制、k_4表征肺藏对肝藏的克制,两者的增大对模型的稳定性影响较大。k_1表征肝藏对脾藏的克制,k_1的增大对模型的稳定性影响最大,故《金匮要略》有"见肝之病,知肝传脾,当先实脾"的论断,日常生活和临床实践中也常见焦虑抑郁致食欲减退的肝气乘脾现象。

6. 五藏阴精阳气的波动存在无穷多个周期　除了以1个回归年作为观察的时间单位外,还可采用其他的时间单位。如60回归年、30回归年、10回归年、5回归年、0.5回归年、1季、1太阴月(29.53日)、1太阳日(24小时)、0.5太阳日(12.4小时)、1小时、1分钟、1秒,五藏阴精阳气波动周期的计算机数值仿真结果见表7-6。

表7-6　不同观察时间单位的五藏阴精阳气仿真周期

观察时段	观察时段(日)	观察时段的自然对数	五藏阴精阳气仿真周期(日)	仿真周期的自然对数
60回归年	21 914.4	9.994 899 234	438.288	6.082 876 229
30回归年	10 957.2	9.301 752 053	433.948 514 9	6.072 925 898
10回归年	3 652.4	8.203 139 765	429.694 117 6	6.063 073 601
5回归年	1 826.2	7.509 992 584	419.816 092	6.039 816 739
1回归年	365.24	5.900 554 672	365.24	5.900 554 672
0.5回归年	182.62	5.207 407 491	322.864 088 4	5.777 231 456
1季	91.31	4.514 260 311	272.160 953 8	5.606 393 633
1太阴月	29.53	3.385 406 696	188.690 095 8	5.240 105 965
0.5太阴月	14.765	2.692 259 515	145.827 160 5	4.982 422 088
1太阳日	1	0	44.994 375 7	3.806 537 498
0.5太阴日	0.517 358 333	−0.659 019 543	33.980 842 91	3.525 796 922
1小时	0.041 666 667	−3.178 053 83	10.548 523 21	2.355 985 87
1分钟	0.000 694 444	−7.272 398 393	1.465 072 668	0.381 904 844
1秒	0.000 011 574	−11.366 742 95	0.215 331 611	−1.535 576 064

对观察时间单位和五藏阴精阳气的仿真周期都取自然对数,作图观察两者之间的关系(图 7-25),可发现两个规律:①当观察时间单位≥1 回归年时,随着观察时间单位的增加,仿真周期趋于稳定,约为 438.288 日;②当观察时间单位<1 回归年时,随着观察时间单位的降低,仿真周期也降低,两者存在双对数直线关系,斜率为 0.356 642。说明五藏阴精阳气的波动是由无数个周期组成的分形结构,回归年、半回归年、太阴月、半太阴月、太阳日、半太阴日只是这无数个周期中已被观察到的周期。

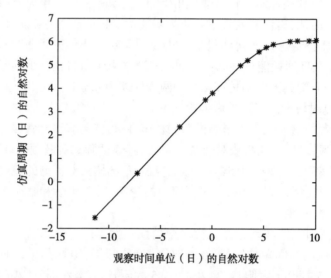

图 7-25 不同观察时间单位与五藏阴精阳气仿真周期的关系

概言之,中国气候具有季夏最炎热且最潮湿、季秋较干燥(季冬最干燥)、季冬最寒冷、季春风速最大的规律。传统中医学认为,脾藏、肺藏、肾藏、肝藏、心藏常依次在季夏、季秋、季冬、季春、季夏感受湿、燥、寒、风、热而发病,脾藏、肺藏、肾藏、肝藏、心藏的疾病又常依次表现为湿、燥、寒、风、热的特点。因此中医建立了脾藏、肺藏、肾藏、肝藏、心藏与季夏、季秋、季冬、季春、季夏的依次对应关系,并借以解释所有的生理现象、病理特征和中药功效。例如,湿的黏滞性被用以解释患痢疾时大便中的黏液和排便不畅,痢疾常发生于最潮湿的季夏,常用在较干燥的季秋采收的具有祛湿功效的黄连治疗。

如果说生物医学更关注固定结构改变引起的功能态势改变,那么,传统中医学更强调以阴精和阳气为实体媒介的协调关系改变引起的功能态势改变。这一以阴精和阳气为实体媒介的五藏生克关系结构,可能是不同于生物医学的固定结构但能定量揭示生命、健康和疾病机制的新方法。

第八章
五藏功能态势异常远程治疗的体表敏感区

人体某种功能的目前状态和未来发展趋势称功能态势。如呼吸功能可处于呼吸平稳的正常状态，亦可处于呼吸困难的疾病状态；由呼吸困难的疾病状态发展为呼吸平稳的正常状态是向好趋势。

根据感受器不同，人体的固定结构可分为两部分：①体表，由皮肤、黏膜、运动系统和躯体神经系统组成，主要分布着外感受器和本体感受器，也分布着内感受器，是人体与环境联系的通道，传统中医学称"表"；②体内，由内脏、心血管、腺体和内脏神经系统组成，只分布着内感受器，规定了人体的基本功能，传统中医学称"里"。从系统发生学和神经系统的进化角度看，体内是比体表更早分化出来的结构。

五藏功能态势的异常，传统中医学称证。采用针刺、推拿、艾灸、冷敷、刮痧、拔罐、放血等中医物理疗法刺激体表，不仅能治疗体表的证，还能治疗体内的证，说明体表与体内存在特殊关系，而这种特殊关系常在五藏功能态势异常时表现出来。神经系统是人体起主导作用的调节系统，且与表皮同源于外胚层，故本章以五藏功能性质的固定结构为基础，以阐明体表与体内特殊关系的神经机制。

第一节 预备知识

一、神经系统的进化

了解神经系统的进化，对于正确理解神经系统不同组分之间、神经系统与其他组织之间的亲疏关系具有重要意义。

单细胞动物（如原生动物）在接受刺激时是以整个细胞为单位进行反应的，无特殊分化的神经构造。当动物进化到多细胞动物（如海绵动物）时才有了细胞分工，产生了细胞形态分化，但仍没有特殊分化的感觉细胞。当动物发展到二胚层动物（如腔肠动物）时才由外胚层分化出神经组织，担任接受刺激并把冲动传导到效应器的功能。

（一）网状神经系统

在初级的腔肠动物，如海葵已经有明确的细胞分化。一些外胚层细胞分化成感觉细胞，而内、外胚层的主要细胞,即皮肌细胞兼具上皮保护和肌肉运动双重作用。在更高级的腔肠动物,如水母已经有了上皮层与肌肉层,两者之间出现了神经层的分化。神经层是由很多神经纤维组成的网状结构,中间夹杂着很多神经节细胞。网状神经系统可将感觉信号传导到机体各部,引起广泛的反应,但这种反应仍是弥散的、无方向性的。

(二)链状神经系统

在三胚层的无脊椎动物,如蚯蚓(环形动物)的神经组织已经集中构成链状神经系统,包括一对脑神经节(又称咽上神经节)和位于消化管腹侧的神经链。神经链由体节和节间纤维构成。每个体节内的神经节细胞一方面发出突起与感觉细胞发出的纤维相连,另一方面发出神经纤维(运动纤维)连于同节的肌肉,从而构成了原始的反射弧。头部的脑神经节较体节发达,可发挥较高级别的神经调节作用,从而使机体获得了整体配合与协调能力。

(三)管状神经系统

在无脊椎动物发展为脊椎动物的过程中,原始的感觉细胞有沿着感觉神经向中枢神经靠拢的趋势。如蚯蚓(环形动物)的感觉细胞还位于上皮层;沙蚕(多毛环节动物)和蚌螺(软体动物)的感觉细胞则已离开上皮,位于上皮层附近;至脊椎动物,感觉细胞的胞体即位于中枢神经附近,构成感觉神经节,仅少数感觉细胞仍保持原始状态,如嗅觉上皮。产生运动信号的神经细胞和在脊椎动物特别发达的中间神经元集中构成了神经管,即中枢神经。

1. 脑化 脑的发展与神经管头端感觉器的集中与发展密切相关。前脑与嗅器的发展有关,中脑与视器的发展有关,菱脑与前庭蜗器的发展有关。在进化过程中脑的后部先发展,高级中枢逐步向头端转移,即呈端脑化的趋势。在圆口类动物(现存脊椎动物中最古老的一类),脑的构造极原始,延髓是最膨大的部分,小脑、中脑均发达,尚无大脑皮质的存在。在鱼类及两栖类动物,与视器有关的中脑占主要地位,视叶(称二叠体,即哺乳动物的上叠体)甚发达,端脑也在逐渐发达。在爬虫类动物,中脑仍占主要地位,但随着视觉纤维向上投射到丘脑,丘脑也同时接收机体各部投射来的感觉纤维,间脑也发达起来。至哺乳动物,随着丘脑的发展,有的上行纤维至丘脑投射到大脑皮质,从而使端脑特别发达,构成了大脑半球,成为神经系统的最高中枢。同时由于从大脑皮质发出的下行纤维大量投射至小脑,使脑桥部分特别发达。

2. 皮质化 在低等脊椎动物,脑的灰质与白质配布大体上与脊髓相似,即灰质在近脑室腔处,而白质在外层,灰质与白质均是脊髓相应层的延续。在鱼类动物,端脑部分主要是基底核(纹状体),大脑皮质部分为薄薄的上皮板,基本上无神经组织,或有些与嗅觉有关的神经细胞,称为旧皮质(paleopallium)。在两栖类和爬虫类动物,旧皮质仍保留,位于端脑的腹侧。在某些哺乳动物中与嗅觉有关的梨状叶(嗅叶)即为其遗留的代表区。在两栖类动物,中央灰质向外转移,初步形成了大脑皮质的基础,称古皮质(archipallium),位于端脑的背面;在高等爬虫类动物,由于起自丘脑的上行纤维投射到大脑皮质,在旧皮质与古皮质之间形成了新皮质(neopallium),成为联系与整合机体的最高中枢。在哺乳动物,新皮质极为发达,成为大脑半球的主要结构,将古皮质推入大脑半球的内侧面,形成了海马结构,将旧皮质推到大脑半球的腹侧面嗅沟附近。在人类,大脑皮质得到了极大的发展,在有限的颅腔内,扩大了的皮质形成许多皱褶,构成了大脑半球的沟回,使大脑两半球的发展远远超过了脑的其他各部,在体积和作用上都占主要地位,成为神经系统的最高中枢。在新皮质发展的同时,纹状体也有相应的分化,被由丘脑投射到新皮质的上行神经纤维分成两部,即位于背部仍居于脑室底部的尾状核,和位于腹侧已与脑室分开的豆状核。这些上行投射纤维和由大脑皮质下行的纤维一起构成内囊。

概言之,神经系统及相关组织的进化规律包括:①表皮与感觉细胞同源于外胚层。②腔肠动物的皮肌细胞兼具上皮保护和肌肉运动双重作用,表明上皮组织与肌肉组织具有亲缘关系。③原始的网状神经系统位于上皮层与肌肉层之间;位于上皮的感觉细胞、位于体节的神经节细胞,与肌肉细胞构成原始的反射弧。④原始的感觉细胞位于上皮,但随着动物的进化,感觉细胞沿着感觉神经向中枢神经靠拢形成感觉神经节,但仍有少数感觉细胞保持原始状态,如浅感觉细胞和视觉、嗅觉、味觉上皮。⑤神经系统的进化遵循了从无到有,由简单到复杂,由分散到集中,由网状、链状到管状,由低级到高级的历程。⑥神经系统随着感觉器向头部集中而出现脑化;由于脑对机体的整合作用,高级中枢向头端转移而出现端脑化;更由于脑对机体各部的联系与整合的加强而出现皮质化。⑦不是新出现的构造代替旧有的低级中枢,而是新旧并存,只是新构造处于主导地位,老的结构处于从属地位。如在人体,网状神经、链状神经(交感干)和管状的中枢神经同时存在,脑与较低级分化的脊髓同时存在,最晚出现的大脑皮质与脑的其他各部同时存在,但是大脑皮质处于主导地位,脑的其他各部及脊髓都成为从属于大脑的皮质下中枢。详见图 8-1。

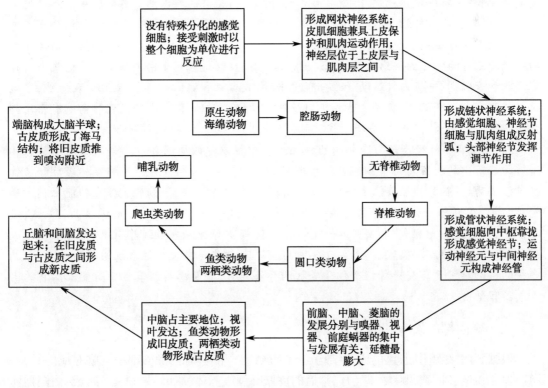

图 8-1 动物神经系统的进化规律

附:脊神经、脑神经、神经节

1. **脊神经** 脊神经为连接于脊髓的周围神经部分,共 31 对,分别为 8 对颈神经,简称 $C_1 \sim C_8$;12 对胸神经,简称 $T_1 \sim T_{12}$;5 对腰神经,简称 $L_1 \sim L_5$;5 对骶神经,简称 $S_1 \sim S_5$;1 对尾神经,简称 Co。每对脊神经都由相应节段的前、后根在椎间孔内合并而成。脊神经的前根含运动神经纤维,后根含感觉神经纤维。脊神经含有4种纤维成分:①躯体感觉纤维:来自脊神经节中的假单极神经元,其中枢突构成脊神经后根进入脊髓,周围突则组成脊神经分布于皮肤、骨骼肌、肌腱和关节等身体部位,将皮肤浅感觉(痛、温觉和触觉)以及肌、腱和关节的深感觉(运动觉和位置觉)信号传入中枢;②内脏感觉纤维:也来自脊神经节的假单极神经元,其中枢突组成脊神经后根进入脊髓,周围突则分布内脏、心血管和腺体的感受器,将这些结构的感觉冲动传入中枢;③躯体运动纤维:由位于脊髓灰质前角的运动神经元的轴突所构成,分布于躯干和肢体的骨骼肌,支配其随意运动;④内脏运动纤维:发自脊髓 $T_1 \sim L_3$ 节段的中间外侧核(交感神经中枢)以及脊髓 $S_2 \sim S_4$ 节段的骶副交感核。神经元的轴突分布于内脏、心血管和腺体的效应器,支配心肌和平滑肌的运动,控制腺体的分泌。

脊神经前、后两支发至关节的分支称关节支,主要由躯体感觉纤维组成。发至骨骼肌的分支称肌支,主要由躯体运动和躯体感觉纤维组成。发至皮肤的分支称皮支或皮神经,主要含有躯体感觉纤维和内脏运动纤维,内脏运动纤维支配皮肤的血管平滑肌、竖毛肌和汗腺。

2. 脑神经　脑神经为与脑相连的周围神经,共12对。脑神经有4种感觉纤维和3种运动纤维:①一般躯体感觉纤维,分布于皮肤、肌、肌腱、脑膜、眼结膜、角膜,以及口腔、鼻腔大部分黏膜;②特殊躯体感觉纤维,分布于由外胚层衍化来的特殊感觉器官即视器和前庭蜗器;③一般内脏感觉纤维,分布于头、颈、胸腔和腹腔的脏器;④特殊内脏感觉纤维,分布于味蕾和嗅器。虽然这些感受器是由外胚层衍化而来,但与进食等内脏活动相关,故将与其联系的神经纤维称为特殊内脏感觉纤维;⑤一般躯体运动纤维,分布于由中胚层肌节衍化来的眼球外肌和舌肌;⑥一般内脏运动纤维分布于平滑肌、心肌和腺体;⑦特殊内脏运动纤维,分布于咀嚼肌、面肌、咽肌、喉肌等。这些肌肉虽然是横纹肌,但它们是由与消化管前端有密切关系的鳃弓演化而来,因此,将分布于这些肌肉的神经纤维称为特殊内脏运动纤维。

3. 神经节　神经节是功能相同的神经元在中枢以外的周围部位集合而成的结节状构造。神经节中的神经元称节细胞。按生理和形态的不同,神经节可分为脑脊神经节和植物性神经节两类:脑脊神经节位于脊神经后根和某些脑神经干上,节细胞胞体在功能上属于感觉神经元,在形态上属于假单极神经元。从胞体发出一个突起,在胞体附近盘曲,然后呈T形分支,一支走向中枢(中枢突),另一支(周围突)经脑脊神经分布到外周组织,其末梢形成感受器。自主神经节包括交感和副交感神经节。节细胞是自主神经系统的节后神经元,属多极的运动神经元。交感神经节位于脊柱两旁及前方,副交感神经节位于所支配器官的附近或器官壁内。

二、颜面部的发生和演变

根据胚胎来源不同,人的固定结构可分为颜面部和躯体部:颜面部是与脑对应的结构,由额顶、眼、鼻、口、颏、颞、颧、颊、耳、耳后的皮肤、黏膜、腺体、肌肉、骨和关节组成,由鳃器演化而来,由脑神经支配。躯体部是与脊髓对应的结构,由枕、项、颈、肩、上肢、背、胸、腰、腹、髋、下肢及分布其中的组织器官组成,由鳃器以外的胚胎演化而来,由脊神经支配。

(一)鳃器的发生与演变

1. 鳃器的发生　胚胎发育至第4周时,扁平状的胚盘卷折为圆柱状。因脑泡的发生及其腹侧间充质的增生,胚体头端弯向腹侧并在口咽膜上方形成一个较大的圆形隆起,称额鼻突。与此同时,心脏的发育使口咽膜下方也形成一个较大的隆起,称心隆起。大约在第22~29日,原始咽两侧的间充质迅速增生,在额鼻突和心隆起之间,由头端至尾端先后形成6对背腹走向且左右对称的弓状隆起,称鳃弓。鳃弓之间的凹沟称鳃沟。人胚前4对鳃弓明显,第5对出现不久即消失或不出现,第6对则很小。与此同时,原始咽的内胚层向外侧膨出,形成与鳃沟相对应的5对咽囊。鳃沟外胚层、咽囊内胚层及二者之间的少量间充质构成的薄膜称鳃膜。鳃弓、鳃沟、鳃膜和咽囊统称鳃器。

2. 鳃弓的演变　鳃弓外表面为表面外胚层,内表面为咽壁内胚层,中轴为间充质。随着胚胎发育,每个鳃弓内均出现一条弓动脉、一条神经和一条软骨。这些软骨有的将发育为骨,有的一直保持为软骨,有的则退化消失。另外,鳃弓中轴的间充质还将分化形成一些骨骼肌。

第1鳃弓由头侧的上颌突和尾侧的下颌突组成。上颌突内的间充质将形成上颌骨、颧骨和颞骨鳞部。下颌突内有一根软骨,称 Meckel 软骨。Meckel 软骨周围的间充质将形成下颌骨,而 Meckel 软骨则大部退化,仅背侧端一小部分形成砧骨和锤骨。由第1鳃弓间充质衍生的肌肉包括咀嚼肌、二腹肌的前腹、下颌舌骨肌、鼓膜张肌和腭帆张肌,支配这些骨骼肌的神经为三叉神经。

第2鳃弓又称舌骨弓,其中的软骨称 Reichert 软骨。该软骨将形成镫骨、颞骨茎突和茎突舌骨韧带、舌骨小角和舌骨体的上段。由第2鳃弓衍生的骨骼肌包括镫骨肌、茎突舌骨肌、二腹肌的后腹,耳肌和表情肌,支配这些骨骼肌的神经是面神经。

第3鳃弓的软骨将形成舌骨大角和舌骨体的下段。由第3鳃弓衍生的骨骼肌仅为茎突咽肌,支配该肌的神经是舌咽神经。

第4和第6鳃弓内的软骨将形成喉的甲状软骨、环状软骨、杓状软骨、角状软骨和楔状软骨。由第4鳃弓衍生的骨骼肌有环甲肌、腭提肌和咽缩肌,这些骨骼肌由迷走神经的分支喉上神经支配。喉内肌来自第6鳃弓,由迷走神经的分支喉返神经支配。

3. 咽囊的演变

第1对咽囊:外侧份膨大,形成中耳鼓室;内侧份伸长,形成咽鼓管;鳃膜形成鼓膜。第1鳃沟形成外耳道。

第2对咽囊:与来自第2鳃膜和第1、2鳃弓的中胚层组织共同形成腭扁桃体,其内胚层主要分化为扁桃体表面上皮。

第3对咽囊:腹侧份上皮细胞增生,形成一对向尾侧生长的细胞索,其尾段在胸骨背侧合并,形成胸腺。背侧份上皮细胞增生并随胸腺迁移至甲状腺背侧,形成下一对甲状旁腺。

第4对咽囊:腹侧份退化;背侧份上皮细胞增生并迁移至甲状腺背侧,形成上一对甲状旁腺。

第5对咽囊:形成一小团细胞,称后鳃体。后鳃体的细胞将迁入甲状腺,分化为滤泡旁细胞。但也有人认为,滤泡旁细胞由迁移来的神经嵴细胞分化而成。

(二) 颜面的形成

颜面的形成与额鼻突及第1对鳃弓密切相关。第1鳃弓发生后不久,其腹侧份即分为上、下两支,分别称上颌突和下颌突。左、右两侧的上颌突、下颌突及其上方的额鼻突围成一个宽大的凹陷,称口凹,即原始口腔。口咽膜介于口凹与原始咽之间,大约于第24日破裂,口凹即与原始咽相通。

在第4周末，额鼻突下缘两侧外胚层增生，形成两个椭圆形的增厚区，称鼻板。第5周时，鼻板中央凹陷，形成鼻窝，其下方以一细沟与口凹相通。鼻窝的内、外侧缘高起，分别称内侧鼻突和外侧鼻突。外侧鼻突与上颌突之间有一浅沟，称鼻泪沟，其底壁外胚层将发育形成鼻泪管，其上端膨大，发育形成泪囊。

左、右下颌突向中线生长，于第5周融合，将形成下颌和下唇。第6周，左、右内侧鼻突向中线生长并相互融合，将形成鼻梁、鼻尖、人中和上唇的正中部分。第6~7周，左、右上颌突也向中线生长，并先后与同侧的外侧鼻突和内侧鼻突融合。这样，鼻窝与口凹间的细沟被封闭，鼻窝与口凹即被分开；上颌突将形成上颌和上唇的外侧部，外侧鼻突将形成鼻翼和鼻外侧壁大部，额鼻突将形成前额及鼻根，原来朝向前方的鼻窝渐朝向下方，形成鼻孔。第6周末，左、右鼻窝向深部扩大并融合为一个大腔，即原始鼻腔。起初，原始鼻腔与原始口腔之间隔以很薄的口鼻膜。该膜于第7周破裂，在原发腭的稍后方形成原始鼻后孔，使原始鼻腔与原始口腔相通。随着继发腭的形成，原始鼻腔与原始口腔被分隔为永久性鼻腔和口腔，原始鼻后孔后移，形成永久性鼻后孔。

上、下颌形成后，两者间的裂隙称口裂。口裂起初很宽大，在第2个月，上颌突和下颌突的外侧部逐渐融合，形成颊，使口裂逐渐缩小。

眼的原基发生于额鼻突的外侧，相距较远。随着脑的发育及上颌与鼻的形成，两眼逐渐向中线靠近并转向前方。第1鳃沟演变为外耳道，其周围的间充质形成耳郭。耳郭最初位于下颌的下方，随着下颌的发育逐渐移向后上方。至第2个月末，颜面初具人貌。

（三）颈的形成

颈由第2、3、4、6对鳃弓发育而成。第4~5周，第2鳃弓迅速向尾侧生长并越过第3、4、6鳃弓，最后与心隆起上缘即心上嵴融合。这样，在第2鳃弓深部形成了一个由第2、3、4鳃沟构成的封闭腔隙，称颈窦。颈窦很快即闭锁消失。随着鳃弓的分化、食管和气管的伸长及心脏位置的下降，颈部逐渐延长、成形。

三、感受器

伸达于周围器官的感觉神经纤维末梢形成的产生感觉信号的装置称感受器。感受器能接受内、外环境的各种刺激，并将刺激转化为神经冲动，经感觉神经和中枢神经系统的传导通路传至大脑皮质相应的感觉中枢，使人产生各种各样的感觉。正常情况下，感受器只对某一种适宜的刺激特别敏感，如视网膜的适宜刺激是一定波长的光，耳蜗的适宜刺激是一定频率的波。人体的感受器有20种之多，详见表8-1。

表8-1 人体的感受器

感觉类型	刺激的能量形式	感受器	所在部位（或感觉器官）
触-压觉	压力	神经末梢（机械）	皮肤
温度觉（冷、热）	热能	神经末梢和神经元（温度）	皮肤、内脏和中枢神经系统
痛觉	化学、热能、机械能	神经末梢（伤害性）	皮肤和内脏
痒觉	化学能	神经末梢（化学）	皮肤（化学伤害性感受器）
关节位置和运动	位置改变或运动	神经末梢（本体）	骨、关节、韧带、肌肉、肌腱
肌长度	机械牵拉	神经末梢（本体）	肌纤维（肌梭）

续表

感觉类型	刺激的能量形式	感受器	所在部位(或感觉器官)
肌张力	机械牵拉	神经末梢(本体)	肌腱(高尔基腱器官)
视觉	光(电磁波)	视杆、视锥细胞(光)	眼(视网膜)
听觉	声(空气振动)	毛细胞(机械)	耳(耳蜗 Corti 器)
平衡觉	直线加速运动	毛细胞(机械)	耳(前庭球囊和椭圆囊)
平衡觉	角加速运动	毛细胞(机械)	耳(前庭半规管)
嗅觉	化学能	嗅细胞(化学)	鼻(嗅上皮)
味觉	化学能	味细胞(化学)	舌(味蕾)
动脉血压	机械牵拉	神经末梢(机械)	颈动脉窦和主动脉弓
中心静脉压	机械牵拉	神经末梢(机械)	心房和肺循环大血管壁
肺扩张	机械牵拉	神经末梢(机械)	肺内气管和细支气管壁
动脉血氧分压	化学能	球细胞(化学)	颈动脉小球和主动脉小球
脑脊液 pH($[H^+]$)	化学能	神经元(化学)	延髓腹侧表面
血浆渗透压	高张溶液	神经元(化学)	脑室周围器官
动-静脉血糖浓度差	血中葡萄糖分子	神经元(化学)	下丘脑

根据能否被感知,感受器可分为两类:①可被感知感受器,包括触-压觉、温度觉、痛觉、痒觉、关节位置和运动觉、视觉、听觉、平衡觉(直线加速度)、平衡觉(角加速度)、嗅觉、味觉 11 种感受器;②不被感知感受器,包括肌长度、肌张力、动脉血压、中心静脉压、肺扩张、动脉血氧分压、脑脊液 pH($[H^+]$)、血浆渗透压、动静脉血糖浓度差 9 种感受器。传统中医学通过望(视觉)、闻(听觉、嗅觉)、问(痛觉、痒觉、味觉、平衡觉、关节位置和运动觉)、切(触-压觉、温度觉)获得的感觉信息(又称四诊信息)都是可被感知的,故四诊信息不是人体的所有感觉信息。

根据特化程度,感受器可分为两类:①一般感受器,分布于全身各部,如分布于皮肤、肌、腱、关节、内脏和心血管的感受器;②特殊感受器,只分布在头部,包括嗅、味、视、听觉和平衡觉感受器。

根据所在部位和所接受刺激的来源不同,感受器可分为三类:①外感受器(exteroceptor),分布在皮肤、黏膜、视器和听器,接受来自外界环境的刺激,如触、压、痛、温、光、声等物理刺激和伤害性化学物质等化学刺激;②本体感受器(proprioceptor),分布在骨骼肌、躯体筋膜、骨和关节以及内耳的前庭器,接受躯体运动和平衡过程产生的刺激;③内感受器(interoceptor),分布在内脏、心血管和腺体,接受来自内环境的物理或化学刺激,如压力、渗透压、温度、离子及化合物浓度等。

四、躯体感觉纤维

神经元较长的突起被髓鞘和神经膜包裹,统称神经纤维。被髓鞘和神经膜共同包裹的神经纤维称有髓纤维,仅被神经膜包裹的神经纤维称无髓纤维。周围神经纤维的髓鞘由施万细胞环绕轴突形成,中枢神经纤维的髓鞘由少突胶质细胞环绕轴突形成。

神经纤维分布到人体所有器官和组织间隙中,是组成神经系统的基本元件之一。许多神经纤维集结成束,外包由结缔组织形成的膜,构成神经。神经纤维的基本生理特性是具有高度的兴奋性和传导性,其功能是传导兴奋。神经纤维受到适宜刺激而兴奋时,立即表现出可传导的动作电位。传导的速度很快,为2~120m/s,传导的过程以生物电信号的形式进行。根据传导的信号不同,神经纤维分为躯体感觉纤维、躯体运动纤维、内脏感觉纤维和内脏运动纤维4种。

躯体感觉包括来自皮肤、黏膜的浅感觉,来自骨骼肌、躯体筋膜、骨、关节的深感觉,和来自视器、前庭蜗器的特殊躯体感觉。其中,浅感觉包括触-压觉、温度觉和痛觉;深感觉又称本体感觉,主要包括位置觉和运动觉;特殊躯体感觉包括视觉、听觉和平衡觉。躯体感觉纤维包括脊神经的躯体感觉纤维,和脑神经的一般躯体感觉纤维和特殊躯体感觉纤维。

(一)颜面部躯体感觉的传导通路

1. 颜面部浅感觉的传导通路　颜面部浅感觉的第1级神经元胞体位于三叉(半月)神经节、膝神经节、舌咽神经上神经节和迷走神经上神经节,周围突经三叉神经、面神经、舌咽神经和迷走神经的分支分布于颜面部皮肤、眼及框内、口腔、鼻腔、鼻旁窦黏膜的感受器。中枢突经三叉神经感觉根、面神经、舌咽神经和迷走神经入脑干,触-压觉由三叉神经脑桥核中继,痛觉、温觉由三叉神经脊束核中继。它们沿着由这些核团发出的纤维大部分交叉到对侧并沿三叉丘系上行至丘脑腹后内侧核,最终抵达大脑皮质中央后回的下部。

2. 颜面部深感觉的传导通路　颜面部深感觉信号来自颜面部的骨骼肌、躯体筋膜、骨和关节,这些信号的传导通路尚不十分清楚。其中,咀嚼肌、眼球外肌的第1级神经元胞体位于三叉神经节;舌内肌、部分舌外肌、二腹肌前腹、下颌舌骨肌、鼓膜张肌和腭帆张肌的本体感觉的第1级神经元胞体可能也位于三叉神经节;面肌的第1级神经元胞体位于膝神经节;镫骨肌、颈阔肌、茎突舌骨肌、二腹肌后腹、胸锁乳突肌、斜方肌的本体感觉的第1级神经元胞体可能也位于膝神经节。颜面部的本体感觉神经纤维可能均止于三叉神经中脑核。

3. 颜面部的特殊躯体感觉传导通路　颜面部的特殊躯体感觉包括视觉、听觉和平衡觉,其传导通路详见第四章第五节的躯体神经系统。

(二)躯体部的躯体感觉传导通路

躯体部的躯体感觉信号来自躯体部的皮肤、黏膜、骨骼肌、躯体筋膜、骨和关节,第1级神经元胞体位于脊神经节。其周围突(长树突)与感受器相连,中枢突(轴突)进入脊髓后发出两类分支:一类在不同水平直接或间接通过中间神经元与运动神经元相连,完成躯体-躯体反射。另一类经多级神经元接替后向大脑皮质投射而形成感觉传入通路,产生各种躯体感觉。

五、躯体运动纤维

躯体运动纤维即传导躯体运动信号支配骨骼肌随意运动的神经纤维,包括脊神经的躯体运动纤维和脑神经的一般躯体运动纤维。

躯体运动纤维由发自脑干的躯体运动核(动眼神经核、滑车神经核、展神经核、舌下神经核)和脊髓 C_1~Co 节段灰质前角的运动神经元的轴突构成,以神经干的形式直接支配骨骼肌的随意运动,不需要换元。

六、内脏感觉纤维

根据功能不同,内脏感觉感受器可分为4类:①化学感受器,如味蕾和嗅上皮,感受 O_2 和 CO_2 浓度的主动脉小球和颈动脉小球,胃黏膜的pH值感受器,参与食物吸收机制的小肠化学感受器;②机械感受器,如主动脉弓壁外膜下和颈动脉窦外膜内的压力感受器,肠系膜的环层小体,小肠和膀胱的机械感受器;③损伤性感受器,感受伤害性刺激并产生痛觉,如游离神经末梢;④温热感受器,如小肠和肠系膜的静脉管壁。

脑神经的内脏感觉第1级神经元胞体位于膝神经节、舌咽神经下神经节和迷走神经下神经节,脊神经的内脏感觉第1级神经元胞体位于脊神经节,均为假单极神经细胞。

内脏感觉纤维的数量较少且多为细纤维,包括脊神经的内脏感觉纤维、脑神经的一般内脏感觉纤维和特殊内脏感觉纤维。它们的周围突为不同粗细的有髓纤维及无髓纤维,穿行于自主神经中。

在低级中枢内,内脏感觉纤维可直接或经中间神经元与内脏运动或躯体运动神经元形成突触联系,以完成内脏-内脏反射或内脏-躯体的反射。内脏感觉信号还经过一系列复杂的途径传至大脑皮质,产生内脏感觉。但内脏感觉纤维还具有传出功能。感觉神经节合成的某些神经肽类物质,经感觉神经节的中枢突到达脊髓后角,经周围突(内脏传入纤维)输送至纤维末梢,神经肽类物质(如P物质等)从末梢分泌至内脏器官,参与某些炎性疾病的病理生理过程。

(一)颜面部的内脏感觉传导通路

1. 颜面部的一般内脏感觉传导通路　颜面部的一般内脏感觉传导通路有3条:①第1级神经元胞体位于膝神经节,其周围突集中于面神经的中间神经内,分布于面深部、中耳、咽壁。其中枢突入脑,行于背内侧,在第四脑室底的外侧区转向尾侧加入孤束,止于孤束核。②第1级神经元胞体位于舌咽神经下神经节,其周围突一方面经咽支、舌支及鼓室支,与舌后1/3、扁桃体及咽鼓管的内感受器相联系;另一方面经颈动脉窦支的一般内脏传入纤维,分布于颈动脉窦的压力感受器及颈动脉体的化学感受器。中枢突入脑,行于后内侧,加入孤束并弯曲行向尾侧,止孤束核。③第1级神经元胞体位于迷走神经下神经节(又称结状神经节),其周围突随迷走神经各分支,分布于舌根至横结肠中部的消化道,喉至肺泡的呼吸道,主动脉弓及右心房壁。中枢突入脑后,向后内侧入孤束,在束内下降,止于孤束核。

2. 颜面部的特殊内脏感觉传导通路　颜面部的特殊内脏感觉传导通路有2条:①嗅觉的第1级神经元是嗅细胞,第2级神经元在嗅球;②味觉的第1级神经元位于膝神经节、舌咽神经下神经节、迷走神经下神经节,第2级神经元在孤束核上段和臂旁内侧核,详见第四章第五节的内脏神经系统。

(二)躯体部的内脏感觉传导通路

躯体部的内脏感觉神经元胞体位于脊神经后根的脊神经节内,中枢突进入脊髓,止于脊髓灰质后角;周围突随同交感神经和盆内脏神经分布于躯体部的内脏、心血管和腺体。

七、内脏运动纤维

内脏运动纤维即传导内脏运动信号支配心肌、平滑肌运动和腺体分泌的神经纤维,能调控同化和异化、营养与分泌等共同的生命活动,包括脊神经的内脏运动纤维以及脑神经的一般内脏运动纤维和特殊内脏运动纤维。

内脏运动纤维发自脑干的内脏运动核(动眼神经副核、上泌涎核、下泌涎核、迷走神经背核)、脊髓 T_1~L_3 节段的中间外侧核、脊髓 S_2~S_4 节段的骶副交感核。内脏运动纤维由低级中枢到效应器之间有两级神经元，第 1 级神经元胞体位于脑干和脊髓内，称节前神经元，其轴突为节前纤维。第 2 级神经元胞体位于周围部的神经节内，称节后神经元，其轴突为节后纤维。内脏运动神经包括交感神经和副交感神经。

(一) 交感神经

1. 交感神经的组成　交感神经的低级中枢位于脊髓 T_1~L_2 或 L_3 节段灰质第Ⅶ板层外侧角的中间外侧核，节前纤维即从此核的细胞发出，故交感神经的低级中枢又称胸腰部。交感神经的周围部包括交感干、交感神经节以及由节发出的分支和交感神经丛。

(1) 交感神经节：根据所在位置不同，交感神经节分为椎旁神经节和椎前神经节两类。

椎旁神经节又称交感干神经节、椎旁节，位于脊柱两旁。每一侧的椎旁节借节间支连成一条交感干。交感干上端附于颅底外面，下端在第 3 尾椎前面，左、右干连于奇神经节。椎旁神经节在成人每侧为 19~24 个，其中颈部常为 3~4 个，胸部 11~12 个，腰部 3~4 个，骶部 2~3 个，尾部只有一个节，称奇神经节。

椎前神经节又称椎前节，呈不规则的结节状团块，位于脊柱前方，包括腹腔神经节、主动脉肾神经节、肠系膜上神经节和肠系膜下神经节等，各节均位于同名动脉根部附近。

(2) 交通支：为连接于脊神经与交感干之间的细支，分白交通支和灰交通支：①白交通支因髓鞘反光，色泽白亮而得名，由脊髓灰质中间外侧核的节前神经纤维组成，由脊神经的前支发出进入交感干，主要是有髓的内脏运动纤维，也含有内脏感觉纤维。由于节前神经元的胞体只存在于脊髓 T_1~L_3 节段的灰质侧角，故白交通支也只见于相应节段脊神经前支与对应的交感干神经节之间；②灰交通支因多无髓鞘，色灰暗而得名，由椎旁神经节细胞发出的节后纤维组成，每个交感干神经节都有灰交通支在相应的脊神经前支和后支分叉后连于脊神经，有的交感干神经节还发出不止一支灰交通支，故 31 对脊神经的前支均有灰交通支与交感干神经节相连。

交感神经的节前纤维由脊髓灰质中间外侧核发出，经脊神经前根、脊神经、白交通支进入交感干后，有 3 个去向：①终止于相应的椎旁节，在此处交换神经元。②在交感干内上升或下降，然后终止于上方或下方的椎旁节。一般来自上胸段(T_1~T_6)中间外侧核的节前纤维，在交感干内上升至颈部，在颈部椎旁节内交换神经元；中胸段者(T_6~T_{10})在交感干内上升或下降，至其他胸部椎旁节内交换神经元；下胸段和腰段者(T_{11}~L_3)则在交感干内下降，至腰骶部椎旁节内交换神经元。③穿过椎旁节，至椎前节交换神经元。

交感神经的节后纤维分布也有 3 种去向：①经灰交通支返回脊神经，随脊神经分支分布至头颈部、躯干和四肢的血管、汗腺和竖毛肌。31 对脊神经的分支内一般都含有交感神经节后纤维。②攀附动脉走行，在动脉外膜处形成神经丛(如颈外动脉丛、颈内动脉丛、腹腔丛、肠系膜上丛)，并随动脉分支分布到所支配的器官。③由交感神经节直接发出分支分布到所支配的脏器，如心支和肺支。

2. 交感神经的分布

(1) 颈部交感神经：颈交感干位于颈血管鞘后方，椎前肌和颈椎横突的前方。一般每侧有 3 个交感神经节，分别称颈上、中、下神经节。颈上神经节最大，呈梭形，位于第 2~3 颈椎横突的前方。颈中神经节最小,出现率为87%,通常位于第6颈椎横突处。颈下神经节位于第7颈椎横突根部的前方,椎动脉起始处的后方,常与第1胸交感神经节合并成颈胸神经节(又称星状神经节)。

颈部交感神经节发出的节后纤维的分布:①经灰交通支连于8对颈神经,并随颈神经的分支分布于头颈和上肢的血管、汗腺、竖毛肌等。②直接攀附邻近的动脉形成神经丛。由颈上神经节上端发出的节后纤维沿颈内动脉上升,形成颈内动脉丛,随颈内动脉入颅,延续为海绵丛,分支与三叉神经半月神经节、展神经、舌咽神经相交通,还发出岩深神经作为翼腭神经节的交感根。海绵丛的分支还连于动眼神经、滑车神经、眼神经及睫状神经节,其末支随大脑前、中动脉和眼动脉各分丛分布于脑内和眶内。颈外动脉丛也发自颈上神经节,随颈外动脉分支延为多个分丛,如面动脉丛、舌丛、甲状腺上丛等。锁骨下动脉丛和椎动脉丛自颈下神经节发出。所有动脉丛均伴随动脉的分支至头颈部的腺体(泪腺、唾液腺、口腔和鼻腔黏膜内腺体、甲状腺等)、汗腺、竖毛肌、血管、瞳孔开大肌和上睑板肌。③发出咽支,直接进入咽壁,与迷走神经、舌咽神经的咽支共同组成咽丛。④颈上、中、下神经节分别发出颈上、中、下心神经,下行进入胸腔,加入心丛。

(2)胸部交感神经:胸交感干位于肋头的前方,每侧有10~12个胸神经节。胸交感干的分支有:①节后纤维经灰交通支进入12对胸神经,并随其分布于胸、腹壁的血管、汗腺、竖毛肌;②上5对胸交感干神经节发出的节后纤维,加入心丛、肺丛、食管丛和胸主动脉丛;③部分节前纤维穿过第6~9胸交感干神经节,在胸椎的前外侧面合成内脏大神经,向前下方穿过膈脚,主要终止于腹腔神经节;④部分节前纤维穿过第10~12胸交感干神经节组成内脏小神经,穿膈脚入腹腔,主要终止于肠系膜上神经节或主动脉肾神经节;⑤部分节前纤维穿过第12胸交感干神经节组成内脏最下神经,此神经不经常存在,穿膈脚入腹腔,加入肾神经丛。

由腹腔神经节、肠系膜上神经节、主动脉肾神经节等发出的节后纤维,分布至肝、脾、肾及胃至结肠左曲的消化管。

(3)腰部交感神经:腰交感干位于腰椎体的前外侧,腰大肌的内侧缘,通常有3~4对腰神经节。腰交感干发出的分支有:①节后纤维经灰交通支进入5对腰神经,并随神经分布至下肢的血管、汗腺和竖毛肌;②部分节前纤维穿过腰交感神经节组成腰内脏神经,止于肠系膜下神经节,节后纤维分布于结肠左曲以下的消化管和盆腔脏器,并有纤维伴随血管分布至下肢。

(4)骶、尾部交感神经:骶交感干位于骶骨前面,骶前孔内侧,有2~3对骶神经节;尾交感干由1个奇神经节及其分支构成。骶、尾部交感干的分支有:①节后纤维经灰交通支连于骶、尾神经,分布于下肢及会阴部的血管、汗腺和竖毛肌;②发出一些小支加入盆丛,分布于盆腔脏器。

(二)副交感神经

1. 副交感神经的组成　副交感神经的低级中枢位于脑干的副交感神经核(一般内脏运动核)和脊髓S_2~S_4节段灰质的骶副交感核。副交感的周围部包括自副交感神经核发出的节前纤维、副交感神经节(又称器官旁节或器官内节)和由副交感神经节发出的节后纤维。颅部的副交感神经节较大,肉眼可见,共有4对,分别是睫状神经节、翼腭神经节、耳神经节和下颌下神经节。每个器官旁节除了有副交感节前纤维在节内交换神经元外,还有感觉神经纤维和交感神经纤维穿过。位于躯体部的副交感神经节很小,只有在显微镜下才能看到,如迷走神经副交感神经节。

2. 副交感神经的分布

(1) 颅部副交感神经

1) 随动眼神经走行的副交感神经节前纤维:由位于中脑的动眼神经副核发出,随动眼神经进入眼眶后到达睫状神经节内交换神经元,节后纤维经睫状短神经进入眼球壁,分布于瞳孔括约肌和睫状肌。

2) 随面神经走行的副交感神经节前纤维:由位于脑桥的上泌涎核发出,随面神经进入内耳门至面神经管,一部分节前纤维经岩大神经至翼腭窝内的翼腭神经节交换神经元,节后纤维分布于泪腺、鼻腔、口腔及腭黏膜腺体;另一部分节前纤维经鼓索加入舌神经,至下颌下神经节交换神经元,节后纤维分布于舌下腺和下颌下腺,控其分泌。

3) 随舌咽神经走行的副交感神经节前纤维:由位于延髓的下泌涎核发出,经鼓室神经至鼓室丛,并由此丛发出岩小神经至卵圆孔下方,在下颌神经内侧的耳神经节交换神经元,节后纤维经耳颞神经分布于腮腺。

4) 随迷走神经走行的副交感神经节前纤维:由位于延髓的迷走神经背核发出,伴随迷走神经分支到胸、腹腔脏器附近或器官壁内的副交感神经节交换神经元,节后纤维分布于胸、腹腔脏器(降结肠、乙状结肠和盆腔脏器等除外)。

(2) 骶部副交感神经:节前纤维由脊髓 $S_2 \sim S_4$ 节段灰质的骶副交感核发出,随骶神经出骶前孔,又从骶神经分出,组成盆内脏神经,加入盆丛,分支分布到盆腔脏器,在脏器附近或器官壁内的副交感神经节交换神经元,节后纤维支配结肠左曲以下的消化管、盆腔脏器和外生殖器等。

(三) 内脏神经丛

交感神经、副交感神经和内脏感觉神经常在血管周围及脏器附近反复编织组成神经丛。其中除颈内动脉丛、颈外动脉丛、锁骨下动脉丛和椎动脉丛等没有副交感神经参与外,其余的内脏神经丛均由交感和副交感神经纤维共同组成。另外,在这些丛内也有内脏感觉纤维通过。由这些神经丛发出分支,分布于胸、腹和盆腔的脏器。

1. 心丛　由交感干的颈上、中、下神经节和 $T_1 \sim T_4$ 或 T_5 神经节发出的心支与迷走神经的心支共同组成,按其位置可分为浅、深两丛。心浅丛位于主动脉弓前下方,右肺动脉前方;心深丛位于主动脉弓后方及气管杈的前方,较心浅丛大。心丛内有心神经节,为迷走神经的副交感纤维交换神经元处。心丛的分支又组成左、右心房丛和左、右冠状动脉丛,分布至心肌、传导系和心的血管等处。

2. 肺丛　位于肺根的前、后方,分别称肺前、后丛。肺丛由交感干 $T_2 \sim T_5$ 神经节的分支和迷走神经的支气管支组成,并接受心丛发来的纤维。肺丛发出的细支沿支气管及肺血管入肺。

3. 腹腔丛　由交感神经节的分支及迷走神经后干的腹腔支共同组成,是最大的内脏神经丛。位于腹腔动脉和肠系膜上动脉根部的周围,丛内有腹腔神经节、肠系膜上神经节和主动脉肾神经节等。内脏大、小神经分别在这些神经节内交换神经元。腹腔丛及丛内神经节发出的分支伴随动脉的分支,可分为许多副丛,如肝丛、胃丛、脾丛、肾丛及肠系膜上丛等。各副丛随血管分支到达各脏器。

4. 腹主动脉丛　位于腹主动脉前面及两侧,是腹腔丛向下延续的部分。该丛还接受

$L_1\sim L_2$ 腰交感神经节的分支。由此丛分出的肠系膜下丛，沿同名动脉分支至结肠左曲以下至直肠上段的肠管。腹主动脉丛的一部分纤维下行入盆腔，参加腹下丛的组成；另一部分纤维沿髂动脉组成与动脉同名的神经丛，随动脉分支分布于下肢血管、汗腺、竖毛肌。

5. 腹下丛　分为上腹下丛和下腹下丛。上腹下丛位于第 5 腰椎体前面，腹主动脉的末端及分叉处。此丛由腹主动脉丛的分支及 $L_3\sim L_4$ 腰交感神经节发出的腰内脏神经组成。下腹下丛，即盆丛，位于直肠的两侧及前面，由上腹下丛的分支、骶交感干的分支和盆内脏神经的纤维组成。该丛伴随髂内动脉的分支组成直肠丛、膀胱丛、前列腺丛和输精管丛（女性为子宫阴道丛）等，并随动脉分支分布于盆腔脏器。

八、人体的节段性神经分布

在胚胎发育的早期阶段，每个脊髓节段所属的脊神经都分布到特定的体节，包括肌节和皮节。此后随着发育过程的不断进行，相应的肌节和皮节以及由此分化和演变的肌群和皮肤发生了形态改变和位置的迁移。但是不论这些肌群和皮肤的位置怎样变化，它们与对应的脊神经以及所属的脊髓节段并不会由此改变。因此，每对脊神经的分布范围都是恒定的，存在特定的规律。了解和掌握这些规律，尤其是脊神经皮支的节段性分布规律，具有重要的临床价值。

根据躯体感觉和躯体运动纤维的配布，体表的皮肤、黏膜、骨骼肌、躯体筋膜、骨和关节可分为颜面部、脊柱部、颈部、肩上肢部、胸腹部和髋下肢部 6 个区域。

（一）皮肤、黏膜的节段性神经分布

皮肤感觉神经的节段性分布在颈部和躯干较为明显，仍接近原始状态，每个皮节形成一个环形的束带，环绕颈部和躯干。但在四肢，皮节的配布较复杂，因为四肢是由躯干伸出的肢芽发育而成，在肢芽的起始部，有几个皮节伸向肢芽远端，沿着肢芽的长轴平行排列，所以四肢的皮节不如躯干明显，但仍可辨认。上肢的皮节排列在上肢纵轴的两侧，而下肢由于纵轴略呈螺旋形，因而皮节的配布不如上肢规则。造成这种差别的原因是上、下肢在胚胎发育过程中向相反方向各旋转 90°，即上肢向外旋转，而下肢向内旋转，详见表 8-2 和图 8-2。其中，相邻两脊髓节段的皮肤感觉区有部分重叠现象，触觉比痛、温度觉的重叠程度更大，躯干较四肢更明显。

1. 颜面部　来自颜面部皮肤、黏膜的浅感觉信号，经三叉神经、面神经、舌咽神经、迷走神经传入三叉神经节、膝神经节、舌咽神经上神经节、迷走神经上神经节，传入三叉神经脊束核和三叉神经脑桥核。

2. 颈部　来自颈部前侧和两侧皮肤的浅感觉信号，经脊神经前支的皮支和颈丛，传入脊髓 $C_3\sim C_4$ 节段的脊神经节和脊髓灰质后角。其中，皮支主要含躯体感觉纤维和内脏运动纤维，前者与皮肤内的感受器相连，后者分布至皮肤内的血管平滑肌、竖毛肌和汗腺。

3. 脊柱部　来自枕、项、背、腰、骶、臀部皮肤的浅感觉信号，经脊神经后支的皮支，传入脊髓 $C_2\sim S_5$ 节段的脊神经节和脊髓灰质后角。

4. 肩上肢部　来自肩和上肢皮肤的浅感觉信号，经脊神经前支的皮支和臂丛，传入脊髓 $C_5\sim T_1$ 节段的脊神经节和脊髓灰质后角。

5. 胸腹部　来自胸腹前侧和两侧皮肤的浅感觉信号，经脊神经前支的皮支，传入脊髓 $T_1\sim T_{12}$ 节段的脊神经节和脊髓灰质后角。

表 8-2 皮肤、黏膜浅感觉神经元的分布

部位	皮肤、黏膜	浅感觉神经	脑脊神经节所在
颜面部	颜面部皮肤、黏膜、眼球、硬脑膜	三叉神经	三叉神经节
	耳部皮肤	面神经	膝神经节
	耳后皮肤	舌咽神经	舌咽神经上神经节
	硬脑膜、耳郭和外耳道皮肤	迷走神经耳支	迷走神经上神经节
颈部	耳郭背面上部皮肤	枕小神经	C_2
	颈侧区上份、耳郭及附近皮肤	耳大神经	$C_2 \sim C_3$
	颈前皮肤	颈横神经	$C_2 \sim C_3$
	颈侧区下份、胸壁上部、肩部皮肤	锁骨上神经	$C_3 \sim C_4$
脊柱部	枕部、项部皮肤	枕大神经	C_2
	枕部下方皮肤	第3枕神经	C_3
	背部皮肤	胸脊神经后支的皮支	$T_1 \sim T_{12}$
	腰部皮肤	腰脊神经后支的皮支	$L_1 \sim L_5$
	骶部皮肤	骶脊神经后支的皮支	$S_1 \sim S_5$
	臀上部皮肤	臀上皮神经	$L_1 \sim L_3$
	臀中部皮肤	臀中皮神经	$S_1 \sim S_3$
肩上肢部	乳房外侧份皮肤	胸长神经	$C_5 \sim C_7$
	肩部、臂外侧上部皮肤	臂外侧上皮神经	$C_5 \sim C_6$
	臂后侧皮肤	臂后皮神经	$C_5 \sim T_1$
	臂内侧、臂前侧皮肤	臂内侧皮神经	$C_8 \sim T_1$
	臂外侧下部皮肤	臂外侧下皮神经	$C_5 \sim T_1$
	前臂外侧皮肤	前臂外侧皮神经	$C_5 \sim C_7$
	前臂后侧皮肤	前臂后皮神经	$C_5 \sim T_1$
	前臂内侧份的前面和后面皮肤	前臂内侧皮神经	$C_8 \sim T_1$
	手背桡侧半、桡侧两个半手指近节背面皮肤	桡神经	$C_5 \sim T_1$
	桡侧半手掌、桡侧三个半手指掌面及其中节和远节指背、拇指远节指背皮肤	正中神经	$C_6 \sim T_1$
	手背尺侧半和小指、环指尺侧半指背、环指桡侧半和中指尺侧半的近节指背、小鱼际、小指掌面、环指尺侧半掌面皮肤	尺神经	$C_8 \sim T_1$
胸腹部	臂上部内侧份皮肤	肋间臂神经	T_2
	乳房皮肤	第4~6肋间神经的外侧皮支、第2~4肋间神经的前皮支	$T_2 \sim T_6$
	肩胛区、胸腹外侧壁皮肤	胸神经前支的外侧皮支	$T_1 \sim T_{12}$
	胸腹前壁皮肤	胸神经前支的前皮支	$T_1 \sim T_{12}$

续表

部位	皮肤、黏膜	浅感觉神经	脑脊神经节所在
髋下肢部	下腹部、腹股沟区、臀外侧区皮肤	髂腹下神经皮支	T_{12}~L_1
	腹股沟部、阴囊或大阴唇皮肤	髂腹股沟神经皮支	L_1
	股三角区皮肤	生殖股神经股支	L_1~L_2
	大腿前外侧部皮肤	股外侧皮神经	L_2~L_3
	大腿内侧份皮肤	闭孔神经	L_2~L_4
	大腿和膝关节前部皮肤	股神经皮支	L_2~L_4
	髌下、小腿内侧面、足内侧缘皮肤	隐神经	L_2~L_4
	小腿外侧、足背、第2~5趾背皮肤	腓浅神经	L_4~L_5、S_1~S_2
	小腿前、足背、第1/2趾相对缘皮肤	腓深神经	L_4~L_5、S_1~S_2
	小腿外侧面皮肤	腓肠外侧皮神经	L_4~L_5、S_1~S_3
	小腿后部、足背、小趾外侧缘皮肤	腓肠内侧皮神经、腓肠外侧皮神经	L_4~L_5、S_1~S_3
	足底内侧半、内侧三个半足趾跖面皮肤	足底内侧神经	L_4~L_5、S_1~S_3
	足底外侧半、外侧一个半足趾跖面皮肤	足底外侧神经	L_4~L_5、S_1~S_3
	臀区、股后区、腘窝皮肤	股后皮神经	S_1~S_3
	会阴部和外生殖器皮肤、黏膜	阴部神经	S_2~S_4
	肛门部、阴囊、大阴唇、阴茎或阴蒂皮肤、黏膜	肛神经(直肠下神经)、会阴神经、阴茎(阴蒂)背神经	S_2~S_4

6. **髋下肢部** 来自臀和下肢皮肤、黏膜的浅感觉信号,经脊神经前支的皮支、腰丛和骶丛,传入脊髓 T_{12}~S_4 节段的脊神经节和脊髓灰质后角。

(二)骨骼肌、躯体筋膜、骨和关节的节段性神经分布

人的骨骼肌在胚胎时期是由约40对肌节经过分层、合并、纵裂和转移等方式演变而成。每对肌节都受相应脊髓节段发出的脊神经所支配。因此,当一个肌节分化为数块肌肉时,这些肌肉都受同一脊髓节段及其脊神经所支配,如肋间内、外肌是由同一肌节经过分层形成,故都由同一个胸节所发出的肋间神经支配。腹直肌是由数个肌节合并而成,所以它受8个胸节(T_5~T_{12})支配。有些肌肉是由肌节转移到他处形成的,如膈肌的中部原属颈部肌节,以后转移到胸、腹腔之间,因而它受颈节(C_3~C_5)所发出的膈神经支配。四肢肌是由肢芽根部的肌节转移入肢芽而成,四肢各肌几乎全由多个肌节合并、分层而来,所以一个脊髓节段或其脊神经受损,并不能使一块肌肉麻痹,只能产生肌力减弱或毫无影响。

1. **颜面部** 来自颜面部骨骼肌、躯体筋膜、骨和关节的本体感觉信号,经三叉神经、面神经传入三叉神经节、膝神经节换元,传入三叉神经中脑核。其中,骨骼肌包括面肌、眼球外肌、镫骨肌、鼓膜张肌、软腭肌、舌肌、舌骨上肌群(二腹肌、下颌舌骨肌、茎突舌骨肌、颏舌骨肌)、咀嚼肌、咽肌、喉肌、颈阔肌、胸锁乳突肌和斜方肌。

2. **颈部** 来自脊髓 C_1~C_4 节段的脊神经前支交织形成颈丛。来自颈部骨骼肌、躯体筋

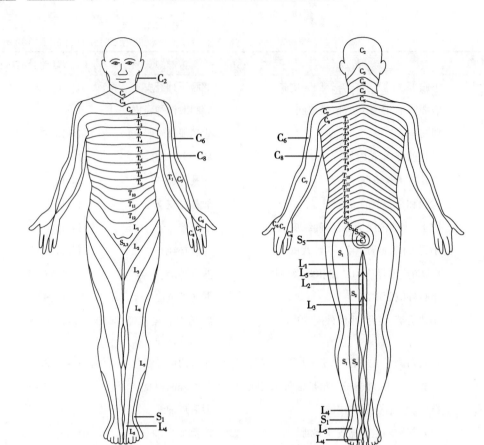

图8-2 皮肤、黏膜浅感觉的节段性神经分布

膜、骨和关节的本体感觉信号,经颈丛传入脊髓 C_1~C_4 节段的脊神经节和脊髓灰质后角。其中的骨骼肌包括颏舌骨肌、胸锁乳突肌、斜方肌、颈部深层肌(颈长肌、头长肌、头前直肌、头侧直肌、前斜角肌、中斜角肌、后斜角肌)、舌骨下肌群和膈。

3. 脊柱部　来自脊柱部骨骼肌、躯体筋膜、骨和关节的本体感觉信号,经脊神经后支的肌支、脊髓 C_1~Co 节段的脊神经节,传入脊髓灰质后角。其中的骨骼肌包括枕下肌(头后小直肌、头后大直肌、头上斜肌、头下斜肌)、内在背肌(夹肌、竖脊肌和横突棘肌)、椎骨间肌(横突间肌、棘间肌和肋提肌),具有较好的节段性。

4. 肩上肢部　来自脊髓 C_5~C_8 节段的脊神经前支和脊髓 T_1 节段脊神经前支的大部分纤维交织形成臂丛。来自肩上肢部骨骼肌、躯体筋膜、骨和关节的本体感觉信号,经臂丛、脊髓 C_5~T_1 节段的脊神经节,传入脊髓灰质后角。其中的骨骼肌包括胸大肌、胸小肌、前锯肌、上肢带肌(三角肌、冈上肌、冈下肌、小圆肌、大圆肌、肩胛下肌)、臂肌前群(肱二头肌、喙肱肌、肱肌)、臂肌后群(肱三头肌、肘肌)、前臂肌前群(肱桡肌、旋前圆肌、桡侧腕屈肌、掌长肌、尺侧腕屈肌、指浅屈肌、指深屈肌、拇长屈肌、旋前方肌)、前臂肌后群(桡侧腕长伸肌、桡侧腕短伸肌、指伸肌、小指伸肌、尺侧腕伸肌、旋后肌、拇长展肌、拇短伸肌、拇长伸肌、示指伸肌)、手肌外侧群(拇短展肌、拇短屈肌、拇对掌肌、拇收肌)、手肌中间群(蚓状肌、骨间掌侧肌、骨间背侧肌)、手肌内侧群(小指展肌、小指短屈肌、小指对掌肌)。

5. 胸腹部　来自胸腹部骨骼肌、躯体筋膜、骨和关节的本体感觉信号,经脊神经前支、

脊髓 T_1~T_{12} 节段的脊神经节，传入脊髓灰质后角。其中的骨骼肌包括胸固有肌(肋间外肌、肋间内肌、胸横肌)、上后锯肌、下后锯肌、腹肌前外侧群(腹直肌、腹外斜肌、腹内斜肌、腹横肌)，具有较好的节段性。

6. 髋下肢部　来自脊髓 T_{12} 节段脊神经前支的一部分、脊髓 L_1~L_3 节段脊神经前支和脊髓 L_4 节段脊神经前支的一部分纤维交织形成腰丛。来自脊髓 L_4 节段脊神经前支的部分纤维和脊髓 L_5 节段脊神经前支的所有纤维组成腰骶干，腰骶干和所有骶、尾神经前支交织形成骶丛。来自髋下肢部骨骼肌、躯体筋膜、骨和关节的本体感觉信号，经腰丛和骶丛、脊髓 T_{12}~Co 节段的脊神经节，传入脊髓灰质后角。其中的骨骼肌包括腹肌前外侧群、髂腰肌、腰方肌、提睾肌、盆壁肌(梨状肌、闭孔内肌、股方肌)、肛三角肌群(肛提肌、尾骨肌、直肠壁纵行肌、肛门括约肌)、会阴部肌群(球海绵体肌、坐骨海绵体肌、会阴浅横肌、会阴深横肌、尿道括约肌)、臀部肌群(臀中肌、臀小肌、阔筋膜张肌、臀大肌)、大腿肌前群(缝匠肌、股四头肌)、大腿内侧群(耻骨肌、长收肌、股薄肌、短收肌、大收肌)、闭孔外肌、大腿肌后群(股二头肌、半腱肌、半膜肌)、小腿后侧肌群(腓肠肌、比目鱼肌、跖肌、腘肌、趾长屈肌、胫骨后肌)、小腿外侧肌群(腓骨长肌、腓骨短肌)、小腿前侧肌群(胫骨前肌、踇长伸肌、趾长伸肌)、足背肌群(趾短伸肌、踇短伸肌)、足底内侧肌群(踇展肌、踇短屈肌、踇收肌)、足底外侧肌群(小趾展肌、小趾短屈肌)、足底中间肌群(趾短屈肌、足底方肌、蚓状肌、骨间足底肌、骨间背侧肌)，详见表 8-3。

表 8-3　骨骼肌、躯体筋膜、关节深感觉神经元的分布

部位	骨骼肌、躯体筋膜、关节	深感觉神经	深感觉神经节所在
颜面部	咀嚼肌	三叉神经	三叉神经节
	咽肌、喉肌	三叉神经	三叉神经节
	颏舌骨肌	三叉神经	三叉神经节
	舌肌	三叉神经	三叉神经节
	下颌舌骨肌	三叉神经	三叉神经节
	软腭肌	三叉神经	三叉神经节
	眼球外肌	三叉神经	三叉神经节
	鼓膜张肌	三叉神经	三叉神经节
	二腹肌前腹	三叉神经	三叉神经节
	面肌	面神经	膝神经节
	镫骨肌、耳周围肌	面神经	膝神经节
	二腹肌后腹	面神经	膝神经节
	颈阔肌	面神经	膝神经节
	茎突舌骨肌	面神经	膝神经节
	胸锁乳突肌	副神经	膝神经节
	斜方肌	副神经	膝神经节
颈部	颏舌骨肌	第 1 颈神经前支	C_1
	胸锁乳突肌	第 2,3 颈神经前支	C_2~C_3

续表

部位	骨骼肌、躯体筋膜、关节	深感觉神经	深感觉神经节所在
颈部	斜方肌	第3、4颈神经前支	C_2~C_4
	头前直肌、头侧直肌	颈神经前支	C_1~C_2
	舌骨下肌群	颈袢	C_1~C_3
	头长肌	颈神经前支	C_1~C_3
	颈长肌	颈神经前支	C_2~C_6
	膈	膈神经	C_3~C_5
	前、中、后斜角肌	颈神经前支	C_3~C_8
脊柱部	枕下肌	枕下神经	C_1
	硬脑膜	上3对颈神经脊膜支的升支	C_1~C_3
	内在背肌、椎骨间肌	脊神经后支	C_1~Co
	脊髓被膜、血管壁、骨膜、韧带、椎间盘	脊膜支	C_1~Co
肩上肢部	菱形肌、肩胛提肌	肩胛背神经	C_4~C_5
	上肢带肌、肩关节	肩胛上、下神经，腋神经	C_5~C_7
	前锯肌	胸长神经	C_5~C_7
	胸大肌、胸小肌	胸外、内侧神经	C_5~T_1
	背阔肌	胸背神经	C_6~C_8
	臂肌前群	肌皮神经	C_5~C_7
	臂肌后群、肘关节	桡神经	C_5~T_1
	前臂肌前群	桡神经、正中神经、尺神经	C_5~T_1
	前臂肌后群	桡神经	C_5~T_1
	手肌外侧群	正中神经、尺神经	C_6~T_1
	手肌中间群	正中神经、尺神经	C_6~T_1
	手肌内侧群	尺神经	C_8~T_1
胸腹部	第1~6肋间肌、胸横肌	第1~6肋间神经	T_1~T_6
	第7~11肋间肌	第7~11肋间神经	T_7~T_{11}
	上后锯肌	第1~4肋间神经	T_1~T_4
	下后锯肌	第9~11肋间神经、肋下神经	T_9~T_{12}
	腹肌前外侧群	第5~11肋间神经、肋下神经	T_5~T_{12}
髋下肢部	腹肌前外侧群	髂腹下神经、髂腹股沟神经	T_{12}~L_1
	髂腰肌、腰方肌	腰丛神经分支	T_{12}~L_4
	提睾肌	生殖股神经	L_1~L_2
	盆壁肌	骶丛神经分支	L_4~Co
	肛三角肌群、会阴部肌群	阴部神经	S_2~S_4

续表

部位	骨骼肌、躯体筋膜、关节	深感觉神经	深感觉神经节所在
髋下肢部	臀部肌群	臀上神经、臀下神经	L_4~S_2
	上孖肌、下孖肌	骶丛神经分支	L_4~S_2
	大腿肌前群、膝关节	股神经	L_2~L_4
	大腿肌内侧群、闭孔外肌、髋关节、膝关节	股神经、闭孔神经	L_2~L_4
	大腿肌后群、髋关节	坐骨神经	L_4~S_2
	小腿前侧肌群、小腿外侧肌群、膝关节、胫腓关节	腓总神经	L_4~S_2
	小腿后侧肌群、膝关节、踝关节	胫神经	L_4~S_3
	足背肌群	腓深神经	L_4~S_2
	足底内侧肌群	足底内侧神经、足底外侧神经	S_1~S_3
	足底外侧肌群	足底外侧神经	S_2~S_3
	足底中间肌群	足底内侧神经、足底外侧神经	S_1~S_3

（三）内脏的节段性神经分布

内脏器官由自主神经支配，也有节段性神经分布。但在发生过程中，内脏器官的变化较大，如器官伸长、体积增加、位置改变，故节段性神经分布不太清楚。胸、腹、盆腔脏器的节段性神经分布见表8-4。

表8-4 内脏的节段性神经分布

器官名称	交感神经	副交感神经
心脏	T_1~T_5	迷走神经
肺、支气管	T_2~T_6	迷走神经
食管	T_2~T_7	迷走神经
胃	T_6~T_9	迷走神经
小肠	T_6~T_{11}	迷走神经
肝、胆囊、胰	T_6~T_{10}	迷走神经
盲肠、升结肠、横结肠	T_{11}~L_1	迷走神经
降结肠、乙状结肠、直肠	L_1~L_2	S_2~S_4
肾	T_{10}~L_1	迷走神经
输尿管	T_{11}~L_2	S_2~S_4
膀胱	T_{11}~L_2	S_2~S_4
子宫	T_{12}~L_2	S_2~S_4
附睾、输精管、精囊腺	T_{11}~T_{12}	S_2~S_4

第二节　中医物理疗法的形态学基础

中医物理疗法是指通过针刺、推拿、艾灸、冷敷、刮痧、拔罐、放血等物理手段刺激体表，以达到治愈体表或体内疾病目的的中医传统治疗方法。相应地，中医化学疗法是指通过口服、吸入、灌肠、外敷、熏洗等手段吸收中药成分，产生化学作用以达到治愈体表或体内疾病目的的中医传统治疗方法。躯体-内脏反射可能是中医物理疗法的形态学基础之一。

一、神经反射

神经反射是指人体在中枢神经系统的参与下，对内、外环境刺激所做出的规律性应答。神经反射的基本结构是反射弧，包括感受器、传入神经、中枢、传出神经和效应器五个基本环节。感受器是接受刺激并转化成神经冲动的器官，效应器是产生反应的器官，中枢是脑和脊髓，传入和传出神经是将中枢与感受器和效应器联系起来的通路。

按照形成过程不同，神经反射可分为：①非条件反射，是指人生来就有的先天性反射，是一种由大脑皮质以下的神经中枢（脑干、脊髓）参与即可完成的比较低级的神经活动。在心理发展的早期阶段，这种神经活动提供了最基本的生存技能，即本能，属于心藏的藏神（产生下意识精神活动）功能范畴。②条件反射，是指人出生后在生活过程中逐渐形成的后天性反射，是一种在非条件反射的基础上由大脑皮质参与完成的高级神经活动，如望梅止渴、谈虎色变。条件反射的建立需要一个学习过程，属于心藏的藏神（产生有意识精神活动）功能范畴。非条件反射和条件反射的区别见表8-5。

表8-5　非条件反射和条件反射的区别

非条件反射	条件反射
是在长期种族进化过程中形成的先天性反射	是在个体生活过程中建立的获得性反射
参与反射的中枢是脑干和脊髓	参与反射的中枢是大脑皮质
引起反射的刺激必须是对感受器的直接刺激	任何无关刺激都可变为条件反射的刺激
反射弧是永久固定的	反射弧是暂时的，易变的
适应的范围小，只适应不变的环境	适应的范围广，可以适应多变的环境

按照传入和传出神经通路不同，神经反射可分为躯体-躯体反射、内脏-内脏反射、内脏-躯体反射、躯体-内脏反射4种。

（一）躯体-躯体反射

躯体-躯体反射是指传入和传出通路分别是躯体感觉纤维和躯体运动纤维的反射。躯体-躯体反射发生于体表，感受器和效应器都是皮肤、黏膜、感觉器、骨骼肌、躯体筋膜、骨和关节，常常是低级中枢参与的非条件反射。

根据受刺激的部位不同，躯体-躯体反射可分为浅反射和深反射。根据脊髓的节段不同，躯体-躯体反射可分为节段内反射和节段间反射。其中，节段间反射是指一个脊髓节段神经元发出的轴突与邻近节段的神经元发生联系，通过上下节段之间神经元的协同活动执行的反射活动。

1. 浅反射　浅反射是刺激皮肤、黏膜引起的骨骼肌快速收缩反应。多数浅反射实质是伤害性刺激或触觉刺激引发的屈曲反射,属多突触反射(至少 3 个神经元完成)。该反射是一种保护性反射或逃避反射。其反射路径是皮肤、黏膜的感受器受到刺激产生神经冲动,经脊神经、脊神经后根进入脊髓灰质后角,再经中间神经元的中继传递给前角的 α- 运动神经元,后者的兴奋引起骨骼肌收缩。由于肢体收缩要涉及成群的肌肉,故兴奋的 α- 运动神经元常常是节段间反射。常见的浅反射有:

(1) 角膜反射:被检查者眼睛注视内上方,用细棉签毛由角膜外缘处轻触其角膜,可见被检查者眼睑迅速闭合。反射弧为刺激经三叉神经眼支传至脑桥,再传至面神经核,经面神经传至眼轮匝肌而作出反应。

(2) 咽反射:用手指等轻触咽后壁,引起的恶心反射(咽肌收缩),反射中枢在延髓。

(3) 缩手反射:当手指碰到针尖或者很烫的东西,在感觉到痛之前,就会缩手。

(4) 跖反射:用钝物自足跟沿足底外侧缘轻划至小趾根部的隆起处再转向内侧,正常时可见各趾皆跖屈。冲动由胫神经传入,经脊髓 S_1~S_2 节段,再由胫神经传出。

(5) 腹壁反射:受试者仰卧,两下肢稍屈曲使腹壁放松,然后用钝尖物迅速轻划上、中、下腹部皮肤。正常在受刺激的部位可见腹壁肌收缩。上部反射消失见于脊髓 T_7~T_8 节段病损;中部反射消失见于脊髓 T_9~T_{10} 节段病损;下部反射消失见于脊髓 T_{11}~T_{12} 节段病损。

(6) 提睾反射:用钝尖物由下向上轻划股内侧上方皮肤,可引起同侧提睾肌收缩,使睾丸上提,其反射中枢在脊髓 L_1~L_2 节段。

(7) 肛门反射:人平卧时,将下肢高举伸直,以小针在会阴区划过,正常时肛门外括约肌会收缩,其反射中枢在脊髓 S_4~S_5 节段。

(8) 定向反射:是由情景的新异性所引起的一种反射。最初的定向反射是一种无条件反射,当环境中出现某种新异刺激物时,人们会不由得去注意它,这是无条件反射。以后会发展为条件性定向反射,如对周围环境的主动搜索、探究等。

(9) 莫罗反射:新生儿受声音惊吓或身体暂时失去支撑时,会做出双臂外伸、伸腿、弓背,然后双臂收拢作抱物状的动作。一般出生半年后消失。

(10) 吸吮反射:是新生儿的一种无条件反射。当用乳头或手指触碰新生儿的口唇时,会相应出现口唇及舌的吸吮蠕动。出生后 3~4 个月自行消失,但在睡眠等场合,婴儿仍会在一段时期内表现出自发的吸吮动作。

(11) 吞咽反射:咀嚼后的食团,刺激舌骨上肌群、舌骨下肌群、咽提肌、咽缩肌,产生吞咽动作。此反射的传入神经为咽和食管黏膜上的感觉纤维,包括舌咽神经分支、三叉神经、迷走神经及其上喉支,传出神经为舌下神经、三叉神经、舌咽神经、迷走神经和副神经而到达舌、咽、喉和食管等处骨骼肌,中枢为延髓。

(12) 抓握反射:又称握持反射。将手指或笔杆触及婴儿手心时,婴儿马上将其握紧不放。这种反射在出生后第 1 个月增强,随后逐渐减弱,到第 3~4 个月时消失。

(13) 游泳反射:又名潜水反射。将婴儿放入水中,婴儿的双臂和双腿会自然地做出游泳式的运动。婴儿出生时出现,到第 4~6 个月时消失。

(14) 行走反射:又称踏步反射或无意识步行。正常新生儿处于清醒状态时,用两手托住其腋下使之直立并使上半身稍微前倾,脚触及床面,就会交替地伸脚,做出似乎要向前走的动作,看上去很像动作协调的步行。这种反射在 6~8 周后消失。

2. 深反射　深反射又称腱反射,是指快速牵拉肌腱时发生的不自主的骨骼肌收缩,是肌牵张反射的一种。牵张反射属单突触反射(2 个神经元完成),是节段内反射。反射路径是骨骼肌的感受器(肌梭、Golgi 腱器官)受到刺激产生冲动,经脊神经及脊神经后根进入脊髓,进入脊髓的纤维通过侧支直接与前角运动神经元发生突触联系,兴奋 α- 运动神经元反射性地引起被牵拉骨骼肌的收缩。

牵张反射的另一种为肌紧张。人体在静止时,骨骼肌并不完全松弛,而是保持一定的收缩状态,这对维持躯体的姿势和随意运动的准确完成具有重要意义。该反射是下行纤维束(如网状脊髓束、前庭脊髓束)兴奋 γ- 运动神经元,引起梭内肌纤维收缩,兴奋肌梭感受器,冲动进入脊髓兴奋 α- 运动神经,使相应骨骼肌持续收缩。常见的深反射有:

(1) 肱二头肌反射:肱二头肌反射是指叩打肱二头肌肌腱产生屈肘的反射。反射中枢为脊髓 C_5~C_6 节段。

(2) 肱三头肌反射:受检者外展前臂,肘部半屈,检查者托住其前臂,用叩诊锤叩击鹰嘴上方的肱三头肌肌腱,反应为肱三头肌收缩,肘关节伸直。反射中枢为脊髓 C_6~C_8 节段。

(3) 膝反射:在膝半屈和小腿自由下垂时,轻快地叩击膝关节下肌腱,引起股四头肌收缩,小腿做急速前踢动作。反射中枢为脊髓 L_2~L_4 节段。

(4) 跟腱反射:又称踝反射。受试者跪于床面,握住脚掌使踝关节极度背伸,跟腱处于紧张状态,刺激跟腱引起腓肠肌收缩,足跖屈。反射中枢在脊髓 S_1~S_2 节段。

(二) 内脏 - 内脏反射

内脏 - 内脏反射是指传入和传出通路分别是内脏感觉纤维和内脏运动纤维的反射。内脏 - 内脏反射发生于体内,感受器和效应器都在内脏、心血管和腺体,常常是低级中枢参与的非条件反射。常见的内脏反射有:

1. 唾液反射　唾液反射是指食物(尤其是甜味食物)进入口中引起的唾液分泌现象。醒着的新生儿出生后半小时即可观察到这种反射。该反射的特殊内脏感觉神经(面神经、舌咽神经)止于孤束核上部,一般内脏运动神经(面神经、舌咽神经)起于上泌涎核(作用于下颌下腺、舌下腺)和下泌涎核(作用于腮腺)。

类似地,当鼻腔黏膜嗅到让人想吃的食物气味时也会有唾液分泌。该反射的特殊内脏感觉神经(嗅神经)止于嗅球,一般内脏运动神经(面神经、舌咽神经)起于上泌涎核(作用于下颌下腺、舌下腺)和下泌涎核(作用于腮腺)。

2. 血压调节反射　血压对血管壁的牵张刺激引起颈动脉窦和主动脉弓的兴奋,并以一定的频率经迷走神经和窦神经向位于延髓中的加压和减压中枢发放冲动,使两个中枢的兴奋性维持在一定的水平,由迷走神经和心交感神经传到心脏和血管,使血压保持相对恒定。

3. 呼吸调节反射　外周化学感受器位于颈动脉小球和主动脉小球,中枢化学感受器位于延髓腹外侧浅表部位。当二氧化碳分压(PCO_2)升高,pH 值降低时,位于延髓的呼吸中枢兴奋,呼吸加深加快,CO_2 排出增多,H_2CO_3 浓度下降;反之则呼吸变浅变慢,CO_2 排出减少,H_2CO_3 浓度升高。从而维持血浆中 $NaHCO_3$/H_2CO_3 的正常比值,使血液的 pH 值保持在 7.35~7.45。

4. 排便反射　粪便下降到直肠,刺激直肠壁,通过反射作用使降结肠、乙状结肠和直肠等发生一系列的蠕动运动,肛门内括约肌松弛,以排出粪便,其反射中枢在脊髓腰骶部。

5. 味觉性出汗　摄入辛辣刺激性食物,口周、鼻尖和颊部等处排汗增加。

（三）内脏-躯体反射

内脏-躯体反射是指传入和传出通路分别是内脏感觉纤维和躯体运动纤维的反射。内脏-躯体反射发生于体内与体表之间，感受器位于内脏、心血管和腺体，效应器位于皮肤、黏膜、感觉器和运动系统，常常是低级中枢参与的非条件反射。常见的内脏-躯体反射有：

1. 呃逆反射　喝碳酸饮料或进食时狼吞虎咽吞下大量空气，气体堆积于胃底，刺激膈肌，引起打嗝。

2. 咳嗽反射　咳嗽反射的感受器位于喉、气管和支气管的黏膜。大支气管以上部位的感受器对机械刺激敏感，二级支气管以下部位对化学刺激敏感。传入冲动经迷走神经传入延髓，触发咳嗽反射。

3. 喷嚏反射　类似于咳嗽反射，不同的是刺激作用于鼻黏膜的感受器，传入神经是三叉神经，反射效应是腭垂下降，舌压向软腭，而不是声门关闭，气体主要从鼻腔喷出，以清除鼻腔中的刺激物。

4. 排便反射　当粪便下降到直肠时，不仅刺激直肠壁的平滑肌产生内脏-内脏反射，还使肛门外括约肌放松以及膈和腹壁肌收缩，增加腹内压，将粪便排出，产生内脏-躯体反射。

5. 排尿反射　排尿是一种简单的反射活动，但经常在高级中枢控制下进行。当膀胱内贮尿量达到一定程度（400ml左右），膀胱内压升高到$15cmH_2O$（$13.6cmH_2O=1mmHg$）以上时，膀胱被动扩张，使膀胱壁内牵张感受器受到刺激而兴奋，冲动沿盆神经传入纤维传到骶髓的排尿反射低级中枢；同时由脊髓再把膀胱充胀的信号上传至大脑皮质的排尿反射高级中枢，并产生尿意。

（四）躯体-内脏反射

躯体-内脏反射是指传入和传出通路分别是躯体感觉纤维和内脏运动纤维的反射。躯体-内脏反射发生于体表与体内之间，感受器位于皮肤、黏膜、感觉器和运动系统，效应器为内脏、心血管和腺体，常常是高级中枢参与的条件反射。常见的躯体-内脏反射有：

当新生儿受声音惊吓或身体暂时失去支撑时，一方面会做出双臂外伸、伸腿、弓背，然后双臂收拢作抱物状的动作，称莫罗反射，属于躯体-躯体反射；另一方面常伴随着出汗、心率加快，属于躯体-内脏反射。

触摸乳房、阴蒂等性敏感区引起阴道分泌物增多，传入神经是传导触觉信号的躯体感觉纤维，传出神经是支配阴道黏液腺的内脏运动纤维。

看到恐怖景象令人毛骨悚然，传入神经是特殊躯体感觉纤维，传出神经是支配竖毛肌的内脏运动纤维。

看到好吃的食物让人流口水，传入神经是传导视觉信号的特殊躯体感觉纤维，传出神经是支配口腔腺体的一般内脏运动纤维。

听到令人害羞的消息让人脸红，传入神经是传导听觉信号的特殊躯体感觉纤维，传出神经是支配面部血管的内脏运动纤维。

听到令人悲伤的消息让人流泪，传入神经是传导听觉信号的特殊躯体感觉纤维，传出神经是支配泪腺的一般内脏运动纤维。

上述躯体-内脏反射都是高级中枢参与的条件反射，但躯体-内脏反射也可以是低级中枢参与的非条件反射。如竖毛反射，是指用力、热或电连续刺激乳突下缘或足趾部皮肤引发轻度痛感，导致同侧躯体皮肤出现的鸡皮现象，其传入神经是躯体感觉纤维，传出神经是支配竖毛肌的内脏运动纤维,中枢在脊髓。在横断性脊髓损害时,刺激乳突下缘部位所引起的反射区域向下不超过健康脊髓节段,故可确定病变范围的上界;刺激足趾部所引起的反射区域向上只扩延至病变节段以下,故可确定病变范围的下界,受损脊髓节段无竖毛反射。周围神经受损时,其分布区域亦无竖毛反射。

总之,神经反射的4种方式表明,生理状态下躯体感觉纤维与躯体运动纤维、内脏感觉纤维与内脏运动纤维、内脏感觉纤维与躯体运动纤维、躯体感觉纤维与内脏运动纤维存在特殊联系。前3种反射多为低级中枢参与的非条件反射,第4种反射则多为高级中枢参与的条件反射,但也可以是低级中枢参与的非条件反射。详见图8-3。

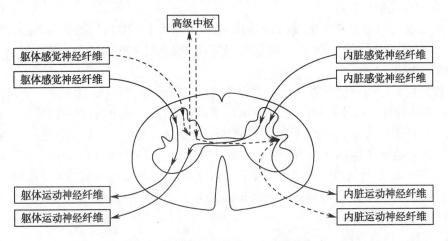

图8-3　脊髓节段内的神经冲动传导方式

二、牵涉痛的发生机制

某些内脏器官病变时,常引起体表部位产生感觉过敏或疼痛感,这种现象称为牵涉痛(referred pain)。疼痛区域内皮肤常出现感觉过敏、血管运动障碍、汗腺分泌及竖毛肌运动障碍、反射性骨骼肌痉挛。临床上称这一体表区域为海德带(Head zone),可协助内脏疾病的定位诊断。

牵涉痛有时发生在患病器官的邻近体表,如心肌缺血时常感到心前区疼痛,肾结石引起腰痛,盆腔疾病引起腰骶痛,患胃溃疡和胰腺炎时可出现左上腹疼痛;有时则发生在距患病器官较远的体表,如心肌缺血时常感到左肩和左上臂内侧疼痛,膈中央部受刺激引起肩上部疼痛,患胃溃疡和胰腺炎时可出现肩胛间疼痛,胆囊炎、胆石症发作时可感觉右肩区疼痛,阑尾炎初发时常觉上腹部或脐周疼痛,肾结石时可引起腹股沟区疼痛,输尿管结石则可引起睾丸疼痛,右肺下叶肺炎引起右下腹痛。

牵涉痛往往发生在与患病内脏具有相同胚胎节段和皮节来源的体表部位,这一原理称为皮节法则(dermatomal rule)。例如,在胚胎发育过程中,膈自颈区迁移到胸腹腔之间,膈神经也跟着一起迁移,而其传入纤维却在C_4节段进入脊髓,肩上部的传入纤维也在同一水平进入脊髓。同样,心脏和上臂也发源于同一节段水平;睾丸及其支配神经是从尿生殖嵴迁移而来,而尿生殖嵴也是肾和输尿管的发源部位。

发生牵涉痛的体表部位与病变器官往往受同一节段脊神经支配,体表部位和病变器官的感觉纤维进入同一脊髓节段,并在后角内密切联系。这种密切联系可能发生在同侧脊髓灰质后角胶状质的第Ⅰ~Ⅵ层,而第Ⅶ层接受来自双侧的传入纤维,对于解释来源于对侧的疼痛十分重要。研究认为,来自患病内脏的强烈冲动,在脊髓内产生的兴奋灶,降低了脊髓灰质后角细胞的刺激阈,致使同一皮节传入的正常阈下冲动也产生了疼痛感觉,即"集中易化(convergence facilitation)"效应。

神经解剖学研究表明,一个脊神经节神经元的周围突,可以有两个或三个分支,分别分布于内脏器官、躯体肌和皮肤,内脏器官疾患引起的刺激,经侧支牵涉所分布的躯体区,致皮肤过敏或产生痛感。这一发现很可能为牵涉痛提供重要的形态学基础。发生牵涉痛的内脏器官与脊髓节段的关系见表 8-6。

表 8-6　牵涉痛内脏器官与脊髓节段的关系

内脏器官	产生疼痛感觉过敏区的脊髓节段	内脏器官	产生疼痛感觉过敏区的脊髓节段
膈肌	C_4	肾、输尿管	$T_{11}\sim L_1$
心脏	$C_8\sim T_5$	膀胱	$S_2\sim S_4$(沿骶副交感)及 $T_{11}\sim L_1, L_2$
胃	$T_6\sim T_{10}$	睾丸、附睾	$T_{12}\sim L_3$
小肠	$T_7\sim T_{10}$	卵巢及附件	$L_1\sim L_3$
阑尾	$T_{8\sim10}\sim L_1$(右)	子宫体部	$T_{10}\sim L_1$
肝、胆囊	$T_7\sim T_{10}$,也有沿膈神经至 $C_3\sim C_4$	子宫颈部	$S_1\sim S_4$(沿骶副交感)
胰	T_8(左)	直肠	$S_1\sim S_4$

除了疼痛外,有时还可引起体表牵涉痛部位的皮肤潮红、出汗及竖毛,说明某一内脏器官的内脏感觉信号可影响同一脊髓节段的体表的内脏运动神经元。牵涉痛现象还表现为体表牵涉痛部位的骨骼肌强直,说明某一内脏器官的内脏感觉信号可影响同一脊髓节段的体表的躯体运动神经元。

牵涉痛的神经机制提示,当来自内脏器官的持续强烈的内脏感觉信号传入低级中枢时,不仅使高级中枢分不清是同一脊髓节段上来自内脏器官的内脏感觉信号还是来自体表的躯体感觉信号,还可在脊神经节和/或脊髓灰质后角,兴奋体表的躯体感觉神经元和体表的内脏感觉神经元,进而使同一脊髓节段中体表的躯体运动神经元和体表的内脏运动神经元都产生运动信号。

与上述过程相反,当来自体表的持续强烈的躯体感觉信号传入低级中枢时,有望不通过高级中枢,而是在脊神经节和/或脊髓灰质后角,直接兴奋体表的内脏感觉神经元和体内的内脏感觉神经元,进而使同一脊髓节段中体表的内脏运动神经元和体内的内脏运动神经元都产生运动信号。

三、中医物理疗法引发的体表感觉

1. 针刺引发的体表感觉　针刺可及的人体部位主要有表皮、真皮、浅筋膜、深筋膜、血管神经鞘、骨骼肌、骨膜和骨组织。

刺破表皮时,被针者常有刺痛感;刺至真皮时,施针者常有针下沉紧感;刺至浅筋膜(脂肪)时,施针者常有针下空旷感;刺至深筋膜时,施针者常有针下沉紧感;触碰血管神经鞘时,被针者常有触电感(游走性酸、麻、胀);刺至处于放松状态的骨骼肌时,施针者常有针下空旷感;刺破肌腱或骨膜时,被针者常有刺痛感;刺至骨组织时,施针者常有针下触碰硬物感。如果是持续强烈的刺激,还可使酸、麻、胀、痛感受抑制,出现发木感,即针刺麻醉。

传统意义的针感或得气是被针者有持续的酸、麻、胀、痛感,施针者感觉针下沉紧,传统中医学称"如鱼吞钩",这种现象应该是位于血管神经鞘的高尔基腱器官(施加伸长)、帕奇尼小体(施加张力)、自由神经末梢(张力)兴奋所致。所以,在针刺可及的人体部位中,血管神经鞘可能是中医针刺发挥疗效的首要部分。

2. 推拿引发的体表感觉　推拿体表区域,可使皮肤的触-压觉和温度觉感受器产生触、压、热觉信号,也可使肌纤维(肌梭)和肌腱(高尔基腱器官)的机械感受器产生酸、胀觉信号,触碰神经可使人产生触电感。如以手按压肱骨内上髁后方的尺神经沟,可让人有酸、麻、胀的触电感,并沿着前臂前内侧份迅速传向小指。

3. 艾灸引发的体表感觉　艾灸体表区域,可使皮肤的热觉感受器产生热觉信号。如果是强烈的热刺激,还可使皮肤的痛觉感受器兴奋,出现疼痛现象。

4. 冷敷引发的体表感觉　冷敷体表区域,可使皮肤的冷觉感受器产生冷觉信号。如果是强烈的冷刺激,还可使局部感觉障碍,出现发木感。

5. 刮痧引发的体表感觉　在体表局部刮痧,可使皮肤的痛觉感受器产生痛觉信号,也可使皮下的肌纤维(肌梭)和肌腱(高尔基腱器官)的机械感受器产生酸、胀觉信号。

6. 拔罐引发的体表感觉　在体表局部拔罐,可使皮肤的痛觉感受器产生痛觉信号,也可使皮下的肌纤维(肌梭)和肌腱(高尔基腱器官)的机械感受器产生酸、胀觉信号。

7. 放血引发的体表感觉　刺破体表的小血管引发出血,可使位于血管神经鞘的感受器兴奋,产生酸、麻、胀、痛等躯体感觉信号。

可见,中医物理疗法作用于体表,可产生酸、麻、胀、痛、触、压、热、凉、触电感等躯体感觉信号,木是这些躯体感觉信号强度的降低或消失。

四、中医物理疗法的神经机制

(一)易化/闭塞效应

在神经反射过程中,单根神经纤维的传入冲动一般不能激发突触后神经元产生传出效应,需要有若干神经纤维的传入冲动同时或几乎同时到达同一突触后神经元,才使之产生传出效应。这是因为单根纤维单个传入冲动引起的兴奋性突触后电位(EPSP)是局部电位,其去极化幅度较小,一般不能引发突触后神经元出现动作电位;但若干传入纤维引起的多个EPSP发生空间与时间上的总和(summation),如果总和后达到阈电位水平即可暴发动作电位,完成信号传导。如果总和后未达到阈电位,此时突触后神经元虽未出现兴奋,但膜电位去极化程度加大,更接近阈电位水平,称易化(facilitation)效应。如果总和后膜电位去极化程度变小,更远离阈电位水平,称闭塞(occlusion)效应。易化效应和闭塞效应均是主动过程,都是神经反射的基本特征。

(二)内脏神经元的两种异常状态

根据临床表现,五藏功能态势的异常可分为两种:①来自病灶的内脏感觉信号较强,容易兴奋内脏运动神经元,如胃肠平滑肌痉挛表现的腹痛,血管平滑肌痉挛表现的局部酸胀,呼吸道黏液腺分泌过多表现的咳痰量多,常发生于疾病的初期或急性期,传统中医学称实证。治疗时需要使内脏感觉信号减弱（闭塞效应），传统中医学称泻法。②来自病灶的内脏感觉信号较弱，很难兴奋内脏运动神经元，如胃肠平滑肌松弛表现的食欲不振、体瘦乏力，唾液腺分泌过少表现的口干舌燥，常发生于疾病的迁延期或慢性期，传统中医学称虚证。治疗时需要使内脏感觉信号加强（易化效应），传统中医学称补法。

（三）较强的躯体感觉信号易化/闭塞内脏感觉神经元

1. **低级中枢参与的躯体感觉信号易化/闭塞内脏感觉神经元**　近年来的神经解剖学研究表明，一个脊神经节神经元的周围突可以有两个或三个分支，分别分布于内脏器官、骨骼肌和皮肤。亦即，一个脊神经节神经元既可以接受躯体感觉信号，又可以接受内脏感觉信号。

膝神经节和脊髓 $T_1\sim L_3$、$S_2\sim S_4$ 节段对应的脊神经节既包含躯体感觉神经元胞体，又包含内脏感觉神经元胞体。生理状态下，躯体感觉信号只让躯体感觉神经元胞体兴奋，内脏感觉信号只让内脏感觉神经元胞体兴奋。若来自骨骼肌和皮肤的躯体感觉信号较强，则不但能兴奋躯体感觉神经元胞体，还能兴奋内脏感觉神经元胞体；若来自内脏器官的躯体感觉信号较强，则不但能兴奋内脏感觉神经元胞体，还能兴奋躯体感觉神经元胞体。

中医物理疗法可同时或连续地刺激体表，产生较强的躯体感觉信号，后者使膝神经节和脊髓 $T_1\sim L_3$、$S_2\sim S_4$ 节段对应的脊神经节内的内脏感觉神经元阈值（threshold value）降低/升高，使来自体表或体内病灶感受器的内脏感觉信号更容易/更困难地使内脏感觉神经元产生动作电位。与此同时，来自体表或体内病灶的内脏感觉信号也可使脊神经节内或脑神经节内的躯体感觉神经元阈值降低（牵涉痛的发生机制）/升高，使来自体表感受器的躯体感觉信号更容易/更困难地兴奋躯体感觉神经元。故当五藏的功能态势出现异常时，体表与体内的关系会加强。

类似的情况也可发生于孤束核中传导一般躯体感觉和一般内脏感觉的中间神经元之间，和脊髓灰质后角中传导躯体感觉和内脏感觉的中间神经元之间。当较强的体表躯体感觉信号传到脑干或脊髓时，可易化/闭塞脑神经核或脊髓节段灰质后角的内脏感觉神经元。

值得注意的是，三叉神经节、舌咽神经下神经节、迷走神经下神经节没有一般内脏感觉神经元胞体，$C_1\sim C_8$、$L_4\sim S_1$ 和 $S_4\sim Co$ 的脊神经节也没有内脏感觉神经元胞体，故躯体感觉信号无法在这些神经节中易化/闭塞内脏感觉神经元。

2. **高级中枢参与的躯体感觉信号易化/闭塞内脏感觉神经元**　躯体感觉信号不仅能在部分脑神经节、脊神经节和低级中枢中易化/闭塞内脏感觉神经元，还可在高级中枢中易化/闭塞内脏感觉神经元，因为在高级中枢，躯体感觉纤维和内脏感觉纤维都在丘脑腹后内侧核和腹后外侧核换元，都到达大脑皮质中央后回，详见第四章第五节躯体感觉信号和内脏感觉信号的传导通路和表8-7。

表8-7　躯体和内脏感觉神经元的分布

神经/感觉	第1级神经元	第2级神经元	第3级神经元	大脑或小脑皮质
脑神经/一般躯体感觉	三叉神经节	三叉神经脊束核、脑桥核	丘脑腹后内侧核	中央后回下部
脊神经/浅感觉	脊神经节	脊髓的第Ⅰ、Ⅳ~Ⅷ层	丘脑腹后外侧核	中央后回中、上部和中央旁小叶后部

续表

神经/感觉	第1级神经元	第2级神经元	第3级神经元	大脑或小脑皮质
脊神经/意识性本体感觉和精细触觉	脊神经节	延髓的薄束核和楔束核	丘脑腹后外侧核	中央后回的中、上部和中央旁小叶后部、中央前回
脑神经/非意识性本体感觉	脊神经节	胸核、腰骶膨大第Ⅴ~Ⅻ层外侧部、颈膨大第Ⅵ、Ⅻ层、延髓楔束副核		旧小脑皮质、小脑皮质
脑神经/一般内脏感觉	膝神经节、舌咽神经下神经节、迷走神经下神经节	孤束核	丘脑腹后内侧核或下丘脑外侧区	大脑皮质岛叶
脊神经/内脏感觉	脊神经节(第一支)	后联合核	臂旁核	大脑皮质
	脊神经节(第二支)	脊髓灰质后角	丘脑腹后外侧核	中央后回、大脑外侧沟上部
	脊神经节(第三支)	网状结构	丘脑背内侧核	大脑边缘叶

(四) 内脏运动神经信号产生治疗效应

借助中间神经元，内脏感觉信号兴奋脑干内脏运动核、脊髓 T_1~L_3（交感神经中枢）节段中间外侧核、脊髓 S_2~S_4（副交感神经中枢）节段骶副交感核的内脏运动神经元。另外，内脏感觉信号还可传向高级中枢，通过高级中枢调控低级中枢的内脏运动神经元。

内脏运动神经元产生的内脏运动信号借助内脏运动纤维传到效应器，产生双向调节作用：①调节心肌的运动状态，如交感神经兴奋使心跳加快，心肌收缩力加强，副交感神经兴奋使心跳减慢，心肌收缩力减弱。②调节血管平滑肌的运动状态。在毛细血管前括约肌上分布着丰富的交感神经纤维，能调节局部供血，一方面增加局部的营养、激素、O_2 供给和代谢产物的排泄，另一方面输送免疫细胞和免疫分子缓解局部的炎性反应。③调节内脏平滑肌的运动状态。如缓解肠道平滑肌痉挛治疗腹痛，加强肠道平滑肌蠕动治疗消化不良。④调节内分泌腺的分泌。如使下丘脑分泌细胞，肾上腺髓质细胞分泌激素，改善生育（生殖）、全形（成体）、气化（同化异化）、主水（泌尿）、卫外（防御）和主血脉（循环）功能。⑤调节外分泌腺的分泌。如促进口鼻黏液腺分泌缓解口鼻干燥，减少呼吸道黏液腺分泌避免呼吸道堵塞，这些治疗效应恰恰是内脏运动信号借助内脏运动纤维支配效应器产生的调节作用。

中医物理疗法的神经通路见图 8-4。

附：刮痧、拔罐、放血的治疗机制

人体体表局部的酸、麻、胀、痛、木感觉常因循环障碍所致。刮痧产生的剪切力和拔罐产生的负压可使体表局部的毛细血管或毛细淋巴管内皮细胞间距增大，聚集的红细胞或淋巴细胞进入组织间隙，出现局部瘀点或皮肤红紫，放血疗法可使聚集的红细胞或淋巴细胞流出体外，于是毛细血管或毛细淋巴管通畅度增加，一方面为体表局部带来营养物质和 O_2，带来调节代谢的激素和细胞因子，还带来具有免疫功能的免疫细胞和免疫分子消除炎症，带走代谢产物，以达到缓解酸、麻、胀、痛、木感觉的目的。

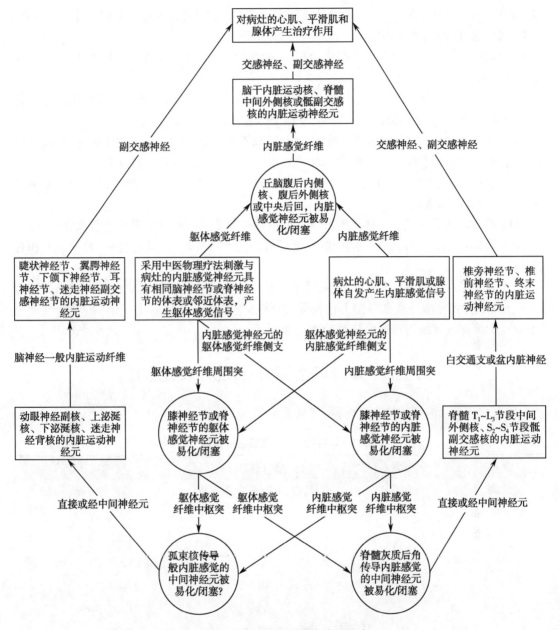

图 8-4 中医物理疗法的神经通路

五、体表敏感区的确认步骤

1. 体表病灶和体内病灶　根据发生部位不同,可将病灶分为两类:

体表病灶是指发生于皮肤、黏膜、运动系统和躯体神经系统的功能态势异常,主要包括运化(消化吸收)、主肌肉(运动)、主气(呼吸)、卫外(防御)、气化(同化异化)、疏泄(支配内脏运动)、藏血(支配躯体运动)和藏神(产生精神活动)的功能态势异常,传统中医学称表证。

体内病灶是指发生于内脏、心血管、腺体和内脏神经系统的功能态势异常,主要包括运化(消化吸收)、散精(转载)、统血(凝血抗凝血)、主气(呼吸)、卫外(防御)、主水(泌尿)、生育(生殖)、全形(成体)、气化(同化异化)、藏精(体液调节)、疏泄(支配内脏运动)、藏神(产生精神活动)和主血脉(循环)的功能态势异常,传统中医学称里证。

2. 局部治疗和远程治疗 根据施治部位与被治部位之间的距离,可将传统的中医物理疗法分为两类:

(1) 局部治疗:是指施治部位与被治部位距离较近,甚至是同一部位。高级中枢参与的躯体-内脏反射可能是局部治疗的机制,适用于体表病灶的局部治疗。

(2) 远程治疗:是指施治部位与被治部位距离较远。低级中枢参与的躯体-内脏反射可能是远程治疗的机制,既适用于体内病灶的远程治疗,又适用于体表病灶的远程治疗。

3. 体表敏感区的确认步骤 治疗某一体表或体内病灶的中医物理疗法作用区域称该体表或体内病灶的体表敏感区。

(1) 明确各体表区域的躯体感觉纤维换元的脑神经节、脑神经核、脊神经节和脊髓节段。

(2) 明确各体表或体内病灶的内脏感觉纤维换元的脑神经节、脑神经核、脊神经节和脊髓节段。

(3) 如果某一体表区域的躯体感觉纤维与某一体内病灶的内脏感觉纤维在相同的脑神经节、脑神经核、脊神经节和脊髓节段换元,躯体感觉信号可在此易化/闭塞内脏感觉神经元,故认为该体表区域为该体内病灶的体表敏感区。

第三节 体内病灶远程治疗的体表敏感区

体内病灶远程治疗的体表敏感区,详见表8-8。

表8-8 体内病灶体表敏感区的脊髓节段

五藏	功能性质	体内病灶	脊髓节段
脾藏	运化	腮腺、下颌下腺、舌下腺	膝神经节、孤束核
		食管	$T_5 \sim T_6$
		胃	$T_6 \sim T_9$
		小肠	$T_6 \sim T_{11}$
		盲肠、升结肠、横结肠	$T_{11} \sim T_{12}$
		降结肠、直肠	$L_1 \sim L_3, S_2 \sim S_4$
		肝、胆囊、胰腺	$T_4 \sim T_{10}$
	散精	肝	$T_4 \sim T_{10}$
		小肠	$T_6 \sim T_{11}$
	统血	肝	$T_4 \sim T_{10}$
		小肠	$T_6 \sim T_{11}$
肺藏	主气	支气管、肺	$T_2 \sim T_5$
	卫外	腭扁桃体	$T_1 \sim T_4$
		脾	$T_4 \sim T_{10}$

续表

五藏	功能性质	体内病灶	脊髓节段
肾藏	主水	肾	$T_9 \sim L_2$
		输尿管、膀胱	$T_{11} \sim L_2$、$S_2 \sim S_4$
	生育	睾丸、附睾、输精管	$T_{11} \sim L_3$、$S_2 \sim S_4$
		卵巢、输卵管	$T_{11} \sim L_3$、$S_2 \sim S_4$
		子宫底、子宫体	$T_{12} \sim L_2$
		子宫颈	$S_2 \sim S_4$
	全形	脑	$T_1 \sim T_4$
		胸腺	$T_2 \sim T_6$
	气化	脑	$T_1 \sim T_4$
		心肌	$T_1 \sim T_5$
		肝	$T_4 \sim T_{10}$
	藏精	下丘脑、垂体	$T_1 \sim T_4$
		松果体、甲状腺	$T_1 \sim T_4$
		肾上腺	$T_8 \sim T_{11}$
肝藏	疏泄	脑	$T_1 \sim T_4$
		脊髓	$T_1 \sim L_3$
心藏	藏神	大脑皮质	$T_1 \sim T_4$
	主血脉	心	$T_1 \sim T_5$
		血管、淋巴管	$T_1 \sim L_3$、$S_2 \sim S_4$

一、脾藏体内病灶的体表敏感区

(一) 脾藏运化(消化吸收)功能体内病灶的体表敏感区(图 8-5)

脾藏运化(消化吸收)功能的体内病灶主要是消化系统和消化属动力系统的平滑肌和内脏筋膜。

1. 食管　食管由交感神经和迷走神经支配。来自食管平滑肌和血管的内脏感觉信号，经食管肌间丛、内脏大神经、内脏小神经、脊神经节，止于 $T_5 \sim T_6$ 节段的脊髓灰质后角，来自体表的躯体感觉信号可在 $T_5 \sim T_6$ 的脊神经节和脊髓灰质后角易化/闭塞内脏感觉神经元，后者兴奋 $T_2 \sim T_7$ 脊髓侧角的内脏运动神经元，产生的交感神经信号经白交通支、交感干、内脏大神经、内脏小神经、胸腔神经节分布于食管肌间丛，能减少平滑肌蠕动，使血管收缩，故体表敏感区为与脊髓 $T_5 \sim T_6$ 节段对应的体表。

来自食管的内脏感觉纤维经迷走神经和迷走神经下神经节(结状神经节)，止于孤束核。但迷走神经下神经节和孤束核没有一般躯体感觉神经元胞体，故没有颜面部的体表敏感区。同理，经迷走神经传导内脏感觉信号的其他颈部、胸部脏器和腹部大部分脏器也没有颜面部的体表敏感区，下文不做赘述。

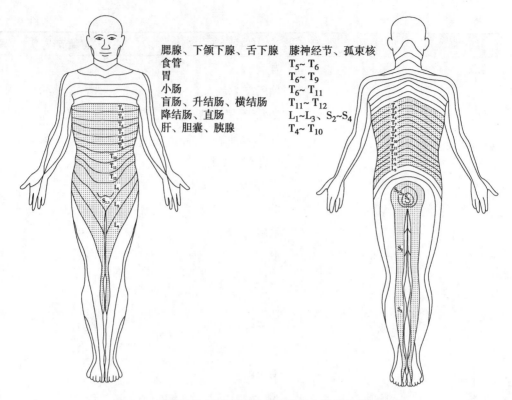

图 8-5　脾藏运化（消化吸收）功能体内病灶的体表敏感区

2. 胃、小肠、升结肠、横结肠　来自胃、小肠、升结肠和横结肠的内脏感觉信号，经腹腔丛、内脏大神经、内脏小神经、脊神经节，止于 T_6~T_{12} 节段的脊髓灰质后角，来自体表的躯体感觉信号可在 T_6~T_{12} 的脊神经节和脊髓灰质后角易化/闭塞内脏感觉神经元，后者兴奋 T_5~T_{12} 脊髓侧角的内脏运动神经元，产生的交感神经信号经白交通支、交感干、内脏大神经、内脏小神经、腹腔神经节、主动脉肾神经节、肠系膜上神经节，沿胃、小肠、升结肠和横结肠血管周围的神经丛分布，能减少肠蠕动，降低肠壁张力，减少分泌，增加括约肌张力，血管收缩。故胃、小肠、升结肠和横结肠的体表敏感区为与脊髓 T_6~T_{12} 节段对应的体表。其中，胃的体表敏感区为与脊髓 T_6~T_9 节段对应的体表，小肠的体表敏感区为与脊髓 T_6~T_{11} 节段对应的体表，升结肠和横结肠的体表敏感区为与脊髓 T_{11}~T_{12} 节段对应的体表。

3. 降结肠、直肠　来自降结肠至直肠的内脏感觉信号，①经腰内脏神经、交感干骶部的分支、脊神经节，止于 L_1~L_3 节段的脊髓灰质后角，来自体表的躯体感觉信号可在 L_1~L_3 的脊神经节和脊髓灰质后角易化/闭塞内脏感觉神经元，后者兴奋 T_{12}~L_3 脊髓侧角的内脏运动神经元，产生的交感神经信号经白交通支、交感干、腰内脏神经、骶内脏神经、腹主动脉丛、肠系膜下丛、腹下丛、肠系膜下丛和腹下丛内的神经节（少量在腰交感节），沿降结肠至直肠血管周围的神经丛分布，能抑制肠蠕动和肛门内括约肌收缩，故体表敏感区为与脊髓 L_1~L_3 节段对应的体表；②经肠系膜下丛、盆丛、盆内脏神经、脊神经节，止于 S_2~S_4 的脊髓灰质后角，来自体表的躯体感觉信号可在 S_2~S_4 的脊神经节和脊髓灰质后角易化/闭塞内脏感觉神经元，后者兴奋 S_2~S_4 脊髓骶副交感核，产生的副交感神经信号经第 2~4 骶神经、盆内脏神经、盆丛、肠肌间丛和黏膜下丛内的神经节，到达降结肠至直肠的平滑肌和腺体，能促进肠蠕动，使肛门内括约肌松弛,故体表敏感区为与脊髓 S_2~S_4 节段对应的体表。

4. 肝、胆囊、胰腺　来自肝、胆囊、胰腺的内脏感觉信号,经腹腔丛、内脏大神经、内脏小神经、脊神经节,止于 T_4~T_{10} 脊髓灰质后角。来自体表的躯体感觉信号可在 T_4~T_{10} 的脊神经节和脊髓灰质后角易化/闭塞内脏感觉神经元,后者兴奋 T_6~T_{10} 脊髓侧角的内脏运动神经元,产生的交感神经信号经内脏大神经、内脏小神经、腹腔丛、腹腔神经节、主动脉肾神经节,沿肝、胰血管分布,抑制腺体分泌,故体表敏感区为与脊髓 T_4~T_{10} 节段对应的体表。

5. 腮腺、下颌下腺、舌下腺　颜面部一般躯体感觉纤维的第 1 级神经元胞体位于三叉神经节、膝神经节、舌咽神经上神经节和迷走神经上神经节,第 2 级神经元胞体位于三叉神经脊束核、脑桥核和中脑核。颜面部一般内脏感觉纤维的第 1 级神经元胞体位于膝神经节、舌咽神经下神经节和迷走神经下神经节,第 2 级神经元胞体位于孤束核。一般躯体和一般内脏感觉纤维都在膝神经节换元,故来自面肌、颈阔肌、茎突舌骨肌、二腹肌后腹、镫骨肌的本体感觉信号可经面神经,在膝神经节和孤束核易化/闭塞一般内脏感觉神经元,后者产生的一般内脏感觉信号,使脑干的上泌涎核和下泌涎核产生的一般内脏运动信号增益/衰减,一般内脏运动信号经动面神经、舌咽神经控制下颌下腺、舌下腺和腮腺的分泌。故下颌下腺、舌下腺和腮腺的体表敏感区为颜面部的面肌、颈阔肌、茎突舌骨肌、二腹肌后腹、镫骨肌,及其连属的躯体筋膜、骨和关节。

6. 消化属动力系统　参与物理性消化的平滑肌和内脏筋膜的体表敏感区见食管、胃、小肠、结肠、直肠的体表敏感区。

(二) 脾藏散精(转载)功能体内病灶的体表敏感区(图 8-6)

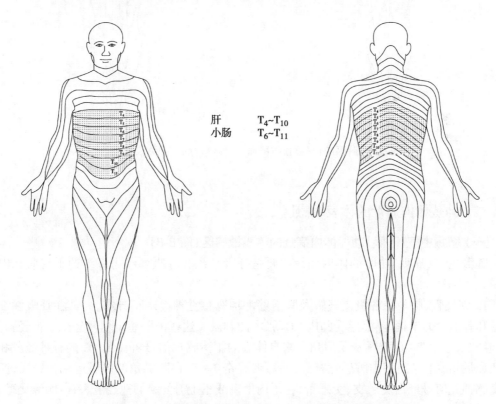

图 8-6　脾藏散精(转载)功能体内病灶的体表敏感区

脾藏散精(转载)功能的体内病灶主要是产生承载介质的肝和小肠。

肝的体表敏感区为与脊髓 T_4~T_{10} 节段对应的体表，小肠的体表敏感区为与脊髓 T_6~T_{11} 节段对应的体表，详见脾藏运化(消化吸收)功能体内病灶的体表敏感区。

(三) 脾藏统血 (凝血抗凝血) 功能体内病灶的体表敏感区 (图 8-7)

脾藏统血(凝血抗凝血)功能的体内病灶主要是产生凝血因子和抗凝血因子的肝和小肠。

肝的体表敏感区为与脊髓 T_4~T_{10} 节段对应的体表，小肠的体表敏感区为与脊髓 T_6~T_{11} 节段对应的体表，详见脾藏运化(消化吸收)功能体内病灶的体表敏感区。

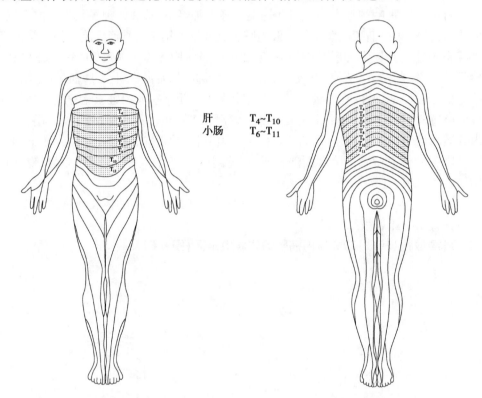

图 8-7　脾藏统血(凝血抗凝血)功能体内病灶的体表敏感区

二、肺藏体内病灶的体表敏感区

(一) 肺藏主气(呼吸)功能体内病灶的体表敏感区 (图 8-8)

肺藏主气(呼吸)功能的体内病灶主要是呼吸系统和呼吸属动力系统的平滑肌和内脏筋膜。

1. 支气管、肺　在各级支气管及肺泡壁上均有感觉神经末梢分布，尤其在呼吸性细支气管和肺泡管的末梢，还能感受肺内 CO_2 张力的刺激。这些内脏感觉信号经交感神经肺支、脊神经节，止于 T_2~T_5 脊髓灰质后角。来自体表的躯体感觉信号可在 T_2~T_5 的脊神经节和脊髓灰质后角易化/闭塞内脏感觉神经元，后者兴奋 T_2~T_5 脊髓侧角的内脏运动神经元，产生的交感神经信号经白交通支、交感干(在干内上升或不上升)、颈下神经节、T_2~T_5 胸交感节、肺支、肺前丛、肺后丛，止于肺，能扩张支气管，抑制腺体分泌，使血管收缩，故体表敏感区为

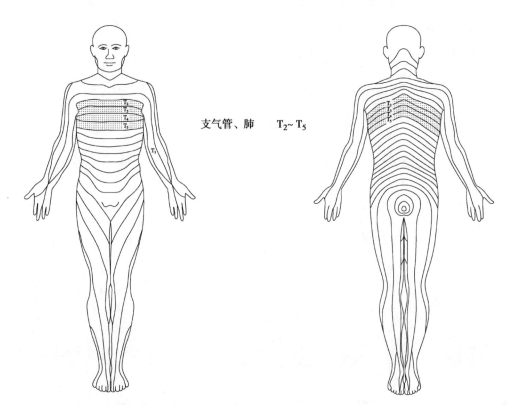

图 8-8　肺藏主气(呼吸)功能体内病灶的体表敏感区

与脊髓 T_2~T_5 节段对应的体表。

2. 呼吸属动力系统的平滑肌和内脏筋膜　参与呼吸的平滑肌和内脏筋膜的体表敏感区见支气管、肺的体表敏感区。

(二)肺藏卫外(防御)功能体内病灶的体表敏感区(图 8-9)

肺藏卫外(防御)功能的体内病灶是对外免疫系统的腭扁桃体和脾。

1. 腭扁桃体　腭扁桃体的供血动脉有腭升动脉、腭降动脉、面动脉的扁桃体支、咽升动脉扁桃体支和舌背动脉,均来自颈外动脉,故体表敏感区为与脊髓 T_1~T_4 节段对应的体表,详见肺藏卫外(防御)功能体表病灶的体表敏感区。

2. 脾　脾由脾动脉供血,脾动脉与胃左动脉、肝总动脉同源于腹主动脉脏支,脾动脉平滑肌的内脏感觉纤维可能与胃、肝的内脏感觉纤维走行同一脊髓节段,脾脏的交感神经传出纤维起于脊髓 T_6~T_{10} 节段,故脾的体表敏感区可能是与脊髓 T_4~T_{10} 节段对应的体表。

三、肾藏体内病灶的体表敏感区

(一)肾藏主水(泌尿)功能体内病灶的体表敏感区(图 8-10)

肾藏主水(泌尿)功能的体内病灶主要是泌尿系统和泌尿属动力系统的平滑肌和内脏筋膜。

1. 肾　来自肾的内脏感觉信号,经主动脉肾丛、内脏小神经、脊神经节,止于 T_9~L_2 的脊髓灰质后角。来自体表的躯体感觉信号可在 T_9~L_2 的脊神经节和脊髓灰质后角易化/闭塞内脏感觉神经元,后者兴奋 T_{10}~L_1 脊髓侧角的内脏运动神经元,产生的交感神经信号经内脏

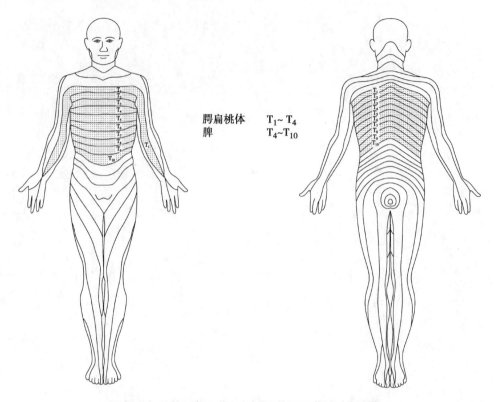

图 8-9　肺藏卫外（防御）功能体内病灶的体表敏感区

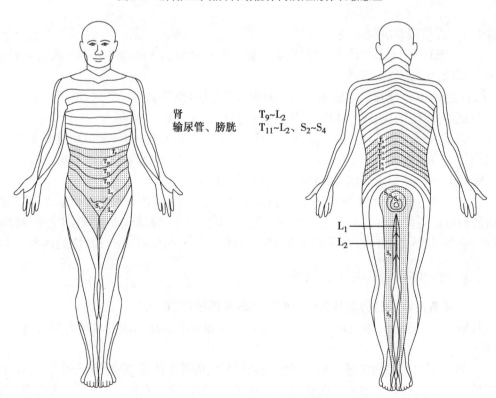

图 8-10　肾藏主水（泌尿）功能体内病灶的体表敏感区

小神经、腰内脏神经、腹腔丛、肾丛、腹腔神经节、主动脉肾神经节,沿肾血管周围的神经丛分布,能使血管收缩,故肾的体表敏感区为与脊髓 T_9~L_2 节段对应的体表。

2. 输尿管　来自输尿管的内脏感觉信号,①经脊神经节,止于 T_{11}~L_2 的脊髓灰质后角,来自体表的躯体感觉信号可在 T_{11}~L_2 的脊神经节和脊髓灰质后角易化/闭塞内脏感觉神经元,后者兴奋 T_{11}~L_2 脊髓侧角的内脏运动神经元,产生的交感神经信号经内脏小神经、腰内脏神经、腹腔丛、肠系膜上、下丛、肾丛、腹腔神经节、主动脉肾神经节,到达输尿管丛,能抑制输尿管蠕动,故体表敏感区为与脊髓 T_{11}~L_2 节段对应的体表;②经盆内脏神经、脊神经节,止于 S_2~S_4 的脊髓灰质后角,来自体表的躯体感觉信号可在 S_2~S_4 的脊神经节和脊髓灰质后角易化/闭塞内脏感觉神经元,后者兴奋 S_2~S_4 脊髓骶副交感核的内脏运动神经元,产生的副交感神经信号经盆内脏神经、输尿管丛、输尿管壁内神经节,沿血管分布,能促进输尿管蠕动,故体表敏感区还有与脊髓 S_2~S_4 节段对应的体表。

3. 膀胱　来自膀胱的内脏感觉信号,①经盆丛、腹下丛、腰内脏神经、脊神经节,止于 T_{11}~L_2 的脊髓灰质后角(传导来自膀胱体的痛觉),来自体表的躯体感觉信号可在 T_{11}~L_2 的脊神经节和脊髓灰质后角易化/闭塞内脏感觉神经元,后者兴奋 T_{11}~L_2 脊髓侧角的内脏运动神经元,产生的交感神经信号经白交通支、交感干、腰内脏神经、腹主动脉丛、肠系膜下丛、腹下丛、盆丛、肠系膜下丛和腹下丛内的神经节(少量在腰神经节)、膀胱丛,到达膀胱,能使血管收缩,膀胱三角肌收缩、尿道口关闭,但对膀胱逼尿肌的作用很小或无,故体表敏感区为与脊髓 T_{11}~L_2 节段对应的体表;②经盆丛、盆内脏神经、脊神经节,止于 S_2~S_4 的脊神经节和脊髓灰质后角(传导膀胱的牵张感和膀胱颈的感觉),来自体表的躯体感觉信号可在 S_2~S_4 的脊神经节和脊髓灰质后角易化/闭塞内脏感觉神经元,后者兴奋 S_2~S_4 脊髓骶副交感核的内脏运动神经元,产生的副交感神经信号经第2~4骶神经、盆内脏神经、膀胱丛、膀胱丛和膀胱壁内的神经节,到达膀胱平滑肌,能使膀胱逼尿肌收缩,内括约肌舒张,故体表敏感区还有与脊髓 S_2~S_4 节段对应的体表。

4. 泌尿属动力系统的平滑肌和内脏筋膜　参与尿液输送、贮存和排泄的平滑肌和内脏筋膜的体表敏感区见输尿管和膀胱的体表敏感区。

(二)肾藏生育(生殖)功能体内病灶的体表敏感区(图8-11)

肾藏生育(生殖)功能的体内病灶主要是生殖系统和生殖属动力系统的平滑肌和内脏筋膜。

1. 睾丸、附睾、输精管　来自男性生殖器的内脏感觉信号,经盆丛、交感干、白交通支、脊神经节,止于 T_{11}~L_3 的脊髓灰质后角,来自体表的躯体感觉信号可在 T_{11}~L_3 的脊神经节和脊髓灰质后角易化/闭塞内脏感觉神经元,后者兴奋 T_{11}~L_3 脊髓侧角的内脏运动神经元,产生的交感神经信号经白交通支、交感干、腹腔丛、腹下丛,到达盆丛或在交感干下行至盆交感干。节后纤维起于腰、骶神经节和肠系膜下神经节,经盆丛、前列腺丛,止于盆部生殖器,或从腰神经节发支沿睾丸动脉到达睾丸,能使盆部生殖器平滑肌收缩配合射精;膀胱三角肌同时收缩,关闭尿道内口,防止精液反流,并使血管收缩,故体表敏感区为与脊髓 T_{11}~L_3 节段对应的体表。

支配男性生殖器的副交感神经的节前纤维起于 S_2~S_4 脊髓骶副交感核,经骶神经、盆内脏神经到达盆丛、前列腺丛。节后纤维起于盆丛和前列腺丛的神经节,到达前列腺和海绵体的血管。能促进海绵体血管舒张,与会阴神经配合使阴茎勃起。来自前列腺和海绵体

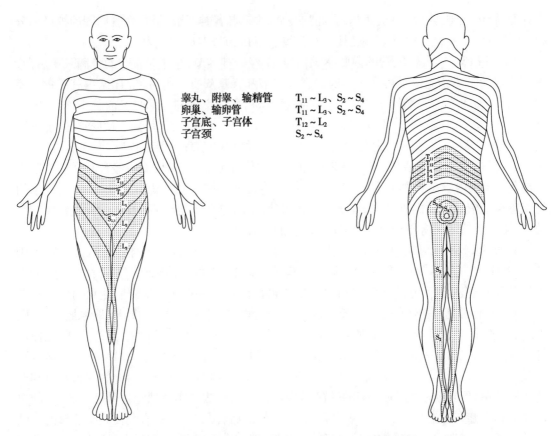

图 8-11　肾藏生育（生殖）功能体内病灶的体表敏感区

血管的内脏感觉信号，可能经盆丛和前列腺丛的神经节、盆丛、前列腺丛、盆内脏神经、骶神经、脊神经节，止于 $S_2 \sim S_4$ 的脊髓灰质后角。来自体表的躯体感觉信号可在 $S_2 \sim S_4$ 的脊神经节和脊髓灰质后角易化/闭塞内脏感觉神经元，故体表敏感区为与脊髓 $S_2 \sim S_4$ 节段对应的体表。

2. 卵巢、输卵管　卵巢、输卵管的体表敏感区可能与男性生殖器相同，即与脊髓 $T_{11} \sim L_3$、$S_2 \sim S_4$ 节段对应的体表。

3. 子宫　来自子宫底和子宫体的痛觉信号，经子宫阴道丛、腹下丛、腰内脏神经、内脏最小神经、脊神经节，止于 $T_{12} \sim L_2$ 的脊髓灰质后角。来自体表的躯体感觉信号可在 $T_{12} \sim L_2$ 的脊神经节和脊髓灰质后角易化/闭塞内脏感觉神经元，后者兴奋 $T_{12} \sim L_2$ 脊髓侧角的内脏运动神经元，产生的交感神经信号经白交通支、交感干、内脏小神经、腰内脏神经、腹主动脉丛、腹下丛、盆丛，到达子宫阴道丛或在交感干下行至盆交感干。节后纤维起于腹下丛内的神经节、骶神经节，随子宫阴道丛，至子宫壁，能使血管收缩，妊娠子宫收缩，非妊娠子宫舒张。故子宫底和子宫体的体表敏感区为与脊髓 $T_{12} \sim L_2$ 节段对应的体表。

来自子宫颈的痛觉信号，经盆内脏神经、脊神经节，止于 $S_2 \sim S_4$ 的脊髓灰质后角。来自体表的躯体感觉信号可在 $S_2 \sim S_4$ 的脊神经节和脊髓灰质后角易化/闭塞内脏感觉神经元，后者兴奋 $S_2 \sim S_4$ 脊髓骶副交感核的内脏运动神经元，产生的副交感神经信号经骶神经和盆内脏神经，到达腹下丛、盆丛、子宫阴道丛，节后纤维起于子宫阴道丛内的子宫颈神经节及沿子宫血管的神经节,到达子宫壁内。能使血管舒张,对子宫肌作用不明。故子宫颈的体表敏感区为与脊髓 S_2~S_4 节段对应的体表。

4. **生殖属动力系统的平滑肌和内脏筋膜** 参与生殖、分娩和泌乳的平滑肌和内脏筋膜的体表敏感区见附睾、输精管、精囊腺、子宫的体表敏感区。

(三)肾藏全形(成体)功能体内病灶的体表敏感区(图 8-12)

肾藏全形(成体)功能的体内病灶主要是成体系统和对内免疫器官。

1. **脑** 脑的发育一方面影响人的智力,另一方面通过下丘脑垂体分泌激素影响以骨为代表的体形,故脑的供血是判断肾藏全形(成体)功能体表敏感区的重要标志。脑主要由颈内动脉和椎动脉供血,故体表敏感区为与脊髓 T_1~T_4 节段对应的体表,详见肝藏疏泄(支配内脏运动)功能体内病灶的体表敏感区。

2. **胸腺** 胸腺的供血来自胸廓内动脉,后者起于锁骨下动脉。来自锁骨下动脉的内脏感觉信号经臂丛止于脊髓 T_2~T_6 节段。故胸腺的体表敏感区为脊髓 T_2~T_6 节段的体表。

3. **红骨髓** 红骨髓主要分布于颅骨、胸骨、脊椎、髂骨等扁平骨以及肱骨与股骨的近端。长骨的动脉包括滋养动脉、干骺端动脉、骺动脉及骨膜动脉。滋养动脉是长骨的主要动脉,经骨干的滋养孔进入骨髓腔,在成年人可与干骺端动脉及骺动脉的分支吻合。扁平骨的动脉来自骨膜动脉或滋养动脉。伴滋养血管进入骨内的神经,以内脏传出纤维较多,分布到血管壁;躯体传入纤维则多分布于骨膜,对张力或撕扯的刺激较为敏感。骨膜的躯体感觉神

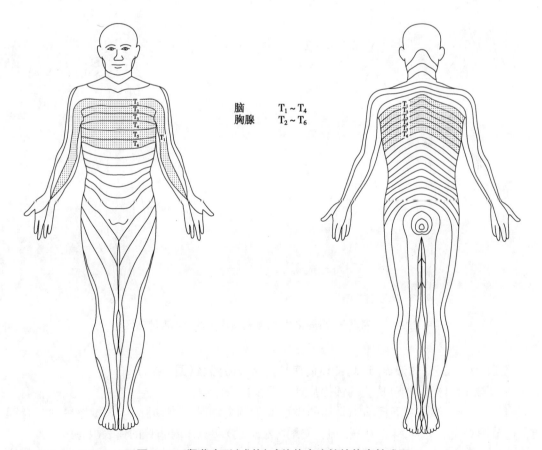

图 8-12 肾藏全形(成体)功能体内病灶的体表敏感区

经(传导痛觉)与内脏运动神经(影响滋养动脉)建立了完整的躯体 - 内脏反射,故红骨髓体内病灶的治疗为局部治疗,体表敏感区为人体各种骨的骨膜。同理,运动系统中骨的体表敏感区也是骨膜。

(四)肾藏气化(同化异化)功能体内病灶的体表敏感区(图 8-13)

肾藏气化(同化异化)功能的体内病灶是同化异化系统的产热结构脑、心肌、肝。

1. 脑　体表敏感区为与脊髓 $T_1 \sim T_4$ 节段对应的体表。详见肝藏疏泄(支配内脏运动)功能体内病灶的体表敏感区。

2. 心肌　体表敏感区为与脊髓 $T_1 \sim T_5$ 节段对应的体表。详见心藏主血脉(循环)功能体内病灶的体表敏感区。

3. 肝　体表敏感区为与脊髓 $T_4 \sim T_{10}$ 节段对应的体表。详见脾藏运化(消化吸收)功能体内病灶的体表敏感区。

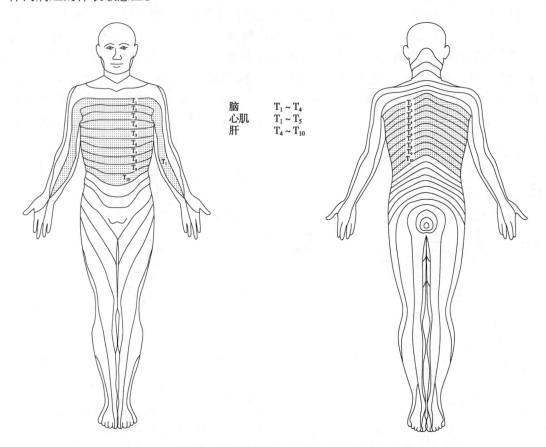

图 8-13　肾藏气化(同化异化)功能体内病灶的体表敏感区

(五)肾藏藏精(体液调节)功能体内病灶的体表敏感区(图 8-14)

肾藏藏精(体液调节)功能的体内病灶主要是内分泌腺。

1. 下丘脑、垂体　下丘脑和垂体的供血源于颈内动脉和椎动脉,体表敏感区为与脊髓 $T_1 \sim T_4$ 节段对应的体表,详见肝藏疏泄(支配内脏运动)功能体内病灶的体表敏感区。

2. 松果体　松果体由颈内动脉的分支供血,体表敏感区为与脊髓 $T_1 \sim T_4$ 节段对应的体

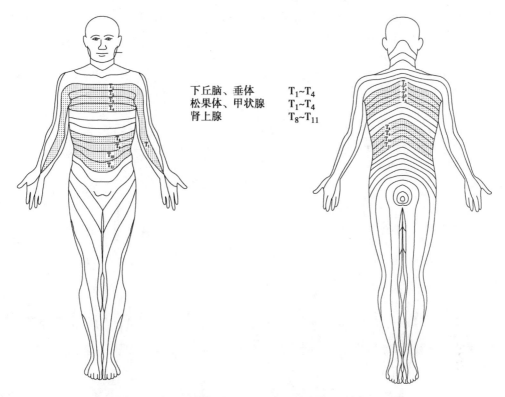

图 8-14 肾藏藏精（体液调节）功能体内病灶的体表敏感区

表，详见肝藏疏泄（支配内脏运动）功能体内病灶的体表敏感区。

3. 甲状腺 松果体由颈外动脉的分支供血，体表敏感区为与脊髓 $T_1 \sim T_4$ 节段对应的体表，详见肺藏卫外（防御）功能体外疾病的体表敏感区。

4. 肾上腺 支配肾上腺的交感神经节前纤维起于 $T_8 \sim T_{11}$ 的脊髓侧角，经白交通支、交感干、内脏大神经、内脏小神经，到达肾上腺髓质。肾上腺由起自腹主动脉的肾上腺上、中、下动脉供血，来自肾上腺各动脉的内脏感觉信号，可能经内脏大神经、内脏小神经、交感干、白交通支、脊神经节进入 $T_8 \sim T_{11}$ 的脊髓灰质后角，来自体表的躯体感觉信号可在 $T_8 \sim T_{11}$ 的脊神经节和脊髓灰质后角易化/闭塞内脏感觉神经元，故肾上腺的体表敏感区可能为与脊髓 $T_8 \sim T_{11}$ 节段对应的体表。

四、肝藏体内病灶的体表敏感区

肝藏疏泄（支配内脏运动）功能体内病灶的体表敏感区见图 8-15。

肝藏疏泄（支配内脏运动）功能的体内病灶主要是内脏神经系统的中枢部。

1. 脑 营养脑的动脉主要是颈内动脉和椎动脉，均由交感神经调控。

由颈上神经节上端发出的节后纤维沿颈内动脉上升，形成颈内动脉丛，随颈内动脉入颅，延续为海绵丛，其末支随大脑前、中动脉各分丛分布于脑内。颈上神经节与 $C_1 \sim C_3$，有时与 C_4 脊神经之间有灰交通支连接，传导的内脏运动信号支配颈内动脉平滑肌。支配椎动脉平滑肌的椎动脉丛来自颈下神经节，颈下神经节常与第 1 胸神经节合并成星状神经节（又称颈胸神经节），后者发出灰交通支与 $C_7 \sim T_1$ 脊神经相连。

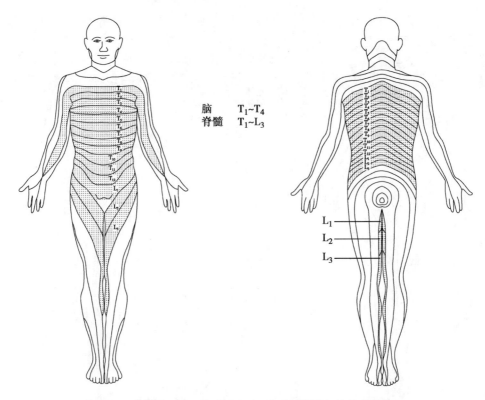

图 8-15　肝藏疏泄（支配内脏运动）功能体内病灶的体表敏感区

来自颈内动脉和椎动脉平滑肌的内脏运动纤维经交感神经、颈上神经节、颈下神经节或星状神经节、白交通支、脊髓 T_1~T_4 节段的脊神经节，止于脊髓灰质后角，来自体表的躯体感觉信号可在 T_1~T_4 的脊神经节和脊髓灰质后角易化/闭塞内脏感觉神经元，后者兴奋/抑制 T_1~T_4 脊髓侧角的内脏运动神经元，产生的交感神经信号经颈内动脉丛、椎动脉丛，影响大脑的供血，故大脑的体表敏感区为与脊髓 T_1~T_4 节段对应的体表。

2. 脊髓　脊髓的供血来自椎动脉和节段性动脉。椎动脉发出的脊髓前动脉和脊髓后动脉在下行过程中，不断得到颈、胸和腰部动脉发出的节段性动脉分支的补充，以保障脊髓足够的血液供应。椎动脉的体表敏感区为与脊髓 T_1~T_4 节段对应的体表，节段性动脉的体表敏感区为与脊髓 T_1~L_3 节段对应的体表。

五、心藏体内病灶的体表敏感区

（一）心藏藏神（产生精神活动）功能体内病灶的体表敏感区（图 8-16）

心藏藏神（产生精神活动）功能的体内病灶主要是大脑皮质。

大脑皮质主要由颈内动脉和椎动脉供血，故体表敏感区为与脊髓 T_1~T_4 节段对应的体表，详见肝藏疏泄（支配内脏运动）功能的体表敏感区。

（二）心藏主血脉（循环）功能体内病灶的体表敏感区（图 8-17）

心藏主血脉（循环）功能的体内病灶主要是循环脉管系统和循环属动力系统的平滑肌和内脏筋膜。

1. 心　来自心的内脏感觉信号，经颈中心神经、颈下心神经和胸心神经、脊神经节，止

第八章 五藏功能态势异常远程治疗的体表敏感区

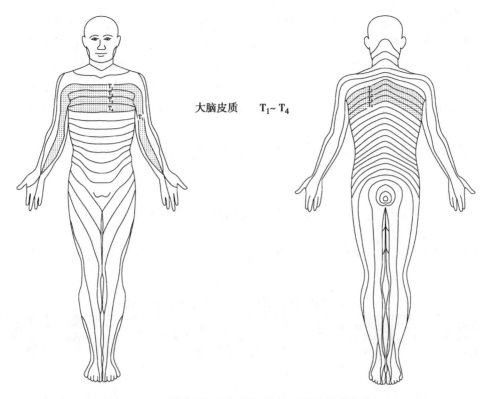

图 8-16 心藏藏神（产生精神活动）功能的体表敏感区

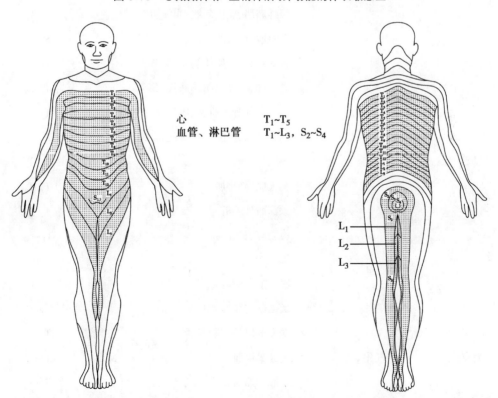

图 8-17 心藏主血脉（循环）功能体内病灶的体表敏感区

于 T_1~T_5 脊髓灰质后角。来自体表的躯体感觉信号可在 T_1~T_5 的脊神经节和脊髓灰质后角易化/闭塞内脏感觉神经元，后者兴奋 T_2~T_6 脊髓侧角的内脏运动神经元，产生的交感神经信号经白交通支进入交感干，在交感干内上升或不上升。节后纤维起于颈上、中、下神经节和 T_1~T_5 神经节，经颈上、中、下心神经和胸心神经、心丛、冠状动脉丛，到达心房和心室，能使心跳加快，心室收缩力加强，冠状动脉舒张，故体表敏感区为与脊髓 T_1~T_5 节段对应的体表。

2. 血管和淋巴管　支配全身血管和淋巴管平滑肌的低级中枢包括交感神经中枢和副交感神经中枢，故体表敏感区为脊髓 T_1~L_3、S_2~S_4 节段对应的体表。

第四节　体表病灶远程治疗的体表敏感区

体表病灶的局部治疗，详见表 8-2、表 8-3。本节将介绍体表病灶远程治疗的体表敏感区，详见表 8-9。

表 8-9　体表病灶远程治疗体表敏感区的脊髓节段

五藏	功能性质	体表病灶	脊髓节段
脾藏	运化	咀嚼肌、舌肌、咽肌	T_1~T_4
		膈	T_1~T_{12}
		腹直肌	T_5~T_{12}
		腹外斜肌、腹内斜肌、腹横肌	T_7~L_1
		肛提肌、尾骨肌、肛门外括约肌	S_2~S_4
	主肌肉	颈部骨骼肌、躯体筋膜、关节	T_1~T_4
		脊柱部骨骼肌、躯体筋膜、关节	T_1~L_3
		肩上肢部骨骼肌、躯体筋膜、关节	T_2~T_6
		髋下肢部骨骼肌、躯体筋膜、关节	T_{10}~L_3
肺藏	主气	喉肌	T_1~T_4
		胸大肌、胸小肌	T_2~T_6
		颈深肌外侧群	T_1~T_4
		胸固有肌	T_1~T_{12}
		膈	T_1~T_{12}
		腹肌前外侧群	T_5~L_1
	卫外	颜面部皮肤、黏膜	T_1~T_4
		颜面部以外皮肤、黏膜	T_1~L_3
肾藏	气化	上肢骨骼肌	T_2~T_6
		下肢骨骼肌	T_{10}~L_2
		皮肤	T_1~L_3

续表

五藏	功能性质	体表病灶	脊髓节段
肝藏	疏泄	面肌、颈阔肌、胸锁乳突肌、斜方肌	T_1~T_4
	藏血	脑	T_1~T_4
		脊髓	T_1~L_3
		视器、前庭蜗器	T_1~T_4
心藏	藏神	眼球外肌	T_1~T_4
		舌肌、舌骨上肌群、舌骨下肌群	T_1~T_4

一、脾藏运化（消化吸收）功能体表病灶的体表敏感区

脾藏运化（消化吸收）功能的体表病灶是消化属动力系统的骨骼肌和躯体筋膜（图8-18）。

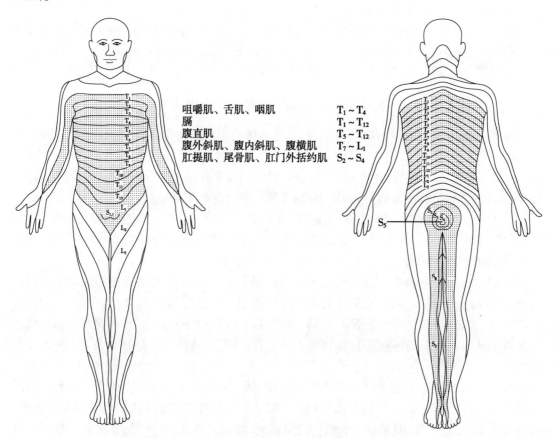

图 8-18 脾藏运化（消化吸收）功能体表病灶的体表敏感区

1. **咀嚼肌** 咀嚼肌的供血主要来自面动脉和上颌动脉，均起于颈外动脉，故体表敏感区为与脊髓 T_1~T_4 节段对应的体表。详见肺藏卫外（防御）功能体表病灶的体表敏感区。

2. **舌肌、咽肌** 舌肌、咽肌的供血主要来自舌动脉和咽动脉，均起于颈外动脉，故体表

敏感区为与脊髓 T_1~T_4 节段对应的体表。详见肺藏卫外(防御)功能体表病灶的体表敏感区。

3. 膈　膈的供血分为两部分，一是心包膈动脉和肌膈动脉，起于胸廓内动脉，二是膈上动脉、膈下动脉、下位肋间后动脉和肋下动脉，起于胸主动脉。膈的中央部分由颈部肌节发育而来，由 C_3~C_5 颈神经前支组成的膈神经支配，其余部分由胸下部的肌节发育而来，受下 6~7 对肋间神经支配。脊髓 C_3~C_5 节段的脊神经前支是颈丛和臂丛的组成部分。来自颈丛支配部位的内脏感觉信号止于脊髓 T_1~T_4 节段，来自臂丛支配部位的内脏感觉信号止于脊髓 T_2~T_6 节段。故膈的体表敏感区为脊髓 T_1~T_4、T_2~T_6、T_5~T_{12} 节段的体表。

4. 腹肌前外侧群　腹肌前外侧群(腹直肌、腹外斜肌、腹内斜肌和腹横肌)的供血主要来自腹壁下动脉、腹壁浅动脉和旋髂浅动脉，后者分别起于髂外动脉和股动脉。腹直肌由脊髓 T_5~T_{12} 节段的肋间神经支配，腹外斜肌、腹内斜肌、腹横肌由脊髓 T_7~L_1 节段的肋间神经、髂腹下神经和髂腹股沟神经支配，故腹直肌的体表敏感区为与脊髓 T_5~T_{12} 节段的体表；腹外斜肌、腹内斜肌、腹横肌的体表敏感区为与脊髓 T_7~L_1 节段的体表。

另外，腹肌前外侧群还为排尿和分娩提供动力，故也是肾藏主水(泌尿)和生育(生殖)功能的体表病灶，下文不做赘述。

5. 肛提肌、尾骨肌、肛门外括约肌　肛提肌、尾骨肌、肛门外括约肌的供血主要来自肛动脉和直肠上动脉，后者均起于髂内动脉。肛提肌、尾骨肌、肛门外括约肌由来自脊髓 S_2~S_4 节段的阴部神经支配，故体表敏感区为与脊髓 S_2~S_4 节段对应的体表。

二、脾藏主肌肉(躯体运动)功能体表病灶的体表敏感区

脾藏主肌肉(躯体运动)功能的体表病灶是躯体动力系统的骨骼肌、躯体筋膜、骨和关节(图 8-19)。

1. 颈部　颈部骨骼肌、躯体筋膜、骨和关节的供血来自颈外动脉，故体表敏感区为脊髓 T_1~T_4 节段的体表。详见肺藏卫外(防御)功能体表病灶的体表敏感区。

2. 脊柱部　脊柱部骨骼肌、躯体筋膜、骨和关节的供血来自椎动脉和节段性动脉，躯体感觉和内脏感觉信号经脊神经后支的肌支传导，故体表敏感区为脊髓 T_1~L_3 节段的体表。详见肝藏疏泄(支配内脏运动)功能体内病灶的体表敏感区。

3. 肩上肢部　来自肩上肢部骨骼肌、躯体筋膜、骨和关节的内脏感觉纤维经血管周围丛和脊神经，止于 T_2~T_6 的脊髓灰质后角。内脏运动神经纤维起于 T_2~T_6 的脊髓灰质侧角，经白交通支、交感干，在颈中神经节、颈胸神经节和上部胸神经节换元，经灰交通支、脊神经，支配肩上肢部骨骼肌、躯体筋膜、骨和关节的血管平滑肌，故体表敏感区为脊髓 T_2~T_6 节段的体表。

4. 髋下肢部　来自髋下肢部骨骼肌、躯体筋膜、骨和关节的内脏感觉纤维经血管周围丛和脊神经，止于 T_{10}~L_3 的脊髓灰质后角。内脏运动神经纤维起于 T_{10}~L_3 的脊髓灰质侧角，经白交通支、交感干，在腰神经节和骶神经节换元，经灰交通支、脊神经，支配髋下肢部骨骼肌、躯体筋膜、骨和关节的血管平滑肌，故体表敏感区为脊髓 T_{10}~L_3 节段的体表。

三、肺藏主气(呼吸)功能体表病灶的体表敏感区

肺藏主气(呼吸)功能的体表病灶主要是呼吸属动力系统的骨骼肌和躯体筋膜(图 8-20)。

1. 喉肌　喉肌由甲状腺上动脉供血，后者来自颈外动脉，故体表敏感区为脊髓 T_1~T_4 节

第八章　五藏功能态势异常远程治疗的体表敏感区

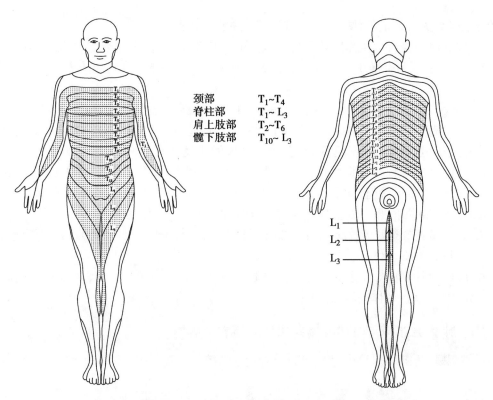

图 8-19　脾藏主肌肉（躯体运动）功能体表病灶的体表敏感区

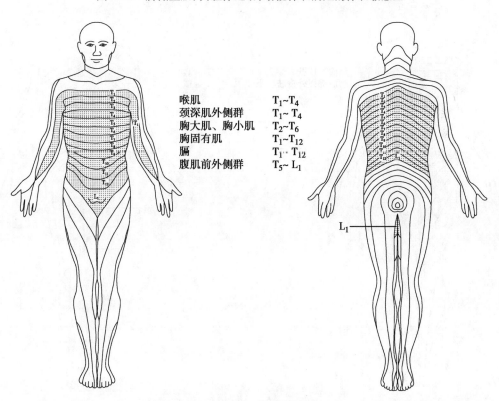

图 8-20　肺藏主气（呼吸）功能体表病灶的体表敏感区

段的体表。详见肺藏卫外(防御)功能体表病灶的体表敏感区。

2. 颈深肌外侧群　颈深肌外侧群(前斜角肌、中斜角肌、后斜角肌)的供血来自颈外动脉,故体表敏感区为脊髓 T_1~T_4 节段的体表。详见肺藏卫外(防御)功能体表病灶的体表敏感区。

3. 胸大肌、胸小肌　胸大肌、胸小肌的供血主要来自胸肩峰动脉胸肌支、胸上动脉和胸外侧动脉,均起于锁骨下动脉。来自锁骨下动脉的内脏感觉信号经臂丛止于脊髓 T_2~T_6 节段。故胸大肌、胸小肌的体表敏感区为脊髓 T_2~T_6 节段的体表。

4. 胸固有肌　胸固有肌(肋间外肌、肋间内肌、胸横肌)的供血包括起自锁骨下动脉的肋颈干肋间最上动脉,起自胸主动脉壁支的肋间后动脉和肋间下动脉,由来自脊髓 T_1~T_{12} 节段的肋间神经和肋下神经支配,故体表敏感区为脊髓 T_1~T_{12} 节段的体表。

5. 膈　体表敏感区为脊髓 T_1~T_4、T_2~T_6、T_5~T_{12} 节段的体表。详见脾藏运化(消化吸收)功能体表病灶的体表敏感区。

6. 腹肌前外侧群　体表敏感区为与脊髓 T_5~L_1 节段对应的体表。详见脾藏运化(消化吸收)功能体表病灶的体表敏感区。

四、肺藏卫外(防御)功能体表病灶的体表敏感区

肺藏卫外(防御)功能的体表病灶是对外免疫系统的皮肤、黏膜,其体表敏感区见图 8-21。

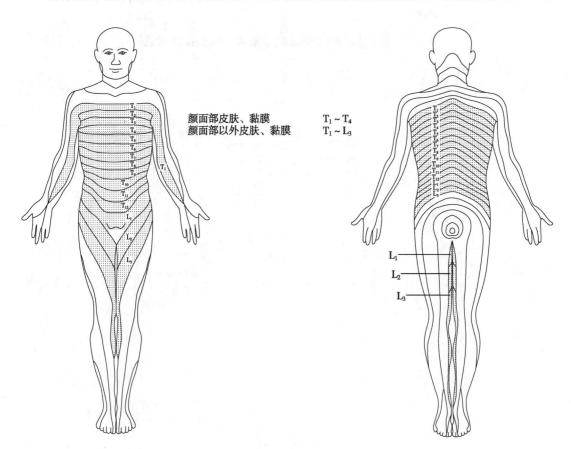

图 8-21　肺藏卫外(防御)功能体表病灶的体表敏感区

1. 颜面部皮肤、黏膜　颜面部皮肤、黏膜的供血来自颈外动脉。颈上神经节的节后纤维攀附颈外动脉走行，在动脉外膜处形成颈外动脉丛，并有面动脉丛等分丛。颈上神经节与C_1~C_3，有时与C_4脊神经之间有灰交通支连接，传导的内脏运动神经（交感）信号支配颈外动脉平滑肌。来自颜面部皮肤、黏膜血管平滑肌、腺体和竖毛肌的内脏感觉纤维经过三叉神经、面神经、舌咽神经、迷走神经、交感神经、颈上神经节、白交通支，在脊髓T_1~T_4节段的脊神经节换元，中枢突止于T_1~T_4脊髓灰质后角。来自体表的躯体感觉信号可在脊髓T_1~T_4节段的脊神经节和脊髓灰质后角易化/闭塞来自颜面部皮肤、黏膜的一般内脏感觉信号，故颜面部皮肤、黏膜的体表敏感区为与脊髓T_1~T_4节段对应的体表。

2. 颜面部以外的皮肤、黏膜　来自颜面部以外皮肤、黏膜血管平滑肌、腺体和竖毛肌的内脏感觉信号经脊神经的皮支、交感干、白交通支，在脊髓T_1~L_3节段的脊神经节换元，中枢突止于T_1~L_3脊髓灰质后角，故体表敏感区为与脊髓T_1~L_3节段对应的体表。

五、肾藏气化（同化异化）功能体表病灶的体表敏感区

肾藏气化（同化异化）功能的体表病灶是产热的四肢骨骼肌和散热的皮肤，其体表敏感区见图8-22。

1. 四肢骨骼肌　上肢骨骼肌的体表敏感区为与脊髓T_2~T_6节段对应的体表，下肢骨骼肌的体表敏感区为与脊髓T_{10}~L_2节段对应的体表。参见脾藏主肌肉（运动）功能体表病灶的

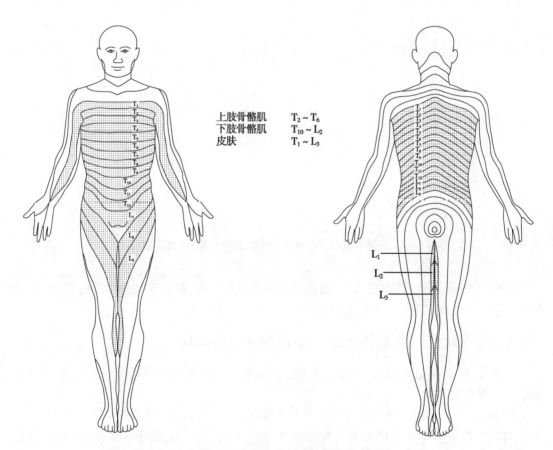

图8-22　肾藏气化（同化异化）功能体表病灶的体表敏感区

体表敏感区。

2. 皮肤　体表敏感区为 T_1~L_3 分布的全身各部体表，参见肺藏卫外（防御）功能体表病灶的体表敏感区。

六、肝藏疏泄（支配内脏运动）功能体表病灶的体表敏感区

肝藏疏泄（支配内脏运动）功能的体表病灶是情绪属动力系统的骨骼肌和躯体筋膜，其体表敏感区见 8-23。

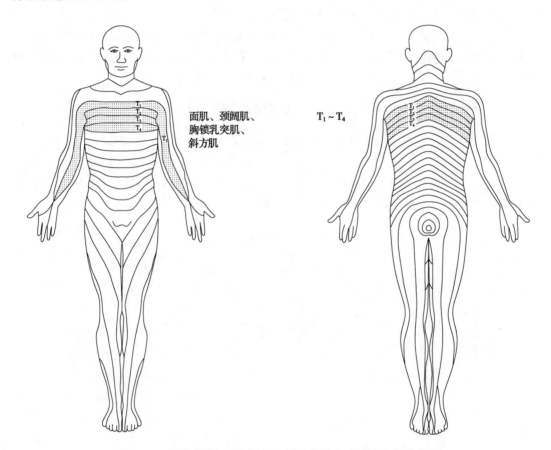

图 8-23　肝藏疏泄（支配内脏运动）功能体表病灶的体表敏感区

面肌、颈阔肌、胸锁乳突肌、斜方肌的供血来自颈外动脉，故体表敏感区为脊髓 T_1~T_4 节段的体表。详见肺藏卫外（防御）功能体表病灶的体表敏感区。

七、肝藏藏血（支配躯体运动）功能体表病灶的体表敏感区

肝藏藏血（支配躯体运动）功能的体表病灶是躯体神经系统的中枢部和感觉器，其体表敏感区见图 8-24。

1. 脑、脊髓　脑的供血主要是颈内动脉和椎动脉，故大脑的体表敏感区为与脊髓 T_1~T_4 节段对应的体表。脊髓的供血来自椎动脉和节段性动脉，故脊髓的体表敏感区为与脊髓 T_1~L_3 节段对应的体表。详见肝藏疏泄（支配内脏运动）功能体内病灶的体表敏感区。

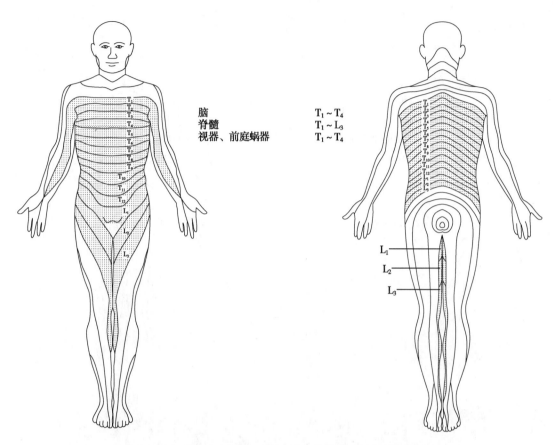

图 8-24 肝藏藏血（支配躯体运动）功能体表病灶的体表敏感区

2. 视器　眼球及眼副器的供血主要依赖于眼动脉及其分支，眼动脉起于颈内动脉，与视神经一起经视神经管入眶。由颈上神经节上端发出的节后纤维沿颈内动脉上升，形成颈内动脉丛，随颈内动脉入颅，延续为海绵丛。海绵丛发支连于动眼神经、滑车神经、展神经、眼神经及睫状神经节，末支随眼动脉分丛分布于眶内。故源自眼的动脉、平滑肌的内脏感觉信号，可能经动眼神经、滑车神经、三叉神经、展神经进入脊神经，传到 $T_1 \sim T_4$ 的脊髓灰质后角。内脏运动神经的节前纤维起于 $T_1 \sim T_2$ 的脊髓侧角，经白交通支在交感干内上升。节后纤维起于颈上神经节和颈内动脉丛内神经节，经颈内动脉丛、眼神经、睫状神经节，到达眼球的瞳孔开大肌，使瞳孔开大，虹膜血管收缩。故视器的体表敏感区为与脊髓 $T_1 \sim T_4$ 节段对应的体表。

3. 前庭蜗器　中耳的供血来自颈外动脉发出的耳后动脉、上颌动脉。内耳的供血来自迷路动脉和茎乳动脉。迷路动脉多发自小脑下前动脉或基底动脉，少数发自小脑下后动脉和椎动脉的颅内段。茎乳动脉由耳后动脉发出。故前庭蜗器的供血来自颈外动脉和椎动脉，体表敏感区为与脊髓 $T_1 \sim T_4$ 节段对应的体表。

八、心藏藏神（产生精神活动）功能体表病灶的体表敏感区

心藏藏神（产生精神活动）功能的体表病灶是精神属动力系统的骨骼肌和躯体筋膜，其体表敏感区见图 8-25。

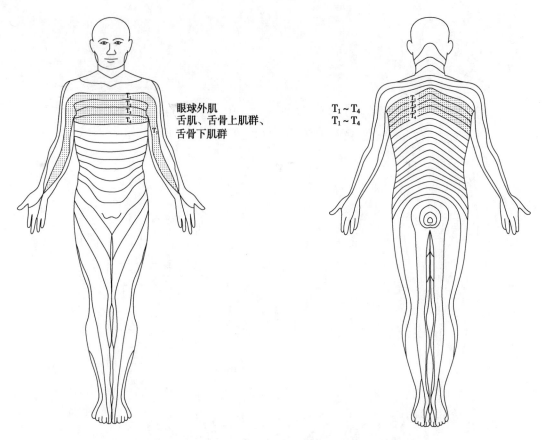

图 8-25　心藏藏神（产生精神活动）功能体表病灶的体表敏感区

1. 眼球外肌　眼球及眼副器的血液供应，除眼睑浅层组织和泪囊的一部分来自颈外动脉的分支面动脉外，几乎完全是由颈内动脉的分支眼动脉供应，故体表敏感区为与脊髓眼球外肌 T_1~T_4 节段对应的体表。

2. 舌肌、舌骨上肌群、舌骨下肌群　舌肌、舌骨上肌群、舌骨下肌群的供血来自舌动脉，舌动脉来自颈外动脉，故体表敏感区为与脊髓 T_1~T_4 节段对应的体表。详见肺藏卫外（防御）功能体表病灶的体表敏感区。

附录
人体结构和生命活动特征的计算机实验

"天人相应"原理

"天"是指自然界,"人"是指人体,"相应"是指相互感应,相互适应,相互对应。天人相应原理认为:①自然界不断影响人体,人体不断适应和改造自然界;②自然界与人体在组成结构和运动规律上相互对应,具有相似性。

人(小宇宙)作为自然界(大宇宙)的组成部分,在组成结构和运动规律上与自然界相似,可被看作部分与整体的相似。这种自相似现象在人体及自然界普遍存在且受分形几何和混沌理论的支持。

(一) 人体的分形结构

经典几何学把自然界的物体形状抽象成各种规则图形,0维的点、1维的线、2维的面、3维的体。这些图形都是整数维的,且至少分段光滑。然而自然界中更多的物体形状是极不规则、极不光滑的,如凹凸不平的地面、弯弯曲曲的海岸线、枝繁叶茂的树木、飘舞的雪花、浮动的云朵、神秘的星空等。对于这类几何对象,用任何规则的几何图形作为数学模型来描述,都将严重歪曲其真实特征。为此,法国数学家芒德布罗(Mandelbrot)创立了一门以分维数为基础的新数学——分形几何。

如果将一个几何对象的线度(物体从各个方向测量时的最大长宽度)放大 L 倍时,它本身相应地放大 K 倍,则 $d=\ln K/\ln L$ 称为该几何对象的维数。按照这个定义,通常的点、线、面、体的维数仍是0、1、2、3,但它已经包含 d 为分数的情形了。

作为自然界的普遍现象,分形具有两个基本特征:①不能用长度、面积、体积这类规则几何对象的特征量来描述,分形的特征量为分维数。分维是对分形对象内部不均匀性、层次结构性数量特征的刻画,对分形复杂性程度的度量。②分形是一种无标度性对象,在不同的尺度上观察它,看到的是相同的图形。这种局部与整体的相似,局部的局部也与整体相似的特征,是分形最本质的几何特征。但对于具体的自然分形,这种自相似更多地表现为拟相似(如血管分支)和随机相似(如海岸线),而且在自相似层次上也是有限的。

早在《黄帝内经》时期,人体的自相似结构就被中医用于疾病的诊治。如耳、目、舌、面部、头皮、寸口、尺肤等,每一相对独立的器官都有反映整个人体的代表点,通过观察这些代表点的变化和施以恰当治疗,可诊治相应内脏的疾病,于是发展出耳针、五轮学说、舌诊、头针、面诊、脉诊、尺肤诊等诊断和治疗方法。

实验一 Koch 曲线

实验原理:取1个单位长度的线段,去掉中间的1/3,并用去掉的线段补齐以去掉线段为底边的等边三角形的另外两边为第1次变换,对变换后的每一线段进行同一操作为第2次变换。变换无限进行所得曲线称 Koch 曲线。显然曲线拥有无限长度,且若将线度缩小至原来的1/3,则本身相应地缩小至原来的1/4,故易得分维数为 ln4/ln3=1.261 859 507…

实验目的:通过 Koch 曲线及其变形,直观认识分维结构的整体与其组成部分的相似性特点。

实验器材:微机一台。

实验步骤:

1. 接通电源,引导微机进入 MATLAB 运行状态。
2. 键入 Koch 曲线程序(1),运行结果见附图-1。

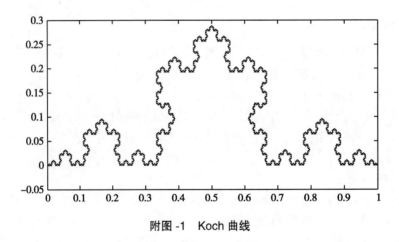

附图-1 Koch 曲线

3. 改变参数 a1、a2、a3、a4、b1、b2、b3、b4 的取值,观察 Koch 曲线的各种变形。容易发现, Koch 曲线与肺内的气管分支结构、肝内的胆管分支结构、肠道的血管分支结构何等相似。

程序(1)

```
n=12;pi=3.1416;
a=sqrt(1/3)*cos(pi/6);
b=sqrt(1/3)*sin(pi/6);
a1=a;a2=b;a3=b;a4=-a;
b1=a;b2=-b;b3=-b;b4=-a;
x(1000)=0;y(1000)=0;
for m=1:n
        L₂=2^(m-1)-1;L₁=L₂*2+1;L₃=L₁*2;
        for k=1:L₂
            xx=x(L₂+k);yy=y(L₂+k);
            x(L₁+k)=a1*xx+a2*yy;
```

```
y(L₁+k)=a3*xx+a4*yy;
x(L₃-k)=b1*xx+b2*yy+1-b1;
y(L₃-k)=b3*xx+b4*yy-b3;
plot(x(L₁+k),y(L₁+k),'k.');
hold on;
plot(x(L₃-k),y(L₃-k),'k.');
hold on;
    end;
end;
```

实验二　Julia 集

实验原理：传统的作图工具是规和矩，"无规矩不成方圆"。但若设定规则，通过反映规则的数学模型的反复迭代（对应于物种的传宗接代）来定义图形，则绘出的几何图形更是自然万物的生动写照。对于从平面到平面的影射 $Z_{n+1}=Z_n^2+C$，在 n 趋于无穷大时不使得 Z_n 趋于正负无穷大的所有初始值 Z_0 的集合称为 Julia 集，其中 Z 为复数，代表平面上的点。

实验目的：通过改变常数 C 的取值，观察不同的 Julia 集的拟自相似结构，了解复杂的几何图形仅需少量的信息即可获得的事实。

实验器材：微机一台。

实验步骤：

1. 接通电源，引导微机进入 MATLAB 运行状态。

2. 键入程序(2)，运行结果见附图 -2。

3. 通过修改程序第 1 个语句中 ar 或 ai 的取值，观察 Julia 集的各种变形和拟自相似结构。

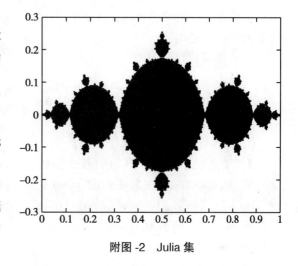

附图 -2　Julia 集

程序(2)

```
ar=3.153;ai=0;
nx=639;ny=199;r=4;tm=50;
xl=0;xu=1;yl=-.3;yu=.3;
dx=(xu-xl)/nx;dy=(yu-yl)/ny;
for i=xl+dx:1*dx:xu-dx
    for j=yl+dy:1*dy:yu-dy
        zr=i;zi=j;t=0;
        zr2=zr^2;zi2=zi^2;
        zzr=zr-zr2+zi2;zzi=zi*(1-2*zr);
        zr=ar*zzr-ai*zzi;zi=ar*zzi+ai*zzr;
        zr2=zr^2;zi2=zi^2;
        while zr2+zi2 <=r && t < tm
```

```
                zzr=zr-zr2+zi2;zzi=zi*(1-2*zr);
                zr=ar*zzr-ai*zzi;zi=ar*zzi+ai*zzr;
                zr2=zr^2;zi2=zi^2;t=t+1;
            end;
            if zr2+zi2 <=r
                plot(i,-j,'k.');
                hold on;
            end;
        end;
end;
```

实验三 Mandelbrot 集

实验原理:对于从平面到平面的影射 $Z_{n+1}=Z_n^2+C$,在 n 趋于无穷大时不使得 Z_n 趋于正负无穷大的所有点 C 的集合称为 Mandelbrot 集,其中 Z_n 从 0 开始。即取 0,自乘,加上起始数 C;把所得结果自乘,再加 C;……若所得结果不趋于正负无穷大,则 C 属于 Mandelbrot 集。

实验目的:观察 Mandelbrot 集在小尺度下的自相似结构。

实验器材:微机一台。

实验步骤:

1. 接通电源,引导微机进入 MATLAB 运行状态。

2. 键入程序(3),运行结果见附图 -3。

3. 改变程序第 2 个语句中各变量的绝对值(如 xl=-2;xu=-1.5;yl=-0.2;yu=0.2,或 xl=-1.81;xu=-1.71;yl=-0.04;yu=0.04),观察不同放大比例下 Mandelbrot 集的细微结构。

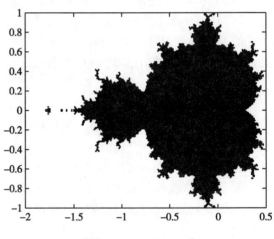

附图 -3 Mandelbrot 集

程序(3)
```
nx=319;ny=199;r=4;tm=50;
xl=-2;xu=.5;yl=-1;yu=1;
dx=(xu-xl)/nx;dy=(yu-yl)/ny;
for i=xl+dx:dx:xu-dx
    for j=yl+dy:dy:yu-dy
        zr1=i;zi1=j;t=0;
        zr2=zr1^2;zi2=zi1^2;
        zr=i+zr2-zi2;zi=j+2*zr1*zi1;
        zr1=zr;zi1=zi;t=t+1;
        zr2=zr1^2;zi2=zi1^2;
        while t < tm & zr2+zi2 <=r
            zr=i+zr2-zi2;zi=j+2*zr1*zi1;
```

```
                zr1=zr;zi1=zi;t=t+1;
                zr2=zr1^2;zi2=zi1^2;
            end
            if zr2+zi2 <=r
                plot(i,-j,'k');
                hold on;
                continue;
            else
                if t < 7
                    plot(i,-j,'g');
                    hold on;
                end
                if t >=7 & t < 15
                    plot(i,-j,'y');
                    hold on;
                end
                if t >=15
                    plot(i,-j,'r');
                    hold on;
                end
            end
        end
    end
end
```

（二）人体的混沌运动

混沌理论(chaos theory)是一种用来探讨动态系统中必须用整体、连续的而不是单一的数据关系才能加以解释和预测行为的方法。混沌理论有3个原则：①能量永远会沿着阻力最小的途径传导；②始终存在着通常不可见的根本结构，这个结构决定阻力最小的途径；③这种始终存在而通常不可见的根本结构不仅可以被发现，而且可以被改变。这个根本结构应该是关系结构。

线性关系是指量与量之间按比例、成直线的关系，如 $y=ax+b$，在数学上可以理解为一阶导数为常数的函数；非线性关系则是指量与量之间不按比例、不成直线的关系，如 $y=ax^2+bx+c$，一阶导数不为常数。

非线性关系是现实世界的普遍现象，使客体表现出自相似的结构和运动规律。Feigenbaum通过研究各种非线性关系，发现意义十分不同的动力系统却存在着相同的倍周期分叉现象，得出了著名的Feigenbaum常数。

实验四　Feigenbaum常数

实验原理：针对世代不重叠的虫口系统，生态学建立了逻辑斯谛(logistic)差分方程。经适当变换坐标和尺度，可将其表成 $x_{n+1}=Kx_n(1-x_n)$，其中控制参数 K 反映系统的非线性程度和环境对系统的影响。当 $0 \leqslant K \leqslant 1$ 时，迭代结果趋于0，即虫口向灭种方向演化；当 $1<K<3$ 时，

迭代结果趋于$(1-1/K)$,即虫口数量趋于定值;但当$K=K_1=3$,系统由一点周期分叉为稳定的两点周期;当$K=K_2=3.449$,系统由两点周期分叉为稳定的四点周期;当$K=K_3=3.554$,系统由四点周期分叉为稳定的八点周期;当$K=K_\infty=3.57$,系统的定态解分叉为2^∞点周期,呈现混沌运动。若以下式定义分叉点的收敛速率

$$\delta_n = \frac{K_n - K_{n-1}}{K_{n+1} - K_n}$$

则有

$$\delta = \lim_{n \to \infty} \delta_n = 4.669\,201\,6\cdots$$

实验目的:验证 Feigenbaum 常数及其普适性,了解意义完全不同的非线性关系存在的共同特点,观察倍周期分叉图形的自相似性。

实验器材:微机一台。

实验步骤:

1. 接通电源,引导微机进入 MATLAB 运行状态。
2. 键入差分方程 $x_{n+1}=R_1 x_n(1-x_n)$ 迭代程序(4)。
3. 适当调整非线性参数 R_1 及迭代步长,认真记录迭代结果出现分叉时 R_1 的数值,运行结果见附图 -4。

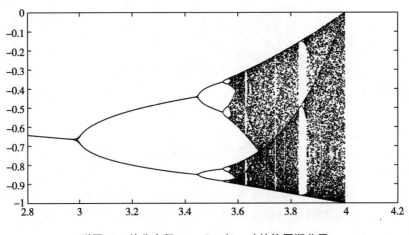

附图 -4 差分方程 $x_{n+1}=R_1 x_n(1-x_n)$ 的倍周期分叉

4. 键入差分方程 $x_{n+1}=R_2 \sin(3.141\,6 x_n)$ 迭代程序(5)。
5. 适当调整非线性参数 R_2 及迭代步长,认真记录迭代结果出现分枝时 R_2 的数值,运行结果见附图 -5。
6. 仔细观察奇数周期窗口的出现和整体与部分的相似性。
7. 结果分析

差分方程	第一次分叉	第二次分叉	第三次分叉	第四次分叉
$x_{n+1}=R_1 x_n(1-x_n)$	$R_{11}=$	$R_{12}=$	$R_{13}=$	$R_{14}=$
$x_{n+1}=R_2 \sin(3.141\,6 x_n)$	$R_{21}=$	$R_{22}=$	$R_{23}=$	$R_{24}=$

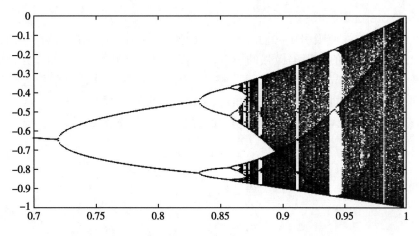

附图 -5　差分方程 $x_{n+1}=R_2\sin(3.1416x_n)$ 的倍周期分叉

8. 求出数值

$$(R_{12}-R_{11})/(R_{13}-R_{12}),\ (R_{13}-R_{12})/(R_{14}-R_{13})$$
$$(R_{22}-R_{21})/(R_{23}-R_{22}),\ (R_{23}-R_{22})/(R_{24}-R_{23})$$

程序(4)

```
x(1)=.4;
for r=2.8:.0025:4
    for i=1:250
        x(i+1)=r*x(i)*(1-x(i));
        if i >=150
            plot(r,-x(i),'k');
            hold on;
        end;
    end;
end;
```

程序(5)

```
x(1)=.4;
for r=.7:.002:0.998
    for i=1:1999
        x(i+1)=r*sin(pi*x(i));
        if i >=1500
            plot(r,-x(i),'k');
            hold on;
        end;
    end;
end;
```

实验五　Lorenz 奇异吸引子

奇异吸引子又称混沌吸引子,是系统总体稳定性和局部不稳定性共同作用的产物。奇异吸引子的运动对初始值表现出极强的敏感依赖性,初始值的微不足道的差异,就会导致运动轨道的截然不同。奇异吸引子常常是非整数维的。当把标尺作适当的放大后,吸引子的细节部分具有与整体相同的结构,同一种形态在越来越小的尺度上重复。

实验原理:美国气象学家 Lorenz 通过其简化的热对流数学模型

$$\frac{dx}{dt}=-10(x-y)$$

$$\frac{dy}{dt}=-xz+28x-y$$

$$\frac{dz}{dt}=xy-2.6667z$$

得到第一个奇异吸引子。发现该动力系统的运动轨线虽位于相空间某有限区域内,却决不自相重复,表现为有序的非周期运动。这是一种具有无穷自嵌套的自相似分维结构,其分维数为 2.06。

实验目的:了解 Lorenz 奇异吸引子的分维结构。

实验器材:微机一台。

实验步骤:

1. 接通电源,引导微机进入 MATLAB 运行状态。
2. 键入程序(6),运行结果见附图 -6。

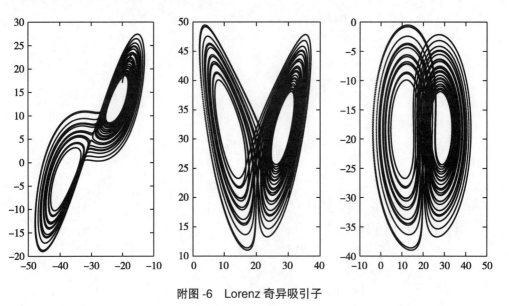

附图 -6　Lorenz 奇异吸引子

程序(6)

```
n=3;t=0;h=.005;
z(1)=10;z(2)=12;z(3)=15;
for m=1:3000
```

```
for i=1:n
    x(i)=z(i);
    y(i)=z(i);
end
f(1)=-10*(x(1)-x(2));
f(2)=-x(1)*x(3)+28*x(1)-x(2);
f(3)=x(1)*x(2)-8/3*x(3);
for i=1:n
    k(i,1)=h*f(i);
end
h1=h/2;
t=t+h1;
for s=1:3
    t=t+floor(s/3)*h1;
    for i=1:n
        x(i)=y(i)+(k(i,s)*floor(s/3+1))/2;
    end
    f(1)=-10*(x(1)-x(2));
    f(2)=-x(1)*x(3)+28*x(1)-x(2);
    f(3)=x(1)*x(2)-8/3*x(3);
    for i=1:n
        k(i,s+1)=h*f(i);
    end
end
for i=1:n
    x(i)=y(i)+(k(i,1)+2*k(i,2)+2*k(i,3)+k(i,4))/6;
end
for j=1:n
    z(j)=x(j);
end
subplot(1,3,1);
plot(x(1)-30,x(2)+5,'k.');
hold on;
subplot(1,3,2);
plot(x(1)+20,x(3)+5,'k.');
hold on;
```

```
    subplot(1,3,3);
    plot(x(2)+20,x(3)-45,'k.');
    hold on;
    if rem(m,100)==0
        pause(0.01);
    end;
end;
```

实验六　代谢奇异吸引子

实验原理：人体的阴精能化生阳气，阳气的消耗能使人体从外界摄取阴精，阴精与阳气的关系类似于生态学的捕食与被捕食关系，故仿照 Lotka-Volterra 生态学模型，建立阴精阳气数学模型

$$\frac{dx}{dt}=a_1x-a_2xy,$$

$$\frac{dy}{dt}=-b_1y+b_2xy。$$

通过求微分方程数值解，可模拟五藏阴精阳气的波动规律。

实验目的：了解阴精阳气的混沌运动。

实验器材：微机一台。

实验步骤

1. 接通电源，引导微机进入 MATLAB 运行状态。
2. 键入程序(7)，运行结果见附图 -7。

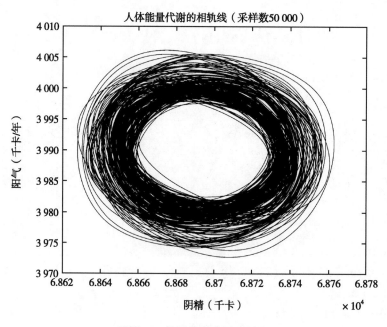

附图 -7　能量代谢奇异吸引子

程序(7)

```
function yinjingyangqi

qw=68694;
z1=qw;
z2=1980;

a1=1965/qw;
a2=1/qw;
b1=.97;
b2=a2*.97;

tspan=(0:0.1:5000);

y0=[z1;z2];

options=odeset;

[t,y]=ode23(@f,tspan,y0,options,a1,a2,b1,b2);
y1=y(:,1);   %   first column is y(1) versus time points in t
y2=y(:,2);   %   second column is y(2)
yy1=(y1-z1)/50+50;
yy2=(y2-z1)/2;

figure;
plot(y1(1:50000),y2(1:50000),'k-');
xlabel('阴精（千卡）')
ylabel('阳气（千卡／天）')
title('人体能量代谢的相轨线（采样数 50000）')
function dydt=f(t,y,a1,a2,b1,b2)
dydt=[y(1)*(a1-a2*y(2))
      y(2)*(-b1+b2*y(1))
     ];
```

实验七　五藏奇异吸引子

实验原理：五藏之间存在着生克关系，构成这种关系的客观实在是阴精和阳气。五藏生克关系与五藏阴精阳气波动规律的传统认识应具有内在统一性。类比生态食物链的营养传递方式与五藏阴精阳气的生克关系，参考 Lottka-volterer 方程，可获得如下微分方程数学模型：

$$\frac{dx_1}{dt}=a_{10}x_1-a_{12}x_1x_2-a_{13}x_1x_3+a_{19}x_1x_9$$

$$\frac{dx_2}{dt}=-a_{20}x_2+a_{21}x_2x_1-a_{28}x_2x_8$$

$$\frac{dx_3}{dt}=a_{31}x_3x_1-a_{34}x_3x_4-a_{35}x_3x_5$$

$$\frac{dx_4}{dt} = -a_{40}x_4 + a_{43}x_4x_3 - a_{4,10}x_4x_{10}$$

$$\frac{dx_5}{dt} = a_{53}x_5x_3 - a_{56}x_5x_6 - a_{57}x_5x_7$$

$$\frac{dx_6}{dt} = -a_{60}x_6 - a_{62}x_6x_2 + a_{65}x_6x_5$$

$$\frac{dx_7}{dt} = a_{75}x_7x_5 - a_{78}x_7x_8 - a_{79}x_7x_9$$

$$\frac{dx_8}{dt} = -a_{80}x_8 - a_{84}x_8x_4 + a_{87}x_8x_7$$

$$\frac{dx_9}{dt} = -a_{91}x_9x_1 + a_{97}x_9x_7 - a_{9,10}x_9x_{10}$$

$$\frac{dx_{10}}{dt} = -a_{10,0}x_{10} - a_{10,6}x_{10}x_6 + a_{10,9}x_{10}x_9$$

通过求微分方程数值解,可模拟五藏阴精阳气的波动规律。

实验目的:了解五藏阴精阳气的波动规律及其与传统认识的一致性,考察模型的鲁棒(robust)性。

实验器材:微机一台。

实验步骤

1. 接通电源,引导微机进入 MATLAB 运行状态。
2. 键入程序(8),运行结果见附图 -8。

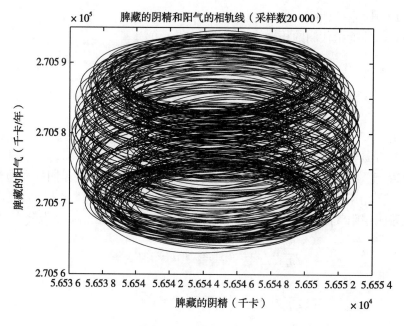

附图 -8　五藏奇异吸引子

3. 改变参数 r_3、r_4、r_5、r_6、S_1、S_2、S_3、S_4、S_5、T_2、T_3、T_4、T_5、k_1、k_2、k_3、k_4，观察五藏阴精阳气随时间的变化轨线、相轨线及其鲁棒性。

程序（8）

```
function wuzang
b=.99077;
p=.95/b;
d=(p-0.95)/0.05;
q=1-0.03/b/p;

r1=p;
r2=p;
r3=p;
r4=p;
r5=p;
r6=p;

s1=d;
s2=d;
s3=d;
s4=d;
s5=d;

t1=q;
t2=q;
t3=q;
t4=q;
t5=q;
k1=.0001;
k2=.0001;
k3=.0001;
k4=.0001;
k5=.0001;

ss=1+s1+s2*s1+s3*s2*s1+s4*s3*s2*s1;
tt=
1+(t2*s1*(1-s2/r3)+t3*s2*s1*(1-s3/r4)+t4*s3*s2*s1*(1-s4/r5)+t5*s4*s3*s2*s1*(1-s5/r6))/t1/(1-s1/r2);
s=1/10000;
z1=68694/ss;
z2=365.24*900/tt;

a10=365.24*900/b/z1;
```

```
a31=a10/z1/(1-s5*s4*s3*s2*s1);
a53=a31/s1;
a75=a53/s2;
a97=a75/s3;
a19=a97*s5*s3*s2*s1;

a13=a31/r2;
a35=a53/r3;
a57=a75/r4;
a79=a97/r5;
a91=a19/r6;
a12=a10*(1-s1/r2)/(1-s5*s4*s3*s2*s1)/z2;
a34=a12*t1/t2/s1;
a56=a34*t2/t3/s2;
a78=a56*t3/t4/s3;
a910=a78*t4/t5/s4;

a21=t1*a12;
a43=a21/s1;
a65=a43/s2;
a87=a65/s3;
a109=a87/s4;

a20=a21*z1/(1+k1);
a40=a20*(1+k1)/(1+k2);
a60=a40*(1+k2)/(1+k3);
a80=a60*(1+k3)/(1+k4);
a100=a80*(1+k4)/(1+k5);

a28=k1*a20*t1*(1-s1/r2)/z2/t4/s3/s2/s1/(1-s4/r5);
a410=a28*k2*(1+k1)*t4*(1-s4/r5)/k1/(1+k2)/t5/s4/(1-s5/r6);
a62=a410*k3*(1+k2)*t5*(1-s5/r6)*s4*s3*s2*s1/k2/(1+k3)/t1/(1-s1/r2);
a84=a62*k4*(1+k3)*t1*(1-s1/r2)/k3/(1+k4)/t2/s1/(1-s2/r3);
a106=a84*k5*(1+k4)*t2*(1-s2/r3)/k4/(1+k5)/t3/s2/(1-s3/r4);

tspan=(0:0.01:200);

y0=[z1*(1+s);z2;z1*s1;z2*(1-2.459*s)*t2*s1*(1-s2/r3)/t1/(1-s1/r2);
z1*s2*s1*(1-10.705*s);z2*t3*s2*s1*(1-s3/r4)/t1/(1-s1/
r2);z1*s3*s2*s1;
z2*(1+13.83*s)*t4*s3*s2*s1*(1-s4/r5)/t1/(1-s1/r2);z1*s4*s3*s2*
s1*(1+29.043*s);
z2*t5*s4*s3*s2*s1*(1-s5/r6)/t1/(1-s1/r2)];

options=odeset;
```

```
[t,y]=ode23(@f,tspan,y0,options,a10,a31,a53,a75,a97,a19,a13,a35,
a57,a79,a91,a12,a34,a56,a78,a910,a21,a43,a65,a87,a109,a20,a40,
a60,a80,a100,a28,a410,a62,a84,a106);
y1=y(:,1);  %  first column is y(1) versus time points in t
y2=y(:,2);  %  second column is y(2)
y3=y(:,3);
y4=y(:,4);
y5=y(:,5);
y6=y(:,6);
y7=y(:,7);
y8=y(:,8);
y9=y(:,9);
y10=y(:,10);
yy1=(y1-z1*(1+s))/20+1.8;
yy3=d*(y3-z1*s1)/2+1.2;
yy5=d*d*(y5-z1*s2*s1*(1-10.705*s))*4.5+0.9;
yy7=d*d*d*(y7-z1*s3*s2*s1)*80+1.3;
yy9=d*d*d*d*(y9-z1*s4*s3*s2*s1*(1+29.043*s))*1300+1.5;

figure;
plot(y1(1:20000),y2(1:20000),'k-');
xlabel('(d). 脾藏的阴精(千卡)')
ylabel('脾藏的阳气(千卡/年)')
title('脾藏的阴精和阳气的相轨线(采样数20000)')

function dydt=
f(t,y,a10,a31,a53,a75,a97,a19,a13,a35,a57,a79,a91,a12,a34,a56,
a78,a910,a21,a43,a65,a87,a109,a20,a40,a60,a80,a100,a28,a410,a62,
a84,a106)

dydt=[y(1)*(a10-a12*y(2)-a13*y(3)+a19*y(9))
     y(2)*(-a20+a21*y(1)-a28*y(8))
     y(3)*(a31*y(1)-a34*y(4)-a35*y(5))
     y(4)*(-a40+a43*y(3)-a410*y(10))
     y(5)*(a53*y(3)-a56*y(6)-a57*y(7))
     y(6)*(-a60-a62*y(2)+a65*y(5))
     y(7)*(a75*y(5)-a78*y(8)-a79*y(9))
     y(8)*(-a80-a84*y(4)+a87*y(7))
     y(9)*(-a91*y(1)+a97*y(7)-a910*y(10))
     y(10)*(-a100-a106*y(6)+a109*y(9))
     ];
```

主要参考文献

[1] 孙广仁.中医基础理论[M].北京:中国中医药出版社,2007.
[2] 朱文锋.中医诊断学[M].北京:中国中医药出版社,2007.
[3] 高也陶.黄帝内经人体解剖学[M].北京:中医古籍出版社,2009.
[4] 张启明,刘保延.中医五藏系统功能定位图谱[M].北京:人民卫生出版社,2014.
[5] 李顺保.中医正常人体解剖学[M].北京:学苑出版社,2016.
[6] 张启明.未病测评学原理[M].北京:中医古籍出版社,2019.
[7] 高秀来.人体解剖学[M].2版.北京:北京大学医学出版社,2009.
[8] 柏树令,应大君.系统解剖学[M].8版.北京:人民卫生出版社,2013.
[9] 丁文龙,刘学政.系统解剖学[M].9版.北京:人民卫生出版社,2018.
[10] 张绍祥,张雅芳.局部解剖学[M].3版.北京:人民卫生出版社,2015.
[11] 贺伟,吴金英.人体解剖生理学[M].3版.北京:人民卫生出版社,2018.
[12] 蒋文华.神经解剖学[M].上海:复旦大学出版社,2002.
[13] 朱长庚.神经解剖学[M].北京:人民卫生出版社,2002.
[14] 李和,李继承.组织学与胚胎学[M].3版.北京:人民卫生出版社,2015.
[15] 邹仲之,李继承.组织学与胚胎学[M].8版.北京:人民卫生出版社,2013.
[16] 姚泰.生理学[M].2版.北京:人民卫生出版社,2005.
[17] 朱大年.生理学[M].7版.北京:人民卫生出版社,2008.
[18] 何维.医学免疫学[M].2版.北京:人民卫生出版社,2010.
[19] 安云庆,姚智.医学免疫学[M].3版.北京:北京大学医学出版社,2013.
[20] 曹雪涛.医学免疫学[M].7版.北京:人民卫生出版社,2018.
[21] 杨恬.细胞生物学[M].2版.北京:人民卫生出版社,2010.
[22] 贾弘禔,冯作化.生物化学与分子生物学[M].2版.北京:人民卫生出版社,2010.
[23] 何绍雄.时间药理学与时间治疗学[M].天津:天津科学技术出版社,1994.
[24] 郭金虎.生物节律与行为[M].北京:国防工业出版社,2019.
[25] 唐元升,张秀珍,韩殿存,等.人体医学参数与概念[M].济南:济南出版社,1995.
[26] REFINETTI R.近日生理学[M].陈善广,王正荣,等译.北京:科学出版社,2009.
[27] AGGARWAL B B,GUPTA S C,KIM J H. Historical perspectives on tumor necrosis factor and its superfamily:25 years later,a golden journey[J].Blood,2012,119(3):651-665.
[28] PESTKA S,KRAUSE C D,WALTER M R.Interferons,interferon-like cytokines,and their receptors[J]. Immunol Rev,2004,202(1):8-32.
[29] ZLOTNIK A,YOSHIE O.The chemokine superfamily revisited[J].Immunity,2012,36(5):705-716.